全国高等医药院校药学类专业第五轮规划教材

人体解剖生理学

第3版

（供药学类专业使用）

主　编　郭青龙　李卫东

副主编　卢　娜　邢德刚　傅继华

编　者　（以姓氏笔画为序）

方伟蓉（中国药科大学）

卢　娜（中国药科大学）

邢德刚（广东药科大学）

李卫东（广东药科大学）

李运曼（中国药科大学）

张小博（中国药科大学）

赵　丽（中国药科大学）

赵明沂（沈阳药科大学）

徐静华（沈阳药科大学）

郭青龙（中国药科大学）

傅继华（中国药科大学）

中国健康传媒集团

中国医药科技出版社

内容提要

本教材为“全国高等医药院校药学类专业第五轮规划教材”之一，系根据本套教材的编写指导思想和原则要求，结合专业培养目标和本课程的教学目标、内容与任务要求编写而成。本教材共13章，主要内容包括：细胞、基本组织及运动系统，人体的基本生理功能，血液的特性与生理功能，循环系统解剖与生理，呼吸系统解剖与生理，消化系统解剖与生理，机体的体温与调节，泌尿系统解剖与生理，神经系统解剖与生理，特殊感觉器官的解剖与生理，内分泌系统解剖与生理，生殖系统解剖与生理。

本教材为书网融合教材，即纸质教材有机融合电子教材、教学配套资源（PPT、微课、视频、图片等）、题库系统、数字化教学服务（在线教学、在线作业、在线考试），使教学资源更加多样化、立体化。

本教材供药学类专业师生使用。

图书在版编目（CIP）数据

人体解剖生理学/郭青龙，李卫东主编．—3版．—北京：中国医药科技出版社，2019.12

全国高等医药院校药学类专业第五轮规划教材

ISBN 978－7－5214－1472－1

Ⅰ.①人…　Ⅱ.①郭…　②李…　Ⅲ.①人体解剖学－人体生理学－医学院校－教材　Ⅳ.①R324

中国版本图书馆CIP数据核字（2020）第000843号

美术编辑　陈君杞

版式设计　友全图文

出版　**中国健康传媒集团**｜中国医药科技出版社

地址　北京市海淀区文慧园北路甲22号

邮编　100082

电话　发行：010－62227427　邮购：010－62236938

网址　www.cmstp.com

规格　889×1194mm $^{1}/_{16}$

印张　24 $^{1}/_{4}$

字数　534千字

初版　2015年8月第1版

版次　2019年12月第3版

印次　2023年6月第3次印刷

印刷　三河市万龙印装有限公司

经销　全国各地新华书店

书号　ISBN 978－7－5214－1472－1

定价　69.00元

获取新书信息、投稿、为图书纠错，请扫码联系我们。

数字化教材编委会

主　编　郭青龙　李卫东

副主编　卢　娜　邢德刚　傅继华

编　者　（以姓氏笔画为序）

卢　娜（中国药科大学）

邢德刚（广东药科大学）

李卫东（广东药科大学）

杨　林（中国药科大学）

李　慧（中国药科大学）

吴　焘（中国药科大学）

张小博（中国药科大学）

周煜新（中国药科大学）

赵　凯（中国药科大学）

赵　越（中国药科大学）

徐　驰（中国药科大学）

徐　翀（中国药科大学）

徐　澍（中国药科大学）

郭青龙（中国药科大学）

惠　慧（中国药科大学）

傅继华（中国药科大学）

魏立彬（中国药科大学）

常务编委会

出版说明

“全国高等医药院校药学类规划教材”，于20世纪90年代启动建设，是在教育部、国家药品监督管理局的领导和指导下，由中国医药科技出版社组织中国药科大学、沈阳药科大学、北京大学药学院、复旦大学药学院、四川大学华西药学院、广东药科大学等20余所院校和医疗单位的领导和权威专家成立教材常务委员会共同规划而成。

本套教材坚持“紧密结合药学类专业培养目标以及行业对人才的需求，借鉴国内外药学教育、教学的经验和成果”的编写思路，近30年来历经四轮编写修订，逐渐完善，形成了一套行业特色鲜明、课程门类齐全、学科系统优化、内容衔接合理的高质量精品教材，深受广大师生的欢迎，其中多数教材入选普通高等教育“十一五”“十二五”国家级规划教材，为药学本科教育和药学人才培养做出了积极贡献。

为进一步提升教材质量，紧跟学科发展，建设符合教育部相关教学标准和要求，以及可更好地服务于院校教学的教材，我们在广泛调研和充分论证的基础上，于2019年5月对第三轮和第四轮规划教材的品种进行整合修订，启动“全国高等医药院校药学类专业第五轮规划教材”的编写工作，本套教材共56门，主要供全国高等院校药学类、中药学类专业教学使用。

全国高等医药院校药学类专业第五轮规划教材，是在深入贯彻落实教育部高等教育教学改革精神，依据高等药学教育培养目标及满足新时期医药行业高素质技术型、复合型、创新型人才需求，紧密结合《中国药典》《药品生产质量管理规范》(GMP)、《药品经营质量管理规范》(GSP)等新版国家药品标准、法律法规和《国家执业药师资格考试大纲》进行编写，体现医药行业最新要求，更好地服务于各院校药学教学与人才培养的需要。

本套教材定位清晰、特色鲜明，主要体现在以下方面。

1.契合人才需求，体现行业要求 契合新时期药学人才需求的变化，以培养创新型、应用型人才并重为目标，适应医药行业要求，及时体现新版《中国药典》及新版GMP、新版GSP等国家标准、法规和规范以及新版《国家执业药师资格考试大纲》等行业最新要求。

2.充实完善内容，打造教材精品 专家们在上一轮教材基础上进一步优化、精炼和充实内容，坚持“三基、五性、三特定”，注重整套教材的系统科学性、学科的衔接性，精炼教材内容，突出重点，强调理论与实际需求相结合，进一步提升教材质量。

3.创新编写形式，便于学生学习 本轮教材设有“学习目标”“知识拓展”“重点小结”“复习题”等模块，以增强教材的可读性及学生学习的主动性，提升学习效率。

4.配套增值服务，丰富教学资源 本套教材为书网融合教材，即纸质教材有机融合数字教材，配套教学资源、题库系统、数字化教学服务，使教学资源更加多样化、立体化，满足信息化教学的需求。通过“一书一码”的强关联，为读者提供免费增值服务。按教材封底的提示激活教材后，读者可通过PC、手机阅读电子教材和配套课程资源（PPT、微课、视频、图片等），并可在线进行同步练习，实时反馈答案和解析。同时，读者也可以直接扫描书中二维码，阅读与教材内容关联的课程资源（“扫码学一学”，轻松学习PPT课件；“扫码看一看”，即可浏览微课、视频等教学资源；“扫码练一练”，随时做题检测学习效果），从而丰富学习体验，使学习更便捷。

编写出版本套高质量的全国本科药学类专业规划教材，得到了药学专家的精心指导，以及全国各有关院校领导和编者的大力支持，在此一并表示衷心感谢。希望本套教材的出版，能受到广大师生的欢迎，为促进我国药学类专业教育教学改革和人才培养做出积极贡献。希望广大师生在教学中积极使用本套教材，并提出宝贵意见，以便修订完善，共同打造精品教材。

中国医药科技出版社

2019年9月

前言

药学专业的培养目标是培养药物研究、生产和应用的专门人才。为实现此目标，其教学课程设置是以生物学、化学、医学和药学知识体系为理论支撑。医学知识体系的主干课程是人体解剖生理学。

人体解剖生理学课程的教学目的是让学生掌握正常人体形态、结构特征和生命活动运行规律等知识，为进一步学习掌握药物在体内的转运和作用的知识提供基础。为此，我们编写了这本适合于药学专业培养目标的《人体解剖生理学》教材。

本教材在保证人体解剖学和人体生理学内容完整性的基础上，体现为药学提供基础的特征，与以往的教材相比，本书有以下特点。

1. 本教材由人体解剖学和人体生理学两部分内容组成，体现人体结构与功能知识的有机结合。其中，人体解剖学约占15%，人体生理学约占85%。在人体解剖学中，重点介绍人体生理学所必需的结构以及药物在体内转运和实现药物作用的组织结构等。

2. 本教材在适当的地方，根据生理学源于实验观察的特征，采用归纳法进行阐述，体现认识自然现象的基本方法。

3. 人体功能的微观调控着重在细胞生物学课程中讨论，强调机体的整体调节，将整合的思想贯穿始终。

4. 本教材尽可能做到通俗、简洁。关键概念和生理过程的背景知识，结论的实验情景，生理功能对应的生活实例以及人体解剖生理学的研究进展等内容放到配套教材《人体解剖生理学学习指导》中介绍。

5. 本教材以叙述生命活动的过程为主，尽可能让学生认识上万年生命的自然选择和进化及完美生命现象的奇妙之处，而不是死记几个概念。

6. 高级神经活动和精神活动是人类生命活动和人类创造性发挥的重要基础，本教材将对高级神经活动和精神活动领域的知识进行拓展，指导学生如何探索人类的思维和精神活动，为研究药物成瘾和药物滥用提供基础。

7. 本教材为书网融合教材，即纸质教材有机融合电子教材、教学配套资源（PPT、微课、视频、图片等）、题库系统、数字化教学服务（在线教学、在线作业、在线考试），使教学资源更加多样化、立体化。

限于作者的水平，本教材难免有不妥之处，欢迎读者批评指正，以便教材完善。

编　者

2019年9月

目录

第一章　绪论 …… 1
第一节　概述 …… 1
一、人体解剖生理学的研究对象和任务 …… 1
二、解剖学的研究内容和方法 …… 2
三、生理学的研究内容和方法 …… 4
第二节　生理学与药物研究 …… 6
一、新药研发的基本过程 …… 7
二、生理学在新药研发中的应用 …… 7
三、生理学在新药研发中的地位和作用 …… 8
第二章　细胞、基本组织及运动系统 …… 9
第一节　细胞 …… 9
一、细胞的基本结构和生理功能 …… 9
二、细胞的跨膜信号传导功能 …… 16
三、细胞的增殖 …… 18
四、细胞衰老与凋亡 …… 20
五、细胞的其他死亡方式 …… 22
第二节　基本组织 …… 23
一、上皮组织 …… 23
二、结缔组织 …… 27
三、神经组织 …… 30
四、肌肉组织 …… 33
第三节　运动系统 …… 33
一、肌纤维 …… 33
二、骨骼肌的形态与功能 …… 36
三、人体肌肉的分布 …… 38
四、骨与骨连结 …… 42
第三章　人体的基本生理功能 …… 49
第一节　生命活动的基本特征 …… 49
一、新陈代谢 …… 49
二、兴奋性 …… 49
三、适应性 …… 50

四、生殖 …… 51
第二节 神经与骨骼肌细胞的一般生理特性 …… 51
一、细胞的生物电现象及其产生机制 …… 51
二、兴奋在同一细胞上的传导 …… 57
三、兴奋在不同细胞间的传递 …… 58
四、骨骼肌的收缩 …… 60
五、平滑肌的微细结构和收缩机制 …… 64
第三节 人体与环境 …… 65
一、人体与外环境 …… 65
二、内环境与稳态 …… 66
第四节 人体生理功能的调节 …… 67
一、神经调节 …… 68
二、体液调节 …… 68
三、自身调节 …… 68
第五节 体内控制系统 …… 69
一、非自动控制系统 …… 69
二、反馈控制系统 …… 69
三、前馈控制系统 …… 70
第四章 血液的特性与生理功能 …… 71
第一节 血液的组成、功能与理化性质 …… 71
一、血液的组成 …… 71
二、血液的生理功能 …… 72
三、血浆的成分 …… 72
四、血量 …… 73
五、血液的理化特性 …… 74
第二节 血细胞形态及生理功能 …… 76
一、红细胞 …… 76
二、白细胞 …… 80
三、血小板 …… 83
第三节 生理性止血与血液凝固 …… 86
一、生理性止血的基本过程 …… 86
二、血液凝固 …… 87
三、抗凝系统 …… 89
四、体外促凝因素 …… 91
五、纤维蛋白溶解系统 …… 92
六、表面激活与血液的其他防卫功能 …… 93
第四节 血型 …… 94
一、血型的概念 …… 94

二、ABO 血型系统 …… 95
三、Rh 血型系统 …… 97
四、白细胞与血小板血型 …… 97
五、输血的原则 …… 98
第五章　循环系统解剖与生理 …… 100
第一节　循环系统解剖 …… 100
一、心脏的解剖及特殊传导系统 …… 101
二、血管的种类、结构及分布 …… 106
三、淋巴系统的解剖及生理特征 …… 110
第二节　心脏生理 …… 112
一、心肌细胞的生物电现象 …… 112
二、心肌的基本生理特性 …… 117
三、体表心电图 …… 122
四、心脏的泵血功能 …… 127
第三节　血管生理 …… 133
一、各类血管的功能特点 …… 133
二、血流量、血流阻力和血压 …… 134
三、微循环 …… 138
四、组织液的生成 …… 140
五、淋巴液的生成和回流 …… 142
第四节　心血管活动的调节 …… 142
一、神经调节 …… 143
二、体液调节 …… 148
三、自身调节 …… 153
第五节　血量的调节 …… 153
一、血量调节的主要方式 …… 153
二、失血时的生理反应 …… 154
第六节　器官循环 …… 155
一、冠状循环 …… 155
二、脑循环 …… 156
三、肺循环 …… 157
第六章　呼吸系统解剖与生理 …… 159
第一节　呼吸系统解剖 …… 159
一、呼吸道和肺 …… 159
二、胸膜和胸膜腔 …… 162
第二节　呼吸系统的基本规律 …… 163
一、肺通气的原理 …… 163
二、气体交换与运输 …… 167

第三节　呼吸运动的调节 …… 169
一、呼吸中枢与呼吸节律 …… 169
二、呼吸运动的反射性调节 …… 171
第七章　消化系统解剖与生理 …… 173
第一节　消化系统解剖 …… 173
一、口腔 …… 173
二、咽 …… 177
三、食管 …… 177
四、胃 …… 178
五、小肠 …… 179
六、大肠 …… 179
七、肝 …… 180
八、胰 …… 181
第二节　消化系统的基本规律 …… 181
一、消化与吸收的基本概念 …… 181
二、胃肠的神经支配及其作用 …… 182
第三节　消化 …… 184
一、消化活动的基础 …… 184
二、口腔内消化 …… 188
三、胃内消化 …… 190
四、小肠内消化 …… 197
五、大肠的功能 …… 204
第四节　吸收 …… 206
一、吸收的部位及影响吸收的因素 …… 206
二、三大营养物质的吸收 …… 207
三、其他物质的吸收 …… 208
第八章　机体的体温与调节 …… 211
第一节　体温的基本概念 …… 211
一、机体的正常体温及其相对稳定的意义 …… 211
二、体温的分类 …… 211
三、体温的生理波动 …… 212
第二节　机体的热平衡 …… 213
一、能量代谢与产热 …… 213
二、散热过程 …… 214
第三节　体温调节 …… 215
一、温度感受器 …… 216
二、体温调节中枢与体温调节过程 …… 216
三、皮肤血管和汗腺的神经体液调节 …… 217

第九章　泌尿系统解剖与生理……219
第一节　泌尿系统的解剖……219
一、肾……219
二、输尿管、膀胱、尿道……220
第二节　肾的功能解剖与血液供应……222
一、肾的功能解剖……222
二、肾的血液循环及其功能特点……225
第三节　尿生成的过程……226
一、肾小球的滤过功能……226
二、肾小管、集合管的转运功能……229
第四节　尿液的浓缩和稀释……235
一、肾髓质渗透浓度梯度及其形成……235
二、尿液浓缩和稀释的过程……237
三、直小血管在保持髓质渗透浓度梯度中的作用……238
四、影响尿液浓缩和稀释的因素……238
第五节　肾功能的评价……239
一、清除率的概念和计算方法……239
二、测定清除率的意义……239
第六节　尿的排放……240
一、膀胱与尿道的神经支配……240
二、排尿过程……241
第七节　肾对机体水盐代谢的调节……242
一、肾在保持水平衡中的作用……242
二、肾在保持体内电解质平衡中的作用……244
第十章　神经系统解剖与生理……247
第一节　神经系统基础解剖……247
一、内脏神经系统……248
二、脊髓和脊神经……251
三、脑和脑神经……255
四、神经系统中的传导通路……264
第二节　神经系统活动的基本规律……269
一、神经元活动的基本规律……269
二、反射中枢活动的一般规律……275
第三节　神经系统的感觉和运动功能……281
一、神经系统的感觉功能……281
二、神经系统的躯体运动功能……283
第四节　神经系统对内脏活动的调节……290
一、交感与副交感神经系统的功能……290

二、脊髓对内脏活动的调节 …… 292
三、低位脑干对内脏活动的调节 …… 292
四、下丘脑对内脏活动的调节 …… 293
第五节 脑的高级功能和脑电图 …… 294
一、条件反射 …… 294
二、学习与记忆 …… 295
三、睡眠 …… 296
四、大脑皮质的电活动 …… 297
第六节 神经干细胞与神经再生 …… 298
一、神经干细胞 …… 298
二、神经再生及神经营养因子 …… 300
第十一章 特殊感觉器官的解剖与生理 …… 303
第一节 视器 …… 303
一、眼球 …… 303
二、眼的辅助装置 …… 305
第二节 眼的基本生理功能 …… 306
一、眼的折光系统及其调节 …… 306
二、瞳孔对光反射 …… 306
三、视网膜感光细胞的换能作用 …… 307
四、视觉的传入通路 …… 307
五、与视觉有关的其他现象 …… 308
第三节 前庭蜗器的解剖 …… 309
一、外耳 …… 309
二、中耳 …… 309
三、内耳 …… 311
第四节 听觉传导 …… 313
一、声波的传导 …… 313
二、耳蜗的感音换能作用 …… 313
三、耳蜗对声音的初步分析 …… 314
第五节 内耳的平衡感觉功能 …… 314
一、前庭器官的感受装置 …… 315
二、前庭器官的适宜刺激 …… 315
三、前庭反应 …… 316
第六节 感受器、感觉器官的定义和一般生理 …… 316
一、感受器 …… 316
二、感觉器官 …… 317
三、特殊感官 …… 317
四、感受器的一般生理 …… 317

第十二章　内分泌系统解剖与生理 …… 318
第一节　内分泌系统解剖 …… 318
一、内分泌系统的组成 …… 318
二、内分泌腺解剖 …… 319
第二节　激素 …… 321
一、激素的传递方式 …… 322
二、激素的功能 …… 323
三、激素的分类 …… 323
四、激素作用的一般特性 …… 323
五、激素的作用机制 …… 324
六、激素的分泌及其调节 …… 327
七、环境激素 …… 328
第三节　下丘脑 …… 328
一、下丘脑与腺垂体结构和功能的联系 …… 328
二、下丘脑与神经垂体的功能联系 …… 328
三、下丘脑神经内分泌细胞分泌的调节肽 …… 329
第四节　垂体 …… 330
一、腺垂体分泌的激素 …… 330
二、神经垂体释放的激素 …… 332
第五节　甲状腺 …… 333
一、甲状腺激素的合成与代谢 …… 333
二、甲状腺激素的生物学作用 …… 334
三、甲状腺激素的分泌调节 …… 335
四、甲状腺功能亢进症及其治疗 …… 338
第六节　甲状旁腺激素、降钙素及维生素 D_3 …… 338
一、甲状旁腺激素与维生素 D_3 …… 338
二、降钙素 …… 340
第七节　肾上腺 …… 340
一、肾上腺皮质 …… 340
二、肾上腺髓质 …… 343
第八节　胰岛 …… 345
一、胰岛素 …… 345
二、胰高血糖素 …… 346
三、糖尿病的药物治疗 …… 347
第九节　其他腺体 …… 348
一、松果体 …… 348
二、胸腺 …… 349
三、前列腺素 …… 349

四、脂肪组织 …… 350
第十三章　生殖系统解剖与生理 …… 353
第一节　生殖系统解剖 …… 353
一、内生殖器 …… 353
二、外生殖器 …… 356
第二节　男性生殖 …… 358
一、睾丸的生精功能 …… 358
二、睾丸的内分泌功能 …… 358
三、睾丸功能的调节 …… 359
第三节　女性生殖 …… 361
一、卵巢的生卵作用 …… 361
二、卵巢的内分泌功能 …… 362
三、卵巢功能的调节 …… 363
四、月经周期 …… 364
第四节　妊娠与避孕 …… 366
一、妊娠 …… 366
二、避孕 …… 369
参考文献 …… 370

第一章　绪　论

第一节　概　述

扫码“学一学”

扫码“看一看”

一、人体解剖生理学的研究对象和任务

人体解剖生理学的创立和发展一开始就与动物解剖学和生理现象的观察和研究有关。我国人民对人体解剖生理学的认识在古代就有记载。在我国战国时代（公元前500年）的第一部医学著作《内经》中，就已明确提出了“解剖”的认识方法，以及一直沿用至今的脏器的名称。许多中外杰出的科学家为人体解剖生理学的创立和发展做出了杰出的贡献。古希腊著名的哲学家亚里士多德（Aristotle，公元前384～前322）进行过动物实地解剖，最早对动物进行分类研究，对鱼、两栖、爬行、鸟、兽等动物的结构和功能做了大量工作并有论著。第一部比较完整的解剖学著作当推盖伦（Galen，130～201）的《医经》，对血液运行、神经分布及诸多脏器已有较详细而具体的记叙。欧洲文艺复兴时期，比利时解剖学家维扎里（Andress Vesalius，1514～1564），他执着从事人体解剖实验，完成了共七册的《人体构造》巨著，首次引入了寰椎、大脑胼胝体、砧骨等解剖学名词，较系统完善地记叙了人体各器官系统的形态和构造，成为现代人体解剖学的奠基人。英国动物生理学家、血液循环理论的创始人哈维（William Havey，1578～1657）提出了心血管系统是封闭的管道系统的概念，创建了血流循环学说，1682年发表《动物心脏和血液运动的解剖论》一书，标志着近代生理学的开始。英国解剖学家洛维（Lower R，1631～1691）首次进行动物输血实验，后经丹尼斯（Denis）在人类身上进行输血并获得成功。意大利生理学家伽尔夫尼（Galvani L，1737～1798）首次发现机体中的带电现象，进行了大量“动物电”方面的实验，开创了生物电研究的先河。俄国著名生理学家巴甫洛夫（lvan Petrovich Pavlov，1849～1936）在心血管神经支配、消化液分泌机制方面进行了大量研究，首次提出高级神经活动的条件反射学说。英国生理学家施塔林（Starling EH，1866～1927）于1915年首次宣布“心的定律”的发现，对循环生理做出独创性成就，1902年与裴理斯（Beiliss WM）合作，发现刺激胰液分泌的促胰液素，于1905年首次提出“激素”一词。德国生理学家朗德虚太纳（Landsteiner K，1868～1943）首先发现ABO血型，为临床人工输血的实践和理论研究做出了巨大贡献，1930年获诺贝尔生理学或医学奖。美国生理学家坎农（Cannon WB，1871～1945）于1926年首次提出“稳态”一词，认为活的机体是稳定的，这种稳定有赖于许多调节机制的作用才得以保持，机体功能的任何变化，都是为保持其内环境生活状态的稳定。稳态已经成为生理学中最基本的概念之一。英国神经生理学家谢灵顿（Sherring CS，1857～1952）1897年首次提出“突触”一词，对大脑和整个中枢神经系统进行了大量研究，如膝跳反射的本质、大脑皮质运动区的交互神经支配、本体感受器及其通路原则等，为神经系统生理学做出了重大贡献，于1932年和安德里恩（Adrian）共同获得诺贝尔生理学或医学奖。德国药理学家和生理学家娄维（Loewi O，1837～1961）于1920年用蛙心灌流实验证明迷走神经末梢释放的“迷走物质”使心脏得到抑制，在此基础上建立了突触的

化学传递理论。加拿大生理学家班丁（Banting FG，1891～1941）于1922年首次报道发现胰岛素，并在此之后获得胰岛素晶体，其发现具有极为重要的理论及临床意义，1923年获诺贝尔生理学或医学奖。中国卓越生理学家林可胜（1897～1969）首次提出“肠抑胃素”一词而著称于国际医学界。中国生理学会奠基人之一蔡翘（1897～1990）主要从事神经生理学研究，发现间脑和中脑区间的“蔡氏区”（Tsai'area）与视觉信息的调制关系。英国剑桥大学生理学家霍奇金（Hodgkin AL）利用枪乌贼轴突实验材料，研究了静息电位和动作电位形成的离子基础，与赫胥黎（Huxley AF）和埃克尔斯（Eccles JC）共获诺贝尔生理或医学奖。比利时药理学家和生理学家海门斯（Heymans JF，1925～1925）父子共同发现主动脉弓区域的化学感受器，这些感受器对血液中的氧和二氧化碳分压敏感，并反射作用于呼吸中枢，对呼吸中枢及外周感受器的研究做出了杰出贡献，1938年获诺贝尔生理学或医学奖。随着技术革命浪潮的涌动，近20年来，生物力学、免疫学、组织化学、分子生物学等向解剖学渗透，一些新兴技术如示踪技术、免疫组织化学技术、细胞培养技术和原位分子杂交技术等在形态学研究中被广泛采用，使这个古老的学科焕发出青春的异彩，尤其是神经解剖学有了突飞猛进的发展。

人体解剖生理学分为人体解剖学和人体生理学两部分。人体解剖学（human anatomy）是一门研究人体各部正常形态、结构的科学；人体生理学（human physiology）则是研究人体生命活动规律的科学，是生物科学的一个分支。本课程主要内容为人体生理学，解剖学内容主要述及大体解剖学的知识。

人体结构是生理功能的基础，而某种生理功能则是某种特定结构的运动形式。二者既有不同的研究对象，又有密切联系，而解剖学则是学习生理学必要的基础。通常两门课程可分开讲解，但也可合并为一门课程即人体解剖生理学来讲解。

解剖学又分为大体解剖学、组织学和胚胎学。大体解剖学（gross anatomy）是借助手术器械切割尸体的方法，用肉眼观察机体各部分形态和结构的科学，这是一门古老的学科，从文艺复兴时期开始发展，到现在已经有较为深入的研究。组织学（histology）需借助显微镜研究组织细胞的微细结构，是显微镜发明后才发展起来的学科，目前已发展到用电子显微镜研究细胞内的超微结构。胚胎学（embryology）是研究由受精卵发育到成体过程中的形态结构发生的科学。

人体解剖学通常把人体全部构造分成运动、循环、呼吸、消化、泌尿、神经、内分泌、生殖八大系统，加上感觉器官及皮肤，构成了人体的全部结构。人体生理学的研究对象是人体的各种生命现象或生理功能，如肌肉运动、呼吸运动、消化运动等生理功能的特点、发生机制与条件及机体内外环境中各种因素变化对这些功能的影响等等，都是生理学研究的任务。

二、解剖学的研究内容和方法

（一）研究内容

广义的解剖学包括解剖学、组织学、细胞学和胚胎学。解剖学又可分为系统解剖学、局部解剖学、运动解剖学、艺术解剖学、成长解剖学等。系统解剖学着重在人体构成的各系统分析，而局部解剖学注重在于人体部分区域的分析，与外科学联系紧密。

1. 系统解剖学 系统解剖学是阐明人体各器官的形态、结构、位置、毗邻关系及其发生发展规律的科学，系统解剖学按功能划分可以分为以下系统。

（1）皮肤系统　由皮肤、毛发、指甲（趾甲）、汗腺及皮脂腺所组成，覆盖体表的器官。

（2）神经系统　由脑、脊髓以及与之相连并遍布全身的周围神经所组成。其可分为中枢神经系统，包括脑和脊髓以及周围神经系统。其中不受人体主观意志控制之部分称为自主神经系统或植物神经系统。

（3）运动系统　又分为肌肉系统与骨骼系统，由骨、关节和骨骼肌组成，构成坚硬骨支架，赋予人体基本形态。骨骼支持体重、保护内脏。骨骼肌附着于骨，在神经系统支配下，以关节为支点产生运动。

（4）呼吸系统　由鼻、喉、气管及肺组成。主要为人体气体交换之所。

（5）循环系统　分为心血管系统与淋巴系统，负责体内物质运输功能。

（6）消化系统　由口腔、咽、食管、胃、小肠、大肠、肛门、肝、胆、胰等组成。其主要功能为消化食物，吸收营养，排出消化吸收后的食物残渣，其中咽与口腔还参与呼吸和语言活动。

（7）泌尿系统　由肾脏、输尿管、膀胱及尿道所组成，主要负责排除机体内溶于水的代谢产物。

（8）生殖系统　由内生殖器与外生殖器组成，具有繁衍后代的功能。

（9）内分泌系统　由身体不同部位和不同构造的内分泌腺和内分泌组织构成，其对机体的新陈代谢、生长发育和生殖活动等进行体液调节。

2. 局部解剖学　局部解剖学是按照人体的部位（如头部、颈部、胸部、腹部、盆部、背部和四肢等），由浅及深对各部结构的形态、位置及相互关系等进行描述的解剖学。

3. 运动解剖学　是人体解剖学的一个分支，它是在研究正常人体形态结构基础上，重点研究运动对人体形态结构和生长发育的影响，探索人体机械运动规律与体育动作技术关系的一门学科。

（二）研究方法

为了正确描述人体结构的形态、位置以及它们间的相互关系，解剖学上常采用一些公认的统一标准和描述用语，即解剖学姿势和方位术语。

1. 解剖学姿势　身体直立，面向前，两眼平视正前方，两足并立，足尖朝前，上肢下垂于躯干两侧，手掌朝向前方（拇指在外侧）。研究的对象处于横位时，仍要按标准姿势描述。

2. 常用的方位术语

（1）上（superior）和下（inferior）　是对部位高低关系的描述。按解剖学姿势，头在上，足在下。近头侧为上，远头侧为下。如眼位于鼻之上，而口位于鼻之下。在动物和胚胎则可用颅侧代替上，用尾侧代替下。

（2）前（anterior）和后（posterior）　靠身体腹面者为前，而靠背面为后。通常也称为腹侧（ventralis）和背侧（dorsalis）。在描述手时则常用掌侧和背侧。如乳房在胸壁的前面，脊柱在消化道的后面。

（3）内侧（medialis）和外侧（lateralis）　是对各部位与正中面相对距离的位置关系的描述。距正中面近者为内侧，离正中面相对远者为外侧。如眼位于鼻的外侧，而在耳的内侧。描述上肢的结构时，由于前臂尺、桡骨并列，尺骨在内侧，桡骨在外侧，故可以用尺侧（ulnar）代替内侧，用桡侧（radial）代替外侧。下肢小腿部有胫、腓骨并列，胫骨在内侧，腓骨居外侧，故又可用胫侧（tibial）和腓侧（fibular）称之。

（4）内（interior）和外（exterior）　表示某些结构和空腔的相互关系，如胸腔内、外，腹腔内、外等。应注意与内侧和外侧区分。

（5）浅（superficial）和深（deep）　是对与皮肤表面相对距离关系的描述。靠近体表的部分叫浅，远离体表的部分叫深。

3. 轴和面（图1－1）

（1）轴（axis）　用于表达关节运动时骨的位移轨迹所沿的轴线。以解剖学姿势为准，可将人体设三个典型的互相垂直的轴。

矢状轴：为前后方向的水平线。

冠（额）状轴：为左右方向的水平线。

垂直轴：为上下方向与水平线互相垂直的垂线。

（2）面（plane）　按照轴线可将人体或器官切成不同的切面，以便从不同角度观察某些结构。

矢状面（sagittal plane）：是沿矢状轴方向所做的切面，它是将人体分为左右两部分的纵切面，如该切面恰通过人体的正中线，则叫作正中矢状面（median sagittal plane）。

冠状面或额状面（coronal plane or frontal plane）：是沿冠状轴方向所做的切面，它是将人体分为前后两部的纵切面。

水平面或横切面（horizontal plane or transverse plane）：为沿水平线所做的横切面，它将人体分为上下两部，与上述两个纵切面相垂直。

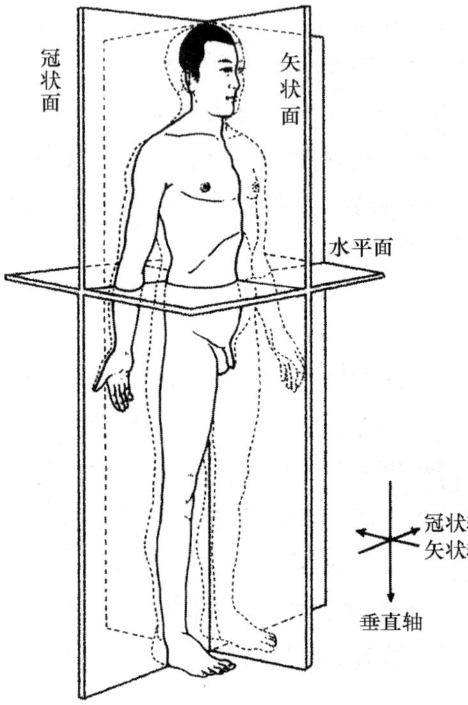

图1－1　人体的解剖面与解剖轴

需要注意的是，器官的切面一般不以人体的长轴为准而以其本身的长轴为准，即沿其长轴所做的切面叫纵切面（longitudinal section），而与长轴垂直的切面叫横切面（transverse section）。

三、生理学的研究内容和方法

（一）研究内容

根据研究的层次不同，生理学的研究内容大致可以分成三个不同的水平：整体水平、器官和系统水平、细胞和分子水平。

1. 整体水平的研究　整体水平研究就是以完整的机体为研究对象，观察和分析在各种环境条件和生理情况下不同的器官、系统之间互相联系、互相协调以及完整机体对环境变化发生各种反应的规律。如以家兔为研究对象，观察神经、体液因素及药物对家兔心血管活动的作用与影响。通过切断、刺激支配心血管的减压神经、交感神经、迷走神经以及耳缘静脉注射肾上腺素、去甲肾上腺素、异丙肾上腺素、普萘洛尔等药物或体液因素等方法，观察心率和血压变化，间接反映诸因素对心血管功能活动的调节或影响。

2. 器官和系统水平的研究 研究对象是器官系统，研究人体中各个器官、系统的功能及其调节机制，目的是阐明各个器官、系统的运动规律，以及它们在人体整体生理功能中所起的作用，同时还研究内外环境中各种因素对它们活动的影响。例如：研究心脏、血管和循环系统，可以了解循环系统中心脏如何射血、血液在心血管系统中流动的规律、神经体液因素对心脏和血管活动的影响等等方面的知识。例如采用离体蛙心灌流的实验方法，在蛙心的灌流液内人为地加入一些物质，如 Na^+、K^+、Ca^{2+}、肾上腺素、乙酰胆碱等而改变心脏活动的内环境，观察心脏活动的变化，从而了解内环境的变化对心脏正常活动的影响以及维持适宜的生理内环境的重要性。

3. 细胞和分子水平的研究 以细胞及其所含的物质分子为研究对象。生理活动的物质基础是机体器官，构成机体的最基本结构和功能单位是各种细胞；而各种细胞的特性决定了其组成的各个器官的功能，从而决定了人体的各项生理活动。例如神经的功能与神经细胞的生理特性分不开，腺体的功能与腺细胞的生理特性紧密相连，等等。因此，研究一个器官的功能，就是要从细胞的水平上进行。随着生理学研究发展到细胞水平，开始采用细胞内记录的方法，来研究神经、肌肉等细胞基本生物物理特性。近 20 年来发展出的膜片钳技术，是一种可以控制跨膜电位用来研究细胞膜离子单通道的理想技术，结合玻璃微电极技术，将电极插入细胞膜内，用于测量膜电位、神经元的兴奋性突触后电位和抑制性突触后电位等。在电极外液中加入特异性或非特异性的离子通道抑制剂，通过药物控制通道的开闭，可以研究相关药物的特性及作用机制。

同时，细胞的生理特性又是由构成细胞的各个分子，特别是细胞中各种生物大分子的物理和化学特性决定的。例如肌细胞发生收缩，是由于在某些离子浓度改变及酶的作用下肌细胞内若干种特殊蛋白质分子的排列方式发生变化的结果。所以，生理学研究必须深入到分子水平。

近年来，随着分子生物学的发展，生理学的研究也愈来愈多地应用分子生物学的理论和技术来分析和认识细胞的功能和调节。在分析研究结果时，必须考虑到细胞在体内所处的环境条件。因为在完整机体内，细胞所处的环境远比离体实验时复杂得多。应当明确的是，不能简单地把在离体实验中对某一细胞的研究所得到的结果直接用来推测或解释该细胞在完整机体中的功能或所起的作用。

以上三个水平的研究，它们相互间不是孤立的，而是相互联系和相互补充的。当我们要阐明某一生理功能的机制时，一般需要用多种实验技术从以上三个水平进行研究，并对不同水平的研究结果进行综合分析，才能得出较正确的结论。在药物研究中，对一种药物性质的了解，是建立在对这三个水平分别研究的基础之上的。整体水平的研究有助于了解药物的药效学，能够比较适当地反应生理或病理状况下药物对机体的干预和调节作用。器官和系统水平的研究通过体外模拟某些生理病理过程，将药物直接作用于特定器官或组织，可以直接观察药物的作用。而细胞和分子水平的研究可观察药物对蛋白质、酶、基因水平的作用，有助于阐明药物的作用机制和作用靶点。值得注意的是，三个水平研究的结论往往不是完全对应的，这个时候就要结合具体实验方法和环境因素进行分析，反复论证，才能比较全面地阐明药物的特性。

（二）研究方法

生理学是一门实验性科学，其知识的积累主要是来自生活实践、实验研究和临床实践。要获得生理知识的积累，研究生命活动的规律必须要在活着的机体、器官或组织细胞进行实验。生理学的研究大多数是在动物（特别是脊椎动物）上进行实验，只有在确证对人体健康无损害的前提下，才可以转移到健康志愿者身上继续进行实验。

生理学实验可根据实验进程分为慢性实验和急性实验两大类。

1. 慢性实验 慢性实验（chronic experiment）指的是在完整而且清醒的动物身上，在机体保持内、外环境处于相对稳定的条件下进行各种生理实验的方法。如给实验动物实施外科无菌手术制备各种器官的瘘管，以及摘除、破坏或移植某些器官，以研究该器官的生理功能等。由于这种实验动物存活时间较长，故称为慢性实验。其优点是保存了各个器官的自然联系和相互作用，便于观察某一器官在正常情况下的生理功能及其与整体的关系。例如，巴甫洛夫创造的巴氏小胃，用来研究神经系统对胃液的调节。缺点是体内条件太复杂，对结果不易分析。

2. 急性实验 急性实验（acute experiment）又可分为在体实验与离体实验两种方法。

（1）在体实验 在麻醉状态或破坏实验动物脑的高级部位的条件下对动物进行手术，暴露出要观察的器官，然后进行观察或实验，也称活体解剖实验方法。例如：麻醉动物血压测定及其神经体液调节实验，在活体条件下，观察家兔迷走神经、减压神经及去甲肾上腺素和乙酰胆碱对动物血压的影响，研究心脏与血管的神经体液调节机制。其优点是保存了被研究器官与其他器官的自然联系和相互作用，便于分析各个器官之间的相互影响。

（2）离体实验 从活着的或刚被处死的动物身上取出所要研究的细胞、组织或器官，将它们置于一个类似于体内的人工环境中，使它们在一定时间内保持其生理功能，以进行实验研究。例如：化学物质对动物离体平滑肌活动的影响实验。消化道平滑肌的活动除了自身的节律性活动外，也受到神经系统——自主——神经系统的支配。神经末梢释放递质以及一些药物作用于平滑肌膜上的不同受体，引起平滑肌出现不同的反应。

这种方法的优点是排除了无关因素的影响，实验条件易于控制、结果便于分析，但是由于体外环境的复杂因素限制，所获得的结果不能简单等同于或类推到体内的真实情况。

最后应当指出的是，生理学的知识大部分来自动物试验，所以在应用这些生理学知识的时候，不能简单地类推或者等同。务必要考虑到动物和人类之间的差别，不要简单地将动物试验结果直接套用于人体；同时也要注意到急性实验和慢性实验的结果是有差别的。在解释实验结果时，不能将在某一特定条件下获得的结果推及为普遍规律，生命的规律必须从无数次的实验中反复得到锤炼和验证。要在辩证唯物主义的理论指导下，进行观察问题、分析问题、总结问题，这样才能对人体的生理功能得出正确的认识。

近年来，随着科学技术的发展，我们可以应用遥控和遥测技术、体表无创伤检测技术等，对动物或人体进行各种无创伤性生理功能的研究，从而使生理学的研究日益深入，生理学的理论不断得到新的发展。

第二节 生理学与药物研究

人体生理学与药学专业的其他基础课程如生物化学、药理学关系密切，彼此还互相促进。药学工作者在寻找创新新药和新剂型、研究药物的药理和毒理作用时，生理学是必不可少的专业基础理论之一；同时在研究和实践过程中又不断对生理学提出新的课题，从而推动生理学理论的发展。

一、新药研发的基本过程

新药的自主研发过程是指从新化合物的发现到新药成功上市的过程，主要包括以下四个步骤。①先导化合物的发现：通过计算机药物分子设计或从动植物、矿物、微生物、海洋生物，以及采用生物工程等方法获得的化学物质，然后将这些物质在特定的体外或体内药理模型上进行筛选评价，以发现具有新颖结构类型和显著药理特性的先导化合物。②先导化合物的优化：合成一系列与先导化合物结构类似的物质，进行构效关系研究，以优化化合物的治疗指数，选择最佳化合物作为临床候选药物。③新药研究过程：包括新药临床前研究、临床研究和售后调研。必须严格遵循临床前试验管理规范（GLP）和临床试验管理规范（GCP）进行临床前和Ⅰ、Ⅱ、Ⅲ期临床试验，考察新药的安全性、有效性和稳定性。④新药的注册申请。

新药研究过程大致可分三步，即临床前研究、临床研究和售后调研。临床前研究除药学研究如工艺路线、理化性质、质量控制标准、稳定性等之外，也包括临床前药理毒理研究。

对于具有选择性药理效应的药物，临床前研究要弄清新药的作用谱及可能发生的毒性反应。在经过药物管理部门的初步审批后才能进行临床试验。目的在于保证用药安全。

新药的临床试验可分为Ⅰ、Ⅱ、Ⅲ、Ⅳ期。Ⅰ期临床试验是初步的临床药理学及人体安全性评价试验，在20~30例正常成年志愿受试者身上观察人体对新药的耐受程度和药动学，为制定给药方案提供依据。Ⅱ期临床试验为随机双盲法对照临床试验，观察病例不少于100例，主要是对新药的有效性及安全性做出初步评价，并推荐临床给药剂量。Ⅲ期临床试验是扩大的多中心临床试验，应按随机对照原则，进一步评价新药的有效性、安全性，一般不应少于300例。新药在通过Ⅲ期临床试验后，方被批准生产、上市。而Ⅳ期临床试验是指新药上市后的监测，也叫售后调研（postmarketing surveillance），在广泛及长期使用的条件下考查疗效和不良反应。

二、生理学在新药研发中的应用

新药开发是一项艰巨而复杂的任务，是一项系统工程，要从各个方面搞清新药的特性、质量、纯度、药理作用、毒性、代谢以及药品的稳定性和临床的疗效、毒副反应等，确保新药的有效性和安全性。要达到这个目的需要多种学科的共同努力。各个学科不仅要从本专业的角度对新药进行深入研究，而且除学科本身的工作水平外，在很大程度上取决于学科之间配合的情况。

新药临床前与生理有关的药理毒理研究的主要内容共10项：主要药效学试验，一般药理试验，急性毒性试验，长期毒性试验，过敏性、溶血性、刺激性等特殊安全性研究，致突变试验，生殖毒性试验，致癌试验，依赖性试验，动物药代动力学试验等试验。

其中一般药理试验是指新药对机体主要器官系统药理作用（包括离体和在体）和药物的相互作用研究，主要涉及对中枢神经系统、心血管系统和呼吸系统的研究，还包括对重要系统的安全药理学研究、追加的安全药理学研究、补充的安全药理学研究等。而在进行药代动力学试验时则需综合考虑消化系统、循环系统、内分泌系统、呼吸系统对药物的药代动力学特征的影响。这些试验的基本原理、实验动物的选择、给药方案、途径和部位、给药容积、速率和频率、实验动物观察、试验结果评价等都要依据动物的解剖特点和基本生理学原理进行。

三、生理学在新药研发中的地位和作用

扫码“练一练”

人体解剖生理学是现代医药学的专业基础课，其与药学专业的其他基础课程如生物化学、病理学、药理学关系非常密切，彼此相互促进。药学工作者在寻找新药和新剂型、研究药物的药效学及机制、研究药物的毒理作用时，人体解剖生理学是必不可少的专业基础理论之一。同时在新药研发过程中又不断对人体解剖生理学提出新的科学问题，从而促进解剖生理学的发展。

（卢　娜　郭青龙）

第二章　细胞、基本组织及运动系统

扫码“学一学”

扫码“看一看”

第一节　细　胞

细胞是组成有机体的形态和功能的基本单位，也是生命活动的基本单位。然而人体细胞的大小形态是与其功能及所处的环境相适应的。如血细胞在流动的血液中呈圆形，这样能减少流动中血液带来的阻力；具有收缩功能的肌细胞，呈梭形或长圆柱形会使得收缩功能加强；神经细胞有长的突起，能接受刺激并传导冲动等等。细胞各组成部分在结构和功能方面都有其特点。但它们又是密切联系、相互配合的一个统一的整体，从而保证细胞生命活动的正常进行。

一、细胞的基本结构和生理功能

光镜观察将细胞的内部结构分为细胞膜、细胞质和细胞核三部分（图2－1）。电镜观察将细胞的结构分为膜相结构和非膜相结构两大类。现在又提出了细胞包括膜性体系、微纤维体系和微球体体系的所谓“三相结构”的学说。本节将以光镜观察的细胞内部结构介绍细胞的基本结构和生理功能。

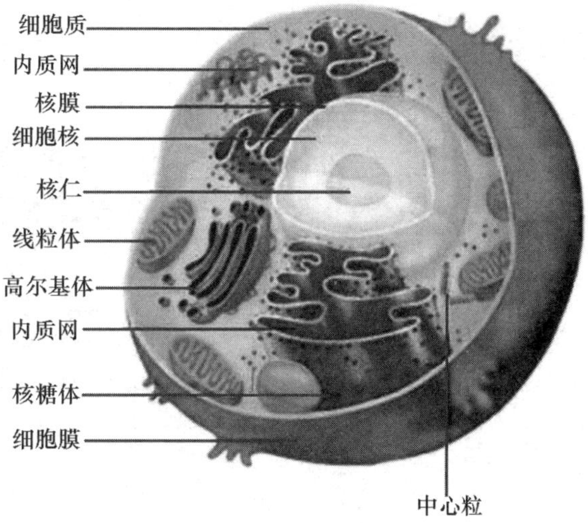

图2－1　细胞超微结构模式图

（一）细胞膜的结构和生理功能

生命物质外面出现了一层膜性结构，即细胞膜（cell membrane），又称单位膜（unit membrane），它是从原始生命物质向细胞进化所获得的重要形态特征之一，因其由原生质转化而成，故又称质膜（plasmalemma）。细胞膜不但是细胞和环境之间的屏障，同时也是细胞和环境之间进行物质交换、信息传递的门户。研究发现膜的这些功能是由膜的结构决定的，其中膜中的脂质分子层主要起了屏障作用，膜中的特殊蛋白质则与物质的跨膜转运和信息的跨膜传递有关。

1. 细胞膜的化学组成和分子结构　过去依靠光学显微镜观察细胞，一般难以分辨出细胞膜。用电子显微镜观察发现，细胞膜可分为内、中、外三层结构。中层为厚约2.5nm的电子疏松带，内、外两层均为厚约2.5nm的电子致密带。这样三层结构的膜在细胞内的其他膜性结构，如内质网膜、高尔基复合体膜、线粒体膜、核膜等同样可见到（图2－2）。因此，这样的三层结构形式的膜被认为是细胞中普遍存在的一种基本结构形式，称为单位膜（unit membrane），有人又把它称作生物膜（biomembrane）。

化学分析表明，细胞的各种膜均主要由脂质、蛋白质和糖类等物质组成。一般情况下

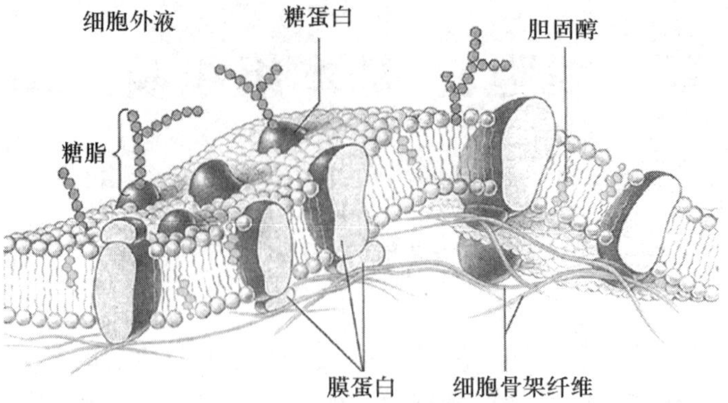

图 2-2　细胞膜结构模式图

以脂质和蛋白质为主，少量为糖类，只是各种膜中这些物质的比例和组成有所不同。关于这些物质分子怎样组装成膜结构，从 20 世纪 30 年代以来学者就提出了各种关于膜的分子结构假说，1972 年由 Singer 和 Nicholson 提出的液态镶嵌模型（fluid-mosaic model）假说得到较多的实验事实支持并且迄今被广泛接受和应用。这个假说的基本内容是：生物膜是以液态的脂质双分子层为基架，其中镶着具有不同分子结构，从而具有不同生理功能的蛋白质（图 2-3）。

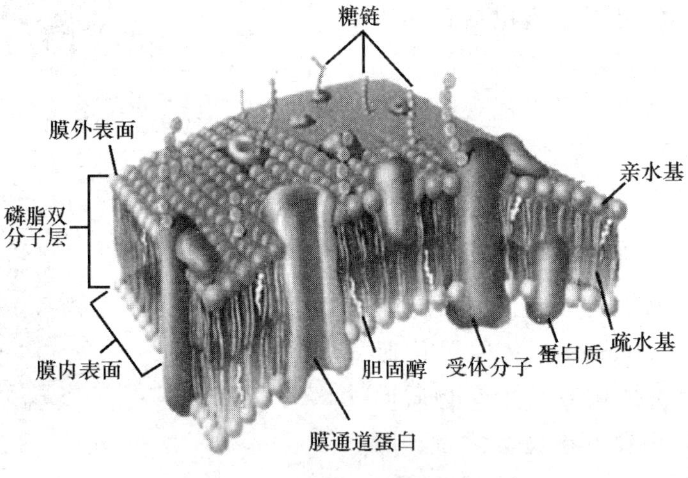

图 2-3　单位膜的液态镶嵌式模型

（1）细胞膜脂质　膜的脂质分子中，其中以磷脂类为主，约占总脂质的 70% 以上，其次是胆固醇，其含量一般低于 30%，还有少量鞘脂类的脂质。所有的膜脂都是双嗜性分子，它们的一端是疏水性非极性基团，而另一端是亲水性极性基团。例如磷脂的磷酸和碱基是亲水性极性基团，另一端的长烃链则是疏水性非极性基团。由于疏水性基团与极性的水分子相互排斥，从而形成了脂质分子的亲水性极性基团朝向极性的水溶液，而它们的疏水基团则朝向膜内部，从而构成了脂质双分子层。因此，根据脂质分子本身的理化特性为依据，得出脂质分子在细胞膜中是以双分子层的形式存在的设想。脂质的熔点较低，在一般体温条件下呈现出液态，脂质分子的这种特性是膜具有一定流动性的一个前提条件。

（2）细胞膜蛋白质　膜蛋白质分子以 α 螺旋或球形结构镶嵌在脂质双分子层，称为镶嵌蛋白质（integral protein）。镶嵌蛋白质中存在两类蛋白质，一类像是附着在膜的表面，称为表面蛋白质（superficial protein）；另一类蛋白质分子的肽链则可以一次或反复多次贯穿整个脂质双分子层，两端露出在膜的两侧，称为结合蛋白质（conjugated protein）。因为膜蛋白质具有不同的分子结构和功能，所以膜所具有的各种功能在很大程度与膜所含蛋白质有关。根据细胞膜蛋白质的不同功能，大致可将其归为这几类：①与细胞膜的物质转运功能有关的蛋白质，如后面将要提到的载体、通道和离子泵等；②属于酶类的膜蛋白质；③与细胞的免疫功能有关的膜蛋白质；④与“辨认”和“接受”细胞环境中特异的化学性刺激有关的蛋白质，统称为受体；⑤此外，尚有大量目前还不确知其具体功能的膜蛋白质。

（3）细胞膜糖类　细胞膜所含的糖类较少，主要包括一些寡糖和多糖，它们都以共价键的形式与膜内的脂质或蛋白质结合，形成糖脂或糖蛋白。糖脂和糖蛋白的糖链部分，几乎都存在于外表面。由于组成这些糖链的单糖在排列顺序上存在着差异，这就成为它们在细胞或它们所结合的蛋白质的特异性的“标志”。例如在人的 ABO 血型系统中，红细胞膜上是 A 凝集原还是 B 凝集原的差别就仅仅在于膜糖脂的糖链中一个糖基的不同。

综上所述，细胞膜不仅具有一定的流动性的特点，而且还具有不对称性的特点，无论从结构还是从功能方面而言，膜的两面都具有不对称性。

2. 细胞膜的跨膜物质转运功能　细胞在新陈代谢的过程中，需要从细胞外摄取所需物质，同时也要将代谢产物及一些废物排出细胞。这些物质的种类繁多，理化性质各异，所以它们进出细胞的形式各不相同。常见的跨膜转运物质的方式可归纳为以下几种。

（1）单纯扩散（simple diffusion）　是指某些脂溶性小分子物质由膜的高浓度一侧向低浓度一侧扩散的过程。扩散量的多少，既取决于膜两侧该物质的浓度梯度（浓度差），也取决于膜对该物质通过的阻力或难易程度，即膜对该物质的通透性。浓度梯度大、通透性大，则扩散量就多；反之就少。由于细胞膜是以液态的脂质双分子层为基架，因而仅有脂溶性强的物质（如 O_2 和 CO_2）才真正依靠单纯扩散通过细胞膜。

（2）易化扩散（facilitated diffusion）　是一种物质的运输方式，与单纯扩散类似，不需要代谢能量，物质的分子结构也不发生变化，运输的速率随内外物质浓度差的减小而降低，直至细胞内外达到平衡。它需要借助膜上的一种载体蛋白参加运输，每种载体蛋白都有高度的专一性，只运输相应的物质。载体蛋白和被运输物质间有一种亲和力，这种亲和力在细胞膜内外大小不同，膜外亲和力大，膜内亲和力小，因而物质通过与载体蛋白间亲和力大小的变化，将物质导入细胞内，它有类似酶的作用特性，自身不发生变化，将物质运入细胞内。近年来通过各种研究，一般认为易化扩散至少可分为以下两种类型（图 2-4）。

一种是以所谓“载体”（carrier）为中介的易化扩散，属于这种类型的有葡萄糖、氨基酸顺浓度差通过细胞膜。“载体”是一种细胞膜上的镶嵌蛋白质，在这种蛋白质分子上，有与被转运物质结合的特异结合点，当“载体”在膜的一侧与处于高浓度的被转运物质结合后，载体蛋白质发生变构后导致被转运物质移向膜的另一侧，然后与被转运物质发生分离，载体最终恢复原来的构型，如此反复进行直到膜两侧该物质的浓度变得相等。以载体为中介的易化扩散有如下特性：①载体蛋白质有较高的结构特异性，因此对转运物质有高度选择性；②载体蛋白质的数目以及上面的结合位点的数目是有限的，即“饱和现象”，指膜两侧的物质浓度差增加到一定程度后，再增加物质浓度差，物质转运通量并不会再增加；③竞争性抑制（competitive inhibition），如果某一载体对结构类似的 A、B 两种物质都有转运能力，当 A 物质被转运的量增加时，B 物质的转运量就会减少，这是由于量多的 A 物质会占据转运 B 的载体及其结合点。

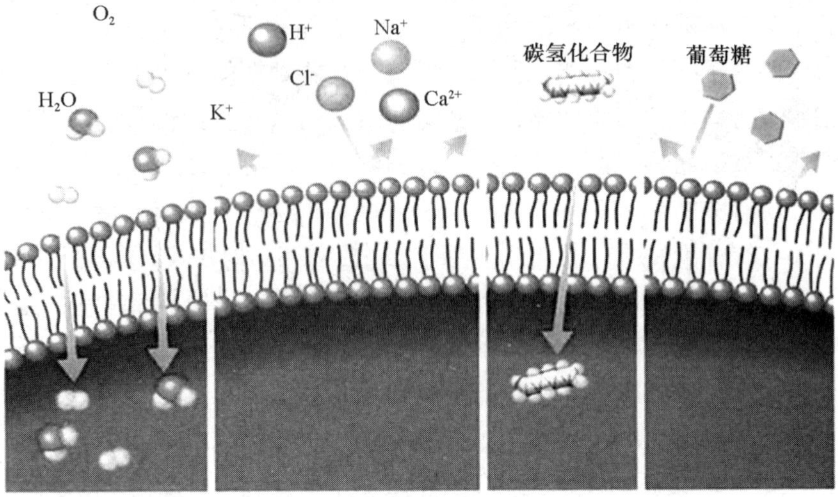

图 2-4 细胞的单纯扩散的选择性

另一种是以所谓“通道”（channel）为中介的易化扩散（图 2-5），一些离子，如 K^+、Na^+、Ca^{2+} 顺浓度差的转运，就属于这种类型。“通道”也是镶嵌在细胞膜内的一种蛋白质，称通道蛋白质，简称“通道”。参与转运不同离子的通道蛋白质分别称为 Na^+ 通道、K^+ 通道、Ca^{2+} 通道等。通道蛋白质最重要的特性，是它们的结构和功能可以因细胞内外环境变化的影响而迅速改变，当它们处于开放状态时，有关的离子可以快速地由膜的高浓度一侧转运至低浓度一侧，大多数通道的开放时间都极为短暂，一般以数个或数十个毫秒计算，然后进入失活或关闭状态。因此研究者推测在通道蛋白质结构中可能存在着类似闸门一类的基因，由它决定通道的功能状态。根据引起通道功能状态改变的条件不同，可以把通道分为三类：①化学门控通道（chemically - gated channel），这类通道的开关决定于膜所在的环境中存在化学物质（如递质、激素或药物等）的情况；②电压门控通道（voltage - gated channel），这类通道的开关取决于通道蛋白所在的膜两侧的电位差；③机械门控通道（machine - gated channel），这类通道的开关取决于膜接受机械性刺激的情况。

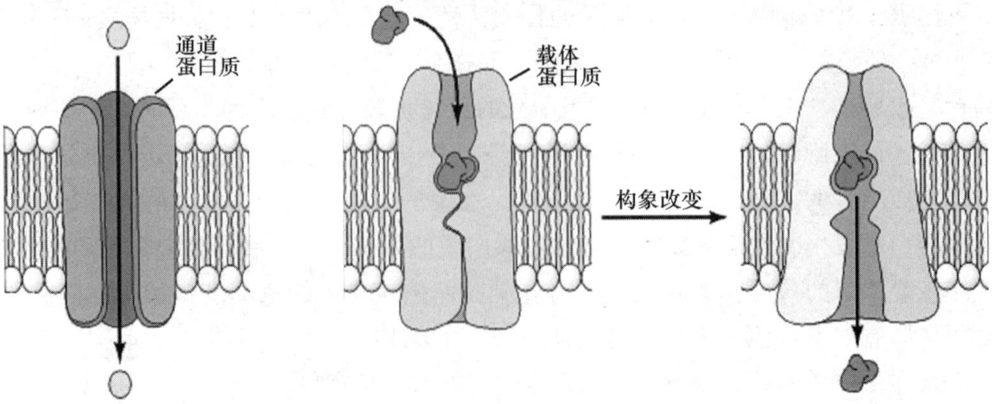

图 2-5 细胞经通道的易化扩散

单纯扩散和易化扩散的共同特点是：物质分子或离子都是顺浓度差和顺电位差移动，物质转移所需能量来自溶液浓度差所包含的势能，因此不需要细胞提供三磷酸腺苷

（ATP）。这样的转运方式称为被动转运。

（3）主动转运（active transport）　是指某些物质（如 Na^+、K^+）在细胞膜特异载体蛋白携带下，逆浓度差或逆电位差通过细胞膜的过程。主动转运的特点是：必须借助于载体、逆浓度差或电位差转运并需要能量。在原发主动转运过程中，能源可以是光、ATP 或电子传递。通过细胞膜主动转运的物质有 Na^+、K^+、Ca^{2+}、H^+、I^-、Cl^- 等离子和葡萄糖、氨基酸等分子。其中最重要而且研究较充分的是 Na^+、K^+ 的主动转运。

我们知道，人和动物的细胞内、外的液体含有多种离子，而且在细胞内、外液中的各种离子浓度是不同的。例如哺乳动物的神经和骨骼肌细胞，正常时细胞内 K^+ 浓度大约为细胞外的 30 倍，细胞外 Na^+ 浓度大约为细胞内的 12 倍。很早就有人推测这种明显的浓度差形成和维持的原理：各种细胞的细胞膜上普遍存在着一种称为钠钾泵（sodium potassium pump）的结构，简称钠泵（sodium pump）。钠泵的作用是：在消耗代谢能的情况下逆浓度差将细胞内的 Na^+ 移出膜外，同时把细胞外的 K^+ 移入膜内，从而保持了膜内高 K^+ 和膜外高 Na^+ 的不均衡离子分布。现已证明，钠泵就是镶嵌在膜脂质双分子层中的一种膜蛋白质。这种蛋白质具有三磷酸腺苷酶的活性，当钠泵被激活时可以分解 ATP 释放能量，并利用其进行 Na^+、K^+ 的主动转运。钠泵转运 Na^+、K^+ 的详细机制还未被阐述清楚，但可以肯定的是，它的酶活性可被细胞内 Na^+ 的增加和细胞外 K^+ 的增加所激活，并受到 Mg^{2+} 浓度的调控，由于泵出 Na^+ 和泵入 K^+ 两个过程是耦联在一起的，因此钠泵又称为 Na^+-K^+ 依赖式 ATP 酶。在一般生理情况下，分解 1 分子 ATP，可以使 3 个 Na^+ 移出膜外，同时有 2 个 K^+ 移入膜内。

钠泵广泛存在于各种细胞膜上。一般细胞大约把它代谢所获能量的 20% ~30% 用于钠泵的转运。钠泵活动最重要的意义在于它建立起一种势能贮备，为细胞的其他耗能过程提供能量。例如 Na^+、K^+ 在膜两侧的不均匀分布，是神经和肌肉等组织具有兴奋性的基础。

主动转运是人体最重要的物质转运形式，除上述的钠泵以外，还有钙泵、氢泵、碘泵等，将在以后有关章节介绍。

（4）入胞和出胞　一些大分子物质或物质团块进出细胞，是通过细胞的入胞和出胞形式来实现的，这就必须使得细胞膜结构和功能发生较大的变化。

入胞（endocytosis）又称内吞（internalization），如物质团块是固体，上述过程叫吞噬。如进入物质是液体，上述过程叫吞饮。入胞是指细胞外某些物质团块进入细胞的过程。其过程首先是细胞膜“辨认”细胞外的某物质团块，接着与该物质团块接近的细胞膜内陷，形成对该物质团块的包围，而后互相接触并发生膜融合和断裂，最后物质团块和包围它的膜一起进入细胞。

出胞（exocytosis）又称胞吐（exocytosis），是指物质由细胞排出的过程。如各种细胞的分泌活动，其分泌物大都在内质网形成，经高尔基复合体加工，形成分泌颗粒或分泌囊泡，渐渐向胞膜移动，贴靠以后膜融合并出现裂孔，于是将内容物一次性全部排空。如内分泌腺把激素分泌到细胞外液中，外分泌腺把酶原颗粒和黏液等分泌到腺管的管腔中，以及神经细胞的轴突末梢把递质分泌到突触间隙中。一些溶酶体未能消化的残渣也是以胞吐形式排出细胞（图 2 -6）。

（二）细胞质的结构和生理功能

真核细胞不同于原核细胞的一个主要特点是细胞内容物被分隔成细胞核和细胞质。细胞质位于细胞膜和细胞核之间，其中有细胞质基质和各种细胞器。

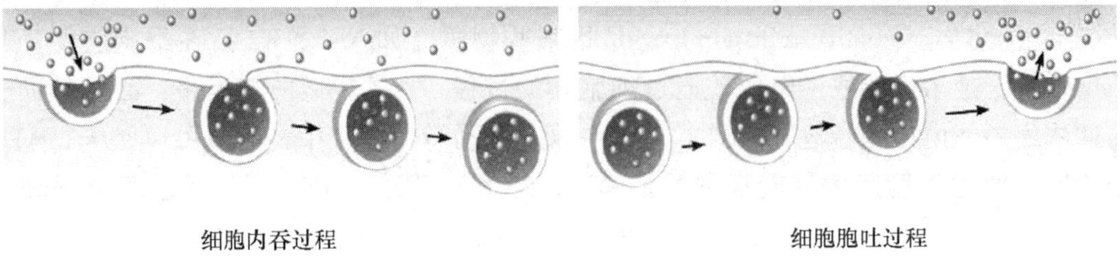

图 2－6　细胞的内吞和胞吐过程

1. **细胞质基质**　基质（ground substance）或胞浆（endochylema）是将细胞膜和核膜之间的大小不等的结构除去，剩下的胶态物质，其呈透明的均质状态，由核糖核酸、蛋白质、糖类、无机盐、水及其他一些可溶性物质组成。最主要的是有 RNA 和若干种可溶性的酶，如糖酵解的酶系以及氨基酸合成和分解有关的酶系，因此细胞质基质是活细胞进行新陈代谢的主要场所，其为新陈代谢的进行，提供所需要的物质和一定的环境条件。

2. **细胞器（organelle）**　是细胞质内有一定形态结构，又有相对独立功能的结构，包括膜性细胞器和非膜性细胞器。

核蛋白体又称核糖体（ribosome），是细胞质和线粒体中无膜包裹的颗粒状细胞器。主要由核蛋白体核糖核酸（rRNA）和蛋白质构成。氨基酸在核蛋白体上互相缩合成肽，因此核蛋白体是细胞内蛋白质合成的主要构造，被称为“装配蛋白质的机器”。散在于细胞质中的多聚核蛋白体，称为游离核蛋白体（free ribosome），它们主要合成结构蛋白或称为内源性蛋白质，例如分布于细胞质基质或供细胞本身生长所需要的蛋白质分子等。附着在内质网壁外的核蛋白体，称为附着核蛋白体（attached ribosomes），它们主要合成输送到细胞外面的分泌蛋白或称为输出蛋白质，如抗体、酶原、蛋白质类的激素等。

线粒体（mitochondria）为线状或粒状的膜性细胞器，由内、外两层单位膜形成。细胞生命活动中所需能量约有 95% 来自线粒体，即线粒体的主要功能是进行细胞的氧化供能，故有细胞内“动力工厂”之称。这主要因为线粒体中存在着催化物质代谢和能量转换的各种酶和辅酶，供能物质（如糖酵解产物丙酮酸）在线粒体内彻底氧化分解，合成很多的高能磷酸化合物 ATP，以备细胞其他生命活动过程能量的需要。

内质网（endoplasmic reticulum）是存在于细胞质中由内膜构成的小管、小泡或扁囊连接成的网状膜性管道系统。内质网膜可与核膜、高尔基复合体膜、细胞膜等相连，即整个细胞的膜性结构是互相连接的一个整体。滑面内质网（smooth endoplasmic reticulum，SER）表面无核蛋白体附着，形态上基本都是分支的小管及小囊，有时小管排列得非常紧密，以同心圆形式围绕在分泌颗粒和线粒体的周围。粗面内质网（rough endoplasmic reticulum，RER）其大多数为扁平囊板层排列，少数为球形或管状囊泡，常见于蛋白质合成旺盛的细胞，例如消化腺上皮细胞、肝细胞等。其表面附着的核蛋白体合成的输出性蛋白质，会先进入粗面内质网囊腔中，其后被输送到其他结构中。

滑面内质网功能上与蛋白质的合成无关，比较复杂，例如，肝细胞内的滑面内质网可能与糖原的合成和贮存有关；骨骼肌细胞内的滑面内质网又称“肌质网”，可能与兴奋－收缩耦联（excitation－contraction coupling）机制有关；皮脂腺和产生类固醇物质的内分泌腺细胞中，滑面内质网有合成脂类物质的功能。粗面内质网则与蛋白质的合成是密切相关的，它既是核蛋白体附着的支架，同时又是运输蛋白质的通道。

高尔基体，又称高尔基复合体（Golgi complex 或 Golgi apparatus），它是由数层重叠的扁平囊泡、若干大小泡构成的膜性结构。它是细胞各膜性结构间物质转运的重要的中间环节，能将内质网合成的蛋白质在扁平囊泡内进行加工、分类与包装，然后分门别类地送到细胞特定的部位或分泌到细胞外，既与细胞内一些物质的积聚、加工和分泌颗粒的形成密切相关，也参与溶酶体的形成。如当糖蛋白合成后，扁平囊泡局部渐渐膨大，将加工好的糖蛋白包起来形成大泡，大泡则与扁平囊泡脱离，形成分泌颗粒。

溶酶体（lysosome）是位于细胞质内、被单位膜包围含有多种水解酶的细胞器，一种呈球形囊状小体。它是细胞内重要的消化器官，其在细胞自溶、防御以及对某些物质的利用均与溶酶体的消化作用有关。在酸性条件下，其对蛋白质、肽、糖、中性脂质、糖脂、糖蛋白、核酸等多种物质起水解作用。通常将溶酶体分为初级溶酶体和次级溶酶体。初级溶酶体是由附着核蛋白体合成的，经高尔基体加工，然后分离出来的。当初级溶酶体与自噬体（细胞内衰老、破损的各种细胞器或过剩的分泌颗粒，由内质网包围形成）或吞噬体（外来的细菌、病毒等，经细胞膜以内吞方式吞入细胞形成）接触融合，内容物混合形成次级溶酶体（图 2－7）。水解酶对自噬体和吞噬体中的物质进行分解消化，消化后的产物如氨基酸、单糖、脂肪酸等，通过溶酶体膜进入胞浆中供细胞利用。未能分解的物质残留其中形成残余体，有的存留在细胞内，有的则以胞吐（exocytosis）的方式排出细胞。

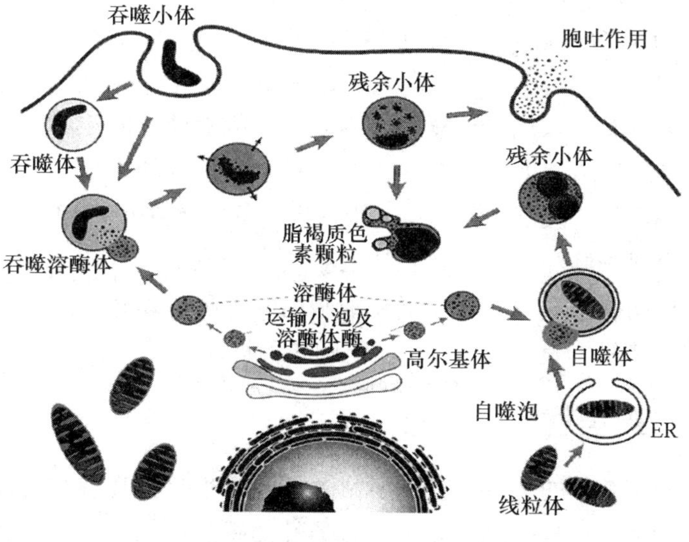

图 2－7　溶酶体的功能活动示意图

（三）细胞核的结构和生理功能

细胞核（nucleus）是细胞遗传、代谢、生长及繁殖的控制中心。它并没有具体的形态，其形状和数量随物种的细胞类型以及功能状态而异，只是核物质的集中区域，一般靠近细胞中央部分。细胞通常只有 1 个核，也可有多个核。

（1）核膜　又称核被膜（nuclear envelope），由内外两层单位膜组成。两层膜之间的间隙，称核周隙，最近发现核周隙中也含有酶。核膜的特殊作用就是把核物质集中在靠近细胞中央的一个区域内，核物质的区域化有利于实现其功能。核膜并不是完全连续的，有许多部位内外膜互相连接，形成穿过核膜的核孔。核孔是核与细胞质进行物质交换的孔道。核膜对物质有一定的通透性。但是，γ－球蛋白和清蛋白等大分子要经核孔进出细胞核。外层的外表面附有核糖体颗粒。核膜内侧有一层致密的纤维网络，称为核纤层，其作用是保持细胞核的形状和附着染色质纤维，在有丝分裂过程中，对核膜的破裂和重建有一定的作用。

(2) 染色质和染色体　间期细胞核中，能被碱性染料着色的物质即染色质（chromatin）或称染色质纤维。在细胞有丝分裂时，若干核小体构成的染色质纤维反复螺旋、折叠，最后组装成中期染色体。间期的染色质有利于遗传信息的复制和表达；分裂期的染色体有利于遗传物质的平均分配，它是调节生物体新陈代谢、遗传和变异的物质基础。染色质和染色体都是遗传物质在细胞中的储存形式，主要成分均是核糖核酸（DNA）和组蛋白（histone），其基本结构是一样的。二者结合形成染色质结构的基本单位——核小体（nucleosome，图 2 - 8）。

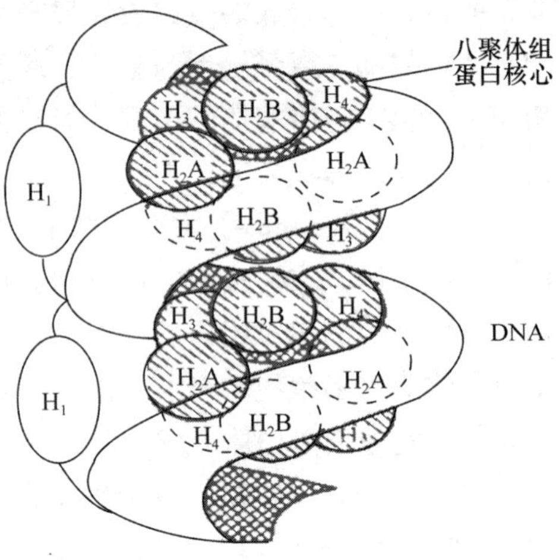

图 2 - 8　核小体结构模式图

间期核的染色质，按其螺旋化和折叠程度不同，又可分为常染色质（euchromatin）和异染色质（heterochromatin）两类。常染色质是指间期核中染色较浅的区域，一般位于核的中央，少量分布于核仁内电镜下呈浅亮区，螺旋化程度小，分散程度大，是间期核中处于伸展状态的 DNA 分子部分，代表有活性的 DNA 分子部分，能活跃地进行复制和转录；异染色质是指间期核中染色很深、染色质螺旋化程度高的部分，是凝集状态的高度重复 DNA 与组蛋白复合物，多分布于核周缘，紧靠核内膜，功能上处于静止状态。DNA（deoxyribonucleic acid）分子是一种高分子聚合物，即由重复单位构成的大分子。它的功能主要有两方面：①贮藏、复制和传递决定物种的所有蛋白质和 RNA 结构的全部遗传信息；②策划和控制生物有次序地合成细胞和组织内蛋白质的合成。合成的蛋白质中，有些直接参与细胞结构的组成；有些以酶的形式存在，能催化细胞内的各种生物化学反应，从而产生各种产物，执行各种功能，使机体表现出形态和功能的各种特征。

二、细胞的跨膜信号传导功能

当机械、电、一定波长的电磁波和化学刺激（包括来自内环境的递质和激素分子）等作用于相应的靶细胞时，首先被细胞膜上的特异性的感受结构所感受或被特异性受体结构识别，再通过跨膜信号进行传递，继而引起靶细胞膜的电变化或其他细胞内功能的改变。目前已知不同细胞的跨膜信号传递方式主要有两大类。

（一）由通道蛋白质完成的跨膜信号传导

1. 电压门控通道　电压门控通道的分子结构与化学门控通道类似，但这类通道的开放与关闭是由膜电位控制的。由于这类通道的分子结构中存在有对膜电位改变敏感的基团或亚单位，当膜电位发生改变时，可引起通道分子变构而使通道开放。电压门控通道广泛存在于很多细胞（如神经细胞和肌细胞）。它们在细胞的动作电位的产生与传导中都起到重要作用。

癫痫患者中约 1/3 无法以现有抗癫痫药物（anti - epileptic drugs，AEDs）有效控制发作，称为药物抗性癫痫（drug - resistance epilepsy，DRE）。药物抗性癫痫的主要形成机制之一是 AEDs 的作用靶点发生结构或功能改变，AEDs 无法结合预定靶点抑制神经元过度放电，无法控制癫痫发作。电压门控性钠离子通道（voltage - gated sodium channel，VGSC）主要在可兴奋性细胞中表达，其结构和功能异常可引起神经元的膜兴奋性改变，参与癫痫的发病机制。VGSC 是常用的抗癫痫药物的靶点，如苯妥英钠、卡马西平、奥卡西平、拉莫三嗪等，其结构或功能的改变可能与药物抗性癫痫的形成有关。

2. 化学门控通道 对于这种跨膜信号传导方式的研究，最早是从神经肌接头处兴奋传递过程开始的。在终板膜上有一种蛋白质结构，称之为 N 型胆碱能受体，现在已清楚它的分子结构是由 4 种亚单位组成的 5 聚体。这些亚单位（$\alpha_2\beta\gamma\delta$）相互吸引，包绕成一个通道样结构，而其中二个 α 亚单位则是与乙酰胆碱（ACh）结合的部位。这种结合引起通道结构的开放，使终板膜的 Na^+ 内流，膜内的 K^+ 外流，结果使得膜两侧的电位差发生变化，于是完成了 ACh 这种化学信号的跨膜传导。由于这种蛋白质结构有与 ACh 结合的能力，由此而使通道开放，所以本质上它是一种化学门控通道或化学依从性通道，因此又将其称之为 N 型 ACh 门控通道。

3. 机械门控通道 存在于对机械刺激敏感的细胞。可能是由于机械刺激引起膜的局部变形或牵引（如内耳毛细胞受外力作用发生弯曲）直接激活膜上的机械门控通道。

心肌正常的电活动是心脏完成机械泵血功能的先决条件，而心脏的负荷、心肌张力等力学因素的变动也会引发心肌的电生理变化，后者称为心脏机械电反馈。大量研究证明机械电反馈相关的心律失常与存在于心肌细胞膜上的机械门控离子通道的激活有关。Gd^{3+} 是目前应用最为广泛的机械门控离子通道阻断剂，它经常作为工具药研究与机械门控离子通道有关的各种生物学过程。有试验证实 Gd^{3+} 可以降低牵张导致房颤的发生率。

（二）由膜受体、G 蛋白和 G 蛋白效应分子组成的跨膜信号传导

这种类型的跨膜信息传导至少涉及细胞膜中的三类特殊的蛋白质。外来的化学信息物质（如激素、递质，又称第一信使）首先与膜上的受体蛋白质结合，然后作用于膜中另一类蛋白质——G 蛋白。G 蛋白是鸟苷酸结合蛋白的简称，包括 α、β、γ 三个亚单位。当 G 蛋白没有被激活时，α 亚单位可与 GDP 结合，当受体受到外来化合物激动时，则激活了受体与 G 蛋白结合，同时 GTP 取代 GDP。这时，α - GTP 会与其他两个亚单位分离，激活了的 α - GTP 对膜中第三类蛋白质——效应器酶起作用，后者将会直接导致胞浆中第二信使（second messenger）生成的增加或减少。最早知道的效应器酶是腺苷酸环化酶（AC），它可以促使起第二信使作用的环磷酸腺苷（cAMP）合成。G 蛋白有很多种，有的可抑制 AC，称抑制性 G 蛋白（Gi）；有的 G 蛋白可以激活 AC，称为兴奋性 G 蛋白（Gs），AC 的激活或抑制则直接影响 cAMP 的含量的多少。综上所述，在这种跨膜信号传递过程中，外来刺激信号即第一信使，经过一系列复杂的膜内过程导致第二信使物质的增加或减少，而第二信使物质的变化可直接作用于离子通道及影响细胞代谢过程，最终完成信号的跨膜传导。

（三）酶偶联受体信号转导

酶偶联型受体（enzyme linked receptor）分为两类，其一是本身具有激酶活性，如肽类生长因子（EGF、PDGF、CSF 等）受体；其二是本身没有酶活性，但可以连接非受体酪氨酸激酶，如细胞因子受体超家族。这类受体的共同点是：①通常为单次跨膜蛋白；②接受配体后发生二聚化而激活，启动其下游信号转导。已知六类：①受体酪氨酸激酶；②酪氨酸激酶连接的受体；③受体酪氨酸磷脂酶；④受体丝氨酸及苏氨酸激酶；⑤受体鸟苷酸环化酶；⑥组氨酸激酶连接的受体（与细菌的趋化性有关）。

受体酪氨酸激酶可分为三类：①受体酪氨酸激酶，为单次跨膜蛋白，在脊椎动物中已发现50余种；②胞质酪氨酸激酶，如Src家族、Tec家族、ZAP70家族、JAK家族等；③核内酪氨酸激酶如Abl和Wee。受体酪氨酸激酶（receptor tyrosine kinase，RTK）的胞外区是结合配体结构域，配体是可溶性或膜结合的多肽或蛋白类激素，包括胰岛素和多种生长因子。胞内段是酪氨酸蛋白激酶的催化部位，并具有自磷酸化位点。配体（如EGF）在胞外与受体结合并引起构象变化，导致受体二聚化形成同源或异源二聚体，在二聚体内彼此相互磷酸化胞内段酪氨酸残基，激活受体本身的酪氨酸蛋白激酶活性。这类受体主要有EGF、PDGF、FGF等。

RTK为一种跨膜蛋白，在细胞生长调节中起着重要作用，人类多种肿瘤中出现RTK突变和过度表达，激活的RTK利用ATP催化反应，使受体细胞内区域的酪氨酸残基自身磷酸化形成二聚体，启动与肿瘤进展过程有关的下游细胞内信号连锁反应。近年来各种酪氨酸激酶抑制剂不断涌现，以酪氨酸激酶抑制剂为代表的分子靶向治疗已成为抗肿瘤研究的热点。如舒尼替尼（sunitinib）作为一种小分子化合物，可以抑制受体胞内区的酪氨酸残基自身磷酸化，从而阻断下游信号转导。阿帕替尼（apatinib）是一种新型的针对血管内皮生长因子受体-2（VEGFR-2）的酪氨酸激酶抑制剂，通过高选择性抑制VEGFR-2酪氨酸激酶，阻断VEGF结合信号转导，抑制肿瘤血管生成。索拉菲尼（sorafenib）是一种多靶点酪氨酸激酶抑制剂，一方面通过抑制RAF/MEK/ERK信号转导通路直接抑制肿瘤的生长，另一方面通过抑制血管内皮生长因子受体（VEGFR）和血小板衍生生长因子受体（PDGFR）而阻断肿瘤新生血管的生成，阻断肿瘤细胞的营养供给而达到抑制肿瘤生长的目的。

三、细胞的增殖

细胞的生命开始于产生它的母细胞的分裂，结束于它的子细胞的形成或是细胞的自身死亡。这是机体新陈代谢的表现。

细胞增殖的方式是分裂，有三种形式：无丝分裂、有丝分裂和成熟分裂（减数分裂）。细胞分裂对于生物的遗传有重要意义。每次分裂后所产生的新细胞必须经过生长增大，才能再分裂。其过程是将亲代细胞的染色体经过复制（实质为DNA的复制）以后，精确地平均分配到两个子细胞中去。这样可以保持生物的亲代和子代之间遗传性状的稳定性。因此机体不断生长发育、赖以生存和延续种族的基础是细胞的增殖。

细胞增殖周期（cell cycle），或称细胞周期是指细胞从一次分裂结束开始生长，到下一次分裂结束所经历的过程(图2-9)。

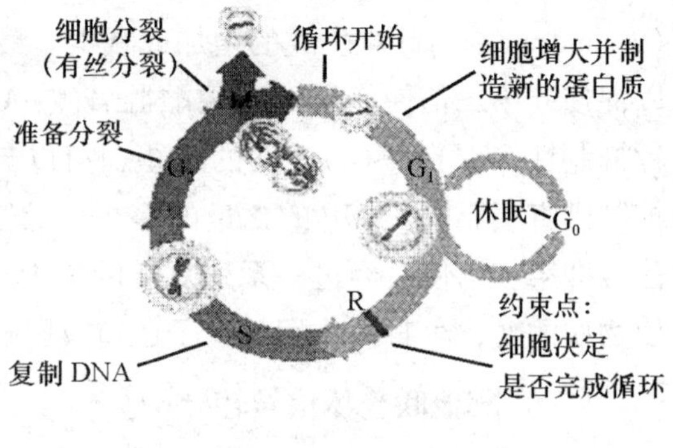

图2-9 细胞增殖活动示意图

细胞增殖周期可分为两个时期，即间期和分裂期。在一个细胞周期中，一般分裂间期占细胞周期的90%～95%；分裂期占细胞周期的5%～10%。整个细胞周期是一个动态连续的过程，其中每个分期互相联系，不可分割。如果细胞周期的某个阶段受到环境因素的干扰，细胞的增殖就会发生障碍。

（一）分裂间期

分裂间期（interval）主要进行 DNA 复制等准备工作，进行着结构上和生物合成上复杂的变化。细胞变化主要是细胞核大核仁明显，染色加深。核内渐出现染色体纤丝。分子变化主要是 DNA 复制加倍，有关蛋白质大量合成。间期又分为以下三个分期。

1. DNA 合成前期（G_1 期）　G_1 期是从细胞分裂完成到 DNA 开始复制的时期，有大量的 RNA 与蛋白质合成。这些物质的形成，导致结构蛋白和酶蛋白的形成。在 G_1 期的晚期阶段，细胞开始为下一次分裂合成 DNA 准备所需的前体物质、能量和酶类等。此期持续时间一般较长，有的细胞历时数小时至数日，有的甚至数月。

进入 G_1 期的细胞可能会继续进行增殖，例如骨髓造血细胞、胃肠道黏膜细胞等；有些细胞暂时不增殖，如肝、肾细胞，平时保持分化状态，但当受到损伤时，它们又进入增殖周期的轨道。这些细胞又可称为 G_0 期细胞。有人认为 G_0 期细胞较不活跃，对药物的反应也不敏感；也有些细胞不再继续增殖，永远停留在 G_1 期直至死亡。如表皮角质化细胞、红细胞等。

2. DNA 合成期（S 期）　此期是细胞周期的关键时刻，为细胞分裂做准备，主要特点是利用 G_1 期准备的物质条件进行 DNA 的半保留复制和组蛋白合成。从 G_1 末期到 S 初期，细胞内形成染色体初级结构，进行中心粒复制。S 期持续时间 7～8 小时。DNA 复制一旦受到障碍或发生错误，就会抑制细胞的分裂或引起变异，导致异常细胞或畸形的发生。

3. DNA 合成后期（G_2 期）　这一时期的主要特点是合成与细胞分裂有关的物质，中心粒已复制完毕，形成两个中心体。阻断这一过程，细胞将不能进入有丝分裂。DNA 合成终止，蛋白质合成又恢复旺盛，主要是组蛋白、微管蛋白、膜蛋白等的合成，为新细胞膜和纺锤体等的形成备好原料。G_2 期历时较短而恒定，一般为 1～1.5 小时。

（二）分裂期

分裂期也称有丝分裂期（mitotic period），简称 M 期，是从间期结束时开始，到新的间期出现时的一个阶段，它也是一个连续变化的动态过程。根据其主要变化特征，M 期可将其分为前期、中期、后期和末期四个分期（图 2－10）。

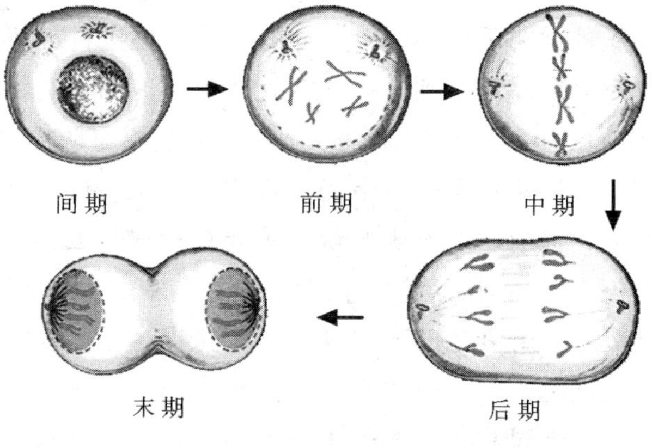

图 2－10　动物细胞有丝分裂图解

此期很短，一般需 1～2 小时，但细胞形态结构变化最大，生化活动极为复杂。这一时期是确保细胞核内染色体能精确均等地分配给两个子细胞，使分裂后的细胞能够保持遗传性状的稳定性。

1. 前期（prophase） 主要特征为染色质丝浓缩、高度螺旋化，逐渐凝集形成染色体（chromosome），每条染色体进一步分为两条仅在着丝点相连的染色单体；核仁逐渐缩小并解体，核被膜开始瓦解为离散的囊泡状内质网；以中心体的随体为起始点出现很多放射状的细丝，连接形成纺锤体（spindle），这些细丝即是微管结构；两个在间期复制的中心体向相反方向移动，逐渐形成细胞的两极。

2. 中期（metaphase） 主要特征为细胞变为球形，核仁与核被膜已完全消失。染色体高度凝集，并移向细胞的中部平面上，形成赤道板。两个中心体已移到细胞的两极，纺锤体更明显，每个染色体的着丝点附着在其上。分离的染色体呈短粗棒状或发夹状，均由两个染色单体借狭窄的着丝点连接构成。

3. 后期（anaphase） 主要特征为细胞向两极拉长，中部的细胞质缩窄，细胞膜内陷，遂呈哑铃形。由于纺锤体微管的活动，染色体在着丝点处完全分离，两个染色单体分开，受纺锤丝牵引向相反方向移动，接近各自的中心体，成为数目相等的两组染色体。

4. 末期（telophase） 主要特征为核仁重新出现，内质网囊泡组合为核被膜形成新的胞核，纺锤体消失；两组染色体已向两极迁移，分裂活动进入末期，并发生退行性变化，逐渐解螺旋为染色质纤维；细胞赤道部缩窄加深，最后完全分裂为两个 2 倍体的子细胞，有丝分裂完成，以此循环。

细胞周期特异性药物是指那些仅对恶性肿瘤细胞增殖周期中某一期细胞有杀灭作用的药物。例如：羟基脲、阿糖胞苷、巯嘌呤、甲氨蝶呤等，能干扰 DNA 的合成，对恶性肿瘤细胞的 S（DNA 合成）期有特异性杀伤作用；长春新碱和长春花碱，则可特异地杀伤处于 M（有丝分裂）期的细胞。

四、细胞衰老与凋亡

（一）细胞衰老

细胞衰老也称为细胞老化，是指细胞在正常环境条件下发生的细胞生理功能和增殖能力减弱以及细胞形态发生改变，并趋向死亡的现象。衰老是生物界的普遍规律，细胞作为生物有机体的基本单位，也在不断地新生和衰老死亡。衰老是一个过程，这一过程的长短即细胞的寿命，它随组织种类的不同而不同，同时也受环境条件的影响。高等动物体细胞都有最大分裂次数，细胞分裂一旦达到这一次数就要死亡。各种动物的细胞最大分裂数各不相同，人体细胞为 50 ~ 60 次。一般说来，细胞最大分裂数与动物的平均寿命成正比。细胞衰老时会出现水分减少、老年色素——脂褐色素累积、酶活性降低、代谢速率变慢等一系列变化。关于细胞衰老，目前已有不少假说，主要包括遗传因素说、细胞损伤学说、生物大分子衰老学说等，但都不能圆满地解决问题。

通过细胞衰老的研究可了解衰老的某些规律，对认识衰老和最终找到推迟衰老的方法都有重要意义。细胞衰老问题不仅是一个重大的生物学问题，而且是一个重大的社会问题。随着科学发展而不断阐明衰老过程，人类的平均寿命也将不断延长。但也会出现相应的社会老龄化问题以及心血管病、脑血管病、癌症、关节炎等老年性疾病发病率上升的问题。因此衰老问题的研究是今后生命科学研究中的一个重要课题。

（二）细胞凋亡

细胞凋亡（apoptosis）一般是指机体细胞在发育过程中或在某些因素作用下，通过细胞内基因及其产物的调控而发生的一种程序性细胞死亡（programmed cell death）。一般表现为单个细胞的死亡，且不伴有炎症反应。

1. 细胞凋亡的意义　细胞凋亡普遍存在于生物界，既发生于生理状态下，也发生于病理状态下。由于细胞凋亡对胚胎发育及形态发生（morphogenesis）、组织内正常细胞群的稳定、机体的防御和免疫反应、疾病或中毒时引起的细胞损伤、老化、肿瘤的发生进展起着重要作用，并具有潜在的治疗意义，至今仍是生物医学研究的热点。

细胞凋亡过多可引起疾病发生，如：①艾滋病的发展过程中，$CD4^+$ T 细胞数目的减少；②移植排斥反应中，细胞毒性 T 细胞介导的细胞死亡；③缺血及再灌注损伤，导致心肌细胞和神经细胞的凋亡增多；④神经系统退化性疾病（Alzheimer 病、Parkinson 病）的重要原因是细胞凋亡的异常增加，神经细胞的凋亡参与老化及 Alzheimer 病的发生；⑤暴露于电离辐射可引起多种组织细胞的凋亡。

细胞凋亡过少也可引起疾病发生：在肿瘤的发生过程中，诱导凋亡的基因如 p53 等失活、突变，而抑制凋亡的基因如 BCL－2 等过度表达，都会引起细胞凋亡显著减少，在肿瘤发病学中具有重要意义；针对自身抗原的淋巴细胞的凋亡障碍可导致自身免疫性疾病；某些病毒能抑制其感染细胞的凋亡而使病毒存活。

2. 细胞凋亡的形态变化　电镜下细胞凋亡的形态学变化是多阶段的，可分为：①细胞浆浓缩，核糖体、线粒体等聚集，细胞体积缩小，结构更加紧密；②染色质逐渐凝聚成新月状附于核膜周边，嗜碱性增强，细胞核固缩呈均一的致密物，进而断裂为大小不一的片段；③胞膜不断出芽、脱落，细胞变成数个大小不等的由胞膜包裹的凋亡小体（apoptotic bodies），凋亡小体内可含细胞浆、细胞器和核碎片，有的不含核碎片；④凋亡小体被具有吞噬功能的细胞如巨噬细胞、上皮细胞等吞噬、降解；⑤凋亡发生过程中，细胞膜保持完整，细胞内容物不释放出来，所以不引起炎症反应。

光镜下凋亡一般累及单个或少数几个细胞，凋亡细胞呈圆形，胞浆红染，细胞核染色质聚集成团块状。由于凋亡细胞迅速被吞噬，又无炎症反应，因此，在常规切片检查时，一般不易发现，但在某些组织如反应性增生的次级淋巴滤泡生发中心则易见到。病毒性肝炎时，嗜酸性小体形成即是细胞凋亡。

3. 细胞凋亡的机制　细胞凋亡是一系列依赖能量的分子水平变化的终点，细胞凋亡过程包括以下 4 个阶段，即诱导启动、细胞内调控、凋亡的实施和凋亡细胞的吞噬搬运。

（1）诱导启动　引起凋亡的信号可以来自细胞外，通过跨膜传导对细胞内的调控分子起作用；也可以直接作用于细胞内的靶分子。一些跨膜作用的抑制因子（如生长因子、某些激素、细胞因子、某些病毒蛋白等）具有抑制凋亡的作用，有利于细胞的生存。当这些因子缺乏时，会激发细胞凋亡。另外一些跨膜作用的刺激因子通过受体与配体的结合而激活细胞凋亡程序，其中最重要的是肿瘤坏死因子受体家族。此外，尚有多种其他凋亡诱导因子。在胚胎发育过程中，形态发生蛋白、生长因子、分化因子对细胞凋亡可起促进作用，又可起抑制作用。

（2）细胞内调控　细胞内的某些特异蛋白与细胞死亡信号相连接，这些特异蛋白对细胞的死亡与否起决定作用。BCL－2 蛋白家族（BCL－2 family of proteins）是调节线粒体通透性的主要成分，通过形成同源（BCL－2/BCL－2，Bax/Bax）和异源（BCL－2/Bax）二聚体对细胞凋亡进行调控。BCL－2 同源二聚体抑制细胞凋亡，Bax 同源二聚体促进细胞凋亡。此外，细胞表面受体 Fas（CD95），属 TNFR 家族，当免疫细胞产生的 Fas 的配体与 T 细胞表面的 Fas 结合时，也启动了死亡程序。这种 Fas－Fas 配体介导的凋亡在清除免疫反应（如自身免疫病）中对被激活的淋巴细胞非常重要。

（3）凋亡的实施　细胞凋亡的实施是通过蛋白水解的一系列连锁反应实现的。各种组织的细胞凋亡都要激活 Caspase 家族。Caspase 成员作为酶原的形式存在于细胞内，经裂解激活后，迅速启动序列性酶解死亡程序，裂解细胞骨架和细胞核蛋白基质并激活了核酸内切酶。在内源性核酸内切酶作用下，DNA 进行有控降解，产生长度为180～200 bp 整倍数的 DNA 片段，这正好是缠绕组蛋白多聚体的长度，提示染色质 DNA 恰好是在核小体与核小体连接部被切断。DNA 琼脂糖凝胶电泳出现 DNA Ladder 也成为检测凋亡发生的重要标志。

（4）凋亡细胞的吞噬搬运　凋亡细胞碎片的表面有标志分子（血小板反应素、黏附糖蛋白）有利于临近的巨噬细胞以及其他细胞的识别、吞噬和处理。凋亡细胞的吞噬搬运过程非常有效而迅速，凋亡细胞很快消失，不留痕迹，也无炎症反应。

4. 细胞凋亡与坏死的区别　目前认为，细胞坏死与凋亡的形态改变不同，坏死表现为细胞肿大，细胞器肿胀、破坏，细胞核早期无变化，晚期染色质破碎断裂成许多不规则的小凝块，呈簇状，胞膜破裂，胞内容物释放，诱发炎症反应。坏死是成群的细胞死亡，而凋亡一般是单个细胞的死亡，无炎性反应。

五、细胞的其他死亡方式

细胞死亡除了凋亡，还包括自噬（autophagy）、坏死性凋亡（necroptosis）、焦亡（pyroptosis）、铁死亡（ferroptosis）及胀亡（oncosis）。

1. 自噬　是一种“自食”的胞内机制。自噬通过降解细胞内的蛋白质和受损的细胞器，维持细胞稳态，为机体提供能量。过度自噬则会导致细胞死亡，因此自噬被认为是区别于凋亡的细胞死亡形式。自噬受基因调控，所以这种细胞死亡形式又被称为Ⅱ型程序性细胞死亡。细胞自噬通常分为 3 种类型：大自噬、小自噬和分子伴侣介导的自噬。其中，大自噬是目前被研究最多的一种自噬形式，如无特殊说明，自噬一般是指大自噬。自噬现象一般经历吞噬泡、自噬小体以及自噬溶酶体三个过程。其形态学特征表现为吞噬泡具有双层或者多层膜未完全包围胞浆成分的结构，形状多为新月状或者杯状，自噬小体内部含有核糖体、线粒体、内质网等细胞器。在透射电镜下最易观察到，其直径一般为 300～900nm，平均 500nm，为双层或者多层膜的液泡状结构；自噬溶酶体中胞浆成分已被降解，为单层膜结构。

2. 坏死性凋亡　是一种介于坏死与凋亡间的细胞死亡形式，具有坏死形态学改变的同时又可被程序性调控。坏死性凋亡在形态学上与坏死类似，细胞膜破裂、细胞器肿胀、线粒体功能异常、膜的破裂导致细胞内大量成分外泄、周围组织的炎症反应，且不可被 caspase 抑制剂抑制，但可被特异性抑制剂 Necrostatin－1（Nec－1）抑制。其发生过程需要丝氨酸、苏氨酸受体互作蛋白激酶 1（简称 RIPK1）和 RIPK3，以及混合系列蛋白激酶样结构域（简称 MLKL）的参与。目前认为，坏死性凋亡是一种由受体互作蛋白（简称 RIP）激酶和混合系列蛋白激酶样结构域（简称 MLKL）介导的 caspase 依赖性细胞死亡。大多数报道的坏死性凋亡刺激都是由于肿瘤坏死因子（简称 TNF）的产生与肿瘤坏死因子受体 1（简称 TNFR1）相关信号通路的激活能够刺激坏死性凋亡的发生。

3. 焦亡　是由内源性和外源性刺激信号通过不同途径激活 caspase－1 和 caspase－4/5/11，介导细胞膜渗透性肿胀破裂形成小孔，胞内内容物释放，IL－1β、IL－18 前体裂解并诱导其他炎性因子等的合成和释放，诱发局部到全身炎症反应的一种程序性细胞死亡形式。细胞焦亡与凋亡相似，会有细胞核固缩、脱氧核糖核酸片段化降解；不同的是，凋亡是由基因调控的、自主有序的生理性死亡。而焦亡则是在病理状态下诱发产生。当细胞发生焦亡时，细胞膜上会形成许多直径为1.1～2.4 nm的微小孔隙，其完整性丧失，随后，细胞内的离子平衡丧失、水分内流、细胞膜失去离子浓度梯度，渗透压激增，细胞发生肿胀，渗透性溶解，细胞内容物释放至胞外，最终导致细胞破裂死亡。

4. 铁死亡　是一种铁依赖性的，以细胞内活性氧（Reactive oxygenspecies，ROS）堆积为特征的程序性细胞死亡。能被铁螯合剂抑制，同时也能被一些小分子物质（如Ferrostatin－1和Liproxstatin－1）拮抗。而凋亡抑制剂（z－VAD－FMK）和坏死性凋亡抑制剂（Necrostatin－1）对其无效。铁死亡兼有凋亡和坏死的特点。在形态学方面，主要表现为细胞变小变圆且相互之间分离、细胞膜完整但发生聚缩、没有核固缩、质膜起泡、线粒体皱缩、线粒体嵴减少或消失、线粒体膜密度增加及线粒体外膜破裂等现象。在生化方面，谷胱甘肽（γ－glutamylcysteinylglycine，GSH）耗竭，谷胱甘肽过氧化物酶4（Glutathione peroxidase 4，GPx4）活性下降，脂质氧化物不能经GPx4催化的谷胱甘肽还原反应代谢，继而二价铁离子以类似Fenton反应的方式氧化脂质产生大量活性氧簇，促使细胞发生铁死亡。在遗传学方面，目前对于铁死亡的发生及调控机制尚处于起始研究阶段，发现铁死亡受多基因调控，主要涉及铁稳态、脂质过氧化和谷氨酸兴奋性毒性等方面的基因改变。

5. 胀亡　指机体在一定的生理或病理条件下会发生肿胀样细胞死亡。胀亡早期表现为细胞肿胀、线粒体圆胀、内质网膨胀、浆膜形成突起即起泡。起泡是ATP耗竭的后果，可能代表一种对细胞容积控制崩溃及细胞支架障碍的一种反应。浆膜渗透屏障衰竭常由膜上的泡破裂引起。浆膜通透性增加引起细胞内酶及其他内容物释放，在组织学上的变化就是发展为坏死，即所谓“肿胀性坏死（oncotic necrosis）”。细胞内容物的释放也启动了炎症反应。随后，巨噬细胞逐渐吸收坏死组织的残余物，由瘢痕组织取代。在发生机制上，胀亡属于ATP耗尽、离子泵衰竭（ATP耗尽依赖性）所致的被动细胞坏死。

第二节　基本组织

有机体在生长、发育过程中，细胞的不断增殖，而获得各自不同的形态、结构与功能。组织（tissue）由结构和功能相同或相似或相关的一些细胞及其周围的细胞间质组成，是构成机体器官的基本成分。

人体组织分为四类，分别是上皮组织、结缔组织、神经组织和肌肉组织。

一、上皮组织

上皮组织的一极朝向有腔器官的腔面或身体表面，往往分化出一些特殊结构，与不同器官的功能相适应，如气管上皮细胞的纤毛，小肠上皮细胞的微绒毛等，称其为游离面。基底面（basal surface）是指与游离面相对的另一极，一般借一层很薄的基膜与深层的结缔组织相连。

上皮组织（epithelial tissue）的结构特点：细胞多而密集，形态较规则，排列整齐，细胞间质少，有极性，一般无血管，其所需营养由深层结缔组织中的血管供给。上皮组织主要包括以下两种。

（一）被覆上皮

被覆上皮（covering epithelium）是指覆盖在身体表面或衬贴在有腔器官的腔面的大部分上皮组织。根据上皮细胞的排列层数和形状，又将被覆上皮分为以下6种。

（1）单层扁平上皮（simple squamous epithelium）　又称单层鳞状上皮，仅由一层核扁圆且位于中央的扁平细胞组成。细胞是多边形，胞质很薄。内皮（endothelium）是指覆盖于心脏、血管和淋巴管腔面表面光滑的上皮。间皮（mesothelium）是指分布于胸膜、腹膜和心包膜表面的上皮，能分泌少量浆液，主要功能为保持表面湿润光滑，减少摩擦，利于血液或淋巴液流动，见图2－11（1）。

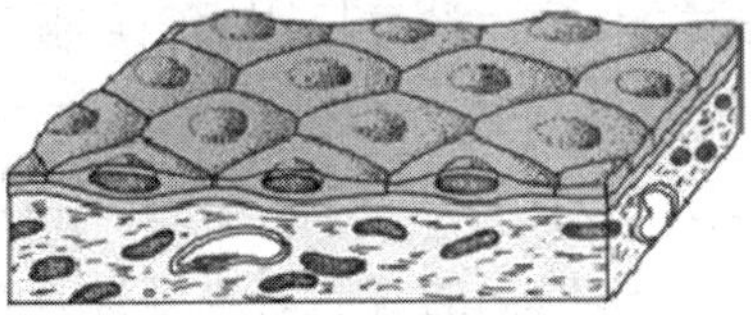

（1）单层扁平上皮模式图

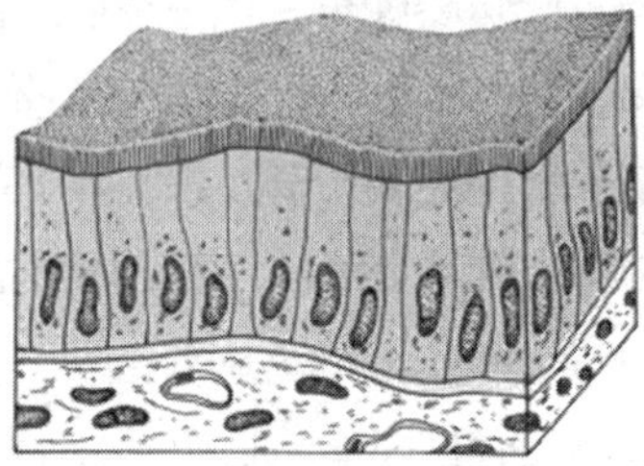

（2）单层柱状上皮模式图

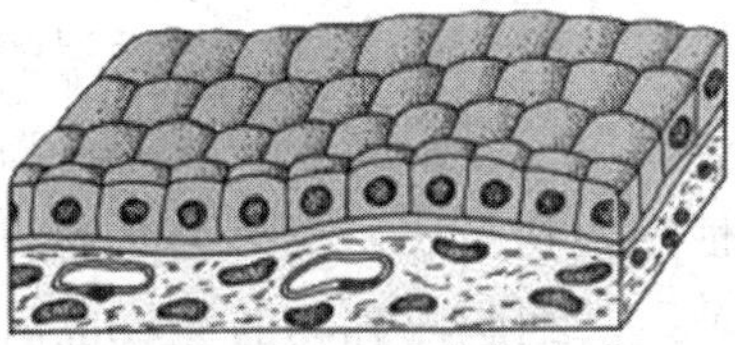

（3）单层立方上皮模式图

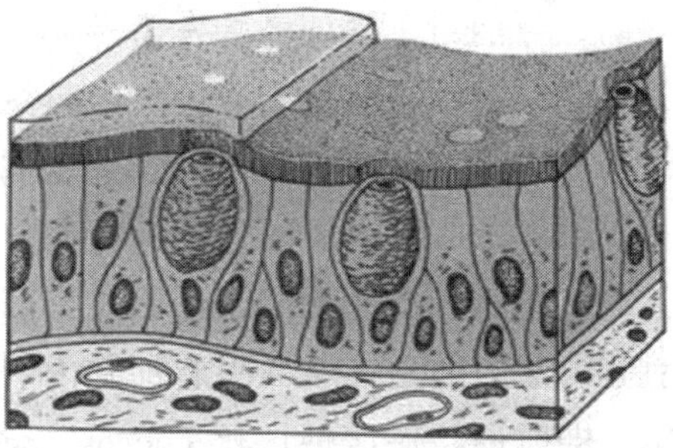

（4）假复层纤毛柱状上皮模式图

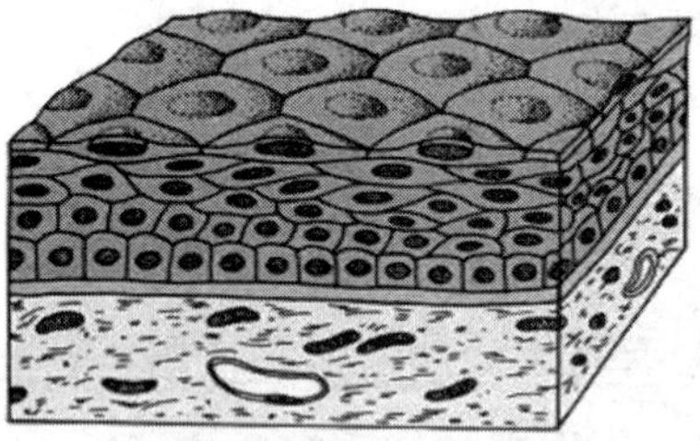

（5）复层扁平上皮模式图

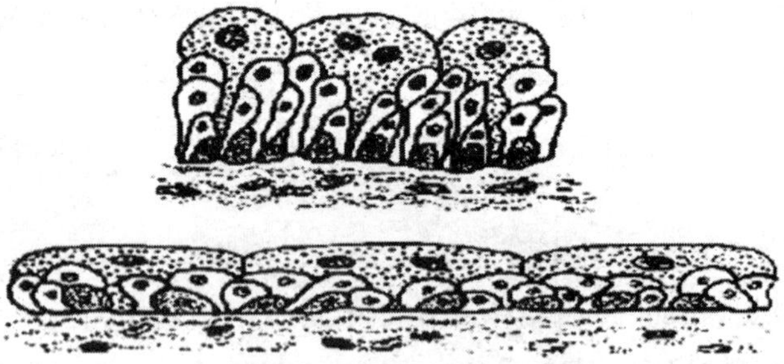

（6）变移上皮模式图

（上：膀胱空虚时；下：膀胱充盈时）

图2－11　被覆上皮模式图

（2）单层柱状上皮（simple columnar epithelium）　由一层柱状的上皮细胞组成，如衬贴于胃肠道、子宫、胆囊等腔面的上皮，细胞呈多边形，大多具有分泌、吸收等功能。小肠柱状上皮细胞的游离面有许多细小突起的微绒毛，具有增加细胞的表面积的作用，有利于小肠吸收营养物质，见图2－11（2）。

（3）单层立方上皮（simple cuboidal epithelium）　由一层立方状的上皮细胞组成，分布于甲状腺滤泡、肾小管等处。主要具有分泌和吸收功能，见图2－11（3）。

（4）假复层纤毛柱状上皮（pseudostratified ciliated columnar epithelium）　这种上皮的

细胞形态各异，高矮不等，在垂直切面上细胞核的位置也呈现高低不同，每一个细胞的基部均位于基膜上，实际是单层。主要分布在呼吸道的腔面，具有保护和分泌功能。其游离面有许多纤毛，纤毛比微绒毛粗而长，借助纤毛有节律地朝一个方向的摆动，一些分泌物或附着在表面的灰尘、细菌等异物能够得以清除，见图2－11（4）。

（5）复层扁平上皮（stratified squamous epithelium）　又称复层鳞状上皮，由十余层或数十层细胞组成，仅靠近表面几层细胞为扁平状，是最厚的一种上皮。这种上皮分布于皮肤表面、口腔、食管、阴道等器官的腔面，有很强的机械性保护作用，能够耐摩擦和防止异物侵入，受损伤后，上皮有很强的修复能力。这与基底细胞能够不断分裂增生，以补充表层衰老或损伤脱落的细胞，且其深层的结缔组织内有丰富的毛细血管，有利于复层扁平上皮的营养供给，见图2－11（5）。

（6）变移上皮（transitional epithelium）　又名移行上皮，是一种复层上皮，主要分布于输尿管、膀胱、肾盂等黏膜。上皮细胞的层数和形状功能常随器官的充盈程度发生改变。如膀胱空虚缩小时，上皮变厚，细胞层数较多；当膀胱充盈扩大时，上皮变薄，细胞层数减少，见图2－11（6）。

（二）腺上皮

由腺细胞组成的以分泌功能为主的上皮，称为腺上皮（glandular epithelium）。（图2－12）。腺是以腺上皮为主要成分的器官。腺又可分为外分泌腺和内分泌腺。

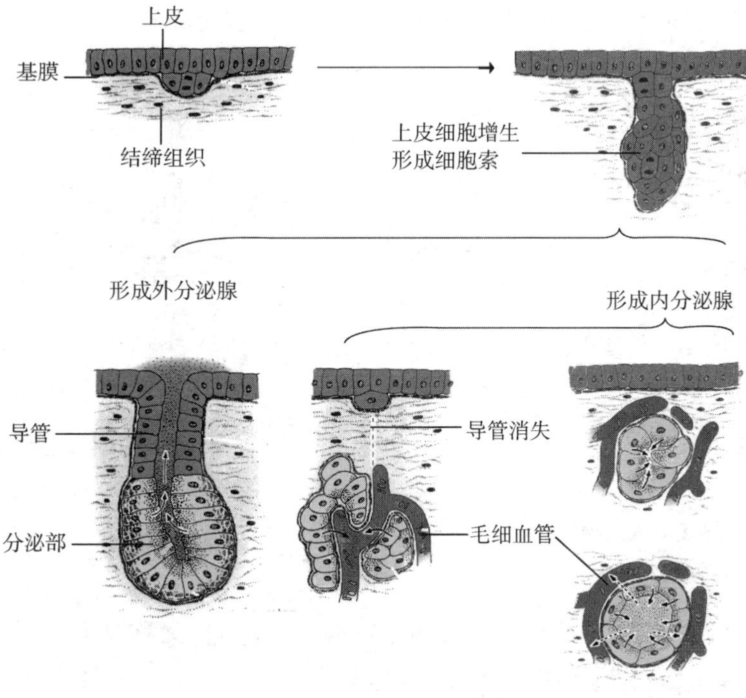

图2－12　腺上皮模式图

1. 外分泌腺（exocrine gland）　又称有管腺，如汗腺、唾液腺、胃腺、胰腺等，是指有导管与表面的上皮联系，腺的分泌物经导管排到身体表面或器官管腔内的腺体。其中按分泌物性质分为浆液腺、黏液腺、混合腺；按数量又可分为单细胞腺、多细胞腺。

2. 内分泌腺（endocrine gland）　又称无管腺，如甲状腺、肾上腺等，是指在发生过程中，不形成导管，腺细胞呈索、团或滤泡状排列，其间有丰富的血管和淋巴管；腺的分泌物（称激素）进入细胞周围的血管或淋巴管，随血液或淋巴液运送到全身的组织。

（三）细胞间连接及其作用

上皮细胞排列紧密，其间的连接结构发达，侧面往往分化出一些特殊的结构，即细胞间连接（cell junction）（图 2-13），是上皮细胞排列整齐和内部相互作用的结构基础。常见的有紧密连接、缝隙连接、中间连接、桥粒和半桥粒等。

1. 紧密连接　紧密连接（tight junction）的作用在于不仅使相邻两细胞的胞膜上有呈网格状的脊，脊与脊彼此相对并紧贴在一起，使细胞游离端之间的间隙消失，更重要的是封闭了细胞顶部的间隙，能防止组织液（即细胞间液）和管腔液混合，阻挡细胞外的大分子物质经细胞间隙进入组织内，维持二者的渗透梯度，而且它也是阻碍物质扩散的屏障。这种连接常见于单层柱状上皮和单层立方上皮，位于上皮细胞顶部的周围。

2. 缝隙连接　缝隙连接（gap junction）又称通讯连接（communication junction），不仅存在于上皮细胞间，而且广泛存在于胚胎和成年的多种细胞间。其作用是使细胞相互连接，而且可供细胞间互相交换某些小分子物质和离子，起到传递信息的作用。在缝隙连接处，相邻两细胞相互靠近，在间隙中可见许多间隔大致相等的连接点。每一侧膜上都整齐地排列着若干“颗粒”，相邻两细胞的颗粒彼此相接，孔道也连通。其中颗粒均是由六个蛋白质亚单位组成，中央有直径大约为 2nm 的孔道（图 2-14）。

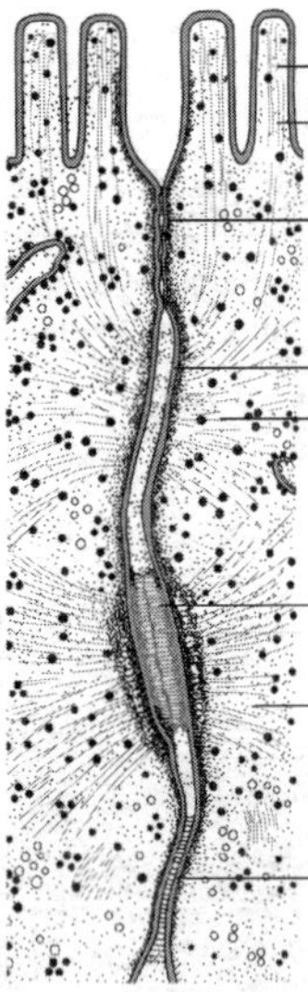

图 2-13　单层柱状上皮几种连接的超微结构模式图

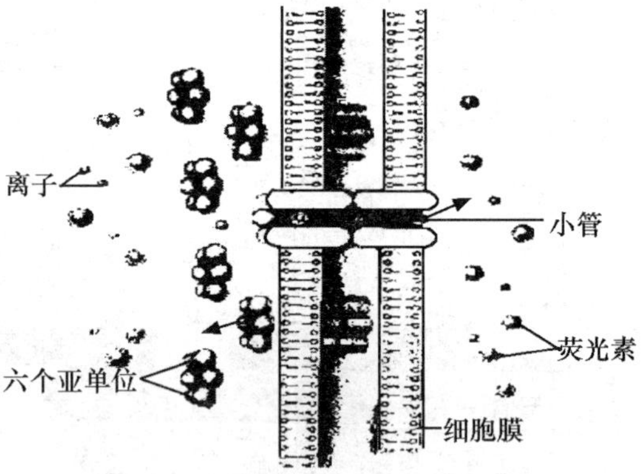

图 2-14　缝隙连接超微结构模式图

3. 中间连接和桥粒　中间连接（intermediate junction）又称粘着小带（zonula adherents）。桥粒（desmosome）又称黏着斑（macula adherents），是一种很牢固的细胞连接，在易受机械性刺激和摩擦的复层扁平上皮中多见。这两种细胞连接使细胞间均有一定宽度的间隙，其间均有一定密度的丝状物连接相邻细胞的膜，细胞膜的胞质面也都有致密物质和丝状物附着，其中丝状物参与构成终末网。它们均能牢固地连接细胞。

总的来说，上皮组织具有保护、分泌、吸收和排泄的功能。位于身体不同部位和不同器官的上皮，面临不同的环境，功能也不相同，细胞顶部常具有不同的结构，以适应各自的功能需要。例如：分布在身体表面的上皮主要功能为保护作用；部分上皮组织，生长到深部结缔组织中去，分化成为腺上皮，从而具有分泌功能；体内各管腔面的上皮，除具有保护功能外，尚有分泌、吸收等功能。

二、结缔组织

结缔组织（connective tissue）的结构特点有：①细胞种类较多，分布广泛，形态多样，如纤维性的肌腱、韧带、筋膜；流体状的血液；固体状的软骨和骨等，数量少，排列稀疏、无极性；②细胞间质丰富（基质和纤维）。

结缔组织是由大量的细胞间质和散在其中的细胞组成。细胞间质包括基质、纤维和组织液。基质是无定形的胶体样物质，纤维为细丝状，包埋在基质中。

在机体内结缔组织主要有支持、连接、营养、保护等多种功能。

结缔组织可分为：疏松结缔组织、致密结缔组织、脂肪组织、网状组织、软骨、骨和血液。本节仅叙述前四种，即一般固有的结缔组织。固体状如软骨、骨和液体状如血液在有关章节分别叙述。

（一）疏松结缔组织

疏松结缔组织（loose connective tissue）的结构特点是基质多，纤维少，广泛存在于各种器官之间、组织之间以及细胞之间，散布于基质中的细胞类型最多，结构疏松呈蜂窝状，故又称蜂窝组织（图 2－15）。功能特点为具有连接、支持、免疫防御、组织修复、贮藏、传递营养和代谢产物等多种作用。

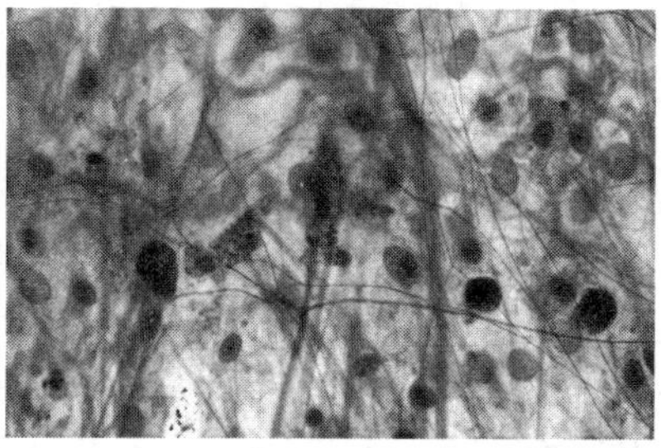

图 2－15　疏松结缔组织辅片模式图

疏松结缔组织中的细胞种类较多，散在分布。分为两种，一种是经常存在的较恒定的细胞，如成纤维细胞、脂肪细胞以及一些未分化的间充质细胞。另一种是能够游走的或数量不定的细胞，如巨噬细胞、浆细胞、肥大细胞等，它们均属于免疫防御细胞，来自于造血组织。

（1）成纤维细胞　疏松结缔组织的主要细胞成分，常附于胶原纤维一侧，其形态结构随其功能状态而异。功能活跃的成纤维细胞有较多突起；胞核较大，扁平星形、梭形，位于细胞中央，核仁明显；胞质丰富，呈嗜碱性；电镜下，呈现蛋白分泌细胞的特征（图 2－16）。静止的成纤维细胞又称纤维细胞，细胞较小，呈梭形，胞核小而染色较深，胞质嗜酸性，其中的细胞器较少。

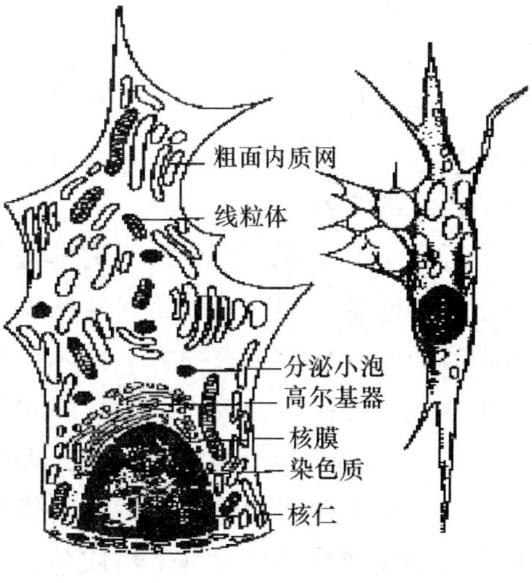

图 2－16　成纤维细胞电镜（左）及光镜（右）模式

成纤维细胞具有生成胶原纤维、网状纤维、弹力纤维和基质的功能。这种功能在机体成长、发育时期和创伤修复过程中表现得尤其明显。在组织生长和创伤修复时，成纤维细胞功能活跃，积极进行细胞间质的形成；平时，则参与细胞间质的代谢更新。成纤维细胞具有合成和分泌蛋白质的作用，在电镜下可见细胞质内有丰富的粗面内质网、游离核蛋白体和发达的高尔基复合体。

（2）浆细胞　由 B 淋巴细胞在抗原刺激下衍变而成，在一般疏松结缔组织内罕见，多见于经常受抗原刺激的消化道、呼吸道的固有膜结缔组织中。浆细胞的功能是合成和分泌抗体，参与机体的体液免疫。结构特点为多为卵圆形，核偏居细胞一端；胞质嗜碱性，内含有发达的高尔基复合体，并有大量平行排列的粗面内质网；染色质呈粗块状，沿核膜内面呈辐射状排列，使整个细胞核状似车轮。

（3）巨噬细胞　又称组织细胞，由游出血管的单核细胞衍变而成，也是数量多，分布广，细胞形状随功能状态不同而变化。功能活跃者常伸出伪足而呈不规则形，能做变形运动，其主要功能是吞噬和清除侵入体内的异物与衰老伤亡的细胞，分泌多种生物活性物质（如溶菌酶、干扰素等），能够参与免疫反应。结构特点为核圆而小，胞质丰富，内含有大量初级溶酶体、次级溶酶体、吞噬体和较发达的高尔基复合体等。故巨噬细胞是机体防御系统的组成部分。巨噬细胞还是免疫细胞的成员之一，在免疫反应中起重要作用。

（4）肥大细胞　多沿小血管分布，体积较大，细胞呈圆形或卵圆形，表面有免疫球蛋白E受体。抗原初次进入机体引起浆细胞产生的IgE，大部分结合在肥大细胞（及嗜碱性粒细胞）表面。当同样抗原再次进入机体时，就与肥大细胞表面的IgE结合，导致细胞释放颗粒。颗粒内容物释放后引起炎症反应。一般来讲这种反应可以清除抗原及消除其危害，对于机体有益。但对某些个体，再接触同样抗原即使肥大细胞迅速大量释放颗粒，引起速发型过敏反应（如支气管哮喘、青霉素过敏性休克）。核较小而圆，位于细胞中央，胞质内充满粗大异染性的嗜碱性颗粒。颗粒中所含的组胺和慢反应物质能使毛细血管和微静脉扩张，通透性增强，却使细支气管平滑肌收缩甚至痉挛；嗜酸性粒细胞趋化因子能吸引嗜酸性粒细胞聚集到过敏反应部位，参与过敏反应；肝素有抗凝血作用。

结缔组织的细胞间质由三种纤维和基质组成，它们在结缔组织中有机地组合在一起，主要起支持作用。纤维中，以胶原纤维最多，弹性纤维次之，网状纤维最少。

（1）胶原纤维　是结缔组织中的主要纤维成分，在新鲜标本上呈白色，所以又叫白纤维，主要由Ⅰ型胶原蛋白组成。其韧性大，抗拉力强，但弹性差。胶原纤维粗细不等，分支交织成网，并有明暗交替的横纹。电子显微镜下，胶原纤维是由更细的胶原原纤维集合而成。

（2）网状纤维　HE染色不能显示，用浸银法能染成黑色，故又称嗜银纤维。网状纤维较短，互相交织呈网状。与胶原纤维比较，网状纤维十分纤细，也有分支，连结成网。电镜下，网状纤维由更细的与胶原纤维同样的周期性横纹集合而成。疏松结缔组织中的网状纤维少，它主要分布在上皮的基膜下、毛细血管周围等这些网状结缔组织以及结缔组织与其他组织的交界。

（3）弹性纤维　弹性纤维有些分布于疏松结缔组织外，大多集中分布于椎弓间黄韧带、声带、肺泡壁、弹性动脉及弹性软骨等处。在新鲜标本上呈黄色，故又称黄纤维，由弹性蛋白和原纤维构成。直径为1微米到数微米，可有分支。弹性纤维的弹性大，韧性小。一般细于胶原纤维，和胶原纤维交织成网，使疏松结缔组织既有一定弹性又有一定韧性。

（4）基质　是充填在纤维和细胞周围的间隙内的均质无定形胶状物。

结缔组织基质的通透性对细胞代谢有重要关系。因基质中含有的液体为组织液，主要化学成分是成基质的大分子物质包括透明质酸与蛋白质结合而成的黏多糖蛋白、水、无机盐等，是血液与组织细胞间交换代谢物质的中间环节，可从其中获得细胞代谢所需营养物质、氧气等。与此同时，细胞的代谢产物排入组织液，与血液进行物质交换，将其排出体内。从该种意义上说，组织液是细胞与血液进行物质交换的主要场所。

（二）致密结缔组织

致密结缔组织（dense connective tissue）的结构特点是细胞成分少，基质成分少，纤维成分多，纤维集聚成束，排列紧密，故其支持、连接和保护作用较强。其组成成分与疏松结缔组织基本相同。皮肤的真皮、肌腱、韧带等均属致密结缔组织。依照纤维的排列方式，一般致密结缔组织常分为规则和不规则的两种类型。

（三）脂肪组织

脂肪组织（adipose tissue）主要分布在皮下、腹膜后、网膜和肠系膜等部位，由大量脂肪细胞聚集而成，由疏松结缔组织分隔成许多脂肪小叶。脂肪细胞很大，呈球形或多边形，胞质内脂肪聚成大滴，占据细胞绝大部分，其余胞质成分和核被挤到边缘成一薄层（图2－17）。脂肪组织的主要功能包括：贮存脂肪能量；支持、保护；参与能量代谢；维持体温；固定器官的位置；在手掌、足底形成脂肪垫，起减震器的作用。

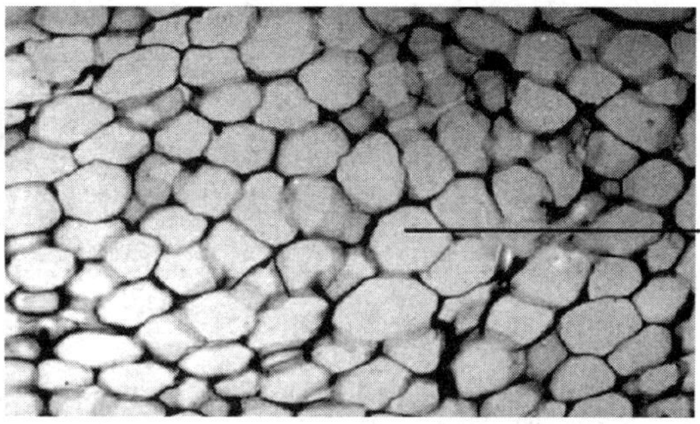

图2－17　脂肪组织

（四）网状组织

网状组织（reticular tissue）主要分布于造血器官，由网状细胞、网状纤维和基质组成。网状细胞为多突星形细胞，胞核大，着色浅，核仁明显，胞质较丰富。关于网状细胞的功能还不透彻，有报道认为，网状组织主要构成一个适宜血细胞生存和发育的微环境。网状细胞互相借助于突起相连，依附在网状纤维上，并由其胞突包裹网状纤维，构成网状支架（图2－18）。这些网架构成造血器官的支架，成为骨髓组织和淋巴组织的支持组织。

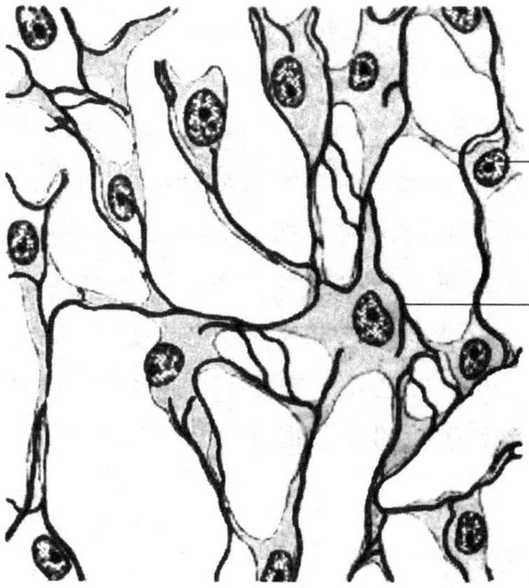

图2－18　网状组织模式图

三、神经组织

神经组织（nerve tissue）由神经细胞（nerve cell）和神经胶质细胞（neuroglial cell）组成的。神经胶质细胞（neuroglial cell）起支持、联系、营养、保护和隔离等作用。

（一）神经细胞结构与功能

神经细胞（neuron）即神经元，是神经系统形态和功能的基本单位，是高度分化的细胞，具有感受刺激、传导冲动和产生化学信使等功能。每个神经元包括胞体和突起两部分（图2－19）。

1. 胞体 胞体是细胞营养和信息整合的中心，其大小相差悬殊，形态多样，包括圆形、锥形、梭形、星形等。胞体中央有一个大而圆的细胞核，核膜清晰，染色质呈细粒状，染色浅，核仁大而明显。细胞质内含多种一般细胞所具有的细胞器，还有丰富的尼氏体、神经原纤维、发达的高尔基复合体。这表明神经细胞具有合成蛋白质的旺盛功能。神经原纤维（neurofibril）由中间纤维和微管组成，在胞体内交织呈网状，并伸入树突和轴突内，它们构成神经元的细胞骨架，与支持和运输有关。

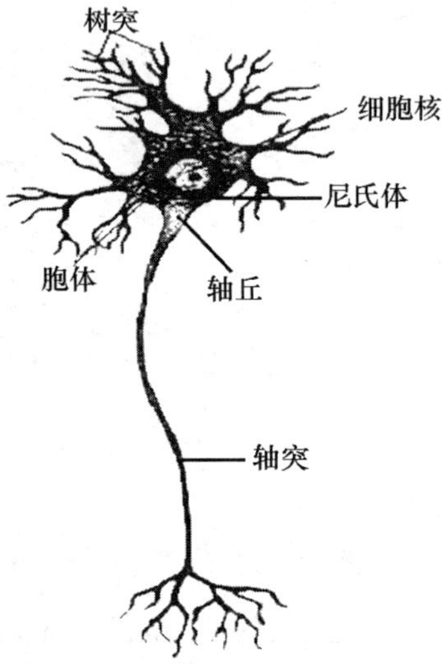

图2－19 典型神经元示意图

2. 突起 突起又分为树突（dendrite）和轴突（axon）两种。

（1）树突（dendrite） 每个神经元有一个至多个的树突，形状呈树枝状的分支。神经元的树突分支上可见大量树突棘，它们能与许多神经元发生联系。树突的结构与细胞质相似，也含有尼氏体、线粒体和平行排列的神经原纤维等。树突的功能是扩大了神经元接受刺激的表面积，将冲动传入细胞体，不过现已证明，有些神经元的树突同时也能引起其他神经元兴奋。因此它可以说是神经元接受化学信使的部位。

（2）轴突（axon neurite） 一个神经元只有一个轴突，也有无轴突神经元。形态细长，分支少，其起始部呈丘状隆起，称轴丘（axon hillock）。与细胞质不同，轴突和轴丘内没有尼氏体。轴突末端分支较多，形成轴突末梢，轴突表面的细胞膜称轴膜（axoplemma），里面的胞质称轴浆（axoplasm）或轴质，内含有细长的线粒体、微丝、微管等，既能作为轴突的支架，又参与轴浆内物质的运输。一个神经元通过轴突及其分支可与若干个其他细胞相联系。轴突的末端有树枝状的终末分枝，其末端有许多内含神经递质的膜包小泡，称突触小泡（synapic vasicle）。轴突将神经冲动传离胞体，引起末梢释放化学物质，从而影响与它联系的各种细胞的生理活动。轴突也可由其他神经引起兴奋。

（二）神经细胞的种类

神经系统各部分具有不同的形态和功能的神经元。

1. 根据胞突数目的不同分类 可将神经元分为三类（图2－20）。

（1）假单极神经元（pseudounipolar neuron） 脊神经节的神经元等属此类，即细胞体发出一个突起，在离开胞体一定距离后又分为分布到其他组织和器官的树突和进入中枢神经的轴突两支，由于这种树突细而长，形态与轴突类似，所以往往通称轴突。

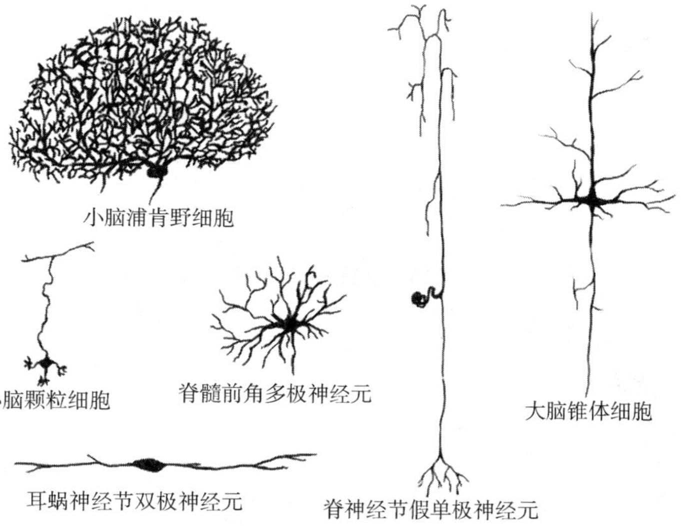

图 2-20　神经元的几种主要形态

（2）双极神经元（bipolar neuron）　耳蜗神经节的神经元等属此类，即细胞体发出两个对称的突起，一个树突，一个轴突。

（3）多极神经元（multipolar neuron）　中枢神经系统内的神经元大多属此类。胞体发出多个树突和一个轴突，轴突可伸向很远的距离，其末梢终止于肌纤维或腺上皮。根据细胞体形态的不同，可将神经元分为锥体细胞、梭形细胞、星形细胞等。脑皮层内的星状神经元和小脑皮层内的篮状细胞等多极神经元中是短轴突和无轴突神经元。

2. 根据神经元释放神经递质的性质分类　神经元可分为胆碱能神经元、肾上腺素能神经元、肽能神经元、氨基酸能神经元。

3. 根据神经元的功能不同分类　又可将神经元分为三种。

（1）感觉神经元　又称传入神经元，主要位于脑、脊神经节内，与感受器相连，多为假单极神经元，其作用为接受刺激，将神经冲动传入中枢。

（2）中间神经元　又称联络神经元，多为多极神经元，其作用为介于感觉神经元与运动神经元之间传递信息。

（3）运动神经元　又称传出神经元，主要位于脑、脊髓和自主神经节，多为多极神经元，其作用为将神经冲动传给效应器。

（三）神经纤维结构与功能特点

神经纤维（nerve fiber）是由神经元胞体发出的轴索（包括轴突或长树突）及包在外面的神经胶质细胞组成。

由包裹轴索的胶质细胞是否形成髓鞘为依据，可将神经纤维分为有髓（鞘）神经纤维和无髓（鞘）神经纤维。

1. 有髓神经纤维　动物机体绝大多数的神经纤维属于有髓神经纤维（myelinated nerve fiber）。它是由轴索外面包有髓鞘结构的神经纤维及施万细胞构成。一个施万细胞可同时形成多根神经纤维的多段髓鞘。髓鞘是直接包在轴突外面的鞘状结构，分成许多节段，主要成分是脂蛋白。每一节髓鞘是一个施万细胞的胞膜伸长并层层包绕轴索而形成的多层膜结构。轴索越粗，其髓鞘愈厚，髓鞘节段也愈长。各节髓鞘之间每隔一定的距离间断处无髓鞘，这种结构称为郎飞结（Ranbier node）。两个郎飞结之间称结间段（internodal segment）。

轴突起始段和轴突终末均无髓鞘包裹（图 2－21）。通常认为髓鞘是绝缘物质，其作用为能防止神经冲动从一个轴突扩散到邻近的轴突。

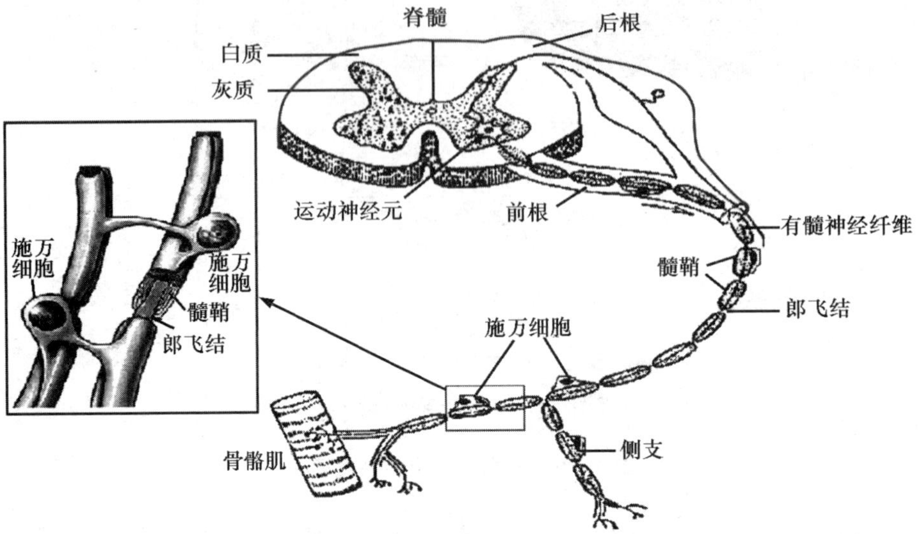

图 2－21　有髓神经纤维膜示意图

2. 无髓神经纤维　周围神经系统的无髓神经纤维（unmyelinated nerve fiber）是由较细的轴突和包在它外面的施万细胞组成。中枢神经系统的无髓神经纤维的轴突外面没有任何鞘膜，而是裸露的轴突。周围神经系统的施万细胞沿着轴突连接成连续的鞘，一个施万细胞可包裹多条轴突，但纤维较细，表面光滑，不形成髓鞘，无郎飞结。

（四）神经胶质细胞的结构与功能特点

神经胶质细胞，可简称胶质细胞，它是神经系统的重要组成部分（图 2－22）。

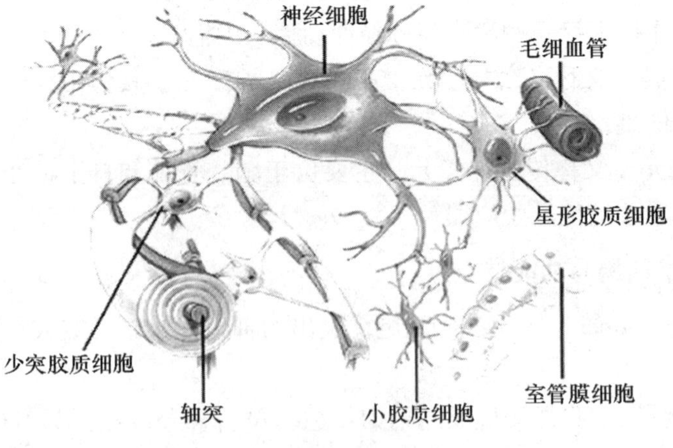

图 2－22　中枢神经系统细胞类型示意图

1. 分布于中枢神经系统的神经胶质细胞　主要有星形胶质细胞、少突胶质细胞、小胶质细胞。

（1）星形胶质细胞（astrocyte）　是胶质细胞中数量最多、体积最大的一种，具有许多长的胞突。血管周足（perivascular feet）是构成血－脑屏障的形态学结构之一，即有些末端膨大附着在脑的毛细血管壁上突起。另有些突起则伸展充填在神经元胞体及其突起之间，附着在神经元的胞体和树突上。功能上神经元与毛细血管之间通过该种细胞进行物质交换，起媒介作用，而且由其结构特点可以推测，星形胶质细胞可能具有支持和分隔神经元的作用，而且是转运代谢物质的物质基础。

（2）少突胶质细胞（oligodendrocyte）　分布于神经元胞体附近和神经纤维周围。结构特点为：胞体比星形胶质细胞的胞体小，突起较少，大多呈串珠状。其功能为在中枢神经系统中参与形成神经纤维的髓鞘。

（3）小胶质细胞（microgliacyte）　是胶质细胞中最小的。胞体细长成椭圆，胞突细长有分支，其上分布有许多小棘突。其功能为在病理情况下被激活后具有较强的吞噬作用，即中枢神经系统损伤时，小胶质细胞即转变为巨噬细胞，吞噬细胞碎片及退化变性的髓鞘。

2. 分布于周围神经系统的神经胶质细胞　主要有施万细胞。施万细胞是在周围神经系统中形成神经纤维的髓鞘和神经膜，它们排列成串，包裹着周围神经纤维的轴突。施万细胞及其外表面的一层基膜在周围神经再生中起重要作用。

四、肌肉组织

由于肌细胞细长呈纤维状，也称之为肌纤维（muscle fiber）。在肌纤维间有神经、血管和少量结缔组织分布。肌纤维的细胞膜称肌膜（sarcolemma），细胞质称肌浆（sarcoplasm），肌浆中有许多与细胞长轴相平行排列的肌丝，它们是肌纤维舒缩功能的主要物质基础。

肌细胞的收缩活动构成了人体各种形式的运动，其中包括四肢运动、胃肠蠕动、心脏搏动等。具有收缩能力的肌细胞组成了肌组织（muscle tissue）。

根据肌细胞的存在部位、结构和功能特点，可将肌组织分为骨骼肌、心肌和平滑肌三种。骨骼肌和心肌属于横纹肌。骨骼肌受躯体神经支配，为随意肌；心肌和平滑肌受自主神经支配，为不随意肌。

第三节　运动系统

运动系统是由骨骼肌、骨和骨连结组成的。骨骼肌附着于骨，通过收缩来牵动骨骼，产生各种骨的运动。骨通过骨连结互相连结在一起，组成了骨骼。平滑肌存在于内脏器官壁、血管壁、气管及支气管壁上，是这些部位收缩活动的动力来源（例如：心肌是组成心脏的主要成分，也是心脏收缩的动力来源）。

运动系统即骨、骨骼肌和骨连结构成人体支架和基本轮廓，具有支持和保护人体的功能，例如：胸廓支持和保护心、肺、肝、脾等重要器官，颅支持和保护脑。但它的活动是在神经系统调节下进行的。

一、肌纤维

运动系统中叙述的肌肉均属横纹肌，又称骨骼肌（skeletal muscle）。骨骼肌分布于躯干、四肢，借肌腱附着在骨骼上，基本组成成分是骨骼肌纤维，其形态结构特点：肌纤维呈细长圆柱状，并有明暗相间的横纹。核呈扁椭圆形，位于肌膜内面，数量多。肌浆内含有大量明暗相间的肌原纤维。

骨骼肌是运动系统的动力部分，一般说来，它属随意肌，接受躯体神经支配，产生收缩和舒张，完成各种躯体运动。分布在人体内的每块肌肉都具有一定的形态、结构、位置和辅助装置，并附有血管和淋巴管。肌肉在神经系统支配下牵引附着的骨，使关节产生运动。

（一）骨骼肌纤维的结构功能

骨骼肌纤维为细长圆柱形（图 2－23），有多个椭圆形细胞核位于周边靠近肌膜处，肌膜的外面有基膜紧密贴附。肌浆中含有丰富的与细胞长轴平行排列的肌原纤维和肌管系统，在肌原纤维之间还有大量的线粒体、糖原颗粒以及少量脂滴，肌浆内还含有肌红蛋白等。

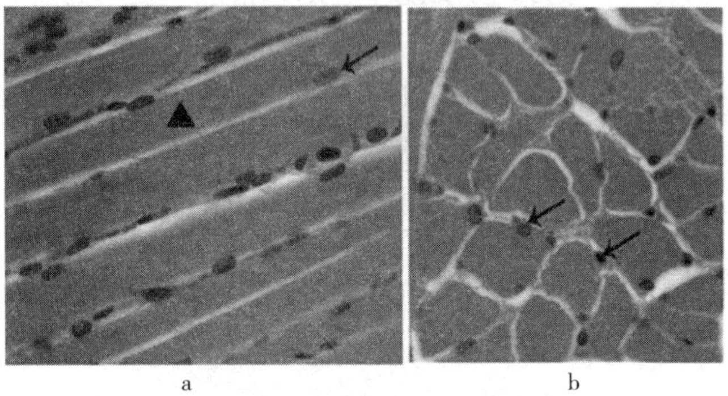

图 2－23 骨骼肌纵、横切面

a. 纵切面；b. 横切面

1. 肌原纤维（myofibril） 由上千条粗肌丝（thick filament）和细肌丝（thin filament）有规律的平行排列组合而成。其很细，直径 1～2μm，其长轴与肌纤维的长轴一致，一条肌纤维中可含上千条肌原纤维。骨骼肌又称横纹肌（striated muscle）。这是因为每条肌原纤维均由明带和暗带相间的结构构成，由于平行的各条肌原纤维上的明带和暗带都分别在同一平面上，这就使整个肌纤维呈现明暗相间、重复排列的横纹（cross striation）（图 2－24）。

明带（light band）即仅有细肌丝处透光度高，称之为 I 带，而在明带中部有色深的间线，称 Z 线，两侧细肌丝固定其上；暗带（dark band）即粗肌丝排布的区域透光性差又称 A 带，在暗带中部有较明亮的 H 带。H 带即是一个肌节两端的细肌丝游离端之间的距离。可以说，明带长度的增减能使 H 带也相应地增减。如果在肌节的不同位置将肌原纤维横切，由横断面上可以看到，肌丝在空间上呈规则地排列：通过 H 带的横断面只有粗肌丝，它们位于正三角形顶点；通过明带的横断面只有细肌丝，它们所在位置相当于六边形的各顶点；通过 H 带两侧的暗带横断面的粗、细肌丝交错存在，且每条粗肌丝位于六条细肌丝的中央，这种结构为粗、细肌丝之间的相互作用创造了有利条件。肌纤维收缩时，肌原纤维暗带的长度不变，与暗带两端相邻的明带变短。骨骼肌受躯体神经支配，受意识控制，属随意肌，收缩快速、有力，但易疲劳。在 H 带的中部有色深的中线称 M 线。在相邻两条 Z 线之间的一段肌原纤维称为肌节（sarcomere）。

肌节是相邻两条 Z 线之间的一段肌原纤维，是肌原纤维结构和功能的基本单位。每个肌节由 1/2 I 带＋A 带＋1/2 I 带组成。一个肌节的长度可在 1.5～3.5μm 之间变动，当骨骼肌安静时，其肌节长度为 2.0～2.2μm 之间。

粗肌丝位于暗带中，长度与暗带相当，约 1.5μm，直径约为 10nm。M 线有可能是对粗肌丝起固定作用的某种结构。细肌丝的直径约为 5nm，长度约 1.0μm，一端固定于 Z 线，另一端伸向 Z 线两侧的明带和暗带，游离于粗肌丝间，与粗肌丝处于交错和重叠的状态。

在电镜观察下，可观察到肌原纤维是由许多条粗、细两种肌丝有规律地平行排列组成（图2－24）。这种规则排列以及它们的分子结构，是肌纤维收缩功能的主要基础。

关于粗、细肌丝的分子结构及其特性将在第三章中详细叙述，这里不再赘述。

2. 肌管系统 是一个重要结构，与肌纤维的收缩功能密切相关（图2－24）。它是由凹入肌细胞内的肌膜（即肌细胞膜）和肌质网（sarcoplasmic reticulum）或肌浆网，即肌细胞内的滑面内质网组成。肌质网膜上有丰富的钙泵，它具有贮存 Ca^{2+} 和调节肌浆内 Ca^{2+} 浓度的功能，可将肌浆中的 Ca^{2+} 转运到肌质网中贮存。

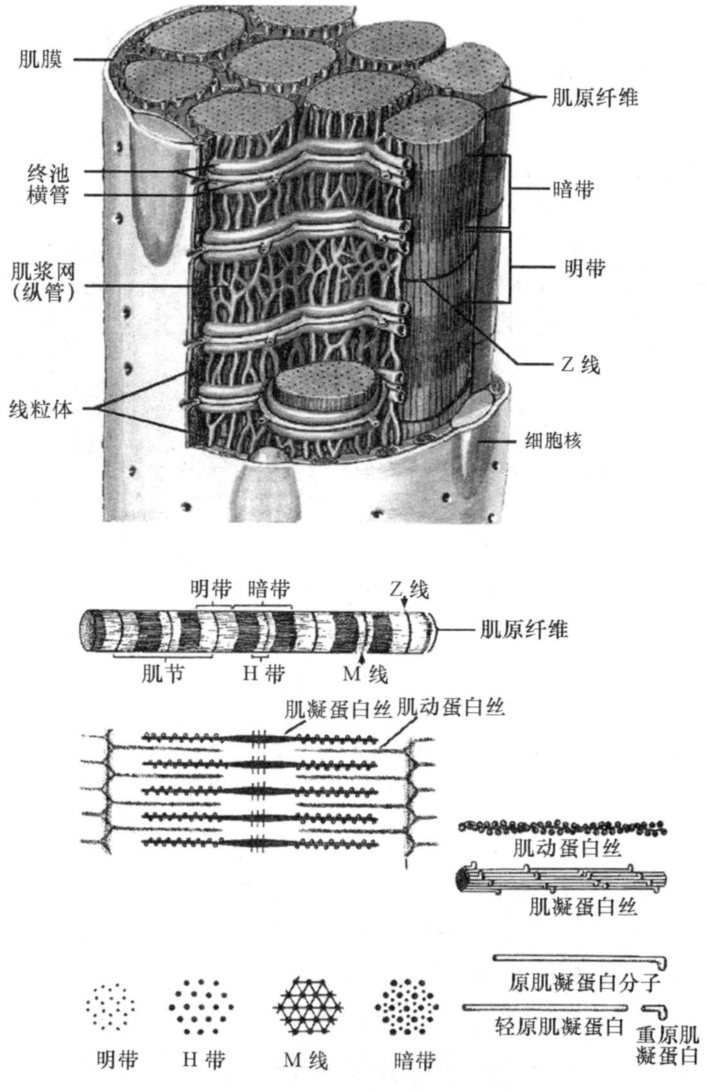

图2－24　骨骼肌细胞的肌原纤维和肌管系统

横管（transverse tubule），又称T管，是肌膜的兴奋传入肌纤维的通道，是指在明、暗带交界处，由肌膜陷入肌纤维所形成的小管状结构，穿行于肌原纤维之间，其走行方向和肌原纤维长轴相垂直。低等动物如蛙骨骼肌的横管位于Z线水平，而人与哺乳动物骨骼肌的横管位于明带和暗带交界的水平，同一水平的横管在细胞内分支吻合环绕在每条肌原纤维周围。横管与细胞外液相通。肌质网是指肌原纤维周围包绕的另一组肌管系统，在两横管之间一些纵行互相分支吻合成网状的小管。纵管又称L管，和肌原纤维平行。纵管互相沟通，并在靠近横管处管腔膨大并互相连接形成终池（terminal cisternae）。它使纵管以较大的面积和横管相靠近，每一横管和其两侧的终池共同构成三联管（thribble）。横管和纵管的膜在三联管处距离很近，有利于细胞内外信息的传递。

（二）平滑肌纤维分类与结构

平滑肌（smooth muscle）主要分布于内脏和血管的壁，所以又叫内脏肌（visceral muscle）。收缩时可扭转呈螺旋形。其大致可分为两类：一类为内脏平滑肌。这类平滑肌有自动节律性兴奋和收缩，在功能上接近心肌，胃肠道、输尿管、子宫的平滑肌等属此类；另一类平滑肌无自动节律性，在功能上接近骨骼肌，睫状肌、虹膜和竖毛肌等属此类。小血管壁的平滑肌也属于后一类平滑肌，因为其虽有轻度自动节律性，但其活动主要由神经来控制。

平滑肌纤维呈梭形，细胞核呈卵圆形，位于肌纤维中央，与骨骼肌不同，无横纹（图2－25）。肌管系统极不完备，肌质网不发达，仅肌膜向内凹陷形成很多小凹。平滑肌纤维内同样有粗细两种肌丝，二者的数量比为1∶(12～15)。细肌丝围绕粗肌丝排列，但它们的排列不像在骨骼肌内那样整齐而有序。

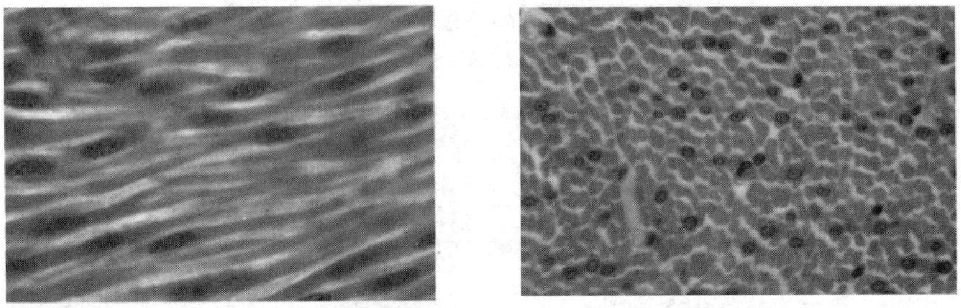

a　　b

图2－25　平滑肌纵、横切面

a. 纵切面；b. 横切面

（三）心肌纤维

心肌（cardiac muscle）分布于心脏壁与大血管的近心端，属于不随意肌。在完整机体内，它受自主神经调节；但是在无外来刺激的情况下，心肌也能自动地产生节律而持久地收缩和舒张，不易疲劳。

心肌纤维呈短柱状，也分支并互相吻合成网。心肌能持久地进行节律性收缩，这是因为虽然心肌纤维与骨骼肌纤维的结构基本相同，有明带和暗带，但也有其不同之处（图2－26）：纤维呈短圆柱状也有分支、横纹，但横纹不如骨骼肌明显。每一个心肌纤维一般只有一个细胞核，呈卵圆形，位于细胞中央。心肌肌浆丰富，线粒体尤其多，心肌的贮存Ca^{2+}比骨骼肌纤维少，心肌细胞内的Ca^{2+}通过细胞膜进出细胞，这主要是由于横管较粗，心肌纤维中横管较少甚至缺乏，纵管和终池不发达，三联管极少。

心肌纤维有分支，并互相连接，即闰盘。在电镜下观察，闰盘系中间连接、缝隙连接等细胞连接结构，染色较深呈带状，对心肌细胞间连接的牢固性和兴奋在心肌细胞间的迅速传导均起重要作用，能使相邻心肌纤维在功能上成为一个整体。肌原纤维不像骨骼肌那么规则而明显。

二、骨骼肌的形态与功能

（一）肌的形态与构造

每一块肌肉都是一个器官。肌的形态各异，有长肌、短肌、阔肌、轮匝肌等基本类型。

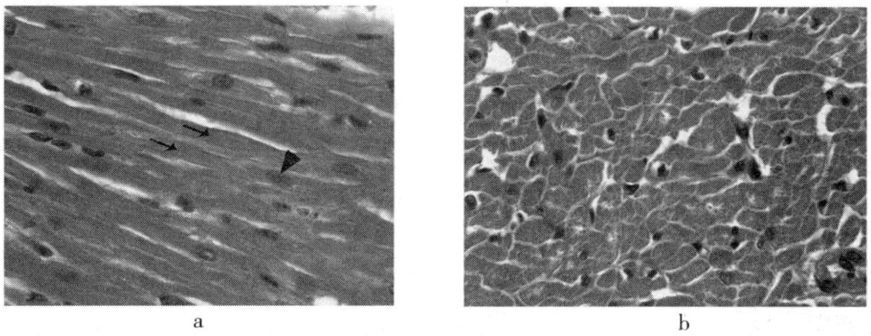

图 2－26　心肌纵、横切面

a. 纵切面；b. 横切面

长肌多分布在四肢，主要为梭形或扁带状，肌束的排列与肌的长轴相一致，收缩的幅度大，可产生大幅度的运动，但由于其横截面肌束的数目相对较少，故收缩力也较小。

短肌多分布于躯干深部，具有明显的节段性，收缩时只能产生小幅度的运动。

轮匝肌围绕于眼、口等开口部位，主要由环形的肌纤维构成，呈环状，收缩时可以关闭孔裂。

阔肌扁而薄，除完成躯干的运动外，对内脏器官还能起到保护和支持作用，大多分布在胸壁、腹壁。

人体肌肉众多，但基本结构相似。每块肌可分为两端的肌腱（肌头）和中间部的肌腹两部分。肌腱（muscle tendon）呈索条或扁带状，位于肌腹两端，由平行的胶原纤维束构成，色白，有光泽，但无收缩能力，肌肉一般以肌腱附着在骨骼上，是力的传递结构。肌腹（muscle belly）是肌的主体部分，由横纹肌纤维组成的肌束聚集构成，色红，柔软有收缩能力。长肌肌腱细呈索状，肌腹呈梭形；阔肌的腱性部分也呈相应膜状，叫作腱膜（aponeurosis），肌腹呈薄片状（图 2－27）。

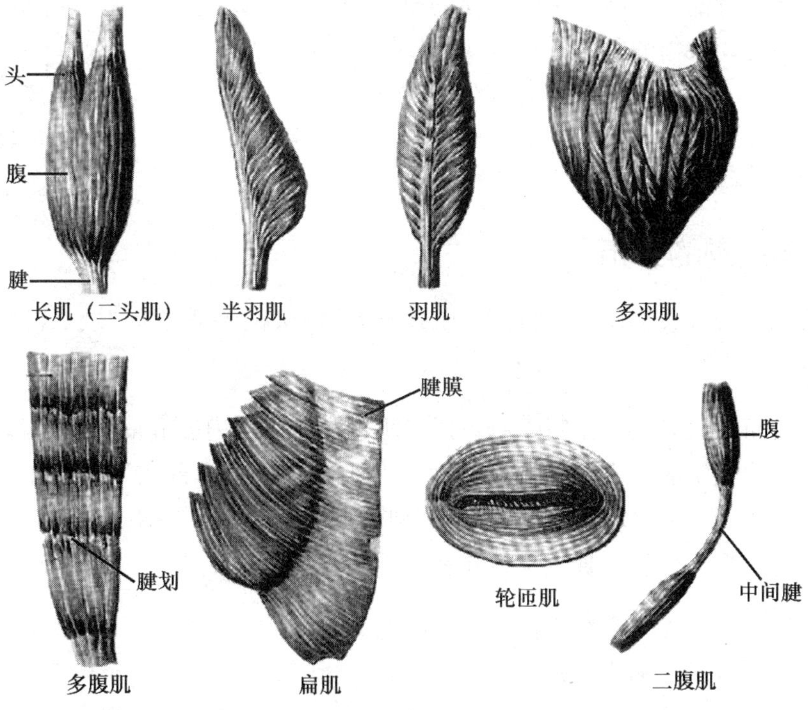

图 2－27　肌的形态

（二）肌的辅助结构

肌的辅助结构包括腱鞘、滑液囊和筋膜等，都具有保护和辅助肌肉工作的作用。

腱鞘是套在某些长肌腱（如手指和足趾等处）表面的双层鞘管。长肌腱活动幅度较大，且又与坚硬的骨面相邻近。而腱鞘鞘管的外层是纤维层，内层是滑膜层。腱鞘的这种双层结构使肌腱既被固定在一定位置上，又可滑动并减少与骨面的摩擦，有保护作用。

筋膜（fascia）位于肌表面，分浅筋膜（superficial fascia）与深筋膜（profundal fascia）。浅筋膜即皮下组织，在真皮之下，内含脂肪、浅动脉、静脉、浅淋巴结和淋巴管、皮神经等，由疏松结缔组织构成。浅筋膜包被全身各部，具有保护作用。有些部位如面部、颈部有皮肌，胸部的乳腺也在此层内。深筋膜又叫固有筋膜，由致密结缔组织构成，位于浅筋膜深面，遍布全身，包裹肌肉、血管神经束和内脏器官并深入肌群之间附着于骨上，其作用为保护肌肉免受摩擦，使肌肉能单独进行活动。另外深筋膜包绕血管和神经等时组成血管神经鞘。

（三）肌的起止点、配布和作用

肌肉分布在关节的周围，除部分止于皮肤的皮肌和止于关节囊的关节肌外，绝大部分肌肉均起于一骨，止于另一骨，中间跨过一个或几个关节。一般把接近身体正中线的肌附着点称为肌的起点或定点，而把另一端的附着点称止点或动点。肌收缩时，使两骨彼此靠近而产生关节运动。

但是实际生活中，随着运动情况的变化，肌的起点和止点往往可以相互转换。例如，胸大肌起点在胸廓，止于肱骨。当做引体向上的动作时，肌肉收缩，使上肢向胸部靠拢；当做攀登运动时，胸大肌的起止点易位，止于肱骨的一端被固定。胸大肌收缩可引起胸部向上肢靠拢。

肌的配布特点与人体直立姿势、行走、劳动及身体重心位置密切相关。如为适应人体直立姿势，项部、背部、臀部和小腿后面的肌特别发达；人类上肢适应劳动的特点，屈肌比伸肌较发达，运动手指的肌也较其他动物分化的程度要高。

在日常活动中，由于这些肌或肌群分布跨越关节的不同方位，可能会产生不同方向运动，所以一切运动均需要不同的肌群收缩和舒张的协调，而这种协调是在神经系统的统一支配下共同实现的。

三、人体肌肉的分布

根据全身各肌的分布部位，可将人体肌肉分为躯干肌、头肌和四肢肌（图2 －28）。

（一）头肌

头肌可分为咀嚼肌和面肌。咀嚼肌包括咬肌、颞肌、翼内肌和翼外肌，都止于下颌骨，运动下颌关节，产生咀嚼运动，并协助说话。面肌分布于头面部皮下，位于眼裂、口裂周围，起自颅骨，止于面部皮肤，收缩时使面部皮肤拉紧，出现皱褶，改变口裂和眼裂的形状，做出喜、怒、哀、乐等各种表情，并参与语言和咀嚼等活动。

（二）躯干肌

躯干肌可分为背肌、胸肌、颈肌、膈、腹肌及会阴肌。

（1）背肌　位于躯干背面，可分为浅、深两层。浅层为阔肌，主要有斜方肌和背阔肌。深层主要纵列于脊柱两侧即骶棘肌（竖脊肌），下起骶骨和髂骨向上止于椎骨、肋骨和乳突，一侧收缩可使脊柱侧屈，两侧收缩可使脊柱后伸，并可仰头。骶棘肌是强有力的伸躯干肌，对维持人体的直立姿势有重要作用。

（2）胸肌 主要有胸大肌、胸小肌、肋间内肌和肋间外肌。浅层的宽而厚的胸大肌，覆盖于胸廓前上部。该肌主要作用是使上肢内收、内旋。若上肢固定，可向上提肋，扩大胸廓，以助吸气。位于胸廓侧壁的前锯肌，作用是收缩时，拉肩胛骨向前，有助于上臂前屈和上举。肩胛骨固定时，可提肋助吸气。深层的肋间外肌和肋间内肌位于肋间隙内，肋间外肌的作用是提肋，扩大胸廓，以助吸气；肋间内肌的作用是降肋，缩小胸廓，以助呼气。

（3）颈肌 分为颈深肌群，舌骨上、下肌群和颈浅肌群。颈深肌群位于颈椎的前方和两侧，是颈的屈肌或侧屈肌。颈浅肌群包括颈阔肌和胸锁乳突肌。颈浅层肌胸锁乳突肌是颈部重要体表标志，该肌位于颈前外侧，收缩时使头向同侧倾斜，面转向对侧。

（4）膈肌 为位于胸、腹腔之间向上膨隆呈穹隆形的扁肌。膈的周围是肌质部，中央为腱质部。该肌起自胸廓下口，各部肌纤维从四周向中央集中，止于中央的中心腱。膈肌是重要的呼吸肌，收缩时拉中心腱向下，穹隆形的圆顶下降，扩大胸腔容积，以助吸气；舒张时恢复原位，圆顶回升，胸腔容积缩小，以助呼气（图 2－29）。

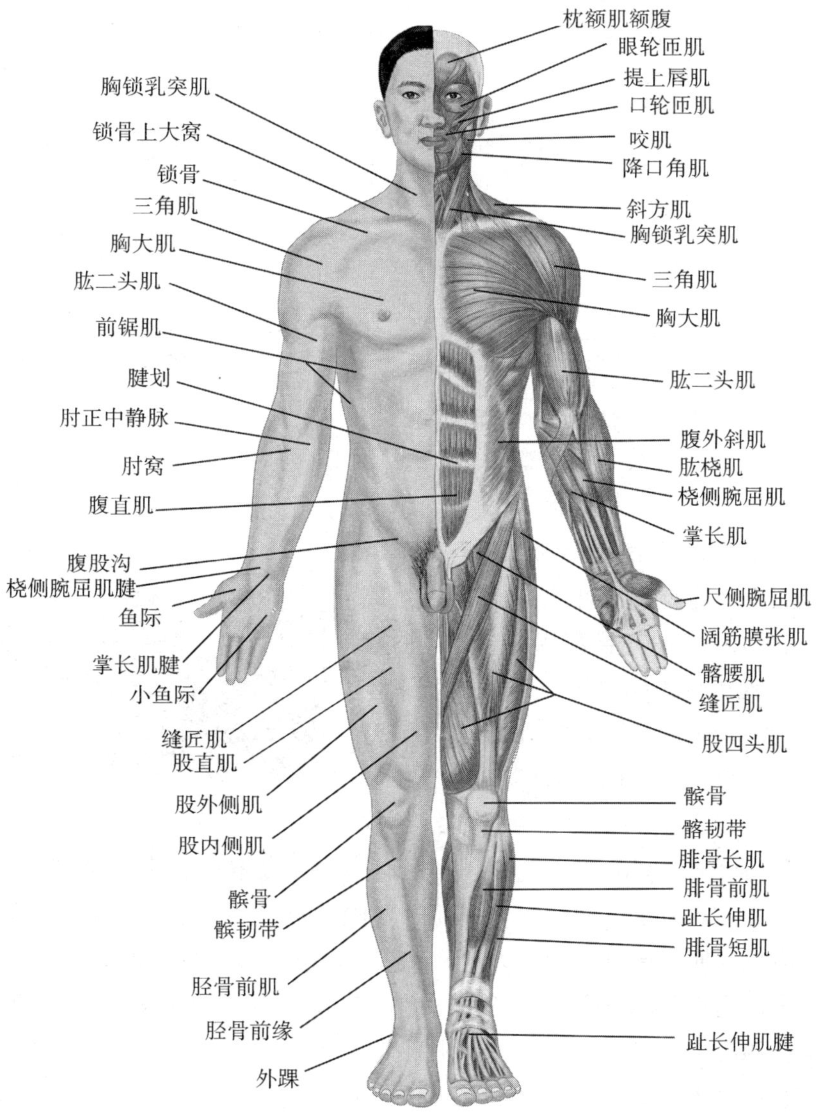

前面

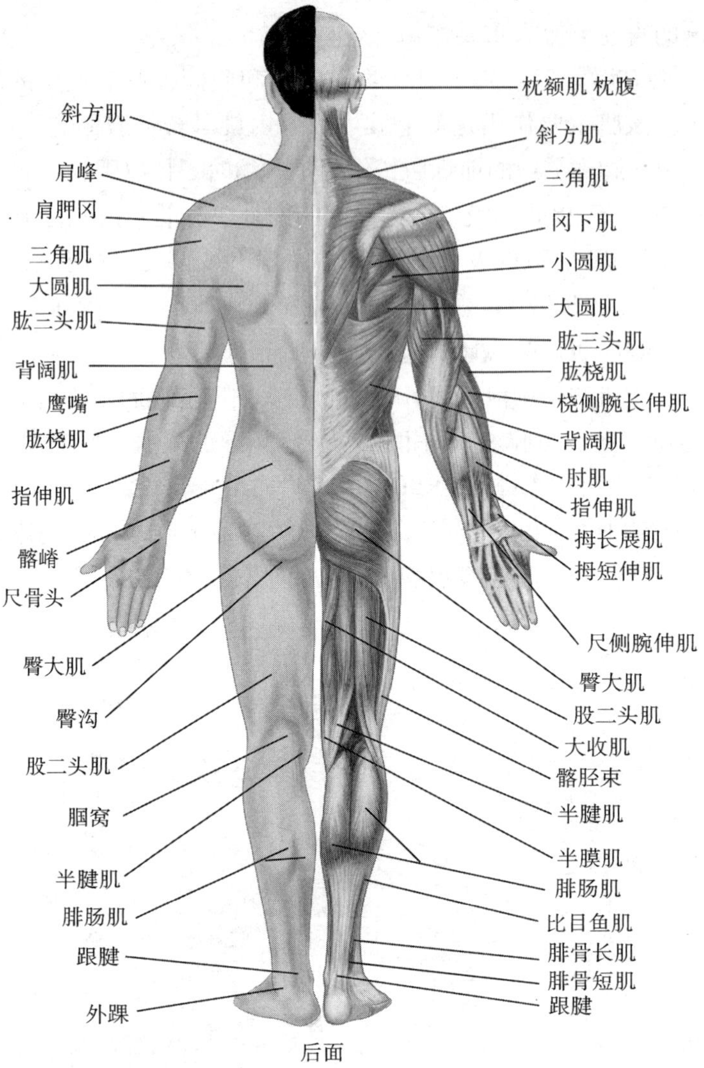

图 2－28　全身肌

（5）腹肌　腹肌上附着于胸廓下部，下附着于骨盆，构成腹壁。腹前壁正中线两侧有一对纵行的腹直肌，其两侧壁是三层宽阔的扁肌，即腹外斜肌、腹内斜肌和腹横肌，这三层肌的肌束彼此交叉，各肌的腱膜向前包绕腹直肌，于腹前壁正中线互相愈合成腹白线（图 2－30）。

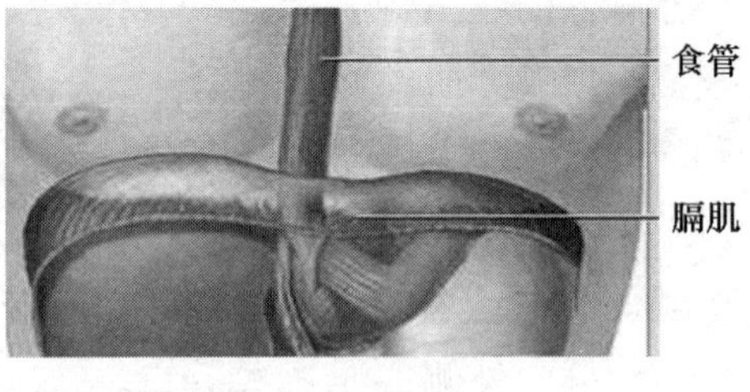

图 2－29　膈肌

（6）会阴肌　小骨盆的出口是由软组织结构所封闭，此区称为会阴，呈菱形，前部三角区有会阴肌及筋膜，在男性有尿道通过，在女性有尿道和阴道穿过。后部三角区有肛提肌及筋膜，有直肠通过。主要有盆膈肌和尿生殖膈肌；盆膈肌有肛提肌、尾骨肌，均为 1 对；肛门外括约肌 1 块。共计 2 对和 1 块不成对骨骼肌；尿生殖膈肌有会阴深横肌、会阴浅横肌、球海绵体肌、坐骨海绵体肌，均为 1 对，男性尿道膜部括约肌 1 块（女性为尿道、阴道括约肌）。共计 4 对和 1 块不成对骨骼肌。会阴有承托盆腔脏器，还有括约尿道、阴道和肛门的作用。

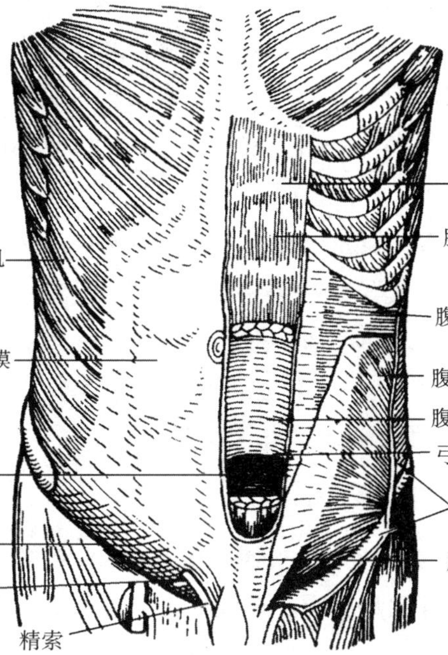

图 2－30　腹肌

（三）四肢肌

四肢肌分为上肢肌和下肢肌。人类由于身体直立姿势，上、下肢有了分工，肌的形态和安排也出现显著的差别。上肢肌适应灵活的运动，肌形细巧，数目较多；下肢肌适应支撑和移动身体，则强大有力，数目较少。

1. 上肢肌　分为肩肌、臂肌、前臂肌和手肌四部。肩部肌肉可使肩关节运动，如三角肌，它从前、后、外三方面包绕肩关节，构成圆隆的肩部，收缩时使上臂外展。前部肌纤维收缩，使上臂前屈和内旋；后部肌纤维收缩，使上臂后伸和外旋。

臂肌分前、后两群。前群为屈肌，在上臂前方跨过肩关节和肘关节，如肱二头肌，是强有力的屈肘肌肉，收缩时主要屈肘关节并使前臂后旋，也能协助屈肩关节。后群为伸肌，在肱骨后方的肱三头肌为伸肘肌肉，起点有三个头。收缩时主要伸肘关节。

掌、指各部肌肉位于前臂，于腕部形成腱。前群位于尺、桡骨前面，主要有屈腕、屈指和使前臂旋前的肌肉。后群位于尺、桡骨后面，主要有伸腕、伸指和使前臂旋后的肌肉。

人类手指的运动灵巧多样，除一般屈伸和展收外，还有对掌运动。手肌包括从前臂来的肌腱、很多短小的手肌，均集中在手的掌侧，主要作用为运动手指，可分外侧群、中间群和内侧群。外侧群在拇指根部形成的隆起称鱼际，能使拇指做屈、收、展和对掌等动作。中间群位于前臂的屈指肌腱的深面，主要有骨间肌，收缩时使各指向中指靠拢或分开。内侧群形成的具有使小指做屈、外展和对掌等作用的部分，称为小鱼际。

2. 下肢肌　分为髋肌、大腿肌、小腿肌和足肌。

（1）髋肌　又称下肢带肌，主要起始于骨盆的内面和外面，跨越髋关节，止于股骨上部，运动髋关节。分为前、后两群，前群为屈肌，主要有髂腰肌；后群为伸肌，主要有臀大肌、臀中肌和臀小肌。位于盆内的腰大肌是屈大腿肌，位于骨盆后外面的臀大肌是后伸大腿肌。

（2）大腿肌　位于股骨周围，可分为前群、后群、内侧群。前群主要是股四头肌，是膝关节强大的伸肌。后群位于大腿后面，为伸肌，如股二头肌和半腱肌等能屈小腿和后伸大腿。内侧群位于大腿内侧，为收肌，能内收大腿，又称内收肌群。

（3）小腿肌　可分三群：前群、外侧群和后群。前群位于胫骨、腓骨和骨间膜的前面，主要为伸（足背屈）踝关节肌和伸趾肌，能帮助足背屈。外侧群附于腓骨的外侧，有腓骨长、短肌，作用是能使足外翻。后群主要有小腿三头肌，位于小腿上部形成“小腿肚”，向下续为跟腱。收缩时提起足跟并能屈小腿；在三头肌深面还有屈趾等肌。

（4）足肌　主要功能是运动足趾和维持足弓。可分为足底肌和足背肌。足底肌的配布和作用与手掌肌近似，但足趾动作不如手指；足背肌为伸趾肌。

四、骨与骨连结

（一）骨的形态

骨（bone）是构成骨骼的“构建”，是具有一定的形态和功能的器官，主要由骨组织构成。它分为骨细胞、胶原纤维和骨基质。在成人占体重1/5，新生儿仅占1/7。

骨的形状，骨可因邻近骨的连结、肌肉附着或神经和血管的通过等，使其外形有突起和孔、管、沟、裂、凹、窝等结构特点。

骨的形态不同，通常可分为长骨、扁平骨、短骨、不规则骨、圆骨。长骨呈中空管状，由骨松质、骨密质、骨膜、关节软骨、骨髓、血管及神经等构成，主要分布于四肢，如肱骨、股骨等。其中部细长部分称为骨干，其外周部骨质致密，中央为容纳骨髓的骨髓腔。两端膨大部分称为骺，其在肢体运动中起杠杆作用。扁平骨则较宽呈板状，对器官起到保护和支持作用，如颅骨的顶骨和骨盆的髋骨等。短骨呈立方形，位于连接牢固、运动较复杂的部位，如腕部和足部等。不规则骨形状各异，其中包括脊柱的椎骨等。

（二）骨的构造

骨由骨质、骨髓、骨膜和血管等构成（图2-31）。

1. 骨质（bone substance）　是骨的重要成分，分为骨密质（compact bone）和骨松质（spongy bone）两种形式。骨密质坚硬，抗压、抗扭曲力强，构成骨的外层；骨松质由许多片状的骨小梁交织排列而成，呈蜂窝状，主要位于骨的内部。骨小梁按承受力的作用方向有规律地排列，也具有抗压、抗扭曲作用。扁骨的内、外两面由骨密质构成骨板，其排列十分致密而规则，肉眼不见腔隙。两板之间充填以骨松质。

骨质疏松是由于人体代谢异常所致的骨矿物含量（bone mineral content，BMC，简称骨量）减少，骨骼微细结构破坏，骨折危险性明显增加的一种临床现象。当骨质疏松发展到一定程度，在临床上即出现相应症状，如腰背疼痛、全身骨关节痛、骨质疏松性骨折等时，称骨质疏松症（osteoporosis，OP）。目前治疗OP的药物很多，根据作用机制可分为3类：骨吸收抑制剂，骨形成促进剂，中医药单方及复方制剂。骨吸收抑制剂如：雌激素类、孕激素、双膦酸盐类等；骨形成促进剂如氟化物等。

2. 骨髓（bone marrow）　充填于骨髓腔和骨松质间隙内，质柔软，有血管，分红骨髓和黄骨髓。红骨髓具有造血功能，其中含有大量处于不同发育阶段的红细胞和某些白细胞。在胎儿和幼儿时期，骨髓腔内全部是红骨髓；随着年龄的成长，成人骨髓腔内的骨髓会逐渐成为黄骨髓，逐渐被脂肪取代，但仍具有造血潜能，在需要时，可转变为红骨髓进

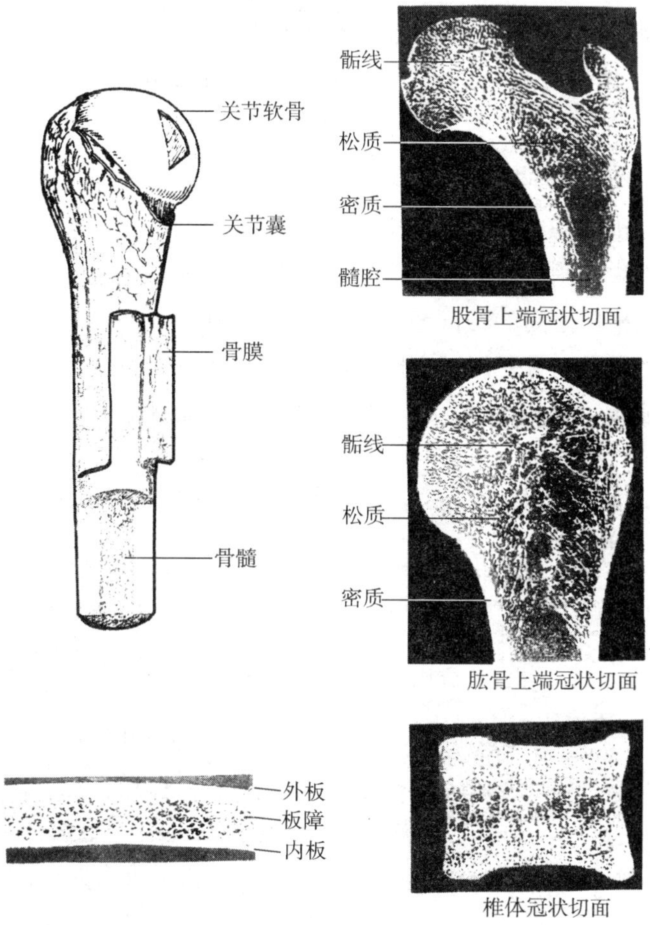

图 2－31　骨的构造

行造血。在骨骺内，则终生都保持着具有造血功能的红骨髓。因此，临床上常在髂骨等处做骨髓穿刺检查。

3. 骨膜（periosteum）　是一层紧贴于关节面以外的骨面上的纤维结缔组织膜。骨膜具有对骨的营养、生长作用。如果剥离骨膜，骨则不能修复坏死。这主要是由于骨膜含有丰富的血管、神经和成骨细胞。骨膜分内、外膜。骨外膜内层在生长期细胞活跃，可分裂繁殖分化，参与骨的生长再生；成年的骨细胞为静止状态，但有生骨潜能，骨折时会激活造骨潜能变为造血细胞，参与修复过程。

（三）骨的生长

如果以长骨的发育为例，骨干和骨骺的交界处有一层软骨板称为骺软骨。在骨干周围的骨膜不断生成骨，使骨不断增粗。骺软骨也会不断生长、骨化，骨不断增长到成人骺软骨才完全骨化、消失，遗留一条骺线。

（四）骨的化学成分和物理特性

幼儿的骨由于有机质相对较多，故较柔软容易变形，遇到暴力时可发生不完全性骨折。老年人的骨中无机质相对较多，所以骨的脆性较大，受暴力时极易骨折。成年人的骨中有机质占 1/3，主要是骨胶原纤维和黏多糖蛋白，无机质占 2/3，主要是磷酸钙等。有机质与无机质的结合，使得骨既具有坚硬的特性，又具有一定的弹性。

当机体内外环境发生变化时，骨的形态、结构可随着引起相应的改变，例如：从事体力劳动的人和经常进行体育锻炼的人，骨会比较粗壮，而长期卧床或者瘫痪的患者，骨质会变得疏松；生长发育期间，不正确的坐立、行走姿势，均可引起脊柱和胸廓的畸形。

（五）骨的连结及其功能

骨与骨之间借纤维结缔组织、骨组织或软骨相连，构成骨连结（articulation）。

骨连结可分为直接连结和间接连结。直接连结是骨与骨之间由结缔组织膜，如颅顶骨之间的缝，软骨，如椎体之间的椎间盘，或骨直接连结，其间无间隙，运动能力小或完全不能运动。间接连结是骨与骨之间有空隙及滑液，相对的骨面（关节面）以外有纤维结缔组织膜相连，因而能做广泛的活动，运动能力大。间接连接通常叫关节，是人体骨连结的主要形式。

1. 关节的结构与功能 关节（joint）通常具有以下三个基本结构：关节面、关节囊、关节腔（图 2－32）。

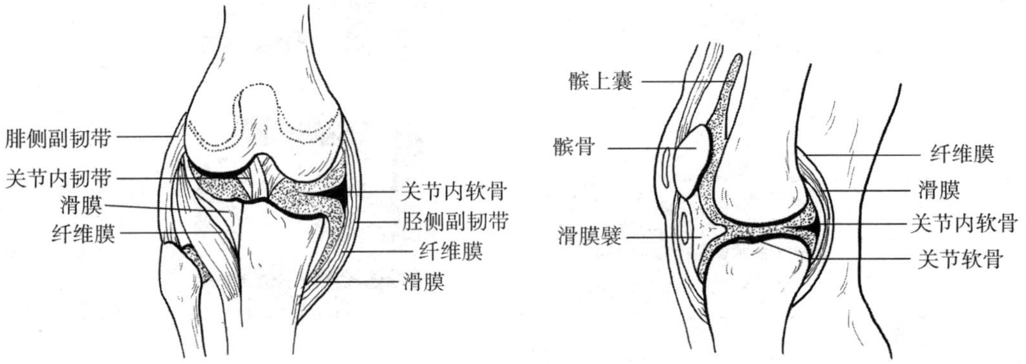

图 2－32 关节的构造

（1）关节面 它是相邻两骨互相接触的面，其上覆盖有一块薄层光滑的关节软骨，可减少运动时的摩擦、震动和冲击，这主要是由于关节软骨具有弹性，可与相邻骨的关节面构成运动灵活的关节，以完成较大范围的运动。

（2）关节囊 它是由结缔组织构成的膜性囊，其两端附于关节面以外的骨面，可分内、外两层：内层为滑膜层，薄而柔润；外层为纤维层，厚而坚韧。由于内层即滑膜层能分泌滑液，所以它有滑润和减少关节在运动时引起的摩擦的作用。

（3）关节腔 是关节囊内两关节面之间含少量的滑液密封的腔隙。

不同部位的关节还具有形态各异的辅助结构，用来适应关节的灵活性和稳定性。这种结构与其所具功能有关，如：关节盘位于两骨关节面之间，能缓冲外力对关节的冲击，使两骨关节面接触更为适合；韧带分布在关节囊内或囊外，它们具有加强连接，增加稳固性的作用。

2. 关节的运动形式 关节在肌肉的牵引下，主要有下面几种运动形式。

（1）屈和伸 如指关节和上肢的肘关节的屈、伸动作。运动时两骨腹侧面互相靠拢，夹角变小称屈；相反，角度增大为伸。

（2）内收和外展 如肩关节能使上肢外展内收，腕关节能做屈和伸、内收和外展两组动作。运动时骨向躯干正中线靠拢为内收，离开正中线为外展。围绕垂直轴或本身的纵轴转动称为旋转，如头可以左右旋转。

（3）环转　运动时骨的近端在原地转动，远端则可做圆周动作，如桡腕关节。肩关节能做屈伸、内收和外展、内旋和外旋三组动作。

（六）骨骼的分布与组成

人体共有206块骨，骨与骨之间通过骨连结的形式互相结合构成骨骼。按部位不同，可分为躯干骨（脊柱、肋骨、胸骨共51块）、四肢骨（上肢骨64块，下肢骨62块）和颅骨（29块）三部分。

1. 躯干骨及其连结　躯干骨（axial skeleton）由脊柱、12对肋骨和胸骨组成，各骨借骨连接构成脊柱和胸廓。

（1）脊柱　是位于背部正中的长形骨柱，是躯干的中轴。它由24块椎骨（包括颈椎7个、胸椎12个、腰椎5个）、1块骶骨和1块尾骨组成（图2－33）。其中骶骨是由5个骶椎融合而成，尾骨是由4个尾椎融合而成。每个椎骨由椎体和椎弓两部分构成，二者之间为椎孔。相邻椎体以椎间盘相连，椎弓的上、下有关节突，分别能与相邻关节组成关节突关节（椎间关节）。弓和体相接处较细称为椎弓根，两个相邻椎骨的椎弓根之间围成椎间孔，其间有脊神经通过。

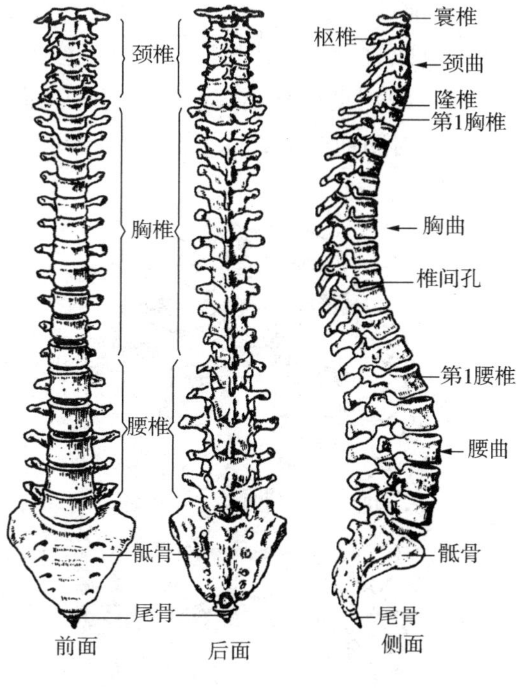

图2－33　脊柱全貌

脊柱从侧面观，可见脊柱呈颈、胸、腰、骶4个弯曲，使脊柱形似弹簧，可支持体重和运动，能够构成胸腔、腹腔、盆腔的后壁，起到保护腔内器官、减少运动时对脑的震荡的作用。

脊柱是人体躯干的支架，上承头颅，下部与下肢带骨——髋骨相连，构成骨盆。脊柱能将人体重力传给下肢，所以椎体由上向下逐渐增大。椎间盘由外部环形的纤维环及内部的髓核组成（图2－34）。纤维环能够牢固地连接椎体并与富有弹性的髓核共同承受压力，缓冲震荡，能允许脊柱做各种方向的运动，腰部因运动范围较大所以是最厚的。如因外力可致纤维环后部破裂，髓核易从后外侧突入椎管或椎间孔，可产生压迫脊神经的症状。

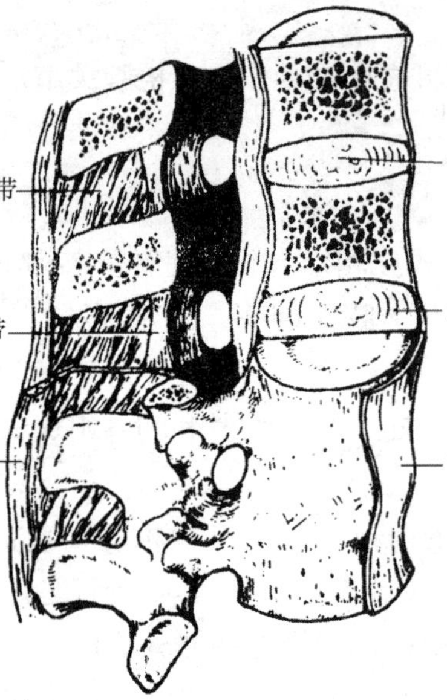

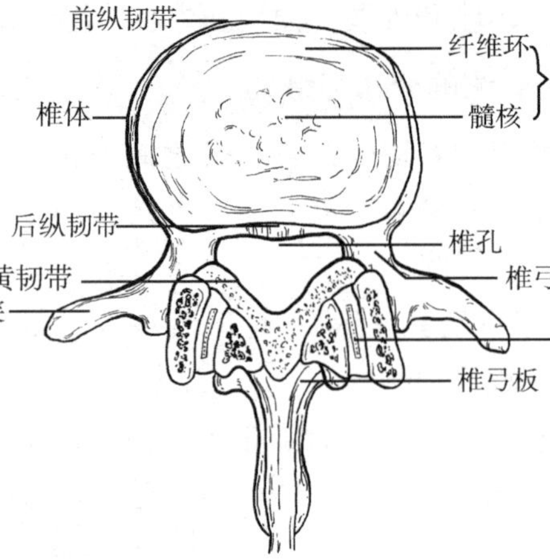

图 2-34　脊柱骨的连结

（2）胸廓（thorax）　由脊柱胸部 12 对肋骨（rib）和一个胸骨构成。成人胸廓近似圆锥体形，其上小下大，横径大于前后径。胸廓上口的前缘低于后缘，下口不规则。其前壁正中有胸骨，侧壁有 12 对肋，弯曲成弓状。肋骨后端与胸椎构成关节，1～7 对肋骨前端以肋软骨与胸骨两侧构成关节，8～10 对肋软骨不直接连于胸骨，而是连于上位肋软骨，形成左右两肋弓结构。其中第 11、12 对肋前端游离称为浮肋。肋间隙是指相邻两肋骨间的间隙（图 2-35）。

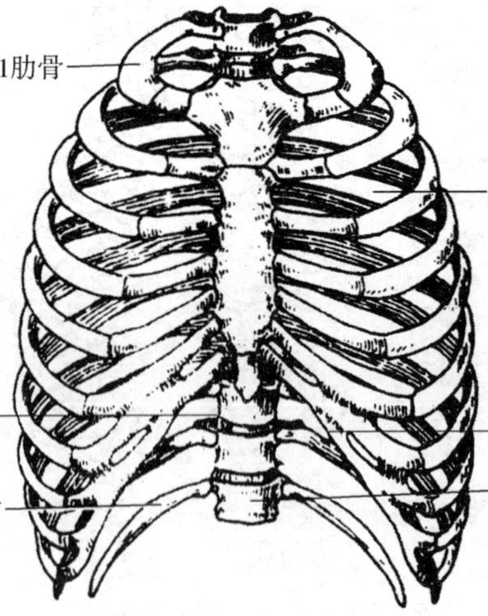

图 2-35　胸廓（前面）

胸廓的运动主要在呼吸，当肋骨上提和略向外扩展时，胸腔容积扩大，即吸气动作；降肋时，胸腔容积减少，即呼气动作。胸廓内有心、肺、肝和脾等重要器官，所以胸廓起着保护和支持胸、腹腔内的器官的作用。

2. 四肢骨的组成及其连结

（1）上肢骨（skeleton of upper limb）　由上肢带骨（肩胛骨、锁骨）和自由上肢骨（臂的肱骨、前臂的桡骨和尺骨、手的腕骨、掌骨和指骨）组成。以下结构特征决定了上肢可以用于学习认知过程。

肩关节是由肱骨头与肩胛骨的关节盂构成的。由于肱骨头大，盂浅，囊松而薄，所以上肢骨能参与多种形式的运动。

肘关节是由肱骨下端和尺骨、桡骨的上端构成的。尺、桡两骨之间的关节能使肘部屈、伸，也能使前臂和手做旋前、旋后动作。尺骨和桡骨下端与近侧列腕骨构成可屈伸也可收展的桡腕关节。

手的骨骼形体较小而且数量多，其结构复杂，有利于手的精细动作。拇指可与其他四指做对掌运动，掌握工具。

（2）下肢骨　两块下肢的髋骨、骶骨和尾骨构成骨盆（pelvis），由界线分大、小骨盆。界线后向前由骶骨岬、弓状线、耻骨梳和耻骨联合的上缘连接，上为大骨盆（腹腔的一部分），下为小骨盆即盆腔，容纳盆腔内脏，女性的盆腔是胎儿娩出的产道。它们之间几乎不能活动，组成一个完整骨环，有利于重力的传递，有容纳并保护骨盆内脏器的作用。

髋关节是由髋骨的髋臼与股骨头构成的；膝关节是由股骨下端与胫骨上端及髌骨组成的。它们的关节囊强韧而坚厚，韧带量多而紧，关节腔小而且结合紧密。

下肢的胫、腓二骨连结紧密，其上端构成微动的胫腓关节，下端为韧带联合。

足部的跗骨粗大，它与小腿骨构成的踝关节，结构牢固，足趾短小，使足底形成上凸的足弓，具有弹性特性，能够缓冲因跳跃时对颅脑的冲击力。

3. 颅骨及其连结　颅（skull cranium）可分为面颅和脑颅两部分。除下颌骨及舌骨外，各骨借缝或软骨牢固相连。面颅位于颅的前下方，形成面部的轮廓，起到保护和支持感觉器官以及消化和呼吸系统的起始部的作用。脑颅位于颅的后上方，容纳脑（图 2 -36）。

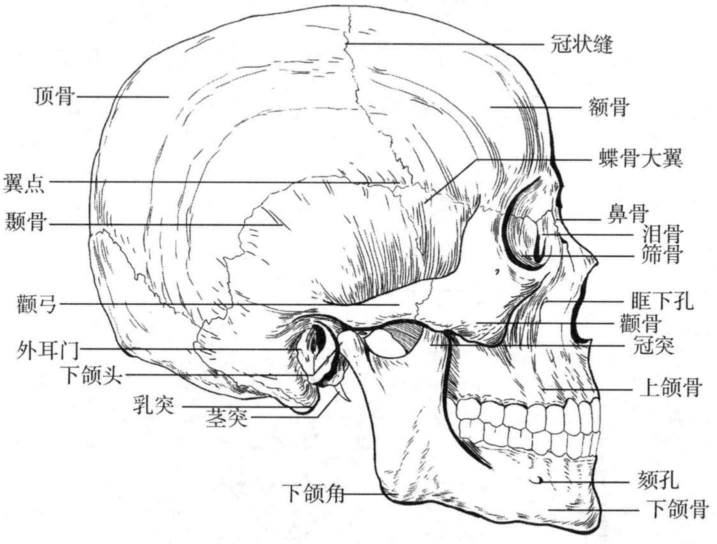

图 2 -36　颅骨侧面

颅由 23 块大小不一、形状不同的颅骨组成，其中 3 对听小骨未计在内。

（1）面颅（facial cranium）　在颅的前下部，由犁骨、下颌骨、舌骨、上颌骨、鼻骨、泪骨、颧骨、腭骨、下鼻甲等组成。

面颅各骨构成眼眶、口腔和鼻腔的骨性支架。眶腔容纳着眼球及其附属结构如泪腺等，呈锥体形，前宽后尖，其间视神经管与颅中窝相通。

骨性口腔由上、下颌骨组成，与鼻腔以硬腭相隔。下颌骨的关节突与颞骨的下颌窝构成颞下颌关节，能做开口、闭口动作，还能使下颌骨做前进、后退、左右移动。所以它具有咀嚼功能，并可参与发音和语言等活动。

骨性鼻腔位于面部中央，由鼻中隔分为左、右两部分。鼻腔周围的颅骨（额骨、上颌骨、筛骨和蝶骨）内，有大小不同的含气腔隙称鼻旁窦，它们开口于鼻腔外侧壁上，鼻旁窦的功能为调节进入鼻腔空气的温度和湿度。

（2）脑颅（cerebral cranium）　位于颅的后上部，由额骨、顶骨、颞骨、枕骨和蝶骨等共同围成颅腔。颅腔的形态基本上与脑的形态相适应。

脑颅可分为颅盖骨和颅底骨两部分。

颅盖骨均为扁骨，骨与骨之间以结缔组织相连称为缝。初生婴儿颅骨骨化未完成，各骨之间的间隙为结缔组织所填充称颅囟（cranial fontanelles）。额骨与顶骨之间呈菱形的额囟（前囟），会在生后1~2岁时愈合。顶骨与枕骨之间呈三角形的枕囟（后囟）（图2-37）。

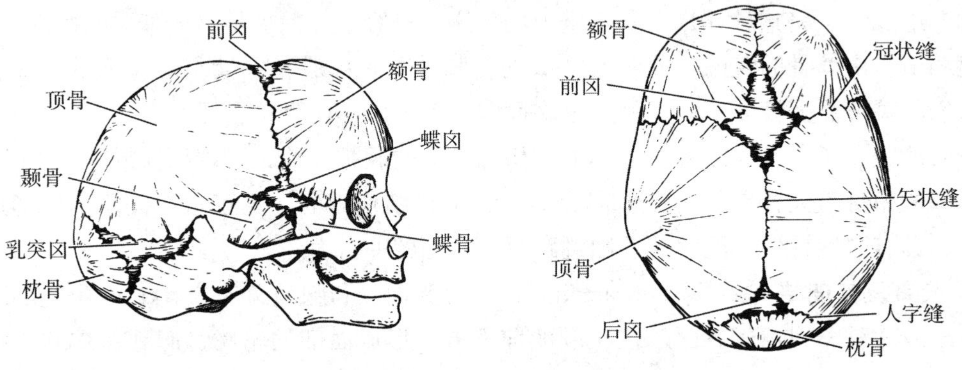

图2-37　新生儿的颅

颅底内面有三个呈阶梯状的窝（颅前窝、颅中窝、颅后窝），有承托脑的作用，与脑底面形状相适应。颅底内、外面有很多孔和裂，其间有脑神经、脑血管出入，例如脊髓通过颅后窝的枕骨大孔与脑相连（图2-38）。

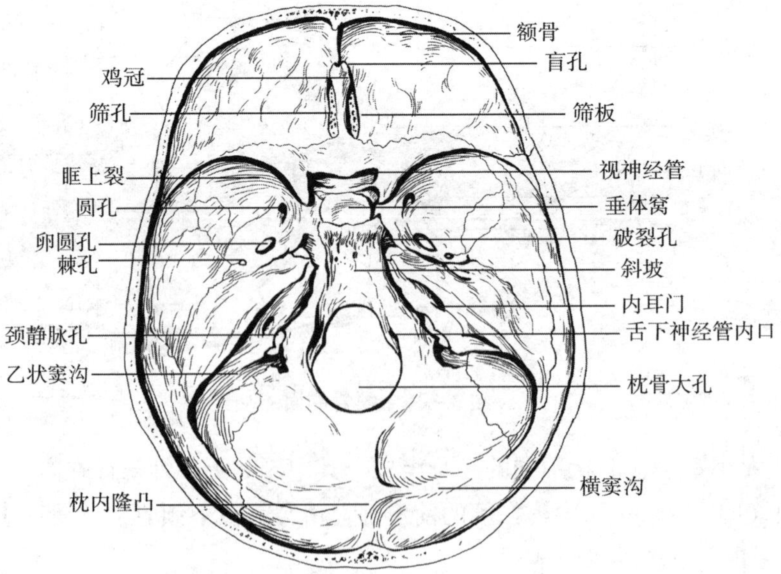

图2-38　颅底（内面观）

扫码“练一练”

（李运曼　卢　娜　郭青龙）

第三章　人体的基本生理功能

第一节　生命活动的基本特征

扫码“学一学”

扫码“看一看”

从简单的单细胞生物到复杂的高等生物，其形态、功能各异，生命现象的表现也复杂多样，组成奇妙的生物世界。然而，标志生物体生命活动的基本特征究竟是什么？这是人们一直在探索的课题。通过对各种生物体基本生命活动的研究发现，生命活动的基本特征主要包括新陈代谢、兴奋性、适应性和生殖等。

一、新陈代谢

生物体与环境之间不断进行物质交换和能量交换，以实现自我更新的过程称为新陈代谢（metabolism）。它包括合成代谢和分解代谢两个方面。合成代谢是指机体从外界环境中摄取营养物质，合成机体自身的结构成分或更新衰老的组织结构并贮存能量的过程（也称同化作用）；分解代谢是指机体分解自身物质，同时释放能量的过程（也称异化作用）。在分解代谢中释放的能量，约50%以上迅速转化为热能，用于维持体温。其余不足50%的能量，以高能磷酸键的形式贮存，为合成代谢、循环、呼吸等基本生命活动以及机体的对外做功提供能量。新陈代谢一旦停止，生命也就随之终结。

在新陈代谢过程中发生的物质转化过程称为物质代谢；在物质代谢过程中伴随能量的释放、转移、贮存和利用等过程称为能量代谢。

二、兴奋性

用针刺手指时，手会立即缩回，这是机体对刺激做出的反应。人体生活的环境常因各种因素的作用而不断变化。人体及其组织细胞所处环境因素的变化统称为刺激（stimulus）。刺激的种类很多，按性质不同可分为物理性刺激，如电、机械、温度、声波、光和放射线等；化学性刺激，如酸、碱、药物等；生物性刺激，如细菌、病毒等；社会心理性刺激，如情绪波动、社会变革等。

刺激可以作用于整个机体，也可以作用在器官组织，甚至作用在细胞上。刺激若要引起反应，必须具有一定的强度。以电刺激作用于骨骼肌为例，很小的刺激强度不会引起骨骼肌收缩，随着刺激强度增加到某一数值，骨骼肌则发生了收缩反应，这种能刚好引起组织产生反应的最小刺激强度，称为阈强度（threshold intensity）或阈值。随着刺激强度的进一步增大，骨骼肌的收缩反应也相应增大，直到达到某一值时再增加刺激强度，骨骼肌的收缩反应不再继续增大，这种引起组织发生最大反应的最小强度的刺激称

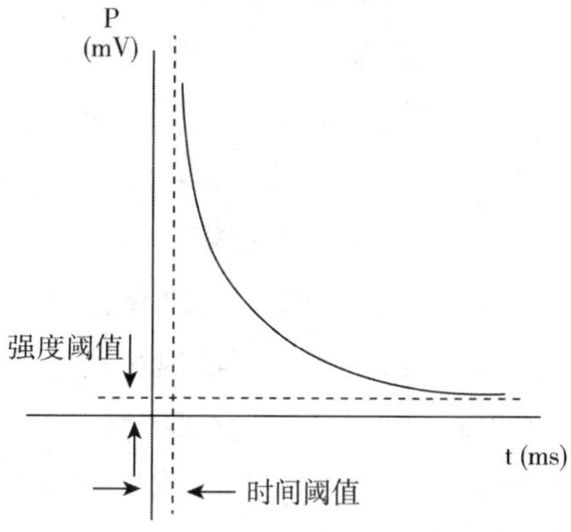

图3-1　刺激强度与时间关系曲线

为最适刺激。此外，刺激还得有足够的作用时间，如果作用时间过短，刺激强度再大也是无效的。刺激强度和时间呈反比例关系，如图3－1所示，曲线的右上方都可以形成有效的刺激。此外，从刺激指令发出一直到达额定值是需要一定时间的，这种单位时间内刺激强度的变化幅度称为强度－时间变化率。在各种刺激中，电刺激的强度、持续时间和强度－时间变化率易于控制，一般不至于造成组织损伤，可重复使用，因此，生理学研究中经常使用电刺激。

在刺激的作用下，机体或组织细胞所发生的变化称为反应。如果反应由相对静止变为活动状态，或功能活动由弱变强的，称为兴奋（excitation）；反之由活动状态变为相对静止，或功能活动由强变弱称为抑制（inhibition）。兴奋和抑制是人体功能状态的两种基本表现形式。二者互为前提，对立统一，且可随条件改变互相转化。

不同组织兴奋时的外在表现不尽相同，如肌肉表现为收缩，腺体表现为分泌。而细胞在受到刺激发生反应时，其基本表现形式是生物的电变化。一般把受刺激后能产生反应的细胞或组织，称为可兴奋细胞或组织。神经细胞、肌细胞和腺细胞都属于可兴奋细胞。

可兴奋组织或细胞接受刺激后产生兴奋的能力，称为兴奋性（excitability）。兴奋性的高低可反映组织产生兴奋的难易程度，兴奋性高的组织在接受刺激后较易产生兴奋，兴奋性低的组织则需较强的刺激才能产生兴奋，故可用刺激强度阈值做指标来衡量兴奋性的高低。

三、适应性

当人体长期生活在某一特定环境中，在环境的影响下，其本身可以慢慢形成一种特殊的、适合自身生存的反应方式。这种机体根据环境变化调整自身行为和生理功能的过程称为适应。机体根据环境变化而调整体内各部分活动使之相协调的功能称为适应性（adaptability）。

适应分为行为性适应和生理性适应两种。

行为性适应是指躯体活动的改变，例如，在低温环境中机体会出现趋热活动；遇到伤害性刺激时会出现躲避。行为性适应在生物界普遍存在，属于本能行为。

生理性适应是指机体内部的协调性反应，例如，长期居住在高原地区的人，其红细胞数远远超过平原地区的人，这样就增加了血液运氧的能力，从而克服高原低氧给人体带来的困难；又如人体反复暴露于热辐射环境下，发汗反射增强，以通过增加汗液的蒸发，加强机体的散热来维持体温。

机体实现适应的主要方式有神经调节和体液调节。神经调节迅速、准确，可实现对环境变化的快速适应；但机体大多数的适应性反应是依赖体液调节来完成的。若体液调节的结果不能使机体适应环境的变化，则产生疾病。机体为适应环境变化所作出的调整是多方面的，既包括生理功能的调整，也涉及人体形态的变化。通常情况下，这些适应性反应是可逆的。当引起调整的环境因素去除后，适应过程可以向相反的方向进行。如去除热辐射后，机体增强的发汗反射可逐渐恢复正常。但当某种适应是在人体早期结构或功能的形成时期发生的，这种适应即可能是非可逆的，如生活在高海拔山区的居民，为了适应高海拔低氧的环境，在幼年时期胸廓和肺容积就增大，形成桶状胸。这些居民即使成年后回到低海拔地区定居，这种桶状胸的改变也不会逆转。

人体的生活模式还与地球的物理周期保持同步，这是人体对自然环境长期适应的结果。

如果此同步性被打破，机体将出现一系列不适应的表现。如从北京乘飞机一日内到达纽约后，由于两地的时差不同，就会出现人体生活节律与环境周期的失同步，机体因不能立刻适应环境的变化而产生白天困倦、夜晚失眠、身体疲惫、注意力不集中、记忆力下降和反应迟钝等许多反应，这称为时差反应（Jet－lag reaction）。通常需要一周左右的时间，机体才能调整自身的生活模式，逐步与新的环境周期相适应。采取一定调节措施可缩短此适应时间。

人文环境、生活方式、甚至思维方式的变化也会对机体功能产生影响，人体也将通过一系列调整来适应。比如地震留下的孤儿，需要很长时间的心理和生理调整，才能适应新的生活；丧偶老人常因无法有效地调整机体功能以适应新的生活方式，导致生存期的缩短。适应性与年龄成负相关。年龄越大，适应能力越差。这是老年人易于罹病的重要原因。

适应性使机体在复杂多变的外界环境中具有了持续生存的能力。

四、生殖

个体的生命活动不能永存，为了延续种系，必须繁殖后代。人体生长发育到一定阶段时，男性和女性两种个体中发育成熟的生殖细胞相结合，便可形成与自己相似的子代个体，这种功能称为生殖（reproduction）。

第二节　神经与骨骼肌细胞的一般生理特性

扫码“学一学”

针刺手指时，手会立即缩回。针刺刺激导致神经细胞发生了怎样的变化？神经的信号如何传至中枢，又如何传至骨骼肌并使骨骼肌发生协调性收缩？要回答这一系列问题，需从细胞的生物电现象谈起。

一、细胞的生物电现象及其产生机制

研究细胞的生物电现象需要满足两个条件，一是电极足够小，小到能够插入细胞内部以记录细胞膜内、外的电位差，而不导致细胞功能的丧失；二是细胞足够大，大到能让电极插入。这一对矛盾多少年来未能解决。因为细胞的大小多在微米数量级，而金属电极硬度再高，当直径达到微米时，其强度也难以支持成为电极。后来人们发现当毛细玻璃管拉到很细时仍然是管状，其强度足可以进行实验，当其内充满电解质溶液时即可作为电极应用。1936 年，生物学家 Young 又发现了头足类软体动物枪乌贼的巨大神经轴突，其直径可达 1mm，为研究细胞生物电提供了绝好的材料。1939 年，英国生理学家 Hodgkin 和 Huxley 将直径 0.1mm、内部充满海水的毛细玻璃管纵向刺入枪乌贼大神经的断端，作为细胞内记录电极，另一电极置于浸泡细胞的海水中，于是在两个电极间记录到了膜两侧的电位差。这证实了细胞生物电现象的存在。

人体细胞同样具有生物电现象。如在人体表面的不同部位设置电极，通过电位仪可记录到来自人体的电位变化。由于人体可看作是容积导体，这些电位变化常常是人体内细胞电活动的矢量和，如临床上记录到的心电图、脑电图、肌电图等就是心脏、大脑皮质、骨骼肌等细胞活动时电变化的外在表现。组织细胞在安静或者活动时膜两侧具有的电变化，称为生物电现象（bioelectrical phenomenon）。

1949 年凌宁和 Gerard 将尖端直径拉成小于 0.5μm 并充以 KCl 溶液的毛细玻璃管制成玻

璃管微电极，对细胞的生物电现象进行深入研究。由于微电极尖端很细，它可方便地插入在体或离体细胞膜内，实验如图3－2所示，将参考电极置于神经细胞膜外，将玻璃管微电极作为探测电极，将两电极连接到电位仪，测定极间电位差。当把微电极插入细胞膜内时，突然发现膜电位由0迅速降低到－70mV，这种膜内电位比膜外低的内负外正状态，称为极化状态。细胞安静时，存在于细胞膜内外两侧的电位差，称为跨膜静息电位，简称静息电位（resting potential，RP）。

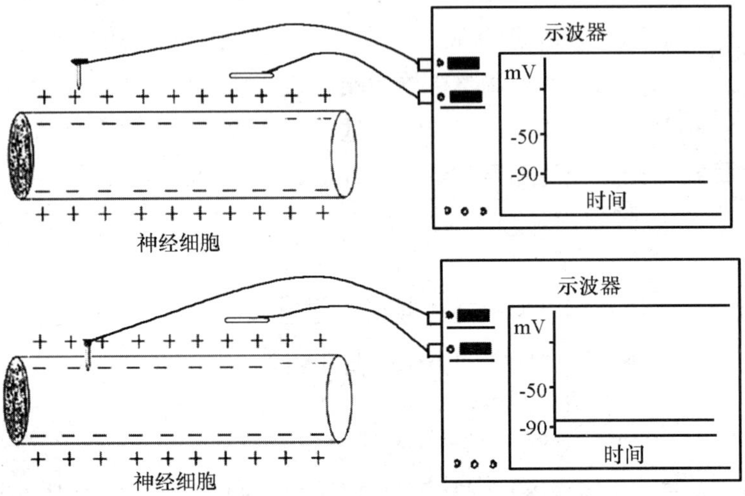

图3－2　细胞静息电位的测定

（一）细胞的静息电位

1. 静息电位现象　体内所有细胞的静息电位都表现为内负外正状态，但各种细胞的静息电位大小不同，例如哺乳动物的神经细胞为－70mV（即膜内电位比膜外低70mV），骨骼肌细胞为－90mV，人的红细胞为－10mV。膜内电位的负值减小（即绝对值减小）称为静息电位减小，反之，则称为静息电位增大。正常情况下，体内大多数细胞的静息电位是一种稳定的直流电位，在细胞没有受到外来刺激时，其能够保持在某一恒定水平。

2. 静息电位的产生机制　细胞内没有发电机，细胞膜两侧为何会出现电位变化？人们首先考虑到这是否与细胞内外电解质的分布有关。测定细胞膜内、外的离子分布，结果发现细胞内K^+浓度高，约为细胞外的30倍；细胞外Na^+浓度较高，约为细胞内的10倍。细胞外的负离子以Cl^-为主，细胞内则以大分子有机负离子（A^-）为主（表3－1）。由于在静息状态下，细胞膜对K^+的通透性大，对Na^+的通透性很小，对大分子A^-则无通透性。于是，K^+便会顺着浓度梯度由膜内向膜外扩散，即形成K^+外流。而膜内带负电荷的大分子A^-则被阻止在膜的内表面，致使膜外正电荷增多，电位升高，而膜内负电荷积聚，电位降低，这样就形成了内负外正的电位梯度。此电位梯度的形成对K^+外流具有阻碍作用，是K^+外流的阻力。随着K^+的不断外流，阻碍K^+外流的电位梯度也不断增大。当促使K^+外流的浓度梯度和阻止K^+外流的电位梯度这两种力量达到平衡时，K^+的净外流停止，此时细胞膜内、外的电位差保持在一个稳定状态，即形成静息电位。为了证实以上推理，将细胞内、外的K^+浓度带入Nernst方程式进行计算，求出K^+平衡电位E_K。

表 3-1　哺乳动物骨骼肌细胞内、外主要离子的浓度

	细胞内液离子浓度（mmol/L）	细胞外液离子浓度（mmol/L）
Na^+	12.0	145.0
K^+	155.0	4.0
Cl^-	3.8	120.0
A^-	155.0	

注：A^- 代表有机离子

$$E_K = \frac{RT}{ZF}\ln\frac{[K^+]_o}{[K^+]_i}\ (mV)$$

式中 E_K 即 K^+ 平衡电位，R 是气体常数，T 是绝对温度，Z 是离子价，F 是法拉第常数；实验条件固定后，式中只有 $[K^+]_o$（细胞外钾离子浓度）和 $[K^+]_i$（细胞内钾离子浓度）是变量，分别代表膜外和膜内的 K^+ 浓度。如室温为 27℃，再把自然对数转换为常用对数，则上式可转化为：

$$E_K = 60\ \lg\frac{[K^+]_o}{[K^+]_i}\ (mV) = 60\ \lg\frac{4}{155} = -94.5\ (mV)$$

计算所得的 K^+ 平衡电位值是 -94.5mV，这与实际测得的细胞静息电位很接近。说明静息电位主要是由于 K^+ 的外向扩散形成的。如果改变细胞膜外 K^+ 的浓度，当 $[K^+]_o$ 增高时，测得的静息电位值减小，当 $[K^+]_o$ 降低时测得的静息电位值增大，其变化情况与根据 Nernst 公式计算值基本一致。由于膜对 Na^+ 有极小的通透性（只有 K^+ 通透性的 1/100～1/50），Na^+ 内流可以抵消一部分由 K^+ 外流造成的电位差，所以实际测得的静息电位值略高于经公式计算所得的 K^+ 平衡电位值。

（二）细胞的动作电位

在测定静息电位的实验装置中，给细胞施加刺激时，发现受刺激处细胞膜内电位迅速升高，超过零直至达到 +30mV，而后膜电位又迅速下降，恢复到静息电位水平。这种可兴奋细胞在静息电位基础上受到刺激时，出现快速、可逆的、可传播的细胞膜两侧的电位变化，称为动作电位（action potential，AP）。动作电位是细胞兴奋的标志。

1. 动作电位现象　动作电位的产生首先需要对细胞施加一个适当的刺激，通常在实验中，采用直流电通电刺激神经纤维，当刺激强度足够时，原有的静息电位 -70mV 迅速升高、负值消失，转而变成 +20～+40mV 的正电位，即膜电位由静息期的内负外正变为内正外负的状态，这种膜内电位升高的过程称为去极化（depolarization），其中去极超过 0mV 的部分称为超射（overshoot）。去极化构成了动作电位的上升支。去极化后，膜电位很快又恢复到静息期的内负外正状态，此恢复过程称为复极化（repolarization）。复极化构成动作电位的下降支。一次动作电位时程就包括一次去极化和一次复极化。

不同细胞的动作电位具有不同的形态。在哺乳动物的神经细胞和骨骼肌细胞，动作电位首先包括一个快速的去极化过程，称去极相；随后膜电位又迅速复极化至接近静息电位水平，称复极相，二者共同形成尖峰状的电位变化，称为锋电位。锋电位历时 0.5～2ms，电位变化幅度 90～130mV，具有动作电位的主要特征，被认为是动作电位的标志。锋电位之后，膜电位还要经历一些低幅而缓慢的波动，才能完全恢复到静息水平，这些波动称为后电位，包括前一段的小于静息电位的负后电位和后一段大于静息电位的正后电位（图3-3）。

2. 动作电位的产生机制 Na^+在细胞外的浓度远高于细胞内，但静息状态下细胞膜对Na^+通透性很低，这意味着转运Na^+的通道处于关闭状态。当用直流电通电刺激神经纤维时，由于外加电动势的影响，负电极下方细胞膜外表面积聚了负电荷，对应的膜内则积聚正电荷，这相当于负电荷由胞内流向胞外，或正电荷由胞外流向胞内的结果，这种电荷移动形成的电流称为出膜电流。其结果可中和静息状态下膜内的负电荷，使膜内电位升高。当达到某一临界值时（此临界值即为Na^+通道开放的阈电位，一般比原有静息电位高10～20mV），膜的Na^+通道被大量激活，通道蛋白质分子结构中出现了允许Na^+顺浓度移动的孔道，称之为通道的开放。

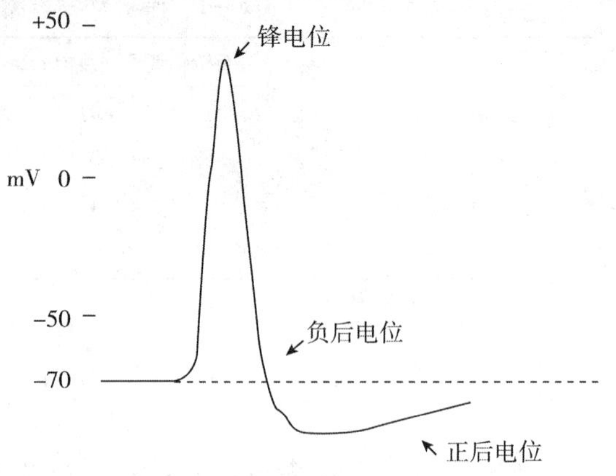

图3-3 神经细胞动作电位示意图

在较多Na^+通道开放前提下，膜对Na^+的通透性随之迅速增大，此时Na^+的浓度梯度和膜两侧的电位差都是Na^+内流的动力，因此，在浓度差和电位差的推动下，Na^+大量流入膜内，使得膜内电位迅速升高，发生去极化。而去极化又进一步增加膜Na^+通道的开放，造成Na^+内流的正反馈或自生性增加。Na^+大量内流的结果，使膜内由负电位迅速变成正电位，形成了动作电位的去极化过程。随后，Na^+内流所造成的膜内正电位，成了Na^+进一步内流的阻力。当膜内正电位增大到足以阻止由浓度差推动的Na^+内流时，经膜的Na^+净内流变为零（这时膜两侧电位差就是Na^+平衡电位，按Nernst公式计算出的Na^+平衡电位数值与实际测得的动作电位超射值基本一致）。与此同时，膜内电位的升高促使膜上一种K^+通道（亦是电压门控通道）开放，于是K^+在浓度差和电位差的推动下由膜内向膜外扩散，使膜内电位由正值变为负值，直至恢复到静息电位水平，形成动作电位的复极化过程。

每次动作电位发生后，膜电位恢复至静息水平，但膜内、外离子浓度尚未恢复，细胞内Na^+浓度和细胞外K^+浓度均有微量增加，这一变化能激活膜上的钠-钾泵，钠-钾泵启动后，将进入细胞内的Na^+泵出，并同时将外流的K^+泵入细胞，以恢复到接受刺激前细胞内、外的离子分布状态。同时，Na^+通道的失活状态被解除，恢复到备用状态，膜对K^+的通透性也恢复正常，此时细胞又能接受新的刺激，为下一次的动作电位的发生做好准备。

近年电压钳技术的出现，可以对跨膜离子流直接测定。结果表明，当使膜内电位由静息水平（-65mV）突然固定到某一值（-9mV），首先有内向Na^+电流，然后出现外向的K^+电流，由此可计算膜电导（用G表示电导，是膜通透性的同义词）的改变：先是G_{Na}被激活，但1～20ms即恢复到原先水平，处于失活状态，这是动作电位上升支出现的基础；G_K激活缓慢，并在设定电位持续期间内一直维持在较高水平，这是动作电位复极到静息电位水平的基础。根据电压

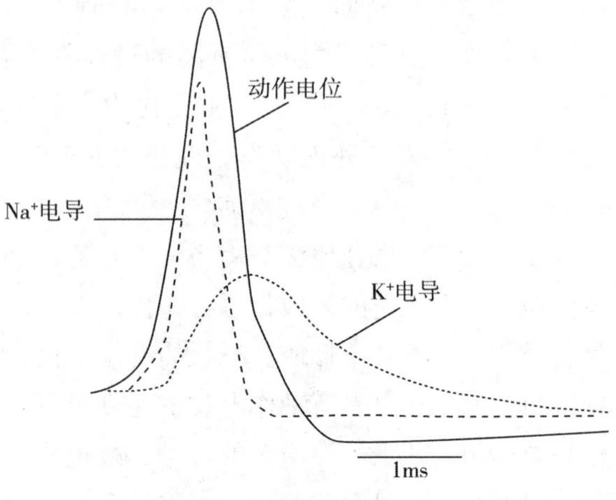

图3-4 电压钳实验中测得的G_{Na}和G_K的变化过程

钳实验中测得的 G_{Na} 和 G_K 的变化过程，可以算出当膜电位不被人为固定时，相应的 Na^+、K^+ 电流在膜上引起的电位变化，其形状与实际记录到的动作电位波形是一致的（图 3－4）。除直流电刺激以外，其他性质的刺激，只要能够达到阈强度，使膜电位升高到阈电位水平，即能引起动作电位。哺乳动物的神经和肌细胞的静息电位为－70～－90mV，其阈电位为－50～－70mV。

将一个电源的正负两极置于神经纤维细胞膜表面，由于外加电动势的影响，负电极下方负电荷由胞内流向胞外，使膜内电位升高，出现去极化；正电极下方负电荷由胞外流向胞内，产生入膜电流，其结果使膜内电位比静息电位更低，负值加大，这种电位变化称为超极化。

3. 细胞发生动作电位期间兴奋性的周期性变化 神经和肌细胞在接受一次刺激发生兴奋时（即发生动作电位时），其兴奋性会发生一系列的变化。在兴奋的最初阶段，即使再给予刺激，无论强度多大，细胞都不能再发生兴奋，此时细胞的兴奋性为零，这段时期称为绝对不应期（absolute refractory period，ARP）。紧接着此期之后，细胞对原来的阈刺激仍然不能产生兴奋，但如果给予阈上刺激，则有可能产生新的兴奋，且所需的刺激强度随时间而逐渐减小，表明兴奋性在逐渐恢复，这段时间称为相对不应期（relative refractory period，RRP）。在相对不应期之后，只要用阈下刺激就能够引起细胞兴奋，表明细胞的兴奋性高于正常水平，称为超常期（supernormal period）。随后，细胞的兴奋性又转入低于正常的时期，需要用阈上刺激才能引起细胞的再次兴奋，称为低常期（subnormal period）。经过上述周期性变化后，细胞的兴奋性才完全恢复正常。兴奋性的变化过程可用阈强度的数值来表示，在绝对不应期中，阈强度无限大；相对不应期中，阈强度由大于正常水平逐渐恢复到正常水平；超常期中阈强度比正常水平低；低常期中阈强度又高于正常水平（图 3－5）。

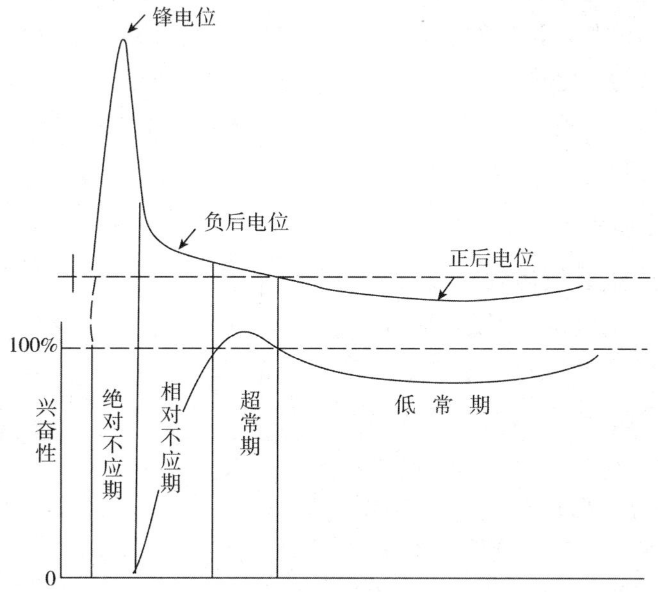

图 3－5 动作电位的组成及其与兴奋性周期的对应关系

细胞发生动作电位期间兴奋性的周期性变化，实际上是由 Na^+ 通道的功能状态及膜电位水平决定的。Na^+ 通道有开放、失活和备用三种状态。在去极化过程中，Na^+ 通道激活，处于开放状态。此时，膜上所有的 Na^+ 通道都完全开放，当新的刺激来临时，无论刺激有多强，Na^+通道均不能进一步开放，也不能有新的 Na^+通道开放，因此，也就无法产生新的兴奋；从复极化初期至复极到 -55mV 这段时间，Na^+通道处于开放后的失活状态，此时Na^+通道关闭，且无论多强的刺激也不能使之重新开放，因此，也无法产生新的兴奋。故从去极化至复极到 -55mV 期间，细胞处于绝对不应期中。从复极化到 -55mV 开始，Na^+通道的活性开始恢复，并向备用态过渡，此时如果施加较强的刺激，Na^+通道可以开放，即为相对不应期。随后，Na^+通道完全恢复至备用态，但膜电位尚未恢复，仍高于静息电位，更接近 Na^+通道开放的阈电位，因此，阈下刺激即可能产生新的兴奋，即为超常期。随后，细胞膜电位转而低于静息电位水平，更加远离 Na^+通道开放的阈电位，故需要阈上刺激才有可能产生新的兴奋，即为低常期。

神经纤维和骨骼肌细胞的绝对不应期为 0.5 ~ 2.0ms，相当于动作电位的锋电位时期；相对不应期约有 3ms，超常期约有 12ms，二者在时程上与负后电位相对应；低常期约 70ms，与正后电位相对应。由于动作电位在锋电位期间，细胞处于绝对不应期，此段时期内不可能再接受刺激产生新的动作电位，因此，就不可能发生一次锋电位与下一次锋电位之间的叠加。也就是说当细胞发生连续兴奋时，无论给予刺激的频率有多高，所获得的锋电位都是独立分开的，而相继两个锋电位间的最短间隔时间，取决于绝对不应期的长短。因此，绝对不应期的长短就决定了细胞单位时间内能产生兴奋的最大频率，例如，哺乳动物的粗大神经纤维的绝对不应期为 0.3ms，那么它在 1s 内能产生兴奋的最多次数理论上不会超过 3333 次。实际上在体内的自然情况下，它能够产生兴奋的最高频率是大大低于理论上的最高值的。

4. 动作电位的特性　动作电位具有“全”或“无”（all or none）的特性。所谓“全”，是指当给予阈刺激或阈上刺激时，同一细胞产生的动作电位的幅度都是相同的，即动作电位的幅度不随刺激强度的增强而增大；所谓“无”是指如果刺激强度达不到阈值（阈下刺激），就没有动作电位的发生。动作电位的另一特性是能够沿细胞膜向整个细胞传播，如果膜的各部分的极化状态是一致的，则膜各处的动作电位幅度也是相同的，即动作电位在传导过程中其幅度是不会衰减的。动作电位的第三个特性是由于绝对不应期的存在，锋电位不可能发生总和。

（三）细胞的局部兴奋

施加给细胞的刺激必须达到阈值，才能使细胞膜去极化达到阈电位，引起 Na^+通道的大量开放，产生动作电位。如果刺激强度不足以达到阈值，细胞膜是否会有所反应呢？膜电位是否发生变化呢？实验证明，阈下刺激会使受刺激局部的细胞膜 Na^+的通透性轻微增加，引起少量 Na^+内流，使膜电位升高，细胞膜发生一定程度的去极化（图 3 -6），这种局部去极化称为局部反应（local response）或局部兴奋（local excitation）。

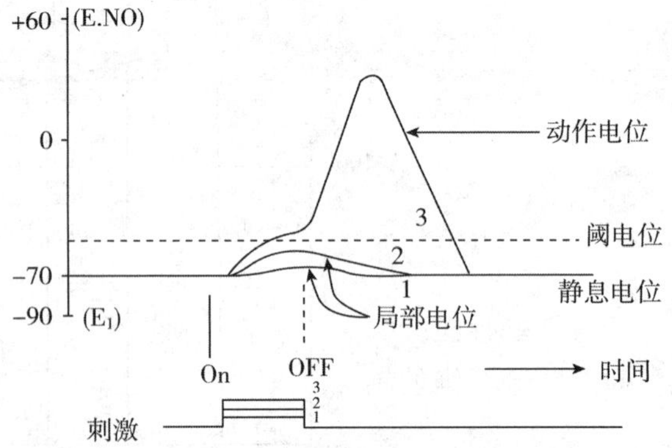

图 3 -6　细胞的局部兴奋示意图

局部兴奋与动作电位相比，有以下特征。①向周围紧张性扩布。发生在膜某一点的局部兴奋，可使邻近膜也发生轻度去极化，其去极化程度随扩布距离的增加而减小以至消失，因此，这种扩布是衰减性的，不能作远距离传播。②不是“全”或“无”的。它可随阈下刺激强度增强而增大。③可以总和。局部兴奋不存在不应期，所以两个阈下刺激引起的局部兴奋可以叠加即总和。如在膜的相邻两点同时给予阈下刺激，则引起的相邻的局部反应的总和称为空间总和（spatial summation）。如在膜的同一点先后给予两个阈下刺激，则先后产生的局部反应的总和称为时间总和（temporal summation）。如果局部反应经过总和使膜去极化程度达到阈电位水平，就可以产生动作电位。所以，细胞的兴奋可由一次阈刺激或阈上刺激引起，也可由两次以上的阈下刺激、经局部反应的总和而引起。

二、兴奋在同一细胞上的传导

（一）兴奋传导的机制

兴奋在细胞的某一点产生后，可以不衰减的在同一细胞膜上传导，其机制可用局部电流学说（local current theory）来阐明。以无髓神经纤维为例，静息时神经纤维膜两侧是内负外正的极化状态。当受到刺激时，在刺激部位由于膜的去极化使膜两侧的电位发生倒转，由原来的内负外正变为内正外负，即产生兴奋。这样，兴奋的部位与邻近的未兴奋部位之间就形成了电位差，导致电荷的移动，在膜外正电荷由未兴奋部位向兴奋部位移动，在膜内正电荷则由兴奋部位向未兴奋部位移动，从而形成了局部电流。局部电流在未兴奋部位出膜，当达到一定强度后，便会引起未兴奋部位细胞膜去极化达到阈电位，产生兴奋。这样的过程连续在膜上进行下去，就使兴奋沿着整个细胞膜传导。可见，兴奋的传导实质上是通过局部电流沿着细胞膜不断产生新的兴奋，因此，在传导过程中动作电位的幅度不衰减。沿着神经纤维传导的兴奋（或动作电位）称为神经冲动（nerve impulse）（图3－7）。

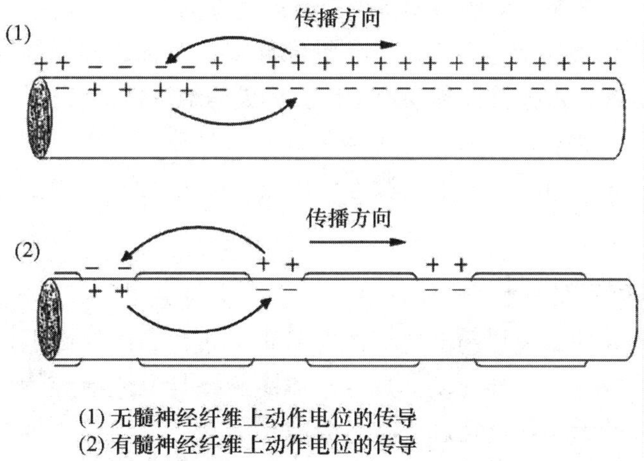

图3－7　神经纤维上动作电位的传导机制

有髓鞘神经纤维的兴奋传导同样是通过局部电流来实现的，但它的传导是跳跃式的，因为有髓鞘纤维的轴突外面包裹着比较厚的不导电的不允许离子通过的髓鞘，只有在郎飞结处的轴突膜与细胞外液接触，而且郎飞结处的轴突膜含有丰富的 Na^+ 通道，因此，局部电流只能在郎飞结处出膜，动作电位也只能在郎飞结处发生，然后再与下一个郎飞结间形成局部电流，使下一个结处的膜兴奋，如此形成了兴奋从一个郎飞结传导到下一个郎飞结的跳跃式传导（saltatory conduction）（图3－7）。

跳跃式传导的方式使有髓神经纤维的传导速度比无髓神经纤维快得多，而且在有髓神经纤维，动作电位传导相同的距离所需要转运的离子更少，所消耗的能量也就更少，因此，更加节能。

（二）神经纤维的传导速度与分类

一般说来，兴奋的传导速度与神经纤维的直径成正比。有髓鞘纤维的直径指的是轴突和髓鞘合起来的总直径。例如，人体的较粗的有髓鞘纤维的传导速度可以达到每秒100m左右，而细的无髓鞘纤维的传导速度每秒仅有1m左右。

根据传导速度和后电位的差异，哺乳动物的神经纤维可划分为A、B、C三类。

（1）A类　包括有髓鞘的躯体传入和传出纤维，直径为1～22μm，传导速度为12～120m/s，根据其平均传导速度的快慢，可以把A类纤维分为α、β、γ、δ四类。

（2）B类　是有髓鞘的自主神经的节前纤维，直径1～3μm，传导速度<15m/s，其后电位的特点是没有负后电位，但是正后电位较明显。

（3）C类　包括无髓鞘的躯体传入纤维和自主神经纤维的节后纤维，直径0.3～1.3μm，传导速度<2.3m/s。无髓鞘的躯体传入纤维没有负后电位，但正后电位特别明显，自主神经节后纤维的负后电位则比较明显，正后电位持续的时间比较长。

（三）兴奋传导的特征

（1）完整性　细胞在结构和生理功能上的完整性，是保证兴奋在同一细胞上传导的前提。如果神经纤维被切断，兴奋就不可能通过其断口，如果神经纤维受到麻醉药或低温的作用而破坏其生理功能的完整性，也会导致兴奋传导的阻滞。如临床上使用的一些局麻药就是通过作用于细胞膜上相应的离子通道，阻断神经纤维上的兴奋传导而起麻醉效应的。

（2）双向性　当神经纤维细胞膜上某一点发生动作电位时，因局部电流可向相反的两个方向流动，因此，兴奋能由受刺激的部位同时向相反的两个方向传导。

（3）绝缘性　一条神经干包含着许多条神经纤维，但各条神经纤维能各自传导各自的兴奋而基本上互不干扰，这种特性称为绝缘性。传导的绝缘性能使神经调节更为精确。

（4）相对不疲劳　兴奋在同一细胞上的传导不容易疲劳。由于神经传导耗能极少，在实验条件下，用每秒50～100次的电刺激连续刺激神经12小时，神经纤维始终保持着传导兴奋的能力。

（四）影响兴奋传导的因素

由于动作电位传导的原理是局部电流的电紧张扩布，因而局部电流的强度、传播的速度就直接影响到动作电位的传导速度。局部电流的传播与电流沿导体传导类似，其影响因素如下。①细胞直径的大小：直径越大，电阻越小，动作电位传导越快。②动作电位去极化的幅度：不同细胞动作电位去极化的幅度不同，去极化幅度越大，形成的局部电流就越强，动作电位传导越快。③有髓神经纤维比无髓神经纤维传导快。

三、兴奋在不同细胞间的传递

细胞与细胞之间联系的方式不同，故而动作电位在不同细胞间的传递机制也不同，主要有两种形式：动作电位通过缝隙连接的传导，以及动作电位通过神经突触或神经—肌接头的传递。

（一）动作电位通过缝隙连接的传导

在某些组织，如心肌和平滑肌细胞间存在着缝隙连接，在缝隙连接部位相邻的两个细胞的膜靠得很近。每侧细胞膜上都规则的排列着一些称为连接体的蛋白颗粒。每个连接体都是由6个称为连接子的单体蛋白形成的同源六聚体，中央形成一个亲水性孔道。两侧膜上的连接体端相互连接，使两个连接体的亲水性孔道对接，形成了允许离子通过的通道。这些通道通常是开放的，便于相邻的细胞间进行离子交流。当一个细胞兴奋时，局部电流可经缝隙连接在相邻的两个细胞间形成，从而迅速引起另一个细胞产生动作电位。由于动作电位通过缝隙连接的传导也是以局部电流的形式实现的，因此传导速度极快，这有利于这些组织细胞的同步活动。如心肌细胞几乎是同时收缩的，以保证心脏的正常泵血功能。

（二）动作电位在神经－肌接头处的传递

1. 神经－肌接头的结构 支配骨骼肌的运动神经是来自脑和脊髓的运动神经元。运动神经元的轴突在接近肌肉时，失去髓鞘同时分出若干末梢分支，一般情况下每一分支支配一根肌纤维。一个运动神经元连同它所支配的所有肌纤维一起构成一个运动单位。

神经－肌接头（neuromuscular junction，NMJ）是指运动神经末梢膜与肌膜相接触的部位。电镜下可以看到（图3－8），运动神经纤维的末梢部分膨大，嵌入至肌膜的凹陷中。神经纤维末梢（神经末梢）的膜称为接头前膜，凹陷的这部分肌膜称为接头后膜或终板膜（endplate membrane），二者之间有约50nm的接头间隙。神经末梢内含有丰富的线粒体和大量的囊泡，囊泡的直径约为50nm，其内含有乙酰胆碱（ACh），称为突触囊泡或突触小泡。终板膜由肌膜特化而成，它又向细胞内凹陷形成许多皱褶，从而增加了终板膜的面积。在皱褶处密集分布着N_2型乙酰胆碱受体，此外，还含有可水解ACh的胆碱酯酶。

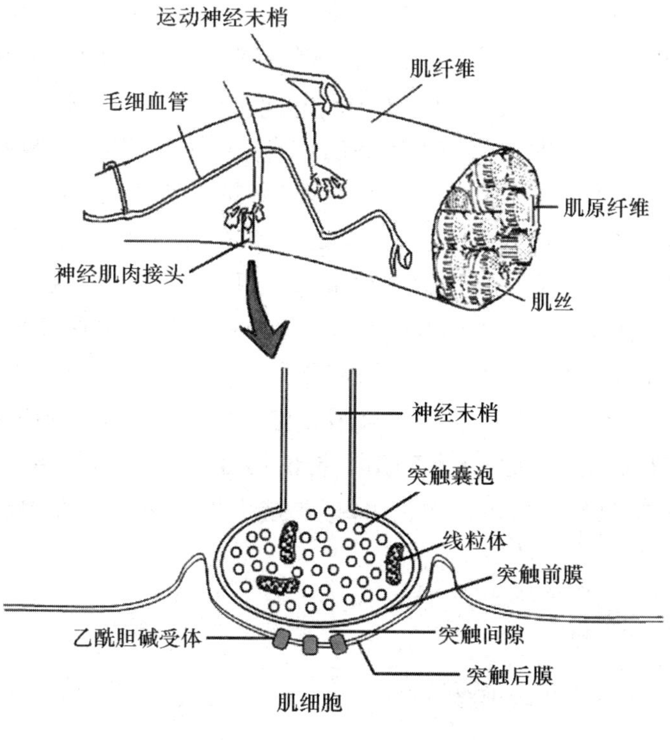

图3－8 神经－肌接头结构示意图

2. 神经－肌接头处的兴奋传递 神经－肌接头处的兴奋传递是借助ACh这种化学递质来完成的。ACh在胞浆中合成，贮存在囊泡内。当神经末梢处于安静状态时，只有少数囊泡随机释放，进入间隙的ACh很少，使接头后膜只产生微弱的去极化，无法引起肌细胞兴奋。当神经末梢处有神经冲动传来时，神经末梢膜上的电压门控式的Ca^{2+}通道开放，引起

大量 Ca^{2+} 内流入接头前膜内。Ca^{2+} 内流的作用可能有：降低轴浆的黏滞性，增加囊泡的可移动性及中和接头前膜内的负电荷，使囊泡易与前膜融合等。在 Ca^{2+} 的作用下，大量囊泡移向前膜并与之融合，以出胞的方式将贮存的 ACh 释放至接头间隙内。每个囊泡释放时总是将其中所含的全部 ACh 分子释放出来，这种以囊泡为单位的倾囊释放被称为量子释放（quantal release）。因此，每次神经冲动释放出的 ACh 分子数总是囊泡所含 ACh 的倍数。足量的 ACh 扩散到终板膜，与终板膜上的 N_2 型 ACh 受体结合，这种受体本质上就是一种化学门控通道，ACh 与之结合后会引起通道蛋白质的构型改变，导致离子通道开放，终板膜对 K^+ 和 Na^+ 的通透性增加，其中以 Na^+ 内流以主。其结果是使终板膜电位从原有 -55mV 的静息电位去极化到 0mV。这个去极化的电位称为终板电位（endplate potential，EPP）。终板电位是局部兴奋，因为终板膜处没有产生动作电位所必需的电压门控钠通道，因此，不能产生动作电位。但终板电位能以电紧张的方式影响其周围正常的骨骼肌细胞膜（肌膜），使肌膜发生去极化。当肌膜去极化达到阈电位水平时，就可以引发动作电位，随后动作电位将沿着肌膜向整个肌细胞扩布，最终完成了神经-肌接头兴奋传递的全过程。ACh 在完成信号传递作用后，就会从受体上解离下来，被终板膜上的胆碱酯酶水解而失活，终板电位随即消失。

3. 神经-肌接头兴奋传递的特征 神经-肌接头处的兴奋传递要依赖化学物质（ACh）来实现，从 ACh 的释放到终板电位的形成，存在一系列化学过程，故称为化学性兴奋传递。

（1）单向传递 因为只有接头前膜能释放 ACh，终板膜上具有接受 ACh 作用的受体。所以神经-肌接头处的兴奋传递只能从接头前膜传向终板膜，不能反向传递。

（2）时间延搁 虽然接头前、后膜相距仅 50nm，但神经-肌接头处的兴奋传递要历时 0.5~1.0ms，比兴奋在同一细胞上的传导要慢。这是因为传递时需要前膜释放 ACh，ACh 扩散到终板膜，并与受体相互作用等过程，这些均需要一定的时间。

（3）易受药物和其他环境因素的影响 神经-肌接头的兴奋传递是一个涉及神经递质的合成、释放、与受体作用及灭活等多环节的复杂过程，神经-肌接头又处于内环境之中，因此，ACh 的合成、释放、与受体作用及灭活等多个环节都可能受药物和其他环境因素的影响。至少有几十种药物通过作用于不同的环节，影响神经-肌接头的兴奋传递。如密胆碱竞争胆碱乙酰基转移酶，从而抑制 ACh 合成；肉毒杆菌毒素抑制 ACh 释放；箭毒类药物通过与 ACh 竞争终板膜上的 ACh 受体而阻断神经-肌接头的兴奋传递；毒扁豆碱可抑制胆碱酯酶的作用，抑制 ACh 的水解，致使 ACh 在接头处积聚，增强神经-肌接头的兴奋传递。

四、骨骼肌的收缩

（一）骨骼肌的兴奋-收缩耦联

骨骼肌细胞膜凹陷形成横管，滑面内质网即肌质网构成纵管，纵管靠近横管处形成终末池。每一横管和其两侧的终末池共同构成三联管（triad）结构，此处横管膜与终末池非常靠近。骨骼肌安静时细胞内的 Ca^{2+} 约有 90% 以上贮存于终末池中。

当动作电位经神经-肌接头处传递到骨骼肌细胞膜上时，此动作电位能够沿肌膜传导至横管膜（它是肌膜的延续），其上存在着 L 型钙通道。在骨骼肌细胞，L 型钙通道是对电位敏感的信号分子，而非通过离子通道发挥作用。因此，横管膜上的动作电位会引起 L 型钙通道分子构象的改变，随后激活与之相近的终末池膜上的 Ryanodine 受体，后者也是一种钙释放通道，其开放可引起终末池内贮存的 Ca^{2+} 大量释放入胞质中，使胞质内的 Ca^{2+} 浓度由静息时的 10^{-7}mol/L 以下上升至 10^{-7} ~ 10^{-5}mol/L。升高的胞质内钙随后触发骨骼肌的收缩。当肌细胞收缩过后，升高的胞质内钙浓度又随即激活肌质网膜上的钙泵（图 3-9）。钙泵是一种 Ca^{2+} 依赖式 ATP 酶，约占肌质网蛋白总量的 60%，其能将胞质中的 Ca^{2+} 逆浓度转运回终末池内贮存，从而使胞质中的 Ca^{2+} 浓度迅速降低，引起骨骼肌舒张。

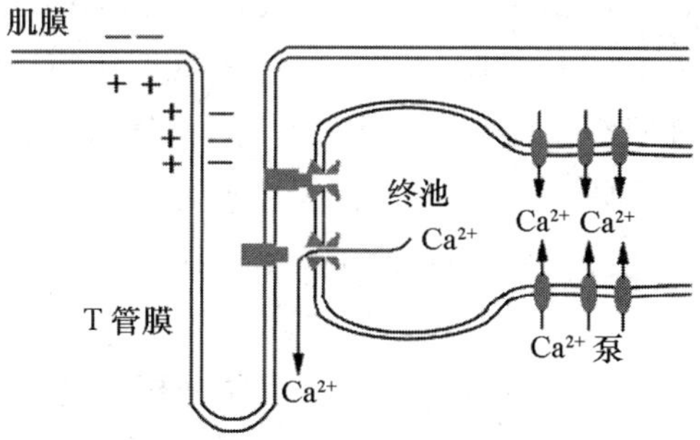

图 3-9　骨骼肌纤维终末池中 Ca^{2+} 的释放过程

（二）骨骼肌的收缩原理

1. 肌丝的分子组成　骨骼肌细胞的肌原纤维由粗肌丝和细肌丝组成（图 3-10）。

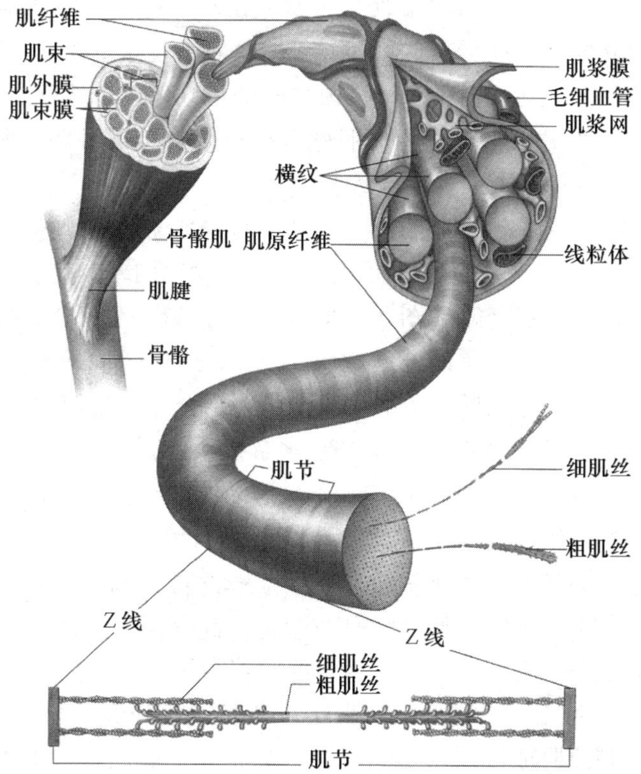

图 3-10　骨骼肌细胞的微细结构

（1）粗肌丝的分子组成及横桥的特征　粗肌丝的直径为 10 ~ 15nm，长1.5μm。构成粗肌丝的主要成分是肌球蛋白（亦称肌凝蛋白）。一条粗肌丝由 200 ~ 300 个肌球蛋白分子组成。每个肌球蛋白分子长约 150nm，包含一个杆状的尾部和两个球形的头部。众多肌球蛋白分子杆状的尾部都朝向 M 线方向平行排列，集合成束，构成粗肌丝的主干；球形的头部则两两分子相对，有规律地分布在粗肌丝的两端，每对之间相隔一定的距离并变换 60°的角度。粗肌丝的球形头部和与之相连的一小段杆状桥臂一起由主干向外伸出，构成横桥（cross - bridge）。横桥可与细肌丝中的肌动蛋白结合，且具有 ATP 酶的活性，能结合并水解 ATP，为自身拖动细肌丝滑行提供所需的能量。

（2）细肌丝的分子组成及其作用　细肌丝直径为5～7nm，长约1μm，由肌动蛋白（亦称肌纤蛋白）、原肌球蛋白（亦称原肌凝蛋白）和肌钙蛋白三种蛋白质组成。

肌动蛋白分子单体成球状，两列肌动蛋白的单体聚合成双螺旋体，即每对肌动蛋白单体与前一对肌动蛋白单体所在的平面成60°角，依次排列形成双螺旋体并构成细肌丝的主干。在每一个球形肌动蛋白的单体上，都有一个能和肌球蛋白结合的位点。

原肌球蛋白是由两条肽链相互缠绕形成的双螺旋状的长杆状分子，在细肌丝中与肌动蛋白双螺旋结构相并行并覆盖在肌动蛋白的结合位点上。肌肉安静时，原肌球蛋白疏松地附在肌动蛋白链上，恰好可以把肌动蛋白上的各结合位点覆盖住，从而阻碍了肌动蛋白和肌球蛋白之间的结合和相互作用。

肌钙蛋白分子呈球形，由 C、T、I 三个亚单位构成。C 亚单位上有 Ca^{2+} 的结合位点，能与肌浆中的 Ca^{2+} 结合并启动肌纤维的收缩活动；静息状态下，T 亚单位和 I 亚单位分别将肌钙蛋白分子与原肌球蛋白和肌动蛋白紧密相连，以确保原肌球蛋白将肌动蛋白的结合位点遮盖。当 C 亚单位与 Ca^{2+} 结合时，肌钙蛋白发生构象改变，导致 I 亚单位与肌动蛋白的结合减弱，原肌球蛋白分子随即构象改变而发生扭动，从而暴露出肌动蛋白上的结合位点，此位点一暴露便立即与肌球蛋白的横桥结合。原肌球蛋白和肌钙蛋白不直接参加肌丝的滑行，但可影响并控制肌动蛋白和肌球蛋白之间的相互作用，故称之为调节蛋白质（regulatory protein）。而肌动蛋白和肌球蛋白与肌丝滑行有着直接的关系，所以两者被称为收缩蛋白质（contractile protein）。

2. 肌丝滑行的基本过程　当肌浆中的 Ca^{2+} 浓度增加到某一阈值时，肌钙蛋白结合了足够量的 Ca^{2+}，从而引起肌钙蛋白和原肌球蛋白先后发生构象改变，导致原肌球蛋白发生扭动使肌动蛋白上的结合位点暴露（图 3－11）。结合位点一旦暴露，粗肌丝的横桥头部立即与肌动蛋白分子相互作用进入所谓的横桥周期（cross－bridge cycling）。首先，与粗肌丝的主干垂直并处在高势能状态的横桥头部与肌动蛋白结合并向暗带的中央方向扭动45°，拖动细肌丝向肌节中央方向滑行，此过程由 ATP 水解提供能量。随后，横桥与肌动蛋白解离并回位，再与肌动蛋白分子新的结合位点结合并扭动，继续拖动细肌丝向肌节中央方向滑行。由于粗肌丝众多的横桥不是同步活动的，而是处于横桥周期的不同状态，因此使得肌丝的收缩成为一个连续的过程。由于细肌丝向粗肌丝之间滑行，使得肌小节长度变短，最终导致肌原纤维以至整个肌细胞和整块肌肉的缩短，此学说称为滑行学说。肌浆中 Ca^{2+} 浓度的增加，又可激活肌质网膜上的钙泵。钙泵将肌浆中的 Ca^{2+} 逆浓度差再转运回到肌质网中，从而使肌浆中 Ca^{2+} 浓度大大降低。当肌浆中 Ca^{2+} 浓度降低到某一阈值时，Ca^{2+} 与肌钙蛋白解离，肌钙蛋白和原肌球蛋白恢复到安静时的状态，肌动蛋白上的结合位点重新被覆盖，肌球蛋白横桥头无法与结合位点结合，细肌丝就从粗肌丝中间退出并恢复原位，导致了肌肉舒张（图 3－12）。

肌丝滑行过程中，Ca^{2+} 与肌钙蛋白的结合和分离是关键，而 Ca^{2+} 与肌钙蛋白是结合还是分离，取决于肌浆中 Ca^{2+} 的浓度。肌肉在安静时，肌浆中 Ca^{2+} 的浓度低于 10^{-7}mol/L，在肌肉开始兴奋后的短时间内，则可以迅速达到 10^{-5}mol/L，从而使 Ca^{2+} 与肌钙蛋白结合，触发肌丝滑行。而 Ca^{2+} 浓度的迅速升高，则是在兴奋－收缩耦联的作用下，终池内贮存的 Ca^{2+} 快速释放进入肌浆的结果。

（三）骨骼肌收缩的外在表现

1. 等张收缩和等长收缩　肌肉收缩时可发生长度和张力的变化，其具体表现取决于肌

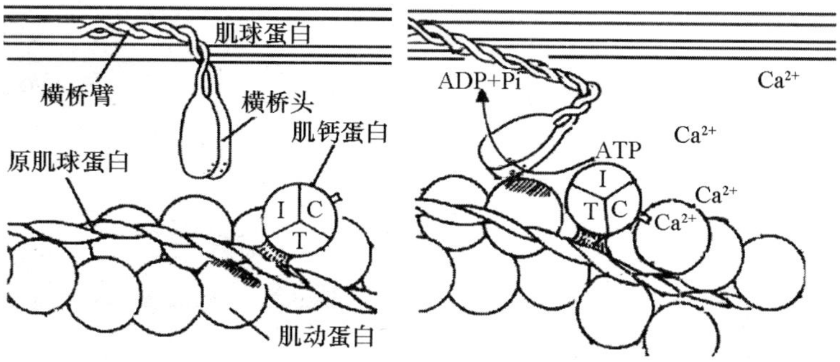

图 3－11　肌浆中 Ca^{+} 浓度增加导致肌动蛋白上结合位点暴露的图解

I、T、C：分别代表肌钙蛋白的三个亚单位

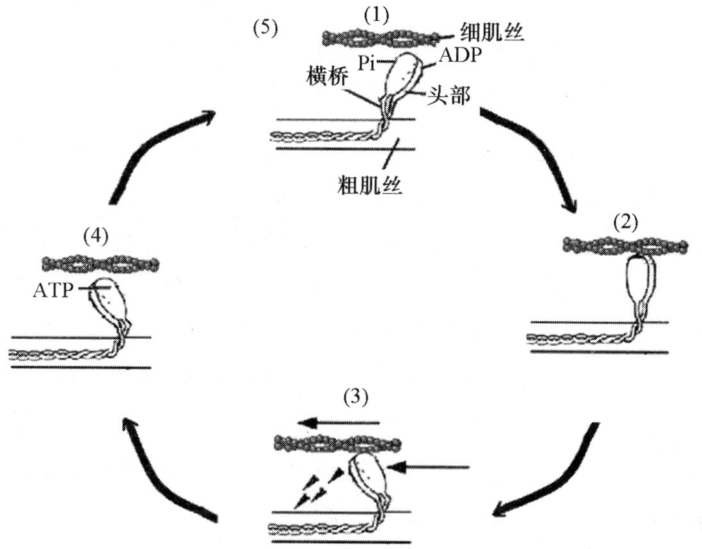

图 3－12　肌丝滑行基本过程示意图

肉能否自由地缩短。等长收缩（isometric contraction）又称静力性收缩，表现为肌肉收缩时长度不变而张力升高。等张收缩（isotonic contraction）又称动力性收缩，是指肌肉收缩时仅表现为长度的缩短而张力不变。人体运动时，这两种收缩形式都有，而且经常是两种收缩形式的复合，既有长度的缩短又有张力的升高。但在人体肢体自由屈曲时，主要是有关肌肉的等张收缩；而伸直臂提一重物，在克服重物重力的过程中，主要是等长收缩。

2. 单收缩和收缩的复合　单收缩（single twitch）用单个电刺激作用于骨骼肌或支配骨骼肌的神经，可引起骨骼肌一次快速地收缩，称为单收缩。单收缩时的骨骼肌长度变化或张力变化，可以记录下来。无论等长或等张的单收缩，记录到的单收缩曲线大致相同，可划分为三个时期：从施加刺激的时刻到肌肉开始收缩，肌肉无明显的外在表现，这段时间为潜伏期；从肌肉开始收缩到收缩的最高点，这段时间为收缩期；从收缩的最高点恢复到肌肉未收缩前的张力或长度水平的这段时间，被称为舒张期。蛙腓肠肌等张收缩的潜伏期约为 10ms，收缩期约为 50ms，舒张期约为 60ms，整个单收缩的持续时间约为 120ms（图3－13）。

一块完整肌肉的单收缩强度与刺激强度有着密切关系。如刺激施加于支配肌肉的运动神经，当刺激强度过低（阈下刺激）时，该运动神经未发生兴奋，也就是说，其所支配的

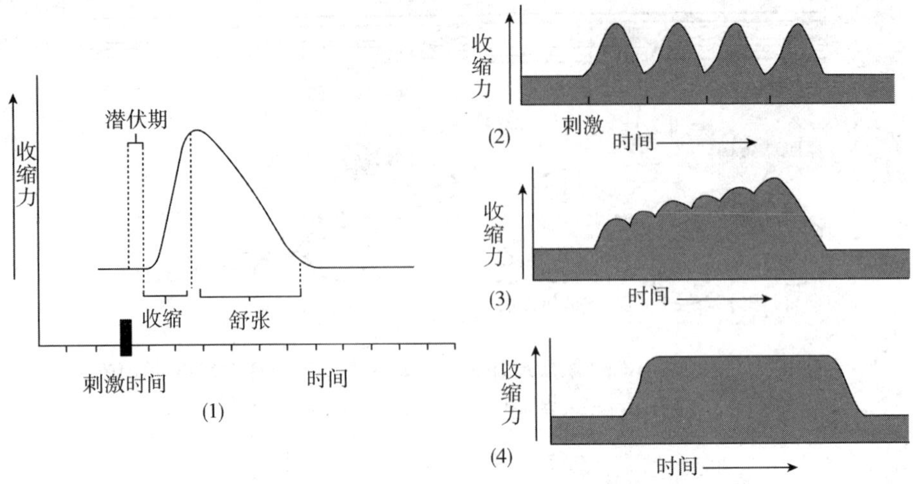

图 3-13　骨骼肌单收缩与复合收缩曲线

（1）单收缩；（2）连续单收缩；（3）不完全强直收缩；（4）完全强直收缩

运动单位未兴奋，因此，骨骼肌无收缩反应；当刺激强度增大达到阈值时（阈刺激），一部分兴奋性高的神经纤维发生兴奋，肌肉出现较小的收缩反应；如刺激强度进一步增大，一些兴奋性较低的神经纤维也发生了兴奋，从而使参与反应的运动单位数增加了，肌肉将出现较大的收缩反应。当刺激强度足够大时，全部运动单位都参与活动，肌肉便出现了最大的收缩反应。可见，在一定范围内增大刺激强度，肌肉收缩的强度随之增加，这是由于参与收缩的肌纤维在数量上增多的结果，因而可以理解为这是收缩的空间总和。

不仅刺激的强度影响骨骼肌收缩，刺激的频率对收缩也产生影响。刺激的频率会直接影响支配骨骼肌的运动神经上神经冲动的发放频率，进而影响骨骼肌的收缩强度。用一串电刺激（其强度能使全部肌纤维发生收缩）来刺激肌肉或其支配神经，如果刺激的间隔长于单收缩的时程，骨骼肌会出现一串各自分离的单收缩；如果刺激间隔短于单收缩的时程，则会出现收缩的复合，复合收缩可能会发生两种情况：若刺激间隔长于单收缩的收缩期，但后来的刺激均在前一收缩的舒张期结束前到达肌肉，则形成不完全强直收缩（incomplete tetanus），在其收缩曲线中仍可分辨出各个收缩波；若刺激频率再增加，后来的刺激在前一收缩的收缩期结束之前到达肌肉，则各次收缩的张力变化或长度缩短便会完全融合起来，收缩波就难以分辨，肌肉维持于稳定的持续收缩状态，形成完全强直收缩（complete tetanus）。完全强直收缩的力量可以达到单收缩的 4 倍。正常机体内肌肉的收缩一般都是完全强直收缩（图 3-13），其持续时间可长可短，取决于运动神经持续发放冲动的时间长短。在强直收缩中，收缩强度的增大是由于前后刺激引发的单收缩进行了叠加，这可以理解为是收缩的时间总和。需要注意的是，强直收缩中的肌肉收缩波虽然可以融合，但引起收缩的肌膜上的动作电位并不融合，它们始终是各自分离的。

五、平滑肌的微细结构和收缩机制

平滑肌细胞一般呈梭形，中间部的直径为 2～10μm；其长度的可变性很大。平滑肌细胞内也具有同骨骼肌类似的肌丝结构，但与骨骼肌不同的是，细肌丝的数量明显多于粗肌丝，二者比例为（10～15）∶1，粗、细肌丝间互相平行，排列有序，虽然没有形成肌节结构，但形成了类似肌节的收缩单位。平滑肌细胞内没有 Z 线，与之功能相似的结构称为致密体，是细肌丝的锚定点。平滑肌细胞的细肌丝不含肌钙蛋白，粗肌丝同骨骼肌类似，也是由肌球蛋白构成，但其横桥的伸出方向在不同的方位上却是相反的，因此，粗、细肌丝的滑动范围可以延伸到细肌丝全长，使平滑肌具有较大的舒缩范围。

平滑肌细胞的肌管系统不发达，其横管系统缺少，肌膜仅形成一些纵向走行的袋状凹陷，使肌膜表面积增大，因此，动作电位无法迅速到达细胞深部，这可能是平滑肌收缩缓慢的因素之一。其肌质网也不发达，但肌质网膜上存在两种钙释放通道，分别是对 Ca^{2+} 敏感的 Ryanodine 受体和对三磷酸肌醇敏感（inositol triphosphate，IP_3）的 IP_3 受体。

平滑肌的收缩也是由肌浆中升高的钙浓度启动的，但其肌浆中钙浓度的升高有多种途径。首先，去极化刺激可激活肌膜上的电压门控钙通道，或机械牵张刺激激活肌膜上的机械门控钙通道，二者均可引起 Ca^{2+} 经通道内流入肌浆中，内流的 Ca^{2+} 一方面引起膜去极化产生动作电位，另一方面可激活肌质网上的 Ryanodine 受体，后者同样也是钙释放通道，激活后可引起肌质网释放 Ca^{2+}，使肌浆中的 Ca^{2+} 浓度迅速升高，这称为钙触发钙释放（Calcium－induced calcium release，CICR）机制。其次，一些化学信号，如神经递质、激素或药物，可通过肌膜上的 G 蛋白耦联受体—磷脂酶 C 途径生成 IP_3，后者作用于肌浆网上的 IP_3 受体。IP_3 受体是一种与 Ryanodine 受体结构类似的钙释放通道，其与 IP_3 结合后，通道开放而使肌质网释放 Ca^{2+}，这样，在膜电位无变化的情况下，引起肌浆中 Ca^{2+} 浓度的迅速升高。

由于平滑肌细胞的细肌丝不含肌钙蛋白，因此 Ca^{2+} 触发收缩的结合位点主要位于粗肌丝。升高的 Ca^{2+} 先结合于肌浆中的钙调蛋白形成复合物，后者可激活肌球蛋白轻链激酶，引起横桥磷酸化，导致横桥 ATP 酶活性提高，最终引起粗、细肌丝的滑行。肌浆 Ca^{2+} 可通过肌质网上的 Ca^{2+} 泵回收入肌质网内，也可经肌膜上的 Na^{+} － Ca^{2+} 交换体和钙泵转运至胞外，从而使 Ca^{2+} 浓度回降，肌球蛋白轻链激酶失活，横桥去磷酸化而导致肌肉舒张。由于 Ca^{2+} 被排出细胞外的过程缓慢，而且肌浆中 Ca^{2+} 浓度降低后，横桥与细肌丝的结合仍持续一段时间，因此，平滑肌的舒张过程很缓慢。

第三节　人体与环境

扫码"学一学"

人体作为一个独立的生命体，生活在自然界这个复杂多变的外环境中。而作为人体生命活动基本单位的细胞，则生活在人体内细胞外液这个相对稳定的内环境中。外环境中各种理化因素的改变，会以刺激的形式作用于人体，影响并改变人体内环境的稳定。而生命活动的本质就是机体通过协调各器官系统的功能活动，一方面对来自外环境的刺激作出反应，以适应外环境的变化得以生存；另一方面，恢复并维持内环境的稳定状态，以保证组织细胞正常的生命活动。因此，人体与外环境之间的相互作用和人体内环境稳态的维持，是生理学研究的核心问题。

一、人体与外环境

由于人生活在自然界中，所以把自然界称为人体的外环境（external environment）。外环境又分为自然环境和社会环境。

自然环境的影响因素包括物理因素、化学因素和生物因素，例如气温、气压、光照、温度、环境中的化学成分、微生物种类等。众多不断变化的理化因素，刺激着人体，引起人体通过相应生理功能的调节产生适应性反应，如在自然界光照的影响下，人体自身的日周期节律与光照变化发生了同步。当然，人体对自然环境变化的适应能力是有一定限度的，例如气温极度升高或降低，人体是无法适应的。但是人类具有主观能动性，可通过对环境的改造，使之适合于自己的需要。应该引起重视的是，人类对环境的改造不是随心所欲和无休止的。随着人类社会生活的发展、科学技术的进步，人类赖以生存的自然环境正在不断受到破坏，例如森林的过度砍伐、臭氧层空洞的形成、生态平衡的失调、全球气温的升高、灾难频发等等。这些改变是人类改造自然环境的结果，却对人类的健康和生存造成日益严重的威胁。如何改善自然环境，维持环境与人类之间的和谐统一及可持续发展，已成为目前全球关注和亟待解决的重大问题。

社会环境的影响包括社会因素和心理因素，是影响人体生理功能的另一个重要方面。由于心理因素与社会环境联系密切，故常称之为社会心理因素，它主要通过神经系统特别是大脑皮质的高级智能活动，影响着人体的功能活动。常见的社会环境刺激是人们工作和生活环境的压力，压力转化为紧张情绪，而过度的紧张将引起心理状态失去平衡，从而通过神经系统、内分泌系统和免疫系统活动的改变引起机体功能的变化。目前对人类健康威胁很大的一些疾病，如心血管疾病、恶性肿瘤、胃肠溃疡、一些皮肤病、代谢综合征等，都与社会心理因素有关。如何通过改善社会环境、提高人们的心理素质以增进人类健康，是21 世纪医学的重要课题。

可见，人与外环境之间存在两个方面的关系，一方面是外环境的变化对人的作用；另一方面是人的活动对外环境的影响。只有这两方面的关系达到良性平衡时，人才能保持正常的生理状态。

二、内环境与稳态

（一）体液和体液的分布

人体内的液体总量称为体液（body fluid），包括水分和溶解于其中的物质。体液总量约占身体重量的60%，按其分布可分为细胞内液和细胞外液两大类。细胞内的液体称为细胞内液（intracellular fluid），约占体液的2/3（约占体重的40%），是细胞内各种生物化学反应进行的场所；其余的液体分布在细胞外，称为细胞外液（extracellular fluid），约占体液的1/3（约占体重的20%），是细胞直接生活的液体环境。细胞外液的1/4（约占体重的5%）分布在心血管系统的管腔内，形成血浆；其余3/4（约占体重的15%）分布在全身的组织间隙中，称为组织液（interstitial fluid）。

（二）内环境

人体内绝大多数细胞与外界环境是没有直接接触的，它们的直接生活环境是细胞外液。一百多年前法国生理学家 Claude Bernard 首先提出了一个重要的概念，即细胞外液是细胞在体内直接所处的环境，故称之为内环境（internal environment），以区别于整个机体所处的外环境。

内环境是细胞直接进行新陈代谢的场所，细胞代谢所需要的 O_2 和各种营养物质只能从内环境中摄取，而细胞代谢产生的 CO_2 和代谢终末产物也直接排到细胞外液中，然后通过血液循环运输，由呼吸和排泄器官排出体外。同时，内环境还是细胞生活与活动的地方。它给细胞创造了一个适宜的生活环境，为细胞的各种化学生理反应提供合适的理化条件。

所以，内环境对于细胞的生存以及正常生理功能的维持非常重要。如在离体器官灌流的动物实验中，所用灌流液的化学成分、含氧量、pH、温度与渗透压等，必须与这些动物的血浆情况十分相近（表3－2），只有这样离体器官才能在一段时间内保持接近于正常功能的活动状态。

表3－2　血浆与生理盐溶液成分对照

	任（Ringer）氏液（用于蛙心灌流，g）	蛙血浆（g）	乐（Locke）氏液（用于哺乳动物，g）	哺乳动物血浆
NaCl	0.65	0.55	0.9	0.7
KCl	0.014	0.023	0.042	0.038
$CaCl_2$	0.012	0.025	0.024	0.028
$NaHCO_3$	0.02	0.1	0.02	0.23
NaH_2PO_4	0.001	0.002	-	0.036
葡萄糖	-	0.04	0.1～0.25	0.07
水	到100ml	100ml	到100ml	100ml

（三）内环境稳态

在正常生理情况下，机体通过血液循环、呼吸、消化、泌尿等各个系统的密切配合，不断从外环境摄取细胞外液所需的氧气和营养物质，同时将细胞外液中的代谢产物不断排出体外，以保证细胞外液的理化特性相对稳定。内环境理化因素保持相对稳定的状态，称为内环境的稳态（homeostasis），是细胞进行正常生命活动的必要条件。

内环境稳态不是指内环境中的各种理化因素保持固定不变，而是指这些理化条件在不断的变化中维持动态平衡状态。其包括两方面的含义，一方面是指细胞外液的化学成分、pH、温度、渗透压等理化特性保持相对稳定，不随外环境的变动而明显改变。例如自然环境的温度有春夏秋冬的变化，但人的体温总是稳定在37℃左右，变动范围不超过1℃；另一方面是指稳定状态并不是固定不变的，而是在一定范围内不断变化，处于动态平衡之中。

内环境稳态的维持是一个复杂的生理过程，是在神经体液调节下进行的，其对于维持整个人体和体内所有细胞的正常功能都是非常必要的。早在19世纪时，Claude Bernard就指出：内环境的稳定是“机体自由独立生活的必要条件”。人体的生命活动就是在内环境稳态不断被破坏和不断恢复的过程中，得以进行和保持的。其实，整个健康产业工作的目的就是尽其所能，维持每个人的内环境稳态。如果内、外环境的变化过于剧烈，超过了机体器官系统的适应能力，或者组织器官的功能活动出现异常而失去了对环境的适应能力，内环境理化条件就会发生较大变化，从而偏离正常水平而破坏了稳态，使生活于其中的细胞功能发生严重紊乱，导致疾病的发生甚至机体的死亡。例如，临床上的酸中毒，就是内环境的H^+浓度超过正常界限，破坏了内环境的正常酸碱环境，从而引起人体细胞的功能紊乱。可见，稳态的维持是极其重要的。而维持内环境稳态的方法是靠一系列生理调节。

扫码“学一学”

第四节　人体生理功能的调节

机体所处的环境时刻在变化，如何能适应各种不同生理情况和外界环境的变化，始终维持内环境稳态，将被扰乱的内环境因素重新恢复到正常范围。这种过程称为生理功能的调节。人体生理功能调节的方式有三种，神经调节（nervous regulation）、体液调节（humoral regulation）和自身调节（autoregulation）。这三种调节方式是相互配合、密切联系，但又各有其特点。

一、神经调节

神经调节是体内最普遍的一种调节方式，是指由神经系统对机体各组织、器官和系统的生理功能所进行的调节。神经调节的基本方式是反射（reflex）。反射是指在中枢神经系统参与下，机体对内、外环境的刺激做出的规律性的应答。反射活动的结构基础是反射弧（reflex arc），典型的反射弧由感受器、传入神经、神经中枢、传出神经和效应器五个部分组成。感受器能够感受机体内、外的环境变化，并将这种变化转换成神经信号（动作电位），通过传入神经纤维传到相应的神经中枢，中枢对传入信号进行分析综合后做出反应，再经传出神经纤维传至效应器，改变后者的活动状态。反射是机体重要的调节方式。人类和高等动物的反射又可分为非条件反射和条件反射。

神经调节的特点是：反应迅速、精确、作用部位局限、作用时间短暂。

二、体液调节

体液调节是指机体的内分泌腺或内分泌细胞分泌的一些特殊的化学物质，经体液运输到达特定的组织或器官并对其活动进行调节的过程。这些由内分泌腺或内分泌细胞分泌的，携带某种生物信号，调节组织细胞功能的化学物质称为激素（hormone）。激素作用的细胞称为靶细胞。

有些激素依靠血液运输至远隔的靶细胞，从而实现对靶细胞的调节功能，此为远距分泌。例如甲状腺分泌的甲状腺激素就是通过这种形式实现其对代谢活动的调节。有些激素分泌出来后，仅在局部经组织液的扩散，作用于邻近的靶细胞，调节这些细胞的活动，此为旁分泌。如一些胃肠激素对消化道运动和分泌的调节就是这种形式。还有一些激素经内分泌细胞分泌出来后，可反过来影响分泌激素的细胞自身的活动，此为自分泌。有些神经元可分泌激素，称为神经分泌，如下丘脑的某些神经元就可分泌肽类激素，对神经和内分泌活动有重要调节作用。

另外，体内的内分泌腺或内分泌细胞也可直接或间接地受到神经系统的调节，在这种情况下，体液调节便成为神经调节反射弧传出途径的延伸或补充，称为神经－体液调节（neuro－humoral regulation）。例如当交感神经兴奋时，它所支配的肾上腺髓质分泌肾上腺素，经血液运输，调节相应器官的功能活动。

体液调节的特点是：作用较缓慢、温和、持久，作用范围较广泛。

三、自身调节

自身调节是指机体组织或器官在不依赖于神经和体液调节的前提下，由其自身的特性对内、外环境变化产生适应性反应的过程。该调节方式只存在于少数组织和器官中。例如，在一定范围内，心肌纤维被伸展得愈长，其收缩力随之增加；又如，在一定范围内，动脉血压降低，脑血管就舒张，使脑血流量不致过少；反之亦然。这些反应在去除神经支配和体液因素的影响后仍然存在。

自身调节是一种比较简单、局限的原始调节方式，其特点是影响范围局限、调节幅度小、灵敏度低，但自身调节过程的及时发生，在维持某些器官功能的稳定中有重要意义。

扫码“学一学”

第五节　体内控制系统

从控制论的观点分析，控制系统可分为：非自动控制系统、反馈控制系统和前馈控制系统三大类。

一、非自动控制系统

非自动控制系统是一种“开环”系统。在这样的系统内，控制部分发出的信息影响受控部分，而受控部分的活动不会反过来影响控制部分的活动。因此，这种控制方式是单向的，如在应激反应中，下丘脑对垂体促肾上腺皮质激素分泌的调节属于此种情况。在人体正常生理功能的调节中，这种方式的控制是极少见的。

二、反馈控制系统

反馈控制系统（feedback control system）是一种“闭环”系统，即控制部分发出信号，指示受控部分活动，而受控部分的活动可被一定的感受装置感受，感受装置再将受控部分的活动情况作为反馈信号送回到控制部分，控制部分可以根据反馈信号来改变自己的活动，调整对受控部分的指令，因而能对受控部分的活动进行调节（图 3－14）。可见，在这样的控制系统中，控制部分和受控部分之间形成一个闭环联系，这种由受控部分发出的能影响控制部分的信息称为反馈信息。受控部分发出的反馈信息影响控制部分活动的过程称为反馈（feedback）。

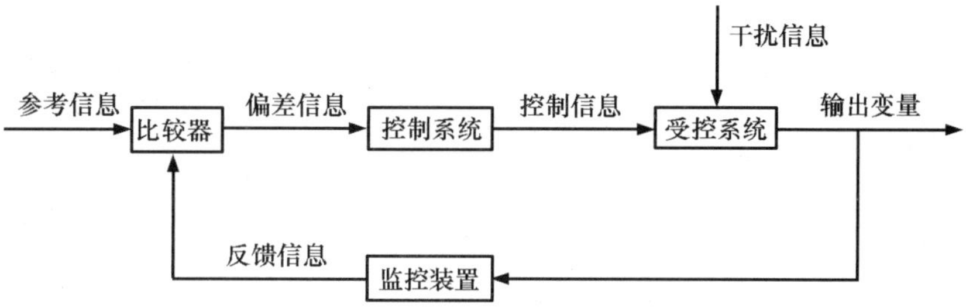

图 3－14　自动控制系统模式图

根据反馈信息对控制部分作用的结果不同，可将反馈分为两种：负反馈和正反馈。

（一）负反馈

负反馈（negative feedback）是指从受控部分发出的反馈信息作用于控制部分，使输出变量向着与原来相反的方向变化。换一种方式说，当某种生理活动过强时，通过该种反馈调控可使该生理活动减弱，而当某种生理活动过弱时，又可反过来引起该生理活动增强。例如，脑内的心血管活动中枢通过交感神经和副交感神经控制心脏和血管的活动，使动脉血压维持在一定的水平。当由于某种原因使心脏活动增强，血管收缩而导致动脉血压高于正常时，动脉压力感受器就立即将这一信息通过传入神经反馈到心血管中枢，心血管中枢的活动就会发生相应的改变，使心脏活动减弱，血管舒张，于是动脉血压向正常水平恢复；反之，当由于某种原因使心脏活动减弱、血管舒张而使动脉血压低于正常时，动脉压力感受器的传入信息会使心血管中枢的活动发生相反的改变，其结果是心脏活动加强，血管收缩，动脉血压回升至原先的水平。负反馈调节在机体各种生理功能调节中最为常见，它对于维持机体各种生理功能活动的相对稳定具有重要意义。

（二）正反馈

正反馈（positive feedback）是指从受控部分发出的反馈信息会促进控制部分的活动，从而使输出变量向着与原来相同的方向进一步加强。很明显，正反馈的结果不是维持系统的稳态或平衡，而是破坏原先的平衡状态。如分娩、排尿、排便、射精、血液凝固等都属于正反馈调节。正反馈调节的生理作用是使某一生理活动不断加强，并尽快完成，它对某些生理过程的发生是必需的。

正反馈调节在正常体内的生理调节过程中比较少见，但是在病理情况下，则会有许多正反馈的情况发生。

三、前馈控制系统

体内除反馈控制系统外，还有前馈控制系统（feed－forward control system）。前馈控制是指控制部分发出指令使受控部分进行某一活动，同时又通过另一快捷途径向受控部分发出前馈信号，受控部分在接受控制部分的指令进行活动时，又及时地受到前馈信号的调控，因此活动可以更加准确。例如，要求将手伸至某一目标物，脑发出神经冲动指令一定的肌群收缩，同时又通过前馈机制，使这些肌肉的收缩活动能适时地受到一定的制约，因而手不会达不到目标物，也不致伸得过远，整个动作能完成得很准确。条件反射也是一种前馈调节，例如冬泳时，在体温尚未降低前，通过视觉、环境等刺激已提前发动了体温调节机制，使产热增加和散热减少，这样，机体即为随后与寒冷环境的接触提前作好了准备。可见，前馈控制系统可以使机体的反应具有一定的超前性和预见性，弥补了负反馈调节的滞后，尽可能避免干扰因素引起的某一生理功能的波动。

（徐静华　赵明沂）

第四章　血液的特性与生理功能

扫码“看一看”

血液是充满于心血管系统中的流动的结缔组织。将血液离体抗凝静置后，血液会分层，上层的淡黄色澄明液体是血浆（plasma），下层是血细胞（blood cell）。血液在心脏的推动下，在血管中不断循环流动，成为沟通体内各部分组织液以及机体和外环境进行物质交换的中间环节。

血液是在动物进化过程中出现的。在孕育生命的远古海洋中，当出现比较复杂的多细胞生物时，其体内部分细胞已不可能与浸浴着整个机体的海洋环境直接接触，这时，体内开始出现细胞外液，它一方面作为细胞直接生活的内环境，同时又是机体与外环境进行物质交换的媒介。可以认为，在进化过程中，最初的细胞外液可能是由包绕在机体内部的那部分海水形成的，因而它主要是一种盐溶液，其基本成分可能与远古的海水十分相似。以后，机体内出现了循环系统，细胞外液也进一步分化成为血管内的血浆和血管外的组织间隙液（简称组织液）。组织液仍然主要是盐溶液，是直接浸浴着绝大部分机体细胞的液体环境；而血管内的液体，则又溶入了多种蛋白质，并逐步出现了各种血细胞，于是形成了血液。

血液是内环境中最为活跃的部分，其循环流动于体内各器官之间。一方面，因其运输、缓冲和传递信息等功能，在维持内环境稳态方面发挥重要作用；另一方面，内环境理化性质的微小变化，也常常反映在血液成分和理化性质的改变上。因此，在讨论机体各系统生理功能之前，首先讨论血液的特性和生理功能。

第一节　血液的组成、功能与理化性质

扫码“学一学”

一、血液的组成

血液为红色黏稠液体，由血浆和悬浮于其中的血细胞组成。将一定量的血液与抗凝剂混匀，置于刻度试管中，以每分钟3000转的速度离心半小时后，可见血液分为三层：上层淡黄色透明液体是血浆；下层深红色部分是红细胞，二者之间的一层白色薄层是白细胞和血小板。通常将血细胞在血液中所占的容积百分比称为血细胞比容（hematocrit）。从手臂等处浅静脉抽血测定血细胞比容，正常成年男性为40%～50%，女性为37%～48%。由于血液中白细胞和血小板仅占总容积的0.15%～1%，因此，血细胞比容接近于红细胞比容。

血液组成如下。

- 血液
  - 血细胞（45%）（有形成分）
    - 红细胞
    - 白细胞、血小板
  - 血浆（55%）（液体成分）
    - 水（91%）
    - 蛋白质（7%）：白蛋白、球蛋白、纤维蛋白等
    - 脂质（1%）：三酰甘油、磷脂、胆固醇等
    - 代谢产物：尿素、肌酐、尿酸等
    - 糖类（0.1%）：葡萄糖等
    - 无机盐：Na^+、K^+、Ca^{2+}、Cl^-等

血液成分的检测可作为监测体内内环境稳态的最方便的指标，在疾病的诊断和治疗药物的监测方面广泛应用。

二、血液的生理功能

血液的生理功能如下。

（1）运输功能　机体所需要的氧气、营养物质、水分及电解质，通过血液运送到组织细胞，细胞代谢产生的 CO_2 及尿素、尿酸、肌酐等通过血液运输至排泄器官而排出体外。此外，口服、肌肉注射与静脉滴注等全身给药时，药物都要由血液运输到病变部位，发挥预防和治疗疾病的效应。

（2）缓冲功能　血液中含有多种缓冲对，可缓冲进入血液中的酸性或碱性物质。

（3）体温调节作用　因为血液中的水比热较大，可缓冲体温的波动来维持体温。

（4）防御和保护作用　白细胞是体内重要的免疫细胞，血浆中也含有许多免疫球蛋白和补体，它们形成机体防御体系中最重要的部分，完成机体抵御外来入侵者和有毒物质的功能。

（5）在生理止血过程中发挥重要作用。

三、血浆的成分

在血浆总量中，水占90%～92%，溶质占8%～10%。血浆中的溶质主要有血浆蛋白、无机盐、非蛋白有机物和一些微量的其他物质，如激素、CO_2、O_2、维生素等。

（一）血浆蛋白

血浆蛋白可分为白蛋白、球蛋白和纤维蛋白原三类。正常成年人血浆蛋白总量为65～85g/L，其中白蛋白为40～48g/L，球蛋白为15～30g/L，白蛋白和球蛋白含量之比为1.5～2.5。除了γ球蛋白主要由浆细胞产生外，白蛋白和大多数球蛋白均由肝脏合成，因此，肝病时，白蛋白/球蛋白比值降低。用电泳法可将白蛋白区分为白蛋白和前白蛋白，将球蛋白区分为 α_1、α_2、β、γ 球蛋白等。这说明血浆蛋白包括了很多分子大小和结构都不相同的蛋白质。血浆蛋白的分子很大，很难透过毛细血管管壁进入组织间隙中，故血浆与组织液的主要区别在于血浆蛋白的浓度。

各种血浆蛋白具有不同的生理功能，主要有以下六个方面。

（1）营养功能　成年人大约含有200g血浆蛋白质，它们本身就是机体的营养贮备。体内的某些细胞，特别是单核细胞，可将完整的血浆蛋白吞饮入细胞内，在酶类作用下将其分解为氨基酸。后者扩散入血液，随时供其他细胞合成新的蛋白质之用。

（2）运输功能　蛋白质分子表面上分布有众多亲脂性结合位点，可以与脂溶性物质结合，使之便于运输；还可以与血液中分子较小的物质（如激素、各种正离子、药物等）可逆性结合，形成这些物质的结合形式，这样，在便于运输的同时，既可防止这些物质过快的降解和排泄，又作为这些物质的储库，与物质的游离态处于动态平衡之中，从而保持血中这些物质浓度的相对稳定。具有运输功能的血浆蛋白主要是白蛋白和 α_1 球蛋白。

（3）缓冲功能　血浆蛋白可以和它的钠盐组成缓冲对，缓冲进入血浆的酸、碱性物质，以保持血液 pH 的稳定。

（4）形成血浆胶体渗透压　血浆蛋白形成胶体渗透压，对于维持血管内、外的水平衡起着重要的调节作用。白蛋白含量多，分子量小，是构成血浆胶体渗透压的主要成分。

（5）参与免疫功能　在实现免疫应答过程中，起重要作用的免疫抗体、补体系统等，都是由血浆免疫球蛋白（immunoglobulin，Ig）构成的。其可形成抗体 IgG、IgA、IgD、IgE、IgM，其中 IgG 数量最多，IgM 分子量最大。

（6）参与凝血和抗凝血功能　绝大多数的血浆凝血因子、促进纤维蛋白溶解的物质以及生理性抗凝物质都是血浆蛋白。

（二）无机盐

无机盐约占血浆总量的0.9%。血浆中的无机盐，绝大部分以离子状态存在。其中比较重要的正离子有 Na^+、K^+、Ca^{2+}、Mg^{2+} 等；负离子有 Cl^-、HCO_3^- 等（表4－1）。这些离子在形成血浆渗透压和保持神经肌肉的正常兴奋性方面具有重要作用。

（三）非蛋白有机物

非蛋白有机物包括含氮与不含氮两种。不含氮的有机物有葡萄糖（含量为4.4～6.6mmol/L）、多种脂类、酮体、乳酸等。

表4－1　人体各部分体液中电解质含量

		血浆		组织液	细胞内液
		mmol/L（血浆）	mmol/L（水）	mmol/L（水）	mmol/L（水）
正离子	Na^+	142.0	153.0	140.7	10
	K^+	5.0	5.4	4.0	140
	Ca^{2+}	5.0	5.4	2.5	5
	Mg^{2+}	3.0	3.2	2.0	27
	总计	155.0	167.0	155.5	182
负离子	HCO_3^-	27.0	29.0	30.0	10
	Cl^-	103.0	111.0	114.0	25
	HPO_4^{2-}	2.0	2.2	2.0	80
	SO_4^{2-}	1.0	1.1	1.0	20
	有机酸	6.0	6.5	7.5	
	蛋白质	16.0	17.2	1.0	47
	总计	155.0	167.0	155.5	182

非蛋白含氮有机物主要有氨基酸、尿素、尿酸、肌酸、肌酐等。临床上把这些非蛋白含氮有机物中所含的氮称为非蛋白氮（non－protein nitrogen，NPN）。正常人血液中 NPN 含量为0.2～0.4g/L，其中1/3～1/2为尿素氮。其主要通过肾排出体外，因此，测定血清尿素氮含量有助于了解肾功能。

四、血量

人体全身血液的总量称为血量（blood volume），它是血浆量和血细胞量的总和。正常成年人的血液总量相当于体重的7%～8%，或相当于每千克体重70～80ml，其中血浆量为40～50ml。幼儿体内的含水量较多，血液总量占体重的9%。人体的大部分血量在心血管系统中快速循环流动，称为循环血量；小部分血量滞留于肝、肺、腹腔静脉及皮下静脉丛中，流动很缓慢，称为贮存血量。在运动或大出血等情况下，贮存血量可释放出来，补充循环血量的不足。充足的血量供应对组织器官正常生理活动的进行是必需的。流经体内任何器官的血流量不足，均可能造成严重的组织损伤；人体大量失血或血液循环严重障碍，将危及生命。

体内血量可根据稀释原理进行测定。例如由静脉注射一定量不易透出血管的大分子染料（通常用T1824或^{131}I）标记的血浆蛋白，待与体内血浆混匀后，再抽血测定T1824或^{131}I被稀释的倍数，即可计算出血浆量。同样，可由静脉注射一定量用^{51}Cr或^{32}P标记的红细胞，待与体内的红细胞混匀后，抽血测定标记的红细胞稀释的倍数，即可计算出红细胞总量。由于白细胞和血小板数量极少，故可将血浆量和红细胞总量之和作为血量。但由于标记的血浆白蛋白可逸出血管，从血流中"消失"较快，会影响测定结果，因此，一般先测出红细胞总量后，再按红细胞在血液中所占容积的百分比来推算血液总量。

五、血液的理化特性

（一）血浆渗透压

将鸡蛋的外皮去掉，保留完整的内膜。在膜上打孔，将一个细玻璃管由小孔插入鸡蛋内，用线将鸡蛋膜固定于玻璃管上。保持玻璃管垂直向上，将此装置放入一盛有纯水的烧杯内，使水面与鸡蛋内的液面相平。全套装置静置3小时后，会发现玻璃管内的液面明显升高，高于烧杯的水面（图4-1）。为什么会出现这种现象？

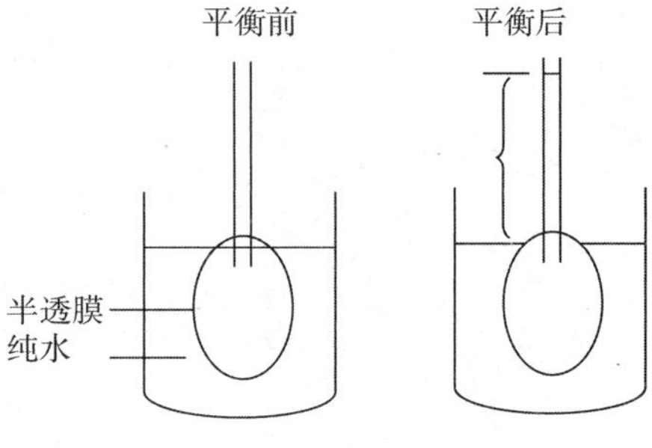

图4-1　渗透现象示意图

原来，鸡蛋膜是半透膜，其只允许水分子通过而不允许溶质分子通过。尽管鸡蛋内的溶质有向烧杯扩散的动力，但因不能通过半透膜而无法实现扩散；烧杯内的水在浓度差的作用下向鸡蛋内扩散，使鸡蛋内的液体量增多，导致玻璃插管内的液面升高，当玻璃管内高出烧杯水面的液柱所产生的压力，与吸引水向鸡蛋内扩散的动力达到平衡时，管内的液面便不再升高。如果将鸡蛋膜内的内容物取出，置换成纯水后再做同样的实验，插管内的液面将不会升高，仍然保持与烧杯的水面相平，这表明水由烧杯向鸡蛋内扩散的动力来自于鸡蛋内溶质的吸引力，此吸引力所产生的压强称为渗透压（osmotic pressure）。当不同浓度的溶液被只允许水分子通过而不允许溶质分子通过的半透膜隔开时，水分子将在渗透压差的作用下，由渗透压低的一侧跨膜向渗透压高的一侧移动的现象称为渗透（osmosis）。可见，渗透现象发生的动力来自于半透膜两侧溶液的渗透压差，水分子则是由低渗透压的一侧向高渗透压的一侧移动。

将上述鸡蛋膜（半透膜）内的液体换成不同的溶液进行实验，发现溶液渗透压的高低取决于溶液中溶质颗粒（称为质点）数目的多少，而与溶质的种类和颗粒的大小无关。此性质称为稀溶液的依数性。需要注意的是，电解质在溶液中以离子形式存在，每个离子即为一个质点，因此，溶液渗透压的高低取决于所有质点的数量。

血浆是含有多种溶质颗粒的混合溶液。正常人的血浆渗透压约为300mOsm/kgH_2O，相当于770kPa或5790mmHg，其由两部分构成。一部分是血浆中小分子的晶体物质（主要是NaCl，其次为$NaHCO_3$和葡萄糖等）形成的渗透压，称为血浆晶体渗透压（crystal osmotic pressure）。由于血浆中晶体物质的分子量小，颗粒数目多，因此，血浆晶体渗透压大，占全部血浆渗透压的99.5%。血浆中小分子的晶体物质可自由通过毛细血管壁，故血浆与组织液中晶体物质的浓度和它们形成的晶体渗透压基本相等。但细胞膜对晶体物质具有选择性，大部分晶体物质不易通过细胞膜，故血浆晶体渗透压对于保持细胞内、外水平衡及细胞的正常形态和体积十分重要。当细胞外液（包括血浆）的渗透压升高时，水由血细胞内移出而使细胞皱缩；反之，水则移入细胞内而使细胞膨胀，甚至破裂。

血浆渗透压的另一部分是由血浆蛋白（主要是白蛋白）等大分子物质形成的，称为血浆胶体渗透压（colloidal osmotic pressure）。虽然血浆中含有大量蛋白质，但蛋白质分子量大，颗粒数目少，因此，形成的胶体渗透压甚小，一般不超过 1.3mOsm/kgH_2O（约相当于 3.3kPa 或 25mmHg）。由于血浆蛋白不易通过毛细血管壁，故血浆胶体渗透压在维持血管内、外水的平衡和正常的血浆容量方面具有重要作用。当血浆蛋白减少，导致胶体渗透压显著下降时，进入毛细血管的液体量减少而留在组织液中的量增多，导致组织液量上升，称为水肿。

临床或生理实验中使用的各种溶液，如果其渗透压与血浆渗透压相等，称之为等渗溶液，如 0.9% NaCl（又称生理盐水）或 5% 葡萄糖溶液即为人体或哺乳动物的等渗溶液；高于或低于血浆渗透压的溶液则相应地称为高渗或低渗溶液。溶液的渗透压既可通过实验测定，也可通过与 0.9% NaCl 或 5% 葡萄糖溶液所含的质点数进行比较计算出来。

将正常红细胞放置于不同浓度的 NaCl 溶液中，可看到：在等渗溶液中的红细胞保持正常大小和双凹圆碟的形状；在高渗溶液中的红细胞体积缩小而发生皱缩；而在低渗溶液中的红细胞则逐步胀大，直至破裂。红细胞膜破裂，将其中的血红蛋白释放出来，称为溶血（hemolysis）。通常将能使悬浮于其中的红细胞保持正常体积和形状的盐溶液，称为等张溶液。此概念的提出，主要是因为有的分子能够通过细胞膜，如 1.9% 的尿素溶液，按质点数计算与血浆等渗，但因为它能自由通过细胞膜，将红细胞置入其中会立即溶血，所以，1.9% 的尿素是等渗溶液，但不是等张溶液，不能将其输入血液中，而 NaCl 不能自由透过细胞膜，所以 0.9% NaCl 既是等渗溶液，也是等张溶液。

（二）血浆 pH

正常人的血浆 pH 为 7.35～7.45。血浆 pH 的高低取决于血浆中主要缓冲对的作用：如 $NaHCO_3/H_2CO_3$ 缓冲对，是血浆中最重要的缓冲系统，通常 $NaHCO_3/H_2CO_3$ 比值为 20。此外，蛋白质钠盐/蛋白质缓冲对、Na_2HPO_4/NaH_2PO_4 缓冲对，在红细胞内尚有血红蛋白钾盐/血红蛋白、氧合血红蛋白钾盐/氧合血红蛋白、Na_2HPO_4/NaH_2PO_4、K_2HPO_4/KH_2PO_4、$KHCO_3/H_2CO_3$ 等缓冲对，都是很有效的缓冲对系统。由于有这些缓冲系统的存在，一般酸性或碱性物质进入血液时，对血浆 pH 的影响不大；特别是在肺和肾不断的排出体内过多的酸或碱的情况下，血浆 pH 的波动保持在一个很小的范围。血浆 pH 的相对稳定是内环境 pH 相对稳定的前提和保证，因此，对机体生命活动有重要意义。如果血浆 pH 低于 7.35，称为酸中毒；血浆 pH 高于 7.45，称为碱中毒。在这些情况下，组织细胞的各种酶活性均会受影响而导致代谢紊乱，使细胞的生理功能和兴奋性出现异常。

（三）血液的黏度

液体在流动时，由于内部颗粒之间的摩擦力，表现出黏度（viscosity）。通常在体外测定血浆或血液与水相比的相对黏度，如果水的黏度为 1，那么血浆的相对黏度为1.6～2.4，全血为 4～5。全血所含的红细胞数决定其黏度，而血浆的黏度主要取决于其中蛋白质和脂类物质的含量。水、乙醇等在物理学上所谓“理想液体”的黏度是不随流速改变的，而血液在血流速度非常快时，类似理想液体（如在动脉内），其黏度不随流速而变化；但当血流速度小于一定限度时，则黏度与流速成反比关系。这主要是由于血流缓慢时，红细胞可叠连或聚集成其他形状的团粒，使血液的黏度增大。在人体内因某种疾病使微循环血流速度显著减慢时，红细胞在其中叠连和聚集，对血流造成很大的阻力，影响循环的正常进行；这时可以通过输入血浆白蛋白或低分子右旋糖酐以增加血流冲刷力，使红细胞分散而降低血液黏度。

（四）血液的比重

正常人全血的比重为1.050～1.060，血液中红细胞数愈多则全血的比重愈大。血浆的比重为1.025～1.030，血浆中蛋白质含量愈多则血浆比重愈大。血液比重大于血浆，说明红细胞比重大于血浆，可以据此进行红细胞沉降率的测定。血液中不同组成成分的比重不同，故可采用离心法进行血液不同成分的分离制备。

扫码“学一学”

第二节　血细胞形态及生理功能

血细胞包括红细胞、白细胞和血小板三类细胞，它们均起源于造血干细胞。在个体发育过程中，造血器官经历了一个变迁的过程。胚胎发育的早期，由卵黄囊造血，从胚胎第二个月开始，由肝、脾造血；胚胎发育到第五个月以后，肝、脾的造血活动逐渐减少，骨髓开始造血并逐渐增强；到婴儿出生时，几乎完全由骨髓造血，但在造血需要增加时，肝、脾可再参与造血，以补充骨髓功能的不足。此时的骨髓外造血具有代偿的意义。儿童到4岁以后，骨髓腔的增长速度已超过了造血组织增长的速度，脂肪细胞逐步填充多余的骨髓腔，形成黄骨髓，黄骨髓无造血功能。到18岁左右，只有脊椎骨、肋骨、胸骨、颅骨和长骨近端骨骺处才有造血骨髓，但造血组织的总量已很充裕。如果成年人出现骨髓外造血，已无代偿的意义，却是造血功能紊乱的表现。

造血过程，也就是各类血细胞发育、成熟的过程，是一个连续而又区分为阶段的过程。首先是造血干细胞（hemopietic stem cells）阶段，处于这一阶段的造血细胞为干细胞，它们既能通过自我复制（self renewal）以保持本身数量的稳定，又能分化形成各系定向祖细胞（committed progenitors）；第二个阶段是定向祖细胞阶段，处于这个阶段的造血细胞，进一步分化的方向已经限定，它们可以区分为：红系定向祖细胞（CFU－E）、粒－单核系祖细胞（CFU－GM）、巨核系祖细胞（CFU－MK）和淋巴系祖细胞（CFU－L）；第三个阶段是前体细胞（precursors）阶段，此时的造血细胞已经发育成为形态上可以辨认的各系幼稚细胞，这些细胞进一步分化成熟，成为具有特殊功能的各类成熟的血细胞，最后释放进入血液循环（图4－2）。

一、红细胞

（一）红细胞的形态和数量

正常红细胞（erythrocyte）呈双凹圆碟形，平均直径约8μm，中心胞质较薄，周边胞质稍厚。这种形状使红细胞的表面积与体积之比较大，既增加了气体进出红细胞的扩散面积，又因由细胞中心到大部分表面的距离较短而缩短了气体的扩散距离，从而有利于红细胞的运输功能。这种形状也有利于红细胞保持可塑变形性。

正常成熟的红细胞没有细胞核，胞浆中也无高尔基复合体和线粒体等细胞器，其主要

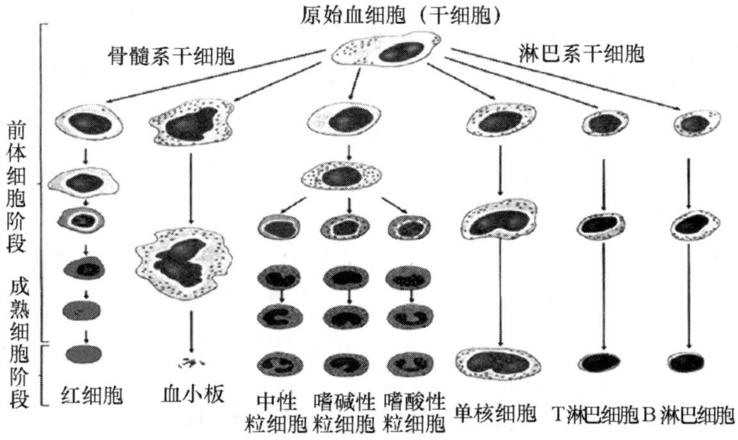

图4-2　造血细胞发育模式图

利用葡萄糖，通过糖酵解和磷酸戊糖旁路产生能量，用于供应细胞膜上 Na^+ 泵的活动，维持红细胞膜的完整性和细胞的双凹圆碟形等。红细胞内的主要成分是血红蛋白，占细胞成分的30%～35%，是血液呈红色的主要原因。

红细胞是血液中数量最多的血细胞，正常成年男性平均为 $5.0\times10^{12}/L$，女性平均为 $4.2\times10^{12}/L$。正常男性血液中血红蛋白含量为120～160g/L，女性为110～150g/L。

（二）红细胞的生理特性

（1）红细胞的悬浮稳定性　红细胞的悬浮稳定性是指红细胞在血浆中保持悬浮状态而不易下沉的特性。其常用红细胞沉降率来表示。将与抗凝剂混匀的血液置于血沉管中，垂直静置，红细胞由于比重较大将逐渐下沉，单位时间内红细胞沉降的距离称为红细胞沉降率，简称血沉。用魏氏法测定，正常男性为0～15mm/h，女性为0～20mm/h。

红细胞具有悬浮稳定性，是因为当红细胞受重力作用在血浆中下沉时，红细胞与血浆之间的摩擦成为其下沉的阻力，特别是双凹碟形的红细胞，其表面积与容积之比较大，因而所产生的摩擦也较大，使红细胞下沉缓慢。在人体患某些疾病时（如活动性肺结核、风湿热等），红细胞沉降率会加快，这是由于许多红细胞能较快地以凹面相贴，形成一叠红细胞，称为叠连；红细胞叠连后，形成的细胞团块的总表面积与容积之比减小，因而摩擦力减小而下沉加快。红细胞叠连形成的快慢与红细胞自身无关，主要与血浆中蛋白的种类和含量有关。通常血浆中白蛋白增多可使红细胞沉降减慢；而球蛋白与纤维蛋白原增多时，红细胞沉降加速。此外，红细胞表面吸附有负电荷，同性电荷的排斥也使红细胞彼此不易叠连。如果血浆中进入大量正电基团，就会中和红细胞表面的负电荷，从而使红细胞沉降加速。

（2）红细胞的渗透脆性　正常状态下红细胞内渗透压与血浆渗透压大致相等，这使红细胞保持正常的形态和大小。当将红细胞置于渗透压递减的一系列低渗盐溶液（如NaCl溶液）中，由于细胞内外渗透压的不同，水将进入红细胞，使细胞膨胀，甚至溶血。红细胞在低渗溶液中发生膨胀破裂的特性称为红细胞的渗透脆性（osmotic fragility），简称脆性。正常红细胞对低渗（或低张）溶液有一定的抵抗能力，如人的红细胞一般于0.45%氯化钠溶液中才开始出现溶血，在0.35%或更低的氯化钠溶液中完全溶血，故临床上以0.30%～0.45%的氯化钠溶液代表正常红细胞的渗透脆性范围。如果红细胞在高于0.45%的氯化钠溶液中即出现破裂溶血，表明红细胞对低渗溶液的抵抗力减弱，脆性增大；反之，在低于0.45%的氯化钠溶液中破裂，表明抵抗力增强，脆性减小。

（3）红细胞的可塑变形性　血液中的红细胞在通过口径比它小的毛细血管和血窦间隙时，会发生卷曲变形，通过后又恢复原状，这种特性称为可塑变形性（plastic deformation）。红细胞的可塑变形能力取决于其表面积与体积之比，此比值越大，红细胞的变形能力愈强。如双凹圆盘形细胞比球形细胞有较大的表面积与体积之比，故双凹圆碟形红细胞的变形能力远大于球形红细胞，后者只在异常情况下才会出现。此外，衰老、受损的红细胞变形能力下降。

（三）红细胞的功能

红细胞的主要功能是运输氧气和二氧化碳，此功能的实现与血红蛋白密切相关。血红蛋白是红细胞内最重要的蛋白成分，占细胞重量的30%～35%，其由珠蛋白和血红素组成。每个血红素分子由4个吡咯基连成1个环，环的中心是Fe^{2+}。Fe^{2+}外层有6个空轨道，其中4个轨道在同一个平面，分别与吡咯基的氮原子结合，另2个轨道与此平面垂直，一个与珠蛋白的组氨酸残基结合，另一个结合氧分子。血红蛋白携带氧的过程中，Fe^{2+}不被氧化，若Fe^{2+}被氧化成Fe^{3+}成为高铁血红蛋白，则失去携氧能力。此外，如果红细胞破裂溶血，释放到血浆中的血红蛋白也失去运输氧的功能。血红蛋白还参与二氧化碳的运输。

（四）红细胞的生成与破坏

（1）正常红细胞生成所必需的原料　铁、叶酸和维生素B_{12}是红细胞生成过程中必需的物质。此外，红细胞生成还需要足够的蛋白质、氨基酸、维生素B_6、维生素B_2、维生素C、维生素E和铜、锰、钴和锌等微量元素。

在幼红细胞发育成熟的过程中，细胞核内DNA的合成必须有叶酸和维生素B_{12}作为辅酶。叶酸也称蝶酰单谷氨酸，其吸收入组织细胞后，首先在双氢叶酸还原酶的催化下，形成四氢叶酸，然后再通过酶促作用转变为多谷氨酸盐，才具有参与DNA合成的活性。叶酸转化为四氢叶酸需要维生素B_{12}的参与。维生素B_{12}缺乏可使叶酸由于利用率的下降而相对不足。因此，叶酸和维生素B_{12}的缺乏都可导致幼红细胞DNA的合成减少，影响幼红细胞的分裂和血红蛋白的合成，细胞体积增大，出现巨幼红细胞性贫血。维生素B_{12}是含钴的有机化合物，多存在于动物性食品中。机体对维生素B_{12}的吸收必须要有内因子（intrinsic factor）参与。内因子是由胃腺的壁细胞分泌的一种糖蛋白，其有两个活性部位，一个部位与维生素B_{12}结合形成内因子—B_{12}复合物，可保护维生素B_{12}不受小肠内蛋白水解酶的破坏；另一个部位则与回肠黏膜上皮细胞膜上的特异受体结合，促进维生素B_{12}在回肠远端的吸收。吸收后的维生素B_{12}与运输维生素B_{12}的转钴蛋白Ⅱ（transcobalamineⅡ）结合，一部分被运送至肝中贮存，其余部分随血液输送到包括造血组织在内的其他部位，参与红细胞的生成过程。如果胃的大部分被切除或胃腺细胞受损伤，机体缺乏内因子，或者体内产生抗内因子的抗体时，即可导致维生素B_{12}的吸收障碍，引起巨幼红细胞性贫血，此外，还可伴有神经系统和消化道症状。

铁是血红蛋白合成的必需原料。成年人每天需要20～25mg的铁用于红细胞的生成，但大部分（95%）来自人体内铁的再利用，每天仅需从食物中吸收1mg铁（约5%），以补充排泄的铁。当铁的摄入不足或吸收障碍，或因长期慢性出血等原因使体内贮存的铁减少，均可使血红蛋白合成减少，引起低色素小细胞性贫血，即缺铁性贫血。

（2）红细胞生成及其调节　每个成年人体内约有 2.5×10^{13} 个红细胞，每 24 小时便有 0.8% 的红细胞进行更新，即每分钟约有 1.6×10^{8} 个红细胞生成；当机体需要时，如失血或某些疾病使红细胞寿命缩短时，红细胞的生成率还能在正常基础上增加数倍。

人体所有的红细胞都是在造血器官内产生并发育成熟的。目前已经证明有两种调节因子分别调节着两个不同发育阶段红系祖细胞的生长。一种称为爆式促进因子（burst promoting activator，BPA），是一类分子量为 25000～40000 的糖蛋白，可促进早期红系祖细胞从细胞周期中的静息状态（G_0 期）进入 DNA 合成期（S 期），使早期祖细胞的增殖活动加强。另一种称为促红细胞生成素（erythropoietin，EPO），是红细胞生成的主要调节物，主要促进晚期红系祖细胞向前体细胞分化和增殖，加速幼红细胞的增殖和血红蛋白的合成，促进网织红细胞成熟并从骨髓释放入血液循环。

促红细胞生成素是一种热稳定（80℃）的糖蛋白，分子量为 34000。早在 20 世纪 50 年代，动物实验已显示了促红细胞生成素活性的存在，随后又明确了促红细胞生成素主要由肾组织产生，并用分子生物学手段进一步从肾组织细胞中提取出编码促红细胞生成素的 mRNA 和 cDNA，还发现促红细胞生成素基因定位在 7 号染色体上。近年来有迹象显示，某些再生障碍性贫血的发生可能与红系祖细胞上促红细胞生成素受体的缺陷有关（图 4－3）。目前临床上已经将重组的人促红细胞生成素用于贫血的治疗，以促进贫血患者红细胞的生成。

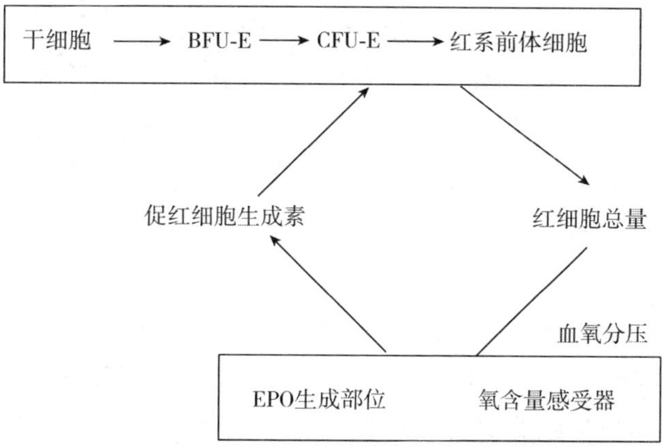

图 4－3　EPO 调节红细胞生成的反馈调节环

促红细胞生成素主要由肾组织产生。切除双肾后，血浆中的 EPO 浓度急剧降低。除肾外，肝脏也有小量生成。晚期肾病患者，肾脏产生 EPO 已基本停止，但体内仍有小量 EPO 促使骨髓继续产生红细胞。组织缺氧是促进 EPO 分泌的生理性刺激因素，可迅速引起肾脏增加 EPO 的合成和释放，促进骨髓红系细胞的生成，从而使外周血中红细胞的数量和血红蛋白的含量增加。其他一些激素，如雄激素、甲状腺激素和生长激素，都有促进红细胞生成的作用；而雌激素则有抑制红细胞生成的作用。这也可能是男性的红细胞数和血红蛋白量高于女性的原因。

（3）红细胞的破坏　红细胞的平均寿命约为 120 天。在这期间，平均每个红细胞在血管内循环流动约 27km，在“旅途”中常常需要挤过比它直径小的毛细血管及孔隙，因而不得不变形。当红细胞逐渐衰老时，细胞的变形能力减退而脆性增加，致使红细胞很难通过微小的孔隙而容易停滞在脾和骨髓中，被巨噬细胞所吞噬。肝脏则主要对明显畸变的红细胞具有清除作用。大约 90% 的衰老红细胞由肝、脾和骨髓中的单核－巨噬细胞所吞噬，称为红细胞的血管外破坏。

巨噬细胞吞噬红细胞后，首先将血红蛋白消化形成珠蛋白和血红素，前者将进一步被降解成氨基酸，后者释放出铁后，在血红素氧化酶的作用下生成胆绿素，并进一步经还原酶作用形成胆红素。铁和氨基酸可被重新利用，而胆红素则被排泌到血液中，成为游离胆红素。血液中的游离胆红素80% ~85%来自正常人体红细胞的破坏，其余15% ~20%来自含有亚铁血红素的非血红蛋白物质及骨髓中无效造血的血红蛋白（称为旁路胆红素）。游离胆红素与血浆白蛋白结合形成复合体，称为非结合胆红素，其不能自由通过各种生物膜，故不能从肾小球滤过，尿液中不会出现非结合胆红素。非结合胆红素随血液被运输至肝内，随后与白蛋白分离并被肝细胞所摄取，在细胞内葡萄糖醛酸转移酶的催化下，与葡萄糖醛酸结合生成胆红素葡萄糖醛酸酯，又称结合胆红素。结合胆红素为水溶性，可通过肾小球滤过从尿中排出。但正常情况下，结合胆红素由肝细胞分泌至小胆管中，并最终随胆汁排入肠道，在回肠末端和结肠中经细菌酶的分解与还原作用，形成尿胆原。尿胆原大部分从粪便排出，称为粪胆原。小部分（10% ~20%）经肠道吸收，通过门静脉重新回到肝内，其中大部分再转变为结合胆红素，又随胆汁排入肠内，形成所谓“胆红素的肠肝循环”。小部分吸收回肝的尿胆原经体循环送至肾内，随尿排出体外，其具有较强的还原性，在空气氧的作用下，被氧化为尿胆素而使尿液的颜色变黄；粪胆原以同样的原理形成粪便的黄色。

约10%的衰老红细胞还可在血流湍急处因机械冲击而破损，称红细胞的血管内破坏。所释出的血红蛋白立即与血浆中的触珠蛋白结合，进而被送至肝内代谢。当血管内红细胞发生大量破坏，溶血严重达到每100ml血浆有100mg血红蛋白时，血浆中的触珠蛋白已不足以与血红蛋白结合，未结合的血红蛋白将经肾从尿中排出，出现血红蛋白尿。

二、白细胞

（一）白细胞的形态与数目

白细胞（leukocyte）是一类无色、球形、有核的血细胞。正常成人白细胞总数为(4.0~10.0) $\times 10^9$/L，可因每日不同时间和机体不同的功能状态而在一定范围内变化。白细胞不是一个均一的细胞群，根据其形态、功能和来源部位可以分为三大类：粒细胞、单核细胞和淋巴细胞，其中粒细胞又可根据胞质中颗粒的染色性质不同，分为中性粒细胞、嗜酸性粒细胞和嗜碱性粒细胞三种（图4-4）。各类白细胞的形态特征和计数见表4-2。

表4-2　正常人血液中各类白细胞计数和形态特征（细胞/μl）

	百分比（%）	范围（细胞/μl）	形态特点
中性粒细胞	50~70	1712~7588	直径10~12μm，细胞核为杆状或分叶状；细胞质内颗粒微细，染成粉紫色
嗜酸性粒细胞	0.5~5	0~397	直径10~15μm，细胞核分为两叶，呈八字形，细胞质内颗粒粗大，分布均匀，染成红色
嗜碱性粒细胞	0~1	0~112	直径8~10μm，细胞核不规则，可分为2~3叶，细胞质内颗粒大小不等，分布不均，染成深蓝色
单核细胞	3~8	66~846	直径14~20μm，核为肾形或马蹄形，细胞质稍多于淋巴细胞，染成均匀的灰蓝色
淋巴细胞	0~40	1029~3341	直径7~12μm，核较大，呈圆形或椭圆形，染成深蓝色，细胞质很少，染成天蓝色
白细胞总数	—	2800~11200	

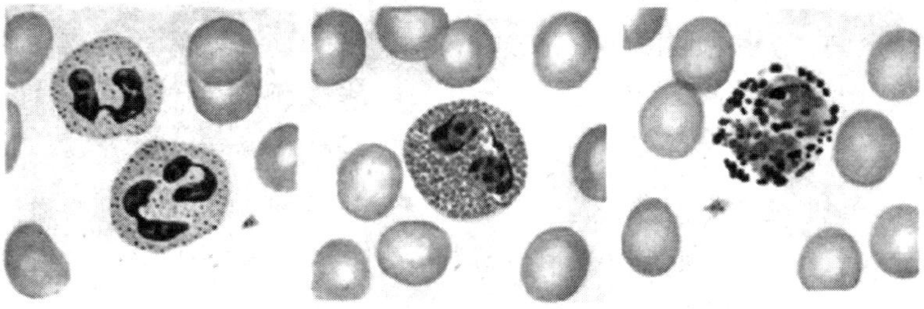

中性粒细胞　　嗜酸性粒细胞　　嗜碱性粒细胞

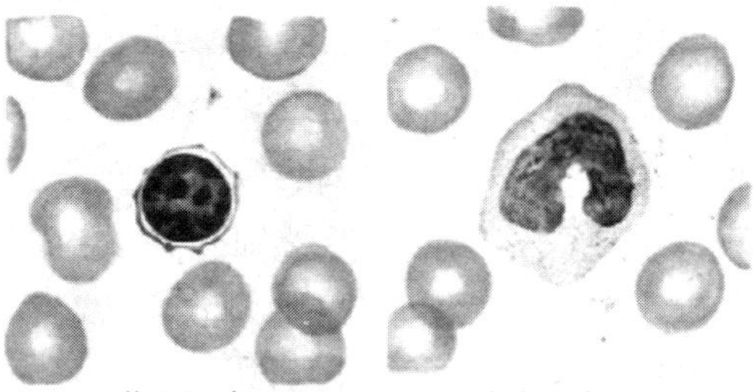

淋巴细胞　　单核细胞

图 4-4　各类白细胞的形态（瑞氏染色）

白细胞总数及分类计数对很多疾病的诊断具有一定的意义。当血液中白细胞总数超过 10.0×10^{9}/L 时，称为白细胞增多，常见于病原体感染性疾病。此外，在新药研发过程中，白细胞计数可作为评价药物毒性的常用指标。

（二）白细胞的生理特性

多数白细胞仅在血液中稍作停留，随后进入组织中发挥作用。因此，白细胞都能伸出伪足做变形运动，凭借这种运动，白细胞可以从毛细血管内皮细胞的间隙挤出，进入血管周围组织内，这一过程称为白细胞渗出（diapedesis）。渗出后的白细胞也可借助变形运动在组织内游走，并且具有朝向某些化学物质发生运动的特性，称为趋化性（chemotexis）。能吸引白细胞发生定向运动的化学物质称为趋化因子。一些白细胞还具有吞噬（phagocytosis）功能，可吞入并杀伤或降解病原体及组织碎片。某些白细胞还可分泌白细胞介素、干扰素、肿瘤坏死因子等多种细胞因子，参与对炎症和免疫反应的调控。

（三）白细胞的生理功能

白细胞的主要功能是防卫作用。不同种类的白细胞以不同的方式参与机体的防御反应。

（1）中性粒细胞　中性粒细胞在血管内停留的时间平均只有 6~8 小时，它们很快穿过血管壁进入组织发挥作用，而且进入组织后就不再返回血液中来。在血管内的中性粒细胞，约有一半随血流循环，通常白细胞计数只反映了这部分中性粒细胞的情况；另一半则附着在小血管壁上。同时，在骨髓中尚贮备了约 2.5×10^{12} 个成熟中性粒细胞，在机体需要时可立即动员这部分粒细胞进入循环血流。

中性粒细胞在血液的非特异性免疫中起着十分重要的作用，它处于机体抵御微生物病原体，特别是在化脓性细菌入侵的第一线，具有很强的吞噬活性，可吞噬细菌、衰老的红细胞、抗原-抗体复合物和坏死的细胞等。中性粒细胞内含有大量溶酶体酶，因此能将吞噬入细胞内的细菌和组织碎片彻底分解。当中性粒细胞吞噬数十个细菌后，自身发生解体，所释出的各种溶酶体酶类能溶解周围组织而形成脓液。

（2）嗜碱性粒细胞　嗜碱性粒细胞的胞质中存在碱性染色很深的大颗粒，颗粒内含有肝素、组胺、嗜酸性粒细胞趋化因子A和过敏性慢反应物质等多种生物活性物质。肝素具有抗凝血作用，有利于保持血管通畅，使吞噬细胞能够顺利达到抗原入侵部位发挥作用。此外，肝素还可作为脂酶的辅基而增强脂酶的作用，加快脂肪分解为游离脂肪酸的过程。

嗜碱性粒细胞释放的组胺和过敏性慢反应物质参与某些异物（如花粉）引起的过敏反应。而同时释放的嗜酸性粒细胞趋化因子A可把嗜酸性粒细胞吸引过来，聚集于局部以限制嗜碱性粒细胞在过敏反应中的作用。

（3）嗜酸性粒细胞　血液中嗜酸性粒细胞的数目具有明显的昼夜周期性波动，清晨的细胞数减少，午夜时细胞数目增多。这种细胞数的周期性变化是与肾上腺皮质释放糖皮质激素量的昼夜波动密切相关的。当血液中糖皮质激素浓度增高时，嗜酸性粒细胞数减少；而当糖皮质激素浓度降低时，细胞数增加。嗜酸性粒细胞具有较弱的吞噬功能，但一般认为其在抗细菌感染防御中不起主要作用。嗜酸性粒细胞在体内的主要作用是：①限制嗜碱性粒细胞和肥大细胞在速发型过敏反应中的作用；②参与对蠕虫的免疫反应。在有寄生虫感染、过敏反应等情况下，常伴有嗜酸性粒细胞增多。

（4）单核细胞　单核细胞从骨髓进入血流时仍然是尚未成熟的细胞，其在血液中停留2～3天后迁移到周围组织中，细胞体积继续增大，直径可达60～80μm，细胞内所含的溶酶体颗粒和线粒体的数目也增多，成为成熟的巨噬细胞。与其他血细胞比较，单核细胞内含有更多的非特异性脂酶，可以消化某些细菌（如结核杆菌）的脂膜，并且具有更强的吞噬能力，可吞噬更多、更大的细菌和颗粒。激活了的单核－巨噬细胞能生成并释放多种细胞毒因子，如干扰素、肿瘤坏死因子和白细胞介素等，参与对其他细胞生长的调控。单核－巨噬细胞还在特异性免疫应答的诱导和调控中起关键作用。

（5）淋巴细胞　淋巴细胞是免疫细胞中的一大类，主要参与机体的特异性免疫应答反应。根据细胞成长发育的过程和功能的不同，淋巴细胞分成T细胞和B细胞两类。在功能上T细胞主要与细胞免疫有关，B细胞则主要与体液免疫有关。

此外，血液中还有一类淋巴细胞，它们的细胞表面标志显示，它们既不归属于B细胞，也不归属于T细胞，因此称之为裸细胞（null cell），占血液中淋巴细胞总数的5%～10%。目前受关注的裸细胞有杀伤细胞（killer cell，K细胞）和自然杀伤细胞（natural killer cell，NK细胞）。K细胞的杀伤作用是抗原依赖性的，但其抗原是非特异的。而NK细胞的杀伤作用不依赖于抗原和抗体的存在，其对杀伤肿瘤细胞有重要作用。干扰素能活化NK细胞，而白细胞介素－2能刺激NK细胞的增殖，因而增强了NK细胞的杀伤作用。

（四）白细胞的生成与破坏

（1）白细胞的生成　白细胞与红细胞和血小板一样都起源于骨髓中的造血干细胞，在细胞发育过程中又都是经历定向祖细胞、前体细胞，而后成为具有各种细胞功能的成熟白细胞。白细胞的增殖和分化受到一组称为集落刺激因子（colony stimulating factor，CSF）的体液调节因子的调节。这些因子是由淋巴细胞、单核细胞和成纤维细胞等生成并分泌的一类糖蛋白，因在体外可刺激造血细胞生成集落而得名。目前认为，至少三种CFS与白细胞的生成有关，包括粒－巨噬细胞集落刺激因子（GM－CSF），粒细胞集落刺激因子（G－CSF），巨噬细胞集落刺激因子（M－CSF）等。这些因子既能促进早期造血干细胞、祖细胞的增殖与分化，也能影响成熟白细胞的功能。此外，还有一类抑制性因子，如粒细胞抑素、乳铁蛋白和转化生成因子－β等，它们通过抑制白细胞的增殖、生长，与促白细胞生成的刺激因子共同调节正常的白细胞生成过程。

淋巴细胞的生成过程与其他白细胞有所不同。在干细胞分化的早期，淋巴干细胞首先从多能干细胞分化出来，并随血流进入初级（或中枢）淋巴器官，即骨髓和胸腺，在那里它们发育成定向淋巴细胞（commmitted lymphocyte）。在骨髓中发育的称为B细胞；在胸腺中发育的称为T细胞。随后，B和T细胞均随血流转移到二级（或外周）淋巴器官，即淋巴结和脾，在那里它们与某种抗原接触后即分化和增殖成为真正具有免疫功能的细胞，如浆细胞和效应T细胞（T effector cell）。淋巴细胞在生长成熟过程中接受一组称为白细胞介素（interleukins，ILs）的细胞因子的调节，T细胞在胸腺中还接受胸腺激素的作用（图4-5）。

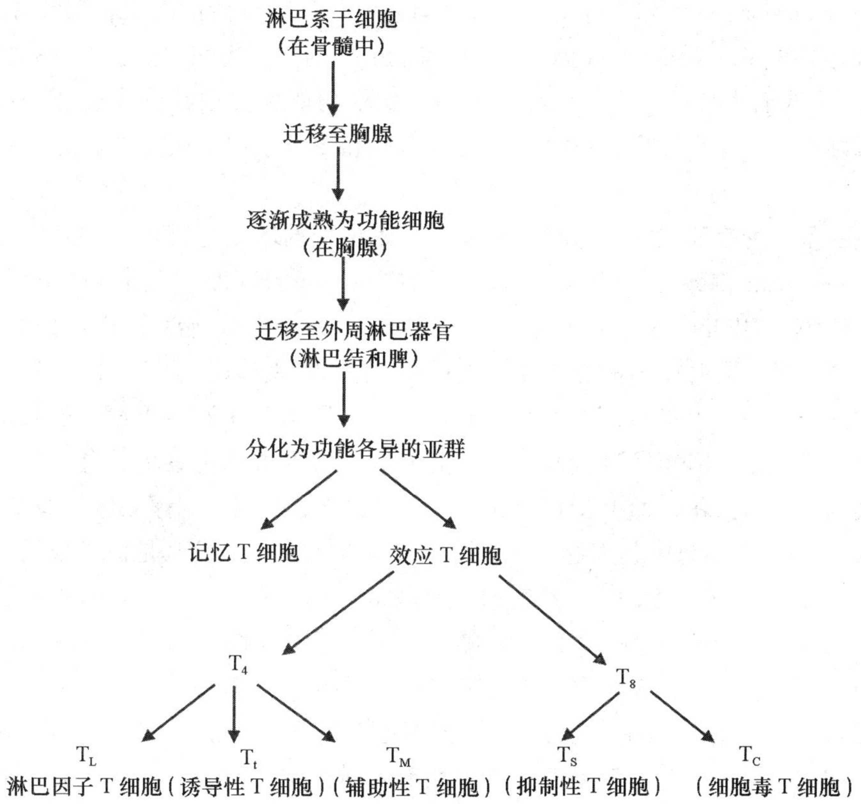

图4-5　T细胞的成熟和分化

（2）白细胞的破坏　白细胞的寿命较难准确测定，因为白细胞在血液中停留的时间较短，其主要在组织中发挥作用。一般来说，单核细胞在血液中停留2~3天，然后进入组织内转变为巨噬细胞后，其寿命可达数月。粒细胞一般在骨髓内需8~12天发育成熟，进入血液仅逗留6~12小时，就穿过毛细血管进入组织，进入组织的粒细胞生存1~5天，在组织中衰老死亡；若有细菌入侵，中性粒细胞在吞噬活动中可因释出过多的溶酶体酶而发生“自我溶解”，与破坏的细菌和组织片段共同形成脓液。B淋巴细胞寿命较短，生存数日至数月。T淋巴细胞寿命较长，生存数月至数年。

三、血小板

（一）血小板的形态与数目

血小板（platelets，thrombocyte）是从骨髓成熟的巨核细胞胞浆脱落下来的小块胞质。

血小板是最小的血细胞，直径为2～3μm，正常时呈双面微凸圆盘状，受刺激激活时可伸出伪足。血小板无细胞核，但有完整的细胞膜。血小板细胞质内含有多种细胞器：线粒体、致密体（贮存5－羟色胺）、类溶酶体和各种分泌小泡。

正常成年人的血小板数目为（100～300）$\times 10^9$/L。血小板数目可随机体机能状态的改变而发生变化。当血小板减少到50×10^9/L以下时，机体某些组织可现出血倾向。

（二）血小板的生理特性

血小板具有黏附、聚集、释放、收缩和吸附等多种生理特性。

1. 血小板黏附与聚集 血管损伤后，流经此血管的血小板被血管内皮下组织表面激活，立即黏附于损伤处暴露的胶原纤维上。血小板黏着于非血小板的表面称为血小板黏附（thrombocyte adhesion）。参与血小板黏附过程的主要因素包括：血小板膜上的糖蛋白Ib（GPIb）、血浆中的von Willebrand因子（vW因子）和内皮下组织中的胶原。当血小板缺乏GPIb、vW因子缺陷或胶原纤维变性时，血小板黏附功能便受损，机体出现出血倾向。此外，血小板黏附还与血小板膜上的糖苷移换酶活性和皮下组织中胶原蛋白分子的构型有着密切关系。

黏附主要是一种表面现象，黏附一旦发生，血小板的聚集过程也随即发生。血小板聚集（thrombocyte aggregation）是指血小板相互粘连在一起的过程。此过程需要纤维蛋白原、Ca^{2+}及血小板膜上GPⅡb/Ⅲa的参与。聚集开始时，血小板由圆盘形变成球形，并伸出一些貌似小刺的伪足；同时血小板脱颗粒，即原来贮存于致密体内的ADP、5－羟色胺等活性物质被释放。血小板的聚集通常出现两个时相：第一聚集时相发生迅速，解聚也迅速，为可逆性聚集；第二聚集时相发生缓慢，但不能解聚，为不可逆性聚集。血小板聚集受激活剂和抑制剂的调节。其中，ADP的释放和某些前列腺素的生成，对聚集的调节十分重要。

（1）ADP的作用 ADP是引起血小板聚集最重要的物质，尤其是血小板活化后释放的内源性ADP，是介导第二聚集时相发生的主要因素。体外实验显示，在血小板悬液中加入小量ADP（浓度在0.9μmol/L以下）只能引起第一聚集时相；若加入中等剂量的ADP（1.0μmol/L左右），则在第一聚集时相结束和解聚后不久，又出现不可逆的第二聚集时相，其由血小板释放的内源性ADP所引起；若加入大量ADP（5.0μmol/L左右），则第一和第二聚集时相相继发生，因此，只表现为单一的不可逆性聚集。不同剂量的凝血酶也能引起与ADP的加入过程相似的血小板聚集现象，即呈剂量依赖性的单相或双相血小板聚集；而且用腺苷阻断内源性ADP的释放或用三磷酸腺苷双磷酸酶（apyrase）破坏ADP，均可抑制凝血酶引起的聚集，表明凝血酶是通过引起内源性ADP的释放致使血小板聚集的。胶原本身没有引起血小板聚集的作用，但可以通过使内源性的ADP大量释放而引起血小板第二时相的不可逆聚集。

ADP是通过作用于血小板膜上的ADP受体而引起聚集的。此外，血小板膜上的表面ATP酶是防止血小板相互黏聚所必需的，而ADP可同时抑制表面ATP酶的活性；ADP还可使血小板暴露出磷脂表面，从而通过Ca^{2+}“搭桥”而互相黏聚。

（2）前列腺素类物质的作用 血小板质膜的磷脂中含有花生四烯酸，血小板细胞内有磷脂酶A_2。当血小板激活时，磷脂酶A_2也被激活，进而裂解膜磷脂，游离出花生四烯酸。花生四烯酸在血小板环加氧酶的作用下，产生前列腺素G_2和H_2（PGG_2、PGH_2）。PGG_2和PGH_2都是环内过氧化物，有很强的引起血小板聚集的作用。但是它们都很不稳定，可以直接生成小量的PGE_2和PGF_2。而PGH_2在血栓素合成酶的作用下，可形成大量血栓素A_2

(thromboxane A_2，TXA_2)。TXA_2具有很强的聚集血小板的作用，也有很强的收缩血管的作用。TXA_2 也不稳定，可迅速转变成无活性的血栓素 B_2（TXB_2）。小剂量阿司匹林可抑制血小板内的环加氧酶，咪唑可抑制血栓素合成酶，二者都可减少 TXA_2 的合成而具有防止血小板聚集的作用。

正常血管壁内皮细胞中含有前列腺环素合成酶，可以催化血小板生成的 PGH_2 生成前列腺环素（prostacyclin，PGI_2），后者具有很强的抑制血小板聚集的作用，也具有很强的抑制血管收缩的作用。PGI_2 很不稳定，能够迅速转变成无活性的 6－酮－PGF_{1a}。花生四烯酸衍变成 TXA_2 与 PGI_2 的过程，见图 4－6。

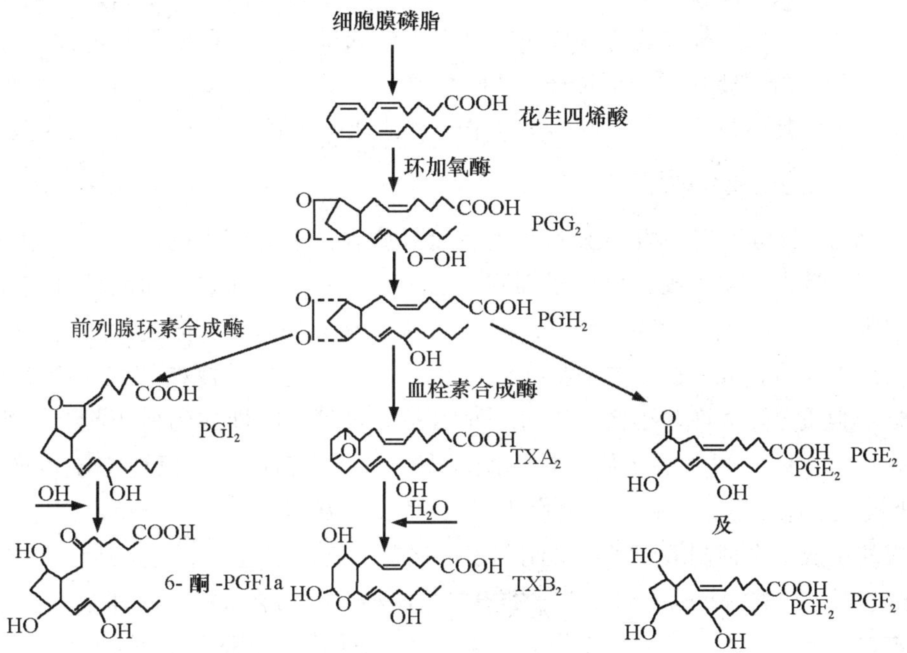

图 4－6　血小板前列腺素与血栓素的合成

2. 血小板释放　血小板内有致密体和 α－颗粒。血小板受刺激后将贮存在致密体、α－颗粒或溶酶体内的物质排出的现象称血小板释放（thrombocyte release），也称血小板分泌（thrombocyte *secretion*）。从致密体释放的物质主要有：ADP、ATP、5－羟色胺和 Ca^{2+}；从α－颗粒释放的物质主要有 β－血小板巨球蛋白、凝血因子Ⅳ（PF_4）、vW 因子、纤维蛋白原、凝血因子 V（PF_5）、凝血酶敏感蛋白和血小板源生长因子等。此外，血小板被激活后还可迅速合成和释放 TXA_2 等颗粒外物质。能引起血小板聚集的因素多数也能引起血小板的释放反应，而且血小板的黏附、聚集与释放几乎同时发生。许多血小板释放的物质可以进一步促进血小板的活化、聚集，加速止血过程。

3. 血小板的收缩功能　血小板具有收缩能力。血小板的收缩与血小板内类似肌肉的收缩蛋白有关。血小板的外形改变、伪足形成、血块回缩等均与血小板的这种收缩能力有关。

4. 血小板的吸附能力　血小板表面可吸附血浆中多种凝血因子（如凝血因子Ⅰ、Ⅴ、Ⅺ、XⅢ等）。当血管内皮破损时，随着血小板黏附和聚集于破损的局部，凝血因子亦在破损部位浓集，有利于血液凝固和生理性止血。

（三）血小板的生理功能

1. 维持血管内皮的完整性　同位素示踪实验和电子显微镜观察，发现血小板能沉着于血管内壁上，与内皮细胞相互粘连与融合，以填充内皮细胞脱落留下的空隙，从而维持血管内皮的完整性。此外，血小板还通过释放血小板源生长因子，促进血管内皮细胞、血管平滑肌细胞和成纤维细胞的增殖，有利于受损血管的修复。当血小板数减少到 $50\times10^9/L$ 以下时，微小创伤或仅血压增高即可使毛细血管破裂，皮肤和黏膜下出现血瘀点，甚至出现大块紫癜。

2. 促进生理性止血，参与凝血 血小板在生理止血过程中的功能活动大致可以分为两个阶段，第一阶段是创伤发生后，血小板迅速黏附于创伤处并聚集成团，形成较松软的止血栓子；第二阶段主要是促进血凝并形成坚实的止血栓子。血小板在血液凝固过程中具有重要的作用。血小板表面吸附多种血浆中凝血因子，可通过增高局部凝血因子的浓度而促进血液凝固。此外，血小板内含有多种与凝血有关的因子，如血小板磷脂表面（PF_3）、抗肝素因子（PF_4）、纤维蛋白原激活因子（PF_2）等，其中血小板磷脂表面是重要的促进凝血的血小板因子，其参与凝血过程的多个环节，据估计可使凝血酶原的激活加快两万倍。

（四）血小板的生成与破坏

1. 血小板生成及其调节 生成血小板的巨核细胞也是从骨髓中的造血干细胞分化而来的。造血干细胞首先分化生成巨核系祖细胞，进而经原始巨核细胞、幼巨核细胞而发育为成熟巨核细胞。在巨核细胞发育过程中，核内 DNA 合成而细胞并不分裂，因此，核内 DNA 的含量可增加十几倍，成为多倍体细胞（8～32 倍体）。发育中的巨核细胞膜逐渐折入胞质内，并将整个胞质分隔成许多小区。当每个小区被完全隔开时即成为血小板，一个个血小板通过骨髓窦窦壁内皮间的空隙从巨核细胞脱落，进入血流。每个巨核细胞可产生200～700 个血小板，从原始巨核细胞到释放血小板入血需 8～10 天。

血小板的生成受多种刺激因子和抑制因子的调节。巨核细胞集落刺激活性物质（MK－CSA）和血小板生成素（thrombopoietin，TPO）是两种主要的刺激因子。抑制血小板生成的因子主要来自于血小板本身，如血小板第 4 因子、β－转化生长因子等。

2. 血小板的破坏 血小板进入血液后，仅最初两天具有生理功能，其平均寿命为7～14 天。用 ^{51}Cr 或 ^{32}P 标记血小板观察其破坏的情况，发现血小板的破坏随血小板“日龄”的增高而增多，表明血小板主要是因衰老而被破坏。衰老的血小板主要在脾、肝和骨髓等组织中被吞噬破坏。此外，在生理性止血过程中，血小板聚集后本身将解体并释放出全部活性物质；它也可能融入血管内皮细胞。因此，除衰老破坏外，血小板还可能在发挥其生理功能时被消耗。

第三节　生理性止血与血液凝固

扫码“学一学”

一、生理性止血的基本过程

正常情况下，小血管破损后血液将从血管中流出，数分钟后出血将自行停止，此现象称为生理性止血（hemostasis），是机体重要的保护机制之一。临床上用小针刺破指尖或耳垂，使血液自然流出，然后测定出血的延续时间，这段时间称为出血时间（bleeding time），正常为 1～3 分钟。出血时间长短可以反映生理止血的功能状态。血小板减少，出血时间即相应延长，这说明在生理止血过程中，血小板有极其重要的作用；血浆中一些蛋白质因子所导致的血液凝固过程，也是十分重要的。凝血系统有缺陷时，常导致出血不止。

生理性止血过程主要包括血管收缩、血小板血栓形成和血液凝固三部分功能活动。

1. 血管收缩 小血管受伤后首先表现为受损局部及附近血管立即收缩，使局部血流减缓，在破损不大的情况下可使血管破口封闭。引起血管收缩的原因包括：①损伤性刺激通过神经反射使局部血管收缩；②血管壁的损伤引起局部血管平滑肌收缩；③损伤处黏附的血小板通过释放5－羟色胺、TXA_2等缩血管物质引起血管收缩。

2. 血小板血栓的形成 血管内膜受损后，内皮下胶原暴露，由于血管收缩使血流暂停或减缓，有利于激活的血小板黏附于内皮下的胶原上，完成止血栓形成的第一步。血小板的黏附使受损部位被正确识别，止血栓能恰好在血管损伤的局部形成。局部受损红细胞释放的ADP、局部凝血过程中生成的凝血酶以及皮下胶原均可使血小板活化而进一步释放内源性ADP及TXA_2，促进血小板发生不可逆聚集。而局部受损内皮生成的PGI_2减少，也有利于血小板的聚集。血流中的血小板不断聚集黏附在已黏附固定于内皮下胶原上的血小板上，从而形成血小板止血栓，将伤口堵塞，达到初步止血。

3. 血液凝固 血管受损也同时启动凝血系统，在受损局部随即发生血液凝固，即血浆中可溶的纤维蛋白原转变成不溶的纤维蛋白分子多聚体，并形成了由血凝块与血小板共同构成的牢固的止血栓，有效地制止了出血。

上述三个过程是相继发生但彼此重叠并相互促进的，以保证生理性止血及时而快速地进行。此外，在生理性止血发生的同时，血浆中也出现了生理的抗凝血活动和纤维蛋白溶解活性，以防止血凝块的不断增大和凝血范围的过度蔓延。可见，生理止血过程中的血液凝固与抗凝、纤维蛋白溶解等过程相互配合，既能有效地形成止血栓以避免血液的流失，又能保持血管内的血流畅通。

二、血液凝固

血液由流动的溶胶状态变成不能流动的凝胶状态的过程称为血液凝固（blood coagulation）或血凝。其实质是血浆中的可溶性纤维蛋白原转变为不溶性的纤维蛋白的过程。纤维蛋白交织成网，将很多血细胞网罗在内，形成血凝块。血液凝固是一系列复杂的酶促反应，需要多种凝血因子的参与。

（一）凝血因子

组织与血浆中直接参与凝血的物质，统称为凝血因子（clotting factors）。其中已按国际命名法用罗马数字编号的有12种（表4－3）。此外，还有前激肽释放酶、高分子激肽原等。除因子Ⅳ外，其余已知的凝血因子都是蛋白质，而且因子Ⅱ、Ⅶ、Ⅸ、Ⅹ、Ⅺ、Ⅻ以及前激肽释放酶都是丝氨酸蛋白酶原，活化后能水解两种特定氨基酸所形成的肽键，因而只能是对特定肽链进行有限的水解，而不能将某一肽链降解成很多氨基酸。通常情况下，这些蛋白酶除因子Ⅶ有0.5%～1.0%为活性酶外，其余都是无活性的酶原，必须通过有限水解，在其肽链上一定部位切下一个片段以形成或暴露活性中心后，才具有酶的活性，这就是激活的过程。被激活的酶称为这些因子的“活化型”，习惯上于该因子代号的右下角加一“a”字来表示。如凝血酶原被激活为凝血酶，即由因子Ⅱ变成因子Ⅱa。此外，除因子Ⅲ来自组织细胞故又称为组织因子外，其他凝血因子均存在于新鲜血浆中，且多数在肝脏合成，其中因子Ⅱ、Ⅶ、Ⅸ、Ⅹ的生成需要维生素K的参与，被称为依赖维生素K的凝血因子。当肝脏病变或维生素K缺乏时，可因凝血因子合成障碍引起凝血功能异常。

表4－3 按国际命名法编号的凝血因子

编号	同义名
因子Ⅰ	纤维蛋白原（fibrinogen）
因子Ⅱ	凝血酶原（prothrombin）
因子Ⅲ	组织因子（tissue factor）
因子Ⅳ	Ca^{2+}
因子Ⅴ	前加速素（proaccelerin）
因子Ⅶ	前转变素（proconvertin）
因子Ⅷ	抗血友病因子（antihemophilic factor，AHF）
因子Ⅸ	血浆凝血激酶（plasma thromboplastin component，PTC）
因子Ⅹ	Stuart－Prower因子
因子Ⅺ	血浆凝血激酶前质（plasma thromboplastin antecedent，PTA）
因子Ⅻ	接触因子（contact factor）
因子XⅢ	纤维蛋白稳定因子（fibrin－stabilizing factor）

（二）凝血过程

凝血过程基本上是一系列蛋白质有限水解的过程。凝血过程一旦开始，各个凝血因子便层层激活，形成一个“瀑布”样的反应链直至血液凝固。

凝血过程可分为三个基本步骤（图4－7）：凝血酶原酶复合物的形成，凝血酶原的激活和纤维蛋白的生成。

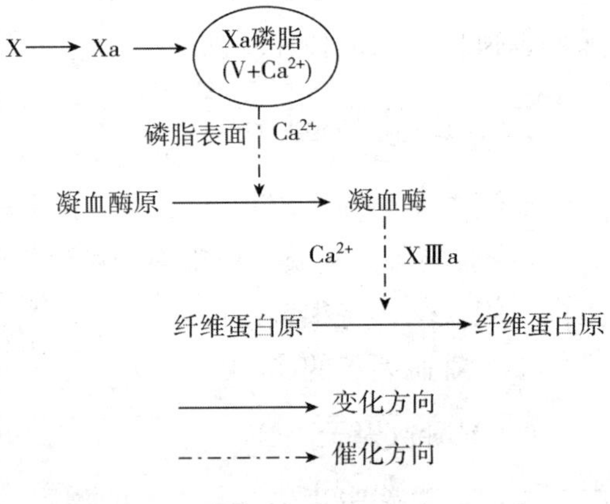

图4－7 凝血过程的三个基本步骤简图

1. 凝血酶原复合物的形成 凝血酶原复合物的形成始于因子Ⅹ激活为因子Ⅹa。因子Ⅹ可以通过两种途径来激活：如果只是损伤血管内膜，或将抽出的血液置于玻璃管内，完全依靠血浆内的凝血因子逐步使因子Ⅹ激活从而发生凝血的，称之为内源性激活途径（intrinsic route）；如果是依靠血管外的组织因子来参与因子Ⅹ的激活的，称为外源性激活途径（extrinsic route），如表皮创伤出血后发生的凝血过程。

（1）内源性途径　一般从因子Ⅻ的激活开始。血管内膜下组织，特别是胶原纤维与因子Ⅻ接触，可使因子Ⅻ激活成Ⅻa。Ⅻa可激活前激肽释放酶使之成为激肽释放酶；后者反过来又能激活因子Ⅻ，这是一种正反馈，可使因子Ⅻa大量生成。Ⅻa又激活因子Ⅺ成为Ⅺa。由因子Ⅻ激活到Ⅺa形成为止的步骤，称为表面激活。表面激活过程还需有高分子激肽原参与，但其作用机制尚不清楚。表面激活所形成的Ⅺa再激活因子Ⅸ生成Ⅸa，这一步需要有Ca^{2+}（即因子Ⅳ）存在。Ⅸa再与因子Ⅷ和血小板3因子（PF_3）及Ca^{2+}组成因子Ⅷ复合物，即可激活因子Ⅹ生成Ⅹa。血小板3因子可能就是血小板膜上的磷脂，它的作用主要是提供一个磷脂的吸附表面。因子Ⅸa和因子Ⅹ分别通过Ca^{2+}同时连接于这个磷脂表面，这样，因子Ⅸa即可使因子Ⅹ发生有限水解而激活成为Ⅹa。但这一激活过程进行很缓慢，除非是有因子Ⅷ参与。因子Ⅷ是一种辅助因子，能使Ⅸa激活因子Ⅹ的速度加快20万倍。遗传性缺乏因子Ⅷ、因子Ⅸ和因子Ⅺ的患者，凝血过程缓慢，轻微外伤即可引起出血不止，分别称为甲型、乙型和丙型血友病（hemophilia A，B，C）。

（2）外源性途径　又称为组织因子（因子Ⅲ，TF）途径。TF 是一种跨膜糖蛋白，广泛存在于大多数非血管细胞表面及血管外膜层，在生理情况下，直接与循环血液接触的血细胞和内皮细胞不表达 TF。当血管损伤时，TF 暴露于血液，其与血浆中的 Ca^{2+} 和因子Ⅶa 共同组成“TF－因子Ⅶa 复合物”，在磷脂和 Ca^{2+} 存在下迅速激活因子Ⅹ为因子Ⅹa。此过程中，TF 既是因子Ⅶa 的辅因子，使因子Ⅶa 催化因子Ⅹa 的激活效力增加 1000 倍，又是因子Ⅶ和Ⅶa 的膜受体，将 TF－因子Ⅶa 复合物“锚定”于细胞膜上，使凝血过程只发生在受损血管局部区域。生成的因子Ⅹa 又能反过来激活因子Ⅶ，进而可促使更多因子Ⅹa 生成，形成外源性凝血途径的正反馈放大效应。此外，“TF－因子Ⅶa 复合物”激活因子Ⅸ为Ⅸa，因子Ⅸa 除能与因子Ⅷa 结合而激活因子Ⅹ外，也能反馈激活因子Ⅶ。因此，“TF－因子Ⅶa 复合物”的形成使内源性凝血途径和外源性凝血途径相互联系，相互促进，共同完成凝血过程。

由上述两条途径生成的Ⅹa 又与因子Ⅴ、血小板磷脂膜表面和 Ca^{2+} 形成凝血酶原复合物，激活凝血酶原（因子Ⅱ）生成凝血酶（Ⅱa）。由于外源性凝血途径所涉及的因子及反应步骤都较少，因此，外源性途径的凝血过程较内源性途径为快。目前认为，外源性凝血途径是体内生理性凝血反应启动的关键，但其形成的凝血酶很少，不足以凝血；而由外源性凝血途径生成的 TF－因子Ⅶa 复合物可有效激活因子Ⅸ为Ⅸa；少量凝血酶可对内源性凝血途径的因子Ⅴ、因子Ⅷ、因子Ⅸ和血小板的激活产生放大效应，进而形成大量的因子Ⅹ酶复合物，从而激活足量的凝血酶。所以，内源性凝血途径对凝血反应开始后的放大和维持起非常重要的作用。

2. 凝血酶原的激活和纤维蛋白的生成　凝血酶原复合物中的因子Ⅹa 和凝血酶原（因子Ⅱ）通过 Ca^{2+} 同时连接于磷脂表面，Ⅹa 催化凝血酶原进行有限水解，成为凝血酶（Ⅱa）。因子Ⅴ是辅助因子，它可使Ⅹa 的激活作用增快 10000 倍。

凝血酶（thrombin）有多方面的作用。它可以加速因子Ⅶ复合物与凝血酶原复合物的形成并增加其作用，这也是正反馈；它又能激活因子ⅩⅢ生成ⅩⅢa；但它的主要作用是催化纤维蛋白原的分解，使每一分子纤维蛋白原从 N－端脱下四段小肽，转变成为纤维蛋白单体（fibrin monomer），然后互相连接，在 Ca^{2+} 和ⅩⅢa 作用下形成牢固的不溶于水的纤维蛋白多聚体（fibrin polymers）。上述凝血过程可概括为图 4－8。

血液凝固后 1～2 小时，血凝块中的血小板激活收缩，使血凝块回缩，并释出淡黄色的液体，称为血清（serum）。血清与血浆的区别，在于前者缺乏纤维蛋白原和参与凝血的其他血浆凝血因子，但又增添了少量血液凝固时由血小板释放出来的物质。

三、抗凝系统

正常人 1ml 血浆中含凝血酶原约 300 单位，若全部被激活，10ml 血浆在凝血时生成的凝血酶就足以使全身血液凝固。但实际情况下，循环血液并不凝固，即使在发生生理性止血时，血液凝固也只限于损伤局部，且 1ml 血浆中出现的凝血酶活性很少超出8～10 单位，这说明体内的凝血过程是被严格调控的。调控生理性凝血过程的因素很多。首先，正常情况下完整的血管内皮可作为一个屏障避免凝血系统的激活和血小板的活化；且血管内皮细胞可以合成、释放一些抑制血小板聚集的物质，如 PGI_2 和一氧化氮（NO），以及多种抗凝

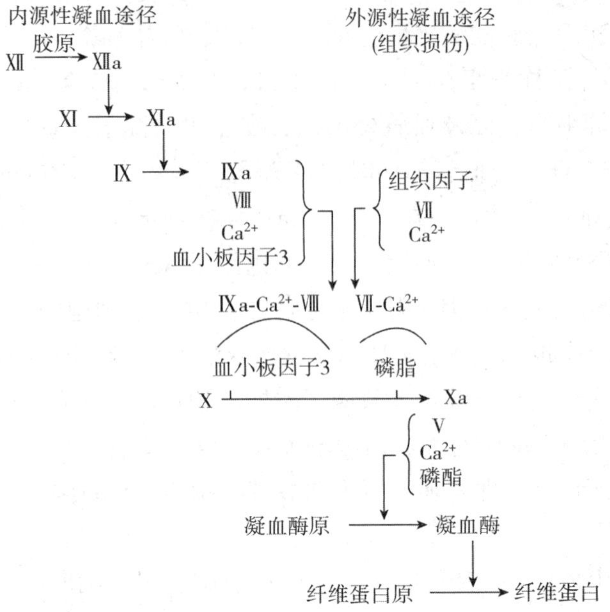

图4－8　血液凝固过程示意图

物质，如硫酸乙酰肝素、凝血酶调节蛋白、组织因子途径抑制物等。此外，纤维蛋白可吸附85%～90%的凝血酶，而进入循环的活化凝血因子可被血流稀释及单核巨噬细胞吞噬，这些既有助于将凝血反应限制于局部并使之加速进行，也避免了凝血过程在血液中的扩散。更为重要的是人体内含有多种生理性抗凝物质，它们大多在凝血过程中由激活的凝血因子所活化，并反过来对凝血的一些环节加以控制。体内较重要的生理性抗凝物质有丝氨酸蛋白酶抑制物、肝素、蛋白质C、组织因子途径抑制物等。

1. 生理性抗凝物质

（1）丝氨酸蛋白酶抑制物（serine protease inhibitor）　血浆中含有多种丝氨酸蛋白酶抑制物，其中最主要的是抗凝血酶Ⅲ（antithrombin Ⅲ），其作用约占血浆全部抗凝血酶活性的75%，主要由肝脏和血管内皮细胞产生。凝血因子Ⅱa、Ⅸa、Ⅹa、Ⅺa、Ⅻa的活性中心均含有丝氨酸残基，属于丝氨酸蛋白酶。抗凝血酶Ⅲ分子上的精氨酸残基，可以与这些酶活性中心的丝氨酸残基结合，这样就“封闭”了这些酶的活性中心而使之失活。属于丝氨酸蛋白酶抑制物的抗凝物质还有能抑制补体第1成分和因子Ⅻa、Ⅺa、的C_1抑制物（C_1 inhibitor），广谱的蛋白酶抑制物α_2－巨球蛋白（α_2－macroglobulin）等。

（2）肝素　肝素是一种酸性黏多糖，主要是由肥大细胞和嗜碱性粒细胞产生。肝素存在于大多数组织中，尤其是在肝、肺、心和肌组织中含量最为丰富，生理情况下血浆中含量甚微。肝素在体内和体外都具有抗凝作用，其主要通过增强抗凝血酶Ⅲ的活性而发挥间接抗凝作用。肝素可与抗凝血酶Ⅲ的赖氨酸残基结合，使抗凝血酶Ⅲ与凝血酶的亲和力增强100倍，从而加速凝血酶的失活。肝素还能抑制血小板发生黏附、聚集和释放反应以及抑制血小板表面凝血酶原的激活。肝素可以作用于血管内皮细胞，使之释放组织因子途径抑制物和纤溶酶原激活物，从而增强对凝血的抑制和纤维蛋白的溶解。此外，肝素能激活血浆中的脂酶，加速血浆中乳糜微粒的清除，因而减轻脂蛋白对血管内皮的损伤，有助于防止与血脂有关的血栓形成。

天然肝素是一种分子量不均一的混合物，分子量为3000～57000不等。这种不均一的状况是生物合成过程有差异所致。不同分子量肝素的生物作用也不完全相同。一般将分子量在7000以下肝素称为低分子量肝素。分子量小的肝素（< 5400）只与抗凝血酶Ⅲ结合，而分子量较大的肝素除了能与抗凝血酶Ⅲ结合外，还能与血小板结合，抑制血小板表面凝血酶的激活和血小板的聚集与释放。低分子的肝素具有半衰期较长，抗凝效果好和较少引起出血倾向等优点，因而更适于作为外源性抗凝剂；而由于分子量较大的肝素抗凝作用的环节较多，作用较为复杂，易引起出血倾向，所以不宜用。

（3）蛋白质C系统　蛋白质C系统主要包括蛋白质C（protein C，PC）、凝血酶调节蛋白、蛋白S和蛋白质C抑制物。蛋白质C由肝脏合成，且需要维生素K的参与。蛋白质C以酶原形式存在于血浆中。当凝血酶与血管内皮细胞上的凝血酶调节蛋白结合后，可以激活蛋白质C，激活蛋白质C水解灭活因子Ⅷa和因子Ⅴa，抑制因子Ⅹ及凝血酶原的激活。此外，活化的蛋白质C通过刺激纤溶酶原激活物释放而促进纤维蛋白溶解。血浆中的蛋白S是蛋白质C的辅因子，可使激活的蛋白质C作用大大增强。

（4）组织因子途径抑制物　组织因子途径抑制物（tissue factor pathway inhibitor，TFPI）是一种二价糖蛋白，主要由血管内皮细胞产生，目前被认为是体内血流中主要的生理性抗凝物质。TFPI是外源性凝血途径的特异性抑制剂，其首先与因子Ⅹa结合并抑制因子Ⅹa的催化活性，同时TFPI变构，在Ca^{2+}作用下与因子Ⅶa－组织因子复合物结合，形成组织因子－因子Ⅶa－TFPI－因子Ⅹa四聚体，从而灭活因子Ⅶa－组织因子复合物，最终负反馈地抑制外源性凝血途径。

2. 体外延缓或阻止血液凝固的因素　实际生活和工作中常常遇到需要体外保持血液不发生凝固的情况。如献血时取到体外的血液必须保持流动状态才能用于输血，这就需要了解体外阻止凝血的一些方法。

（1）温度　凝血过程为一系列的酶促反应，因而适当加温可使反应加速，反之，降低温度，如反应部位的温度降低至10℃以下时，很多参与凝血过程的酶的活性下降，因此，可延缓血液凝固，但不能完全阻止凝血过程的发生。

（2）异物表面的光滑度　光滑的表面，也称不湿表面，可减少血小板的聚集和解体，减弱凝血过程的触发，因而延缓了凝血酶的形成，如将血液盛放在内表面涂有硅胶或石蜡的容器内，即可延缓凝血。

（3）Ca^{2+}　血液凝固的多个环节中都需要Ca^{2+}的参加，因此，减少血浆中的Ca^{2+}可有效地防止血液凝固。如少量枸橼酸钠能与钙结合形成不易解离但可溶解的络合物，且进入血液循环不致产生毒性，因此常用它作抗凝剂来处理输血用的血液。此外，实验室中可使用草酸铵、草酸钾和螯合剂乙二胺四乙酸二钠（EDTA）作抗凝剂，它们能与Ca^{2+}结合成不易溶解的复合物，但由于对机体有害而不能用于体内。

（4）肝素　肝素是高效能的抗凝剂，在体内、外均可发挥抗凝作用，故广泛应用于实验室抗凝和临床上血栓病的防治。

四、体外促凝因素

创伤引起出血时，需加速血液凝固，及时终止出血才能确保患者的生命，这就需要了解体外促进凝血的一些方法。

（1）缩血管物质　血管升压素具有缩血管和收缩子宫平滑肌作用，可用于产后止血。垂体后叶素可用于肺出血。

（2）粗糙表面　粗糙的表面则可激活凝血因子，促进凝血，如手术中常采用盐水纱布或明胶海绵进行压迫止血。创可贴止血的原理之一也是提供了一个粗糙表面。许多中药炭的止血效应也是通过提供粗糙面和收敛吸附作用来实现的。

五、纤维蛋白溶解系统

生理止血过程中小血管内形成的血凝块在完成止血使命后，必须被逐步清除，才能保证血管内血流的通畅，并有利于受损部位的组织再生和修复。因此，血液中还需存在一套系统，能将已形成血凝块逐渐重新溶解，该系统称为纤维蛋白溶解系统。其通过使不溶性的纤维蛋白分解、液化，达到清除血凝块、畅通血管的目的，此过程称为纤维蛋白溶解（简称纤溶），这同样是机体的一种保护性生理机制。

纤维蛋白溶解（纤溶）系统包括：纤维蛋白溶解酶原（plasminogen）（纤溶酶原，血浆素原）、纤维蛋白溶解酶（plasmin）（纤溶酶，血浆素）、纤溶酶原激活物与纤溶抑制物。纤溶的基本过程可分为纤溶酶原的激活与纤维蛋白（或纤维蛋白原）的降解两个阶段（图4－9）。

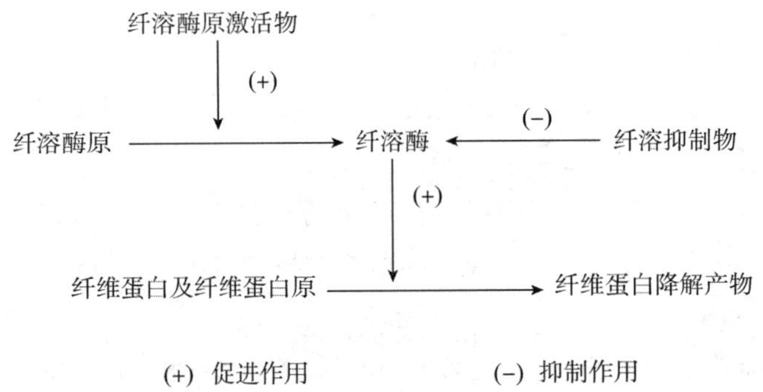

图4－9　纤维蛋白溶解系统

1. 纤溶酶原的激活　纤溶酶原是一单链β球蛋白，分子量为8万～9万，主要在肝、骨髓、嗜酸性粒细胞与肾中合成后进入血液。正常成年人每100ml血浆中含10～20mg纤溶酶原，婴儿较少，妇女晚期妊娠时增多。正常情况下，血浆中纤溶酶原无活性，只有在纤溶酶原激活物的作用下发生有限水解，脱下一段肽链转变为纤溶酶后才具有催化活性。纤溶酶原很容易被它的作用底物——纤维蛋白所吸附，这既有利于纤溶酶原聚集在纤维蛋白的附近来发挥其降解活性，又可使纤溶过程局限于纤维蛋白生成的部位。

体内纤溶酶原激活物的分布广泛而且种类繁多，主要有三类：第一类称为组织型纤溶酶原激活物（tissue plasminogen activator，t－PA），是血液中主要的内源性纤溶酶原激活物，主要由血管内皮细胞合成。凝血酶可使内皮细胞大量释放t－PA，此外，一些原因如肌肉运动、静脉阻断、内皮素、组胺与儿茶酚胺等也可使血管内皮细胞合成和释放t－PA增多。t－PA多以非酶原低活性的单链形式分泌，在纤维蛋白存在的情况下，t－PA可与吸附在纤维蛋白上的纤溶酶原形成三联体，此时t－PA对纤溶酶原的亲和力和催化活性均显著增加。第二类称为尿激酶型纤溶酶原激活物（urinary－type plasminogen activator，u－PA），是血液中仅次于t－PA的生理性纤溶酶原激活物，主要由肾小管、集合管上皮细胞产生。一般认为，u－PA的主要功能是溶解血管外的蛋白，如促进细胞迁移（排卵及着床、肿瘤转移等）和溶解尿液中的血凝块，其次才是清除血浆中的纤维蛋白。第三类为依赖于因子Ⅻ的激活物，例如前激肽释放酶被Ⅻa激活后，所生成的激肽释放酶即可激活纤溶酶原。这一类激活物可能使血凝与纤溶互相配合并保持平衡。此外，从动物的毒素中也分离出很多对纤溶酶原具有激活作用的物质，如水蛭素、蛇毒成分等。一些微生物也可以合成某些激活物，如来自链球菌的链激酶。它们都具有很强的促进纤溶的作用，临床上已将它们用于治疗血栓性疾病。

2. 纤维蛋白（与纤维蛋白原）的降解　纤溶酶和凝血酶一样是丝氨酸蛋白酶，但是两者对纤维蛋白原的作用原理却不同。凝血酶是使纤维蛋白原从其中两对肽链的N端各脱下一个小肽，使纤维蛋白原转变成纤维蛋白。纤溶酶却是水解肽链上各单位的赖氨酸－精氨酸键，从而将整个纤维蛋白或纤维蛋白原逐步分割成很多可溶的小肽，总称为纤维蛋白降解产物。纤维蛋白降解产物通常不能再出现凝固，而且其中部分小肽还有抗凝血的作用。

纤溶酶是血浆中活性最强的蛋白酶，但特异性较小，其主要作用是水解纤维蛋白原和纤维蛋白。此外，还可以水解凝血酶、因子Ⅴ、因子Ⅷ、激活因子Ⅻa；促使血小板聚集和释放5－羟色胺、ADP等；还能激活血浆中的补体系统。

3. 纤溶抑制物及其作用　与凝血过程类似，纤溶过程在空间和时间上同样受到严格的调控。血管内纤维蛋白的出现是纤溶的启动因素，且纤溶主要局限于纤维蛋白的形成部位，这一方面与纤维蛋白对纤溶酶原及其激活物的吸附有关，另一方面则由于血浆中存在大量的抗纤溶物质（即抑制物），它们有效地阻止了纤溶过程的过快过强进行，从而避免血块的过早溶解和全身性的纤溶激活。

体内的纤溶抑制物主要包括两类，一类是抑制纤溶酶原激活的抗活化素，如纤溶酶原激活物抑制剂－1（plasminogen－activator－inhibitor type－1，PAI－1），其可通过与t－PA和u－PA结合并使之灭活，抑制纤溶酶原的活化。另一类是抑制纤溶酶活性的抗纤溶酶（antiplasmin），如α_2－抗纤溶酶，其通过与纤溶酶结合成复合物而抑制后者活性。另外，目前临床上已广泛应用的止血药，如氨甲环酸、氨甲苯酸和6－氨基己酸等，都是抑制纤溶酶生成及其作用的药物。

4. 纤维蛋白溶解与血液凝固之间的动态平衡　正常情况下，血管内膜表面经常有低水平的凝血过程，而血管内也经常有低水平的纤溶活动，两个过程一般处于动态平衡状态，从而既保证血管内血流的畅通，又防止血管内血栓的形成。一旦平衡遭到破坏，就会导致病理现象的发生。如纤溶系统功能不足时，就可能因纤维蛋白过多沉积而出现广泛的微血栓。而纤溶系统活动亢进时，则可因纤维蛋白（原）及其他凝血因子的过度过早降解而发生出血的倾向。临床上应用提高纤溶作用的药物可以防止和治疗血栓形成和梗死，而应用抗纤溶的止血药物可预防和治疗出血性疾病。

六、表面激活与血液的其他防卫功能

血管损伤后暴露出内膜下组织，通过表面激活使因子Ⅻ激活成因子Ⅻa，因子Ⅻa又激活前激肽释放酶成为激肽释放酶，而后者又可激活因子Ⅻ，从而形成一个正反馈环，最终形成足够的Ⅻa和激肽释放酶。因子Ⅻa可启动凝血系统，而激肽释放酶则激活纤溶系统和激肽系统，进而激活血浆中的补体系统。这样血管的损伤不但同时激活了凝血和纤溶系统，也激活了补体系统和激肽系统（图4－10）。补体激活的一些产物和激肽都是作用很强的趋化因子，能吸引吞噬细胞到受损伤的部位，产生非特异性免疫反应，使生理性止血功能与免疫功能相配合，有效地保护机体，减少创伤带来的损害。

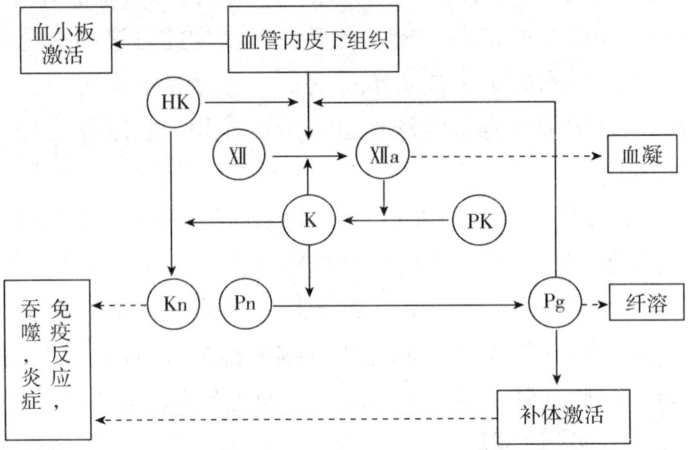

图4-10 表面激活与血液各种防卫功能关系示意图

PK，前激肽释放酶；Pn，纤溶酶原；K，激肽释放酶；Pg，纤溶酶；HK，高分子激肽原；Kn，激肽；Ⅻ与Ⅻa，因子Ⅻ及其激活型

扫码“学一学”

第四节 血 型

一、血型的概念

很早以前人们就观察到，在进行输血疗法时，有些患者输入血液后效果良好；但另一些患者则会产生严重后果，甚至导致死亡。为什么会出现这种情况呢？人们经过深入研究发现，人与人之间的血液类型可能是不同的，即可能存在不同的血型。当向人体内输入血型不匹配的血液后，最显著的后果就是红细胞出现“凝集”现象。

1. 红细胞凝集 将来自血型不相容的两个人的血液滴在玻片上混合，其中的红细胞就会聚集成簇，这种现象称为凝集（agglutination）。红细胞的凝集时常伴有溶血。当将血型不相容的血液输入循环系统中时，血管内即可发生同样的情况，凝集成簇的红细胞可以堵塞毛细血管，伴有的溶血将损害肾小管，同时常伴有过敏反应，严重时将危及生命。

红细胞凝集发生的本质是抗原-抗体反应。在凝集反应中，镶嵌于红细胞膜上的一些特异糖蛋白起着抗原的作用，因而称它们为凝集原（agglutinogen）。而血浆中能与红细胞膜上的凝集原起特异反应的抗体则称为凝集素（agglutinin），其由γ-球蛋白构成。当发生抗原-抗体反应时，由于每个抗体上具有10个左右的抗原结合位点，因此，抗体在若干个带有相应抗原的红细胞之间形成桥梁，使它们聚集成簇，发生凝集。在补体的作用下，凝集的红细胞可发生破裂溶血。

2. 血型 通常情况下，血型（blood group）是指红细胞膜上特异性抗原的类型。自1901年奥地利病理学家与免疫学家兰茨坦纳（Landsteiner）发现第一个人类血型系统——ABO血型系统后，人类血型的奥秘就逐渐被揭开，输血亦成为比较安全的临床治疗手段。目前在红细胞膜上已经发现多种不同的抗原，其中约有30种抗原能引发相当剧烈的机体反应。以这些抗原为基础，迄今已确定ABO、Rh、MNSs、Luthran、Kell、Lewis、Duff及Kidd等25个不同的红细胞血型系统。表4-4中列出了ABO、Rh、MNSs、P等9个最重要的血型系统及其对应的特异抗体。其中ABO血型系统是临床实践中意义最大的血型系统，其次是Rh血型系统。

由于血型是由遗传决定的，血型鉴定对法医学和人类学的研究也具有重要价值。

表 4-4　重要血型及其特异抗体

血型系统	抗体	溶血性输血反应
ABO	抗 A	有
	抗 B	有
	抗 A1	很少
	抗 H	无
Rh	抗 C	有
	抗 C	有
	抗 D	有
	抗 E	有
	抗 e	有
MNSs	抗 M，N，S，s	很少
P	抗 P1	无
Lutheran	抗 Lub	有
Kell	抗 K	有
Lewis	抗 Lea，b	有
Duffy	抗 Fya	有
Kidd	抗 JKa	有

二、ABO 血型系统

1. ABO 血型的分型及其物质基础　ABO 血型系统是人类发现的第一个血型系统。决定 ABO 血型的特异性抗原主要有两种：凝集原 A 和凝集原 B。根据红细胞膜上存在凝集原 A 与 B 的情况，ABO 血型系统将血液分为四型：凡红细胞膜上只有 A 凝集原的，称为 A 型；只存在 B 凝集原的，称为 B 型；若 A 与 B 两种凝集原都有的称为 AB 型；若这两种凝集原都没有的，则称为 O 型。人类血清中含有与凝集原相对应的两种抗体，即抗 A 凝集素和抗 B 凝集素。不同血型的人，其血清中含有的凝集素亦不同，但不能含有与其自身红细胞凝集原相对应的凝集素，因此 A 型血的血清中只含有抗 B 凝集素；B 型血的血清中只含有抗 A 凝集素；AB 型人的血清中没有凝集素；而 O 型血的血清中既含有抗 A 又含有抗 B 凝集素（表 4-5）。此外，进一步的研究发现，包括 O 型在内的四种血型的红细胞膜上都含有 H 抗原，H 抗原是形成 A、B 抗原的结构基础，其抗原性很弱，血清中一般没有抗 H 抗体。利用抗血清进行更细致的检测发现，A 型血还可再分为 A_1 和 A_2 亚型。因此，在进行血型测定和输血时还应注意 A 亚型的存在。

表 4-5　ABO 血型系统中的主要凝集原和凝集素

血型	凝集原	凝集素
A 型	A	抗 B
B 型	B	抗 A
AB 型	A + B	无
O 型	无	抗 A + 抗 B

上述 ABO 血型系统中各种血型抗原的特异性取决于红细胞膜上糖蛋白所含的糖链。这

些糖链暴露在红细胞的表面，都是由少数糖基所组成的寡糖链（oligosaccharide）。图 4－11 示意了 ABO 系统中 H、A 和 B 抗原的寡糖链结构差异。

ABO 血型系统中的抗体有天然抗体和免疫性抗体两类。新生儿的血液中不具有 ABO 系统的抗体，在其出生后 2～8 个月开始产生 ABO 血型系统的天然抗体，8～10 岁时达高峰。天然抗体多属 IgM，相对分子量大，不能通过胎盘，所以人群中因为母婴 ABO 血型不合而发生新生儿溶血病的情况并不多见。但如果母体曾接受过外源性 A 或 B 抗原的刺激，使其体内产生免疫性抗体。由于免疫性抗体属于 IgG，分子量小，故有可能通过胎盘进入胎儿体内，引起胎儿红细胞的破坏而致新生儿溶血病。

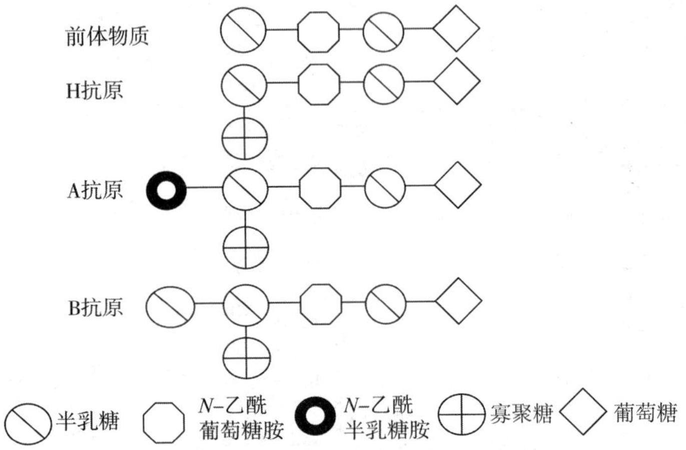

图 4－11　ABH 抗原物质化学结构

2. ABO 血型的遗传学特征　血型是先天遗传的。在遗传学中，出现在某一染色体同一位置上的不同基因，称为等位基因（allele）。ABO（H）系统中控制 A、B、H 抗原生成的基因即为等位基因。在染色体二倍体上只可能出现上述三个等位基因中的两个，其中一个来自父体，另一个来自母体，这两个等位基因就决定了子代血型的基因型（genotype）。子代的基因型首先决定了子代体内转糖酶的种类，后者进而决定了代表血型抗原特异性的寡糖链的组成，即称为子代的血型表型（phenotype）。表 4－6 显示了 ABO 系统中决定血型表型的可能基因型。从表上可以看出，A 基因和 B 基因是显性基因，O 基因则为隐性基因。了解血型的遗传规律，就可以通过父母和子女的血型表型来推断他们的亲子关系。例如，表现型为 A 或 B 的父母完全有可能生下表现型为 O 的子女；而表现型为 AB 的父母不可能生下表现型为 O 的子女。值得注意的是，在利用血型表型判断亲子关系时，血型表型只能作为否定的参考依据，而不能据此做出完全肯定的判断。当判断时所利用的血细胞血型种类愈多，做出否定性判断的可靠性也愈高。

表 4－6　ABO（H）血型系统的表现型、基因型及对应的抗原和抗体

表现型	基因型	红细胞抗原	血清中抗体
A	AA AO	A	抗 B
B	BB BO	B	抗 A
AB	AB	A＋B	—
O	OO	H	抗 A 及抗 B

3. ABO 血型的检测　正确测定血型是保证输血安全的基础。正常情况下，只有 ABO 系统的血型相合才能考虑输血。ABO 血型的测定就是利用血细胞的凝集反应来进行的，具体方法是：在两个玻片上分别滴上一滴抗 B 标准血清和一滴抗 A 标准血清，分别将一滴待测红细胞悬液滴加到每一滴血清上，轻轻摇动，使红细胞和血清混匀，观察有无凝集现象。据此判断血型（图 4－12）。也可以同时用标准红细胞测定血浆凝集素来进一步确定血型。

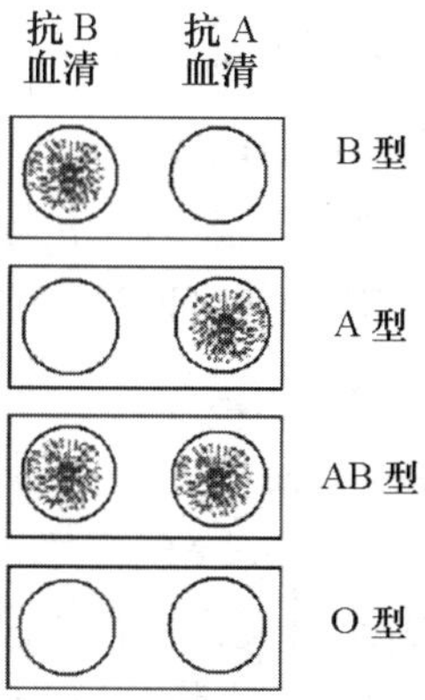

图 4－12　ABO 血型的测定

三、Rh 血型系统

（1）Rh 血型系统的发现和在人群中的分布　在发现 ABO 血型和其他血型系统后，临床上仍出现一些输血事故不能解释。1940 年 Landsteiner 和 Wiener 将恒河猴（Rhesus monkey）的红细胞重复注射入家兔体内，引起家兔血清中产生抗恒河猴红细胞的抗体（凝集素）；再将含这种抗体的血清与人的红细胞混合，发现在白种人中，约有 85% 的人的红细胞可被这种血清凝集，表明这些人的红细胞上具有与恒河猴同样的抗原，称之为 Rh 阳性血型；另有约 15% 的人的红细胞不被这种血清凝集，称为 Rh 阴性血型，这一血型系统即称为 Rh 血型。在我国各族人中，汉族和其他大部分民族的人，属 Rh 阳性的约占 99%，Rh 阴性的人只占 1% 左右。但是在一些少数民族中，Rh 阴性的人较多，如苗族为 12.3%、塔塔尔族为 15.8%。在这些民族居住的地区，输血时除鉴定 ABO 血型外，还需注意 Rh 血型的鉴定。

（2）Rh 血型的特点及其在医学实践中的意义　目前在人类红细胞膜上已发现 40 多种 Rh 抗原（也称 Rh 因子），与临床关系密切的是 D、E、C、c、e 5 种。其中，D 抗原的抗原性最强。因此，通常将红细胞上含有 D 抗原的，即称为 Rh 阳性；而红细胞上缺乏 D 抗原的，为 Rh 阴性。

与前述 ABO 血型不同的是，Rh 血型系统无天然抗体，即在人血清中不存在抗 Rh 的天然抗体。只有当 Rh 阴性的人输入 Rh 阳性血液后，通过免疫反应才产生出抗 Rh 的抗体。故血清中的抗 Rh 的抗体均为免疫性抗体 IgG。当 Rh 阴性的人第一次输入 Rh 阳性血液后，一般只产生抗体而无明显的反应，但若再次或多次输入 Rh 阳性血液时则立即发生抗原—抗体反应，引起输入的 Rh 阳性红细胞的凝集。

此外，当 Rh 阴性的母亲怀有 Rh 阳性的胎儿时，分娩时胎儿的红细胞或 D 抗原可以进入母体，使母体的血液中产生抗 Rh 的抗体。但由于母体血液中的抗体浓度是缓慢增加的，一般需要数月的时间，因此，第一次妊娠常不产生严重反应。但如果 Rh 阴性母亲再次怀有 Rh 阳性胎儿时，此时母体血液中高浓度的抗 Rh 抗体将会透过胎盘，使胎儿的红细胞产生凝集和溶血，致使胎儿死亡。

四、白细胞与血小板血型

通常所说的血型是指红细胞的血型，但一些红细胞血型抗原也存在于白细胞、血小板和一般组织细胞上，如白细胞与血小板上也具有 A、B、H、MN、P 等红细胞抗原。此外，在白细胞和血小板上还存在它们本身特有的抗原，这些抗原具有重要的临床意义，特别是组织相容性抗原对选择器官组织的移植和血液成分输注的合适供应者有重要意义。

人白细胞抗原（human leukocyte antigen，HLA）是人类白细胞上最强的同种抗原。HLA 系统由数量众多的抗原所组成，是一个极为复杂的抗原系统，控制这些抗原的基因位于第 6 号染色体的短臂上，在这一部位的染色体上分布着 A、B、C、D 四个基因位点，它们控制着 7 组 HLA 抗原的表达，每一组又包括许多种抗原。而且随着新抗原的认定，它们的数量还在继续扩大。

HLA 系统除了在医学上与器官移植的排斥反应和输血反应有密切的关系外，还可应用于亲子鉴定和人类学研究。在应用于亲子鉴定时，由于 HLA 的数目极多，使无关个体间出现相同 HLA 表现型的机会极少。例如，15 个 HLA－A 和 20 个 HLA－B 能够产生 20246 种表现型。因此，在做亲子关系的否定判定时，HLA 测定可达到 90% 以上的可靠性。各种 HLA 出现的频率具有明显的种族差异。例如，高加索人种中，HLA－A－A30 和 B42 抗原的出现频率较其他人种为少，而在北美印第安人种，HLA－B51 抗原出现频率较高。因此，HLA 系统是人类学研究的一个重要指标。

血小板还有一些特有的抗原，如 PI、Zw、Ko 等系统，它们与红细胞或白细胞上的同种抗原没有关系。这些抗原可因输血和妊娠而产生免疫抗体。约有 50% 的患者在长期重复输注血小板后，在血清中可出现抗输入血小板的抗体。这些抗体可引起发热反应，使输入的细胞生存期缩短，还可以掩盖抗红细胞的特异抗体的存在，因而影响血型测定的正确性。当妊娠母亲血清中出现抗血小板抗体时，可导致新生儿血小板减少症。

五、输血的原则

目前，输血已经成为治疗某些疾病、抢救伤员生命和保证一些手术得以顺利进行的重要手段。但是，因输血发生差错，造成患者受伤甚至死亡的事故时有发生。美国的统计资料报道，在 1976 年至 1985 年间，美国共发生输血死亡事故 159 例，其中由于 ABO 系统的错误为 137 例，占 86%。为了保证输血的安全性和提高输血的效果，必须严格遵守输血的原则。

在准备输血时，首先必须保证供血者与受血者的 ABO 血型相合，否则会引起严重的反应。对于在生育年龄的妇女和需要反复输血的患者，还必须考虑供血者与受血者的 Rh 血型相合，以避免受血者在被致敏后产生抗 Rh 的抗体。

此外，即使是 ABO 系统血型相同的人之间进行输血，在输血前必须进行交叉配血试验（corss－match test），即不仅把供血者的红细胞与受血者的血清进行配合试验（这称为试验主侧）；而且要把受血者的红细胞与供血者的血清做配合试验（这称为试验的次侧）。这样，既可检验血型测定是否正确，同时能发现他们的红细胞或血清中，是否还存在一些其他的足以引起红细胞凝集反应的凝集原或凝集素。在进行交叉配血试验时，应在 37℃ 下进行，以保证可能有的凝集反应得以充分显示。如果交叉配血试验的两侧都没有凝集反应，即为配血相合，可以进行输血；如果主侧有凝集反应，则为配血不合，不能输血；如果主侧不起凝集反应，而次侧有凝集反应，只能在应急情况下输血，输血时不宜太快太多，并密切观察，如发生输血反应，应立即停止输注。

人们曾经把 O 型血的人称为“万能供血者（universal donor）”，认为他们的血液可以输给其他血型的人。但目前认为这种观点是不足取的，因为虽然 O 型血的红细胞上没有 A 和 B 凝集原，因而不会被受血者的血浆凝集，但 O 型血血浆中的抗 A 和抗 B 凝集素能与其他血型受血者的红细胞发生凝集反应。当输入的血量较大时，供血者血浆中的凝集素未被受血者的血浆足够稀释时，受血者的红细胞会被广泛凝集。

随着医学和科学技术的进步，输血疗法已经从原来的单纯输全血，发展为输全血和成分输血（transfusion blood components）。成分输血，就是将人血中的各种有效成分，如红细胞、粒细胞、血小板和血浆进行分离，制备成高纯度或高浓度的制品，根据不同患者对输血的不同要求，再输注给患者。这样既能提高疗效，减少不良反应，又能节约血源。

总之，输血是一个多环节的过程，每个环节都是决定输血成功的关键，一个小小的失误都可能造成严重事故，危及人体的生命安全。因此，在进行输血操作时，必须严格遵守输血原则，密切观察；而且只在确实需要时才进行输血，决不可盲目滥用。

（邢德刚　李卫东）

扫码“练一练”

第五章　循环系统解剖与生理

扫码“学一学”

扫码“看一看”

第一节　循环系统解剖

通常所说的循环系统指的是血液循环系统，包含一套连续、封闭的管道系统，由心血管系统（cardiovascular system）和淋巴系统（lymphatic system）组成。所谓循环指的是体液在体内按一定的路径周而复始地流动，在这个过程中体液的成分及性质可能发生改变。例如，血液在心血管系统内的流动就是血液循环，而当血液中的一些成分出毛细血管进入组织就成为组织液，组织液进入淋巴管就成为淋巴液；另外，脑脊液、房水（眼内）等体液专门有生成和回收部位，但都来自于血液。这些体液按一定的路径流动都称为循环，故也存在组织液循环、淋巴液循环、脑脊液循环、房水循环等。其共同的特点是，除了血液循环外其他所有体液的循环都必须借助血液循环才能形成一个闭合的回路。

心血管系统由心脏（heart）、动脉（artery）、静脉（vein）和毛细血管（capillary）组成。其中：心脏是血液循环的动力器官，为血液的流动提供动能；动脉将心脏泵出的血液运送到全身各器官；毛细血管存在于组织中，是位于小动脉和小静脉间的微细管道，管壁薄且有通透性，是血液与组织间进行物质和气体交换的场所；静脉则把全身各器官的血液带回心脏。血液循环（blood circulation）即是血液在心血管腔内按一定的路径从心脏→动脉→毛细血管→静脉→心脏周而复始地流动。血液循环系统的主要功能是通过流动的血液进行各种物质的运输，运送营养物质和氧分到全身，运送代谢产物到排泄器官，从而保证机体新陈代谢的不断进行和内环境理化特性的相对稳定；运送内分泌激素、各种生物活性物质到全身和相应的靶细胞，实现体液调节和血液的免疫、防卫功能。血液循环一旦停止，机体所有器官和组织将失去氧及营养供应，新陈代谢将不能正常进行，造成体内一些重要器官的损害而危及生命。而淋巴系统包括淋巴管和淋巴器官，是血液循环的辅助系统，协助静脉运回体液入循环系统。淋巴系统还具有免疫和防御功能。

根据血液在心血管系统中的循环途径和功能不同，可将血液循环分为体循环（systemic circulation）（也叫大循环）与肺循环（pulmonary circulation）（也叫小循环）两部分（图5－1）。血液由左心室射出，经主动脉及其各级分支流向全身毛细血管网，然后流经小静脉、大静脉，汇集成上、下腔静脉，最后回流到右心房的过程是体循环。这个过程把血液中的 O_2 和营养物质运送到身体各部组织，同时又把各部组织在新陈代谢中所产生的 CO_2 和代谢产物通过血液运送到肺和排泄器官。故在体循环的过程中，血液由主动脉中的动脉血（含氧量较高、含 CO_2 量较低的血液）变成上下腔静脉中的静脉血（含氧量较低、含 CO_2 量较高的血液）；而肺循环则是指血液由右心室射出，经肺动脉及其各级分支，再经肺泡壁毛细血管网，最后经肺静脉回流到左心房的过程。通过这个过程，血液中的 CO_2 经肺泡排出体外，而 O_2 则经肺泡进入血液。故血液中 O_2、CO_2 含量的变化刚好与体循环相反，血液由肺动脉中的静脉血转变为肺静脉中的动脉血。

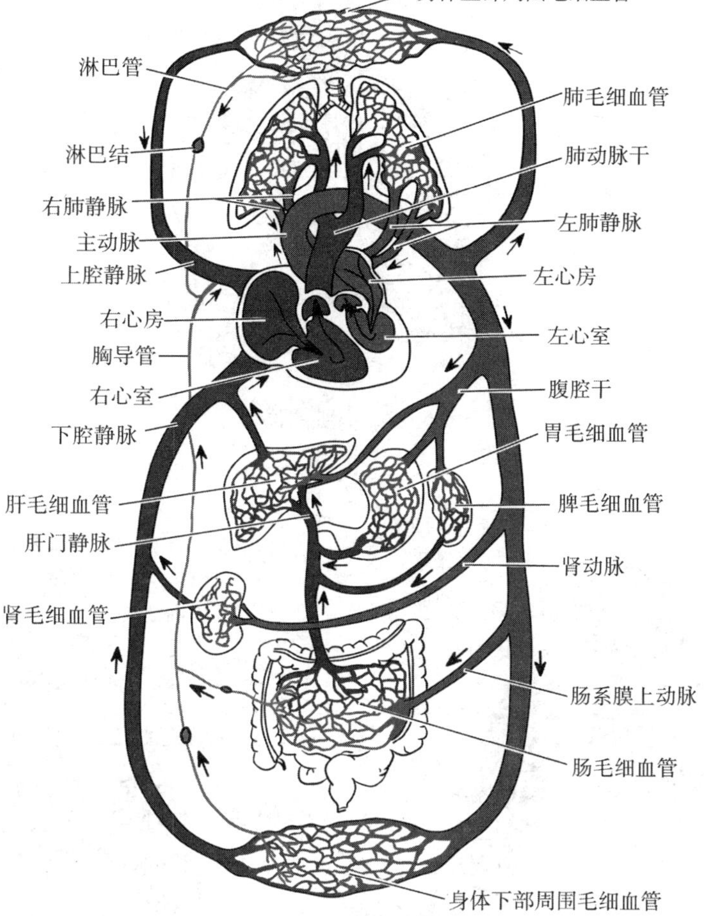

图 5-1　全身血液循环模式图

一、心脏的解剖及特殊传导系统

（一）心脏的形态及位置

心脏位于胸腔内，膈肌的上方，两肺之间，大约 2/3 居正中矢状面的左侧，1/3 居右侧，其大小似拳头，其外形为一倒置的、前后略扁的圆锥体形，锥体底称心底部，锥体尖称心尖部，故心尖部是朝下的（图 5-2）。它是一个专门用于泵送血液使血液获得动能的中空肌性器官，其泵出的血液通过动脉流向肺及全身其他器官。心尖朝向左前下方，游离，由左心室构成，位于左侧第五肋间隙、左锁骨中线内侧 1~2cm 处，故在此处可看到或摸到心尖搏动；心底朝右后上方，较宽，与大血管（主动脉、肺动脉、腔静脉、肺静脉）相连，将心脏固定在胸腔中，左右各一心房。心脏的表面有三条浅沟：近心底处的环形冠状沟是心室、心房的分界；从冠状沟发出两条纵行的浅沟，其一自心脏的前面（胸肋面）向下至心尖右侧，称前室间沟；另一自心脏的膈面向下至心尖右侧称后室间沟。前、后室间沟是左、右心室在心表面的分界。左心房、左心室和右心房、右心室的正常位置关系呈现轻度由右向左扭转现象，即右心偏于右前上方，左心偏于左后下方（图 5-3）。冠状沟和室间沟内均有血管经过。

（二）心脏的结构

心脏由心腔、心壁、瓣膜、血管和神经等组成。

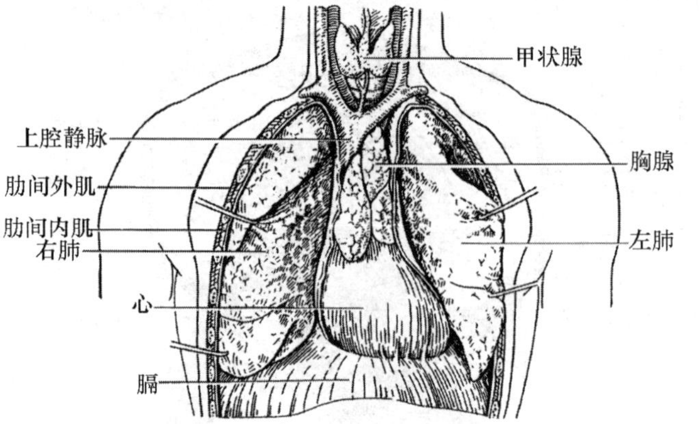

图 5－2　心脏的位置

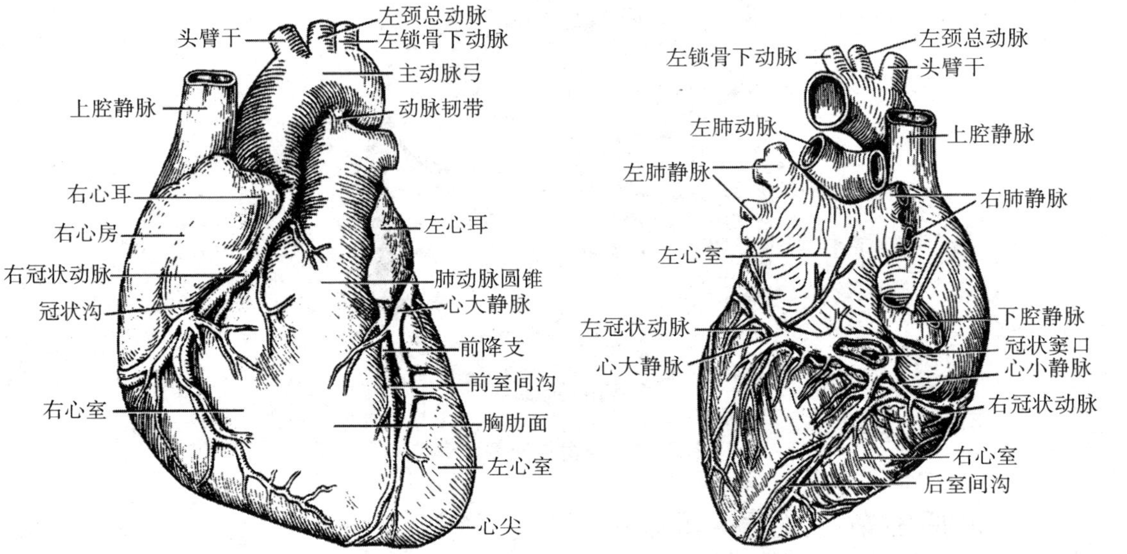

图 5－3　心脏的外形

1. 心腔　心脏是一中空的肌性器官，内有四腔：后上部为左心房、右心房，二者之间有房间隔分隔；前下部为左心室、右心室，二者间隔以室间隔。正常情况下，因房、室间隔的分隔，左半心与右半心不直接交通，但左、右半心的心房和心室是相通的，其连通口称为房室口，且连通口部位存在一瓣膜称房室瓣（图 5－4）。

根据血流方向，右心房有三个入口，一个出口。入口即上、下腔静脉口和冠状窦口。冠状窦口为心壁静脉血回心的主要入口。出口即右房室口，右心房借助其通向右心室。房间隔后下部的卵圆形凹陷称卵圆窝，为胚胎时期连通左、右心房的卵圆孔闭锁后的遗迹。右心房上部向左前突出的部分称右心耳。右心室有出入两口，入口即右房室口，出口称肺动脉口。

左心房构成心底的大部分，有四个入口，一个出口。在左心房后壁的两侧，各有一对肺静脉口，为左右肺静脉的入口；左心房的前下有左房室口，通向左心室。左心房前部向右前突出的部分，称左心耳。最近的研究表明，左心耳具有调节心脏前负荷，分泌心钠素等功能。心房由较薄的肌性房间隔隔开，心室则由较厚的肌性室间隔隔开。左心室也有出入两口，入口即左房室口，出口称主动脉口（位于左房室口的右前上方）。

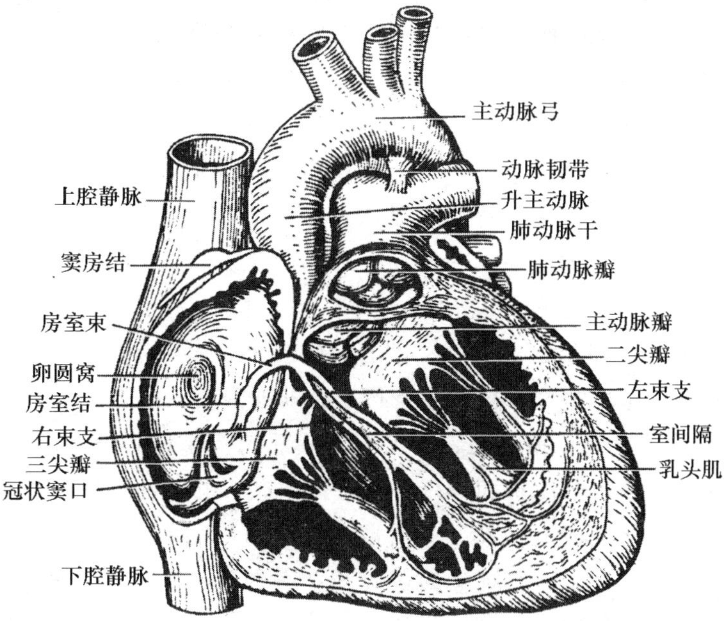

图 5－4　心脏内部结构

2. **心壁**　心壁由心内膜、心肌层和心外膜三层组成（图 5－5）。

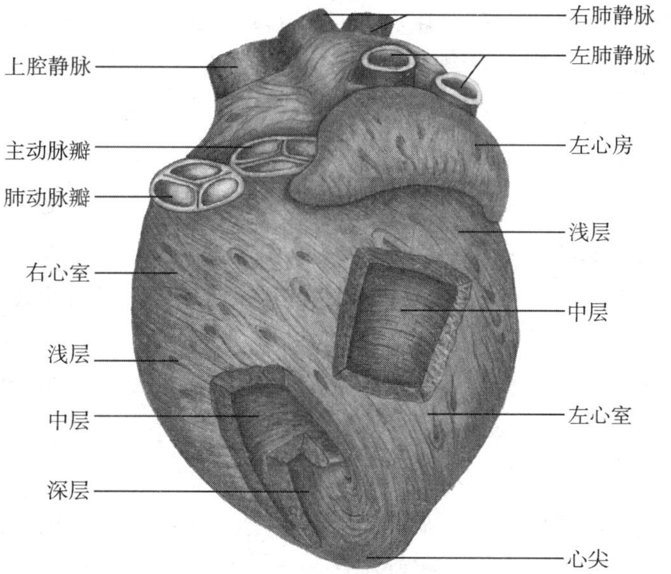

图 5－5　心壁结构

心脏的实质部分主要是一种肌性组织，称心肌组织，是一种特别的横纹肌，有较强的收缩能力。而心房与心室之间有致密胶原纤维构成的房室环相连接，而无心肌连接，故心房与心室可在不同时间内收缩。

（1）心内膜　是被覆在心腔内面的一层光滑的薄膜，由内皮、内皮下层和心内膜下层组成，内皮下层为疏松结缔组织，其中含有血管、神经和心传导系统分支。心内膜与血管内膜相延续。心内膜表面极为光滑，有利于血液流动。心内膜在房室口和动脉口处突入心腔折叠成房室瓣和半月瓣。当瓣膜发炎时，其中结缔组织常常增生致使瓣膜变形，造成瓣膜病变。

（2）心肌层　是心壁最厚的一层，由心肌细胞（纤维）构成，心肌纤维以内纵、中环、外斜式排列成数层包绕心脏。这种排列加上每层心肌纤维的走行是螺旋状弧线，使得心脏收缩时产生的心室内压力很高，有利于心脏完成泵血功能。心肌纤维包括普通心肌细胞和特殊分化的心肌细胞。普通心肌细胞构成心房肌和心室肌，房、室肌彼此不连续，分别附于结缔组织构成的支架上，因此心房、心室肌可以分别收缩。心室肌明显比心房肌发达，尤其左心室肌特别发达，左心室壁明显比右心室壁厚。因此，左心室收缩时能产生更大的压力，使主动脉内的血压很高，明显高于肺动脉压。特殊分化的心肌细胞构成心的传导系统，走行于靠近心内膜一侧。

（3）心外膜　为心脏最外面的一层，即心包的脏层，由单层鳞状上皮（间皮）及其下方的结缔组织和脂肪细胞所组成。冠状血管行于心外膜内。

（4）心包　心包是包绕心和出入心的大血管根部的浆膜囊，分壁层和脏层。脏层紧贴于心肌表面，并在大血管根部反折而移行于壁层，包在心的外面。壁层厚而坚韧，弹性小，表面没有与其他部位相接而成游离状。在脏层和壁层之间有一个空隙，叫心包腔，内含少量浆液，有滑润作用，能减少心脏搏动时的摩擦。心包还有限制心脏过分舒张和扩大的作用，从而对心肌起到保护作用。

3. 瓣膜　心房和心室的连通口处及心室和动脉的连通口处均存在瓣膜结构，分别称为左、右房室瓣和主动脉瓣和肺动脉瓣（也叫半月瓣），其作用是控制血流方向防止血液倒流。房室瓣位于左右心室内，动脉瓣位于主动脉或肺动脉一侧（图5－4）。

在左房室口周缘（左心室一侧）附有左房室瓣，也称二尖瓣（因其主要形成二块叶片状瓣膜），按位置称前瓣、后瓣。瓣膜垂向室腔，它们有腱索分别与前、后乳头肌（突起于左心室腔内）相连；右房室口周缘（右心室一侧）附有三块叶片状瓣膜，即右房室瓣，也称三尖瓣。按位置分别称前瓣、后瓣、隔瓣。三尖瓣也借许多线样的腱索与心室壁上的乳头肌相连。房室瓣开口朝向心室，当心房射血时腱索松弛，瓣膜开放；当心室收缩时腱索拉紧，防止瓣膜外翻和血液由心室逆流入心房，从而保证了血液的定向流动。因此，任何一个瓣膜发生病变（瓣膜口狭窄或闭锁不全）都能给血液循环带来极大的障碍。临床上正在研究和使用生物瓣或机械瓣来替换病变的瓣膜，并取得了成功。

主动脉口的主动脉一侧周缘附有主动脉瓣，开口朝向主动脉；肺动脉口的肺动脉一侧周缘附有肺动脉瓣。因每个动脉瓣都是由三块半月形的瓣膜组成，故也叫半月瓣。半月瓣开口朝向动脉，其开闭是由动脉与心室两侧的压力决定的。当室内压高于动脉压时半月瓣被冲开，血液由心室流向动脉；当动脉压高于室内压时，半月瓣就被关闭，从而阻止血液由动脉倒流回心室。临床上也有动脉瓣缺损的患者，目前也可用人工瓣膜修复或替换。

4. 血管及神经　心脏的营养由冠状循环血管供应。冠状血管是由冠状动脉、冠状静脉和毛细血管所组成。

冠状动脉开口于主动脉上方，左右冠状动脉分别起始于升主动脉（图5－6）。左冠状动脉（Arteriae coronaria sinistra）起于主动脉左窦，经左心耳与肺动脉之间走向左前方，随即分为前室间支（降支）和旋支。它们分布于左心房、左心室和室间隔前部，也分布于右心室的前面。右冠状动脉（Arteriae coronaria dextra）起于主动脉右窦，经右心耳与肺动脉干之间入冠状沟，向右下方走行，继续沿冠状沟向左行，达房室交界处然后分支，主要分布于右心房、右心室和室间隔后部。临床上膈面心肌梗死，大多由于右冠状动脉阻塞所致。心肌中的毛细血管极为丰富，几乎每一根肌纤维都伴有一条毛细血管，毛细血管汇成小静脉，心脏静脉绝大部分汇集于冠状静脉窦，并由此回到右心房，另有一些小静脉直接进入心腔。在心肌横截面上，每平方毫米的面积内约有2500根毛细血管，因此，心肌和冠状循环之间的物质交换可以很快进行。另外，冠状动脉之间有吻合支，在人体，这些吻合支在心内膜下较多，正常时这些吻合支口径较细小，只有少量血液通过，因此当冠状动脉突然闭塞时，就不能很快建立侧支循环，常常导致心肌急性缺血，影响心脏功能。但如果血管阻塞是逐渐形成的，则吻合支可逐渐扩张，建立足够的侧支循环，起到代偿作用。

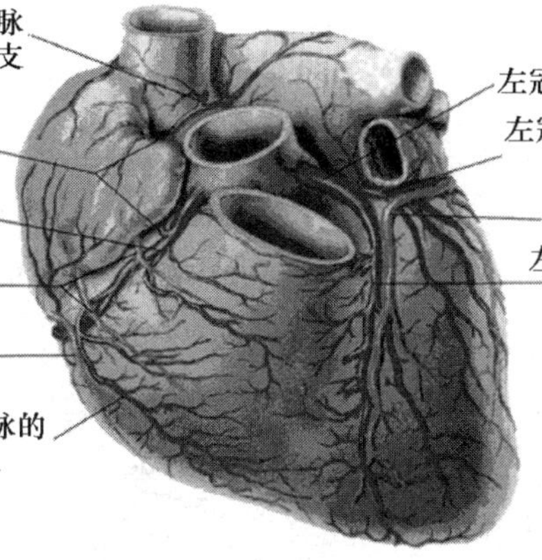

图5－6　心脏的冠状动脉

心脏受交感神经和副交感神经双重支配。交感冲动通过交感神经使心脏活动加快；副交感冲动通过迷走神经使心脏活动减慢。这些自发冲动受到下丘脑和延髓的心血管中枢的调节。

（三）心脏的特殊传导系统

心脏的特殊传导系统由特殊分化的心肌纤维组成，它比一般心肌纤维粗、肌原纤维少，肌浆较多，没有收缩能力，但具有自动节律性兴奋的能力（房室结内的结区细胞除外）。心脏的传导系统包括窦房结、房室结、房室束和浦肯野纤维（图5－7）。

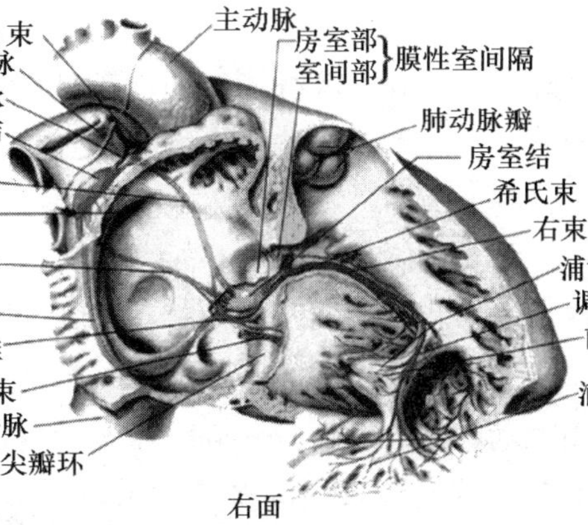

图5－7　心脏内的传导通路

心脏的正常起搏点是窦房结，位于右心房的后壁，上腔静脉入口处的心外膜深面，呈梭形，其内含有起搏细胞（P细胞）和过渡细胞。P细胞可自发去极化产生兴奋，通过过渡细胞传至心房肌，使心房肌收缩。同时兴奋可经优势传导通路下传至房室交界。房室交界位于房间隔下部，右房室口与冠状窦口之间的心内膜下。进而由房室交界发出的冲动传至心室。房室束又名希氏（His）束，进入室间隔分成左、右束支，分别沿心室内膜下行，最后以细小分支即浦肯野纤维分布于心室肌。

综上所述，心脏兴奋传导途径和方向可总结为：窦房结→心房优势传导通路→房室交界→房室束→左、右束支→浦肯野纤维→心室肌。

二、血管的种类、结构及分布

血管系统由动脉、静脉和毛细血管所组成。

（一）动脉

动脉是把血液从心脏输送到毛细血管的管道，大动脉分成若干中动脉，中动脉再分成若干小动脉，这样几级分支最后形成微动脉，管径也随分支由大逐渐变细，大动脉的内径约为25mm，而微动脉的内径仅为20～30μm。动脉管壁较厚，可分为内、中、外三层。内膜的表层为单层扁平内皮，内皮下是一薄层结缔组织，接近中膜处往往有一层由弹性纤维组成的弹性膜。中膜较厚，主要由环行平滑肌及弹性膜所组成。外膜由结缔组织组成，主要有血管和神经等。因大动脉的中膜厚、弹性纤维多而弹性大，故又称弹性动脉、弹性贮器血管。心室射血时管壁扩张，心室舒张时管壁回缩，促使血液继续向前流动；中动脉的管壁主要由平滑肌组成，平滑肌纤维之间夹杂着一些弹性纤维和胶原纤维，收缩性强，故又称肌性动脉；而小动脉的中膜肌层较厚，管腔相对狭窄，因此可通过改变管径来控制血流，血流阻力大，并能使搏动性流动变成稳定流动，故称为阻力血管。随着动脉分支增多，其管壁越来越薄，口径减小，弹性纤维逐渐减少而平滑肌成分增多。

1. 肺循环的动脉 肺动脉短而粗，从右心室发出，在主动脉弓下方分为左、右肺动脉，分别经左、右肺门进入左、右肺。肺动脉内的血液为静脉血。血液流至肺泡周围的毛细血管网，在此进行气体交换，使静脉血变成含氧丰富的动脉血。

2. 体循环的动脉 体循环的动脉从左心室发出，分布于全身，全身动脉都是主动脉的分支。

（1）主动脉 是体循环动脉的主干，特点是逐渐变细，主动脉从左心室发出后，先向上行，然后弯成弓形（该部位称主动脉弓），再沿脊柱下行，到第四腰椎处分为左、右髂总动脉。左、右髂总动脉在骶髂关节前方又各分为髂内、髂外动脉。主动脉全长分为升主动脉（起始的一段），主动脉弓（弯曲的一段）和降主动脉（下降的一段）三段。降主动脉又分为两段，即胸主动脉（膈以上的一段）和腹主动脉（膈以下的一段）。

从升主动脉的起始部发出左、右冠状动脉，分布于心脏。由主动脉弓向上发出三支大动脉干，即无名动脉（头臂干）、左颈总动脉和左锁骨下动脉。无名动脉上升后再分为右颈总动脉和右锁骨下动脉。

（2）头颈部的动脉 颈总动脉（common carotid artery）：右侧的发自头臂干，左侧的直接起自主动脉弓，由颈部上行后分叉为颈内动脉和颈外动脉，是营养头颈部的动脉主干。在颈内、外动脉分叉处的后壁上，有一小体称颈动脉体，是血液的化学感受器，能接受血液中O_2和CO_2分压变化的刺激，反射地调节呼吸运动（同样在主动脉弓部位也有一化学感受器）。颈内动脉的起始处稍膨大，称颈动脉窦，内有压力感受器，可反射性地调节血压。

（3）锁骨下动脉 左侧起自主动脉弓，右侧发自头臂干。到第1肋外缘延续为腋动脉，主要分支有椎动脉、胸廓内动脉、甲状颈干等。

（4）上肢动脉 锁骨下动脉及其分支，主干有腋动脉、肱动脉、桡动脉和尺动脉，营养上肢。

（5）胸部动脉　胸部动脉的主干是胸主动脉，发出壁支和脏支，分布于胸壁和胸腔脏器，营养胸腔脏器和胸壁。

（6）腹部动脉　腹部动脉的主干是腹主动脉，发出壁支和脏支，分布于腹壁和腹腔脏器，营养腹腔脏器和腹壁。

（7）盆部动脉　髂总动脉在骶髂关节前面分为髂内、外动脉。髂内动脉为一短干，下行入骨盆腔，分为壁支和脏支，分布于盆壁和盆腔脏器，营养盆腔内脏、盆壁、会阴和外生殖器等。

（8）下肢动脉　髂外动脉经腹股沟韧带中点深面至股前部，延续为股动脉，是营养下肢的动脉主干（图 5－8）。

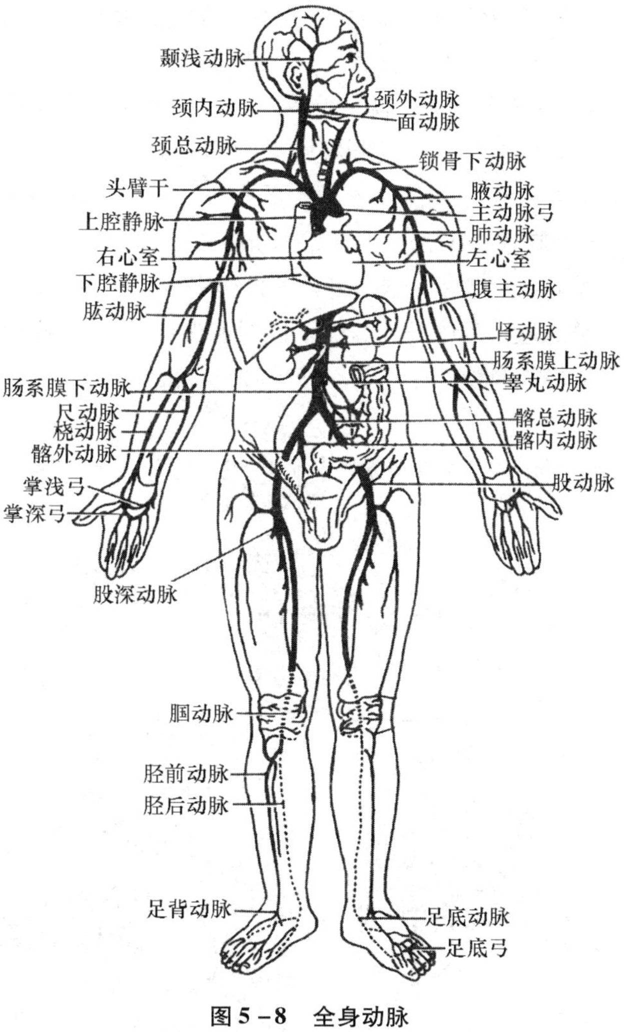

图 5－8　全身动脉

（二）静脉

静脉是输送血液返回心脏的管道，又称为容量血管，可容纳 60%～75% 的循环血容量，可作为血液的存储器。静脉较动脉壁薄，可扩张，数量多且不规则。静脉也可分大、中、小三种，管壁同样也可分外膜、中膜与内膜三层。一般静脉对血流的阻力很小，故静脉端产生的压降很小，但微静脉因口径小也对血流产生一定阻力。总的来讲，静脉内血压很低，尤其上、下腔静脉内的血压是全身血压最低的部位。静脉有深、浅静脉之分，且相互连通。深静脉常与同名动脉伴行，如肾动脉、肾静脉、股动脉、股静脉等。浅静脉则位于皮下，常用于注射、输液或抽血，如上肢皮下的肘正中静脉、头静脉等。静脉内常有瓣膜，可防止血液倒流，尤其下肢静脉，受重力影响，静脉瓣最多；胸腹腔内的大静脉，如门静脉、肝静脉、上、下腔静脉则没有静脉瓣，这是因为心脏的舒张和吸气时的胸腔内压下降，腹内压升高等，可促进上述静脉血回流入心脏。

1. 肺循环的静脉 肺静脉左、右各两条，分别由左、右肺门出肺，注入左心房，因此肺静脉在左心房上有四个开口。肺静脉内的血液为动脉血。

2. 体循环的静脉 体循环静脉可分为三大系统：上腔静脉系、下腔静脉系（包括门静脉系）和心静脉系。其中心静脉系是收集心脏的静脉血液管道，属于冠状循环，与其他器官无关。

（1）上腔静脉系 是收集头颈、上肢和胸背部等处的静脉血回到右心房的管道。主要的静脉联系有头臂静脉（分别由同侧的颈内静脉和锁骨下静脉汇合而成，其中颈部最大的浅静脉－颈外静脉也汇入锁骨下静脉。收集来自头颈部的血液）、上肢静脉（收集来自上肢的血液）、奇静脉（收集来自胸背部、食管等部位的血液）。

（2）下腔静脉系 由下腔静脉及其属支组成，是人体最大的静脉干，由左、右髂总静脉汇合而成，沿腹主动脉的右侧上行，通过肝脏腔静脉沟后，穿膈肌腔静脉孔到达胸腔，收集腹部、盆部、下肢部静脉血回流注入右心房。主要的静脉联系有髂总静脉（由髂内静脉和髂外静脉汇合而成）、髂内静脉（由盆部静脉汇合而成，收集盆部、臀部和会阴部的静脉血）、髂外静脉（股静脉的直接延续，收集下肢所有浅、深静脉以及一部分腹壁静脉的静脉血）、肝静脉（收集来自肝脏的静脉血，其中肝门静脉系特别重要）。下肢的静脉富有瓣膜，可有效防止血液倒流。也分浅、深静脉两种，在浅、深静脉之间有很多交通支（图5－9）。

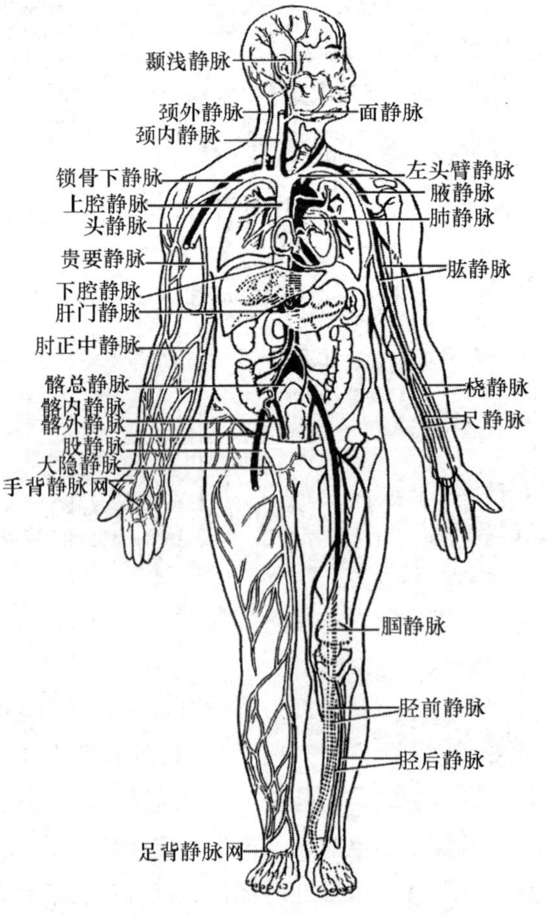

图5－9 全身静脉

3. 肝门静脉系　肝门静脉与一般静脉不同，它的始末均为毛细血管。肝门静脉由肠系膜上静脉和脾静脉在胰头后方汇合而成，上行至肝门，分为左、右两支，分别进入肝的左、右叶，并在肝内反复分支汇入肝血窦。一端始于胃、肠、胰、脾的毛细血管网，另在肝内又分成毛细血管网（与肝动脉血一起注入肝内血窦），然后再由肝静脉经下腔静脉回流入心脏。肝门静脉主要是收集腹腔内消化管道、胰和脾的静脉血入肝的静脉管道。肝门静脉及其属支均缺乏瓣膜，由于这个特点，无论肝内或肝外的门静脉阻塞，均可引起血液逆流，导致肝门静脉高压症（图 5－10）。

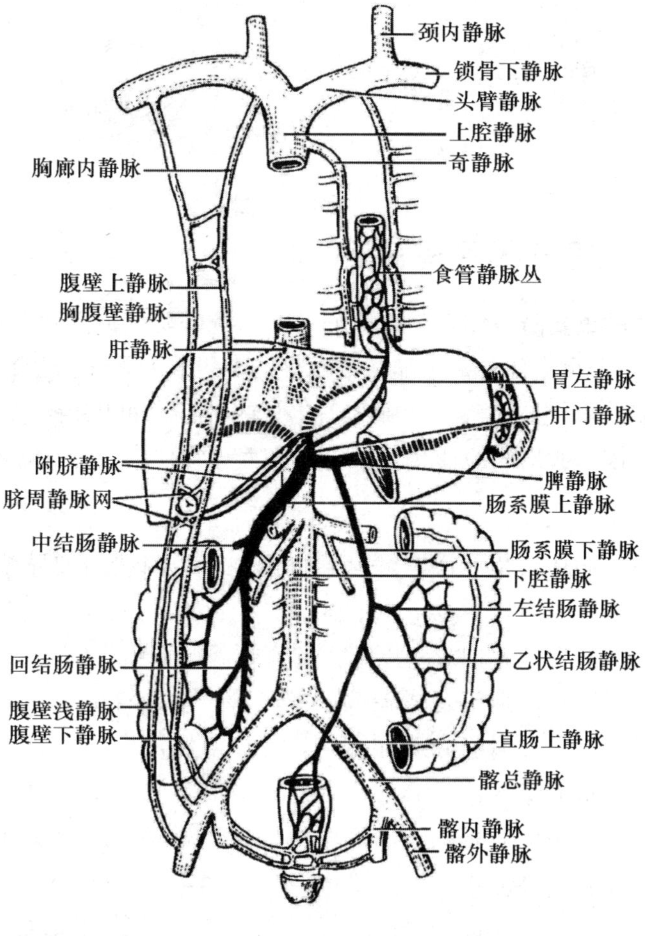

图 5－10　肝门静脉和上下腔静脉交通

（三）毛细血管

毛细血管是极细微的血管，管径平均为 6～9μm，连于动、静脉之间，互相连接成网状，穿行于组织中。毛细血管是体内分布最广，管壁最薄、口径最小、血流很慢，通透性较大的血管，一般仅能容纳 1～2 个红细胞通过。正因其血管壁薄、有较高通透性，因此允许液体、营养物质和气体在血液和组织间液之间进行交换，血液与组织之间的物质交换就发生在这一级，故又称交换血管。除软骨、角膜、毛发上皮和牙釉质外，毛细血管遍布全身。其管壁主要由单层内皮细胞构成，在其起始部位有杯口状平滑肌，可调节血流。在内皮外面有一薄层结缔组织。另外还常可见到一种扁而有突起的细胞贴在毛细血管的管壁外面，称为周细胞。这种细胞的性质还不清楚，有人推测周细胞具有收缩作用，可控制毛细血管管径，但尚未证实。毛细血管中最重要的是真毛细血管，又称为交换血管，通透性很高，成为血管内血液和血管外组织液进行物质交换的场所。在真毛细血管的起始部常有平滑肌环绕，称为毛细血管前括约肌，它的收缩或舒张可控制毛细血管的关闭或开放，因此可决定某一时间内毛细血管开放的数量（图5－11）。

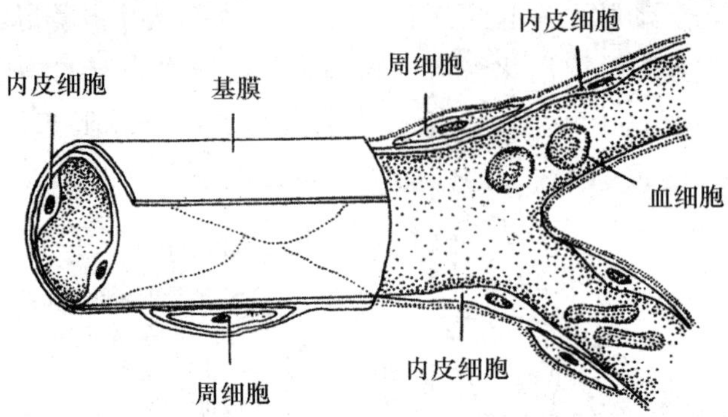

图5－11　毛细血管模式图

三、淋巴系统的解剖及生理特征

淋巴系统是人体的重要防卫体系，它与心血管系统密切相关。淋巴系统（lymphatic system）是循环系统的一个组成部分，由输送淋巴液的淋巴管和产生淋巴细胞和生成抗体的淋巴器官（包括淋巴结、扁桃体、脾、胸腺和消化管内的各种淋巴组织等）所组成。淋巴系统能制造白细胞和抗体，滤出病原体，对于液体和养分在体内的分配也有重要作用。

（一）淋巴管道

像遍布全身的血液循环系统一样，淋巴系统也是一个网状的液导系统。淋巴系统里流通的淋巴液，由组织液转化而来，也来源于血浆。

毛细淋巴管由单层内皮细胞构成，以膨大的盲端起始于组织间隙，然后相互吻合成网，并汇合形成集合淋巴管，再逐渐汇合成较大的淋巴管。淋巴管由毛细淋巴管汇合而成，结构类似静脉，壁薄径细，有类似静脉瓣样结构，促使淋巴液向心回流，途中经过多级淋巴结，并获得淋巴细胞，最后汇入两支总淋巴管。两下肢、腹部及左上半身的淋巴管汇入胸导管（胸导管位于食管后方，脊柱的左前方，上达颈根部）。右上半身的淋巴汇成右淋巴导管。胸导管和右淋巴导管分别汇入左右静脉角（图5－12、图5－13）。

淋巴系统没有一个像心脏那样的泵来压送淋巴液。新的组织液流入细胞间的空隙中的液体挤入淋巴管。动脉和肌肉的舒缩也对淋巴液施加向前的压力。呼吸作用则在胸导管内造成负压，使淋巴液向上流而回到血液中去。

（二）脾

脾脏是人体中最大的淋巴器官，位于左下腹部。它是一个富于血供的实质性脏器，质软而脆。它位于左季肋区后外方肋弓深处，与9～11肋相对，长轴与第10肋一致。膈面与膈肌和左肋膈窦相邻，前方有胃，后方与左肾、左肾上腺毗邻，下端与结肠脾沟相邻，脾门与胰尾相邻。脾脏为腹膜内位器官，由胃脾韧带、脾肾韧带、膈脾韧带和脾结肠韧带与邻近器官相连。脾的被膜较厚，由富含弹性纤维及少量平滑肌纤维的致密结缔组织构成。被膜致密结缔组织深入脾内形成小梁，构成脾的网状支架，连同神经、血管一起形成脾的间质。脾的实质分为白髓、边缘区和红髓三部分，脾只有血窦没有淋巴窦。

脾的主要功能是过滤和储存血液。脾的组织中有许多称为“血窦”的结构，平时一部分血液滞留在血窦中，当人体失血时，血窦收缩，将这部分血液释放到外周以补充血容量。

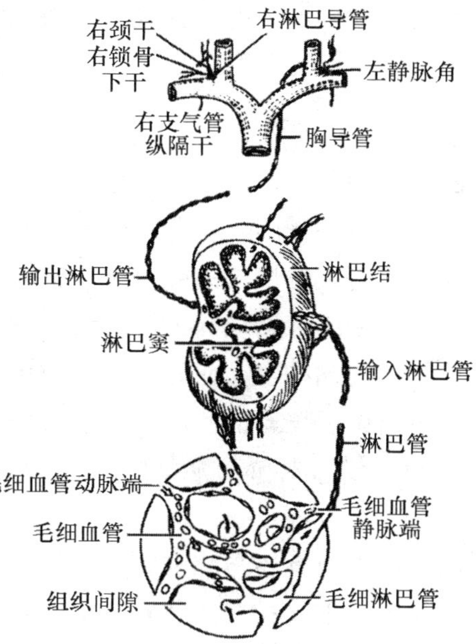

图 5－12 淋巴管道

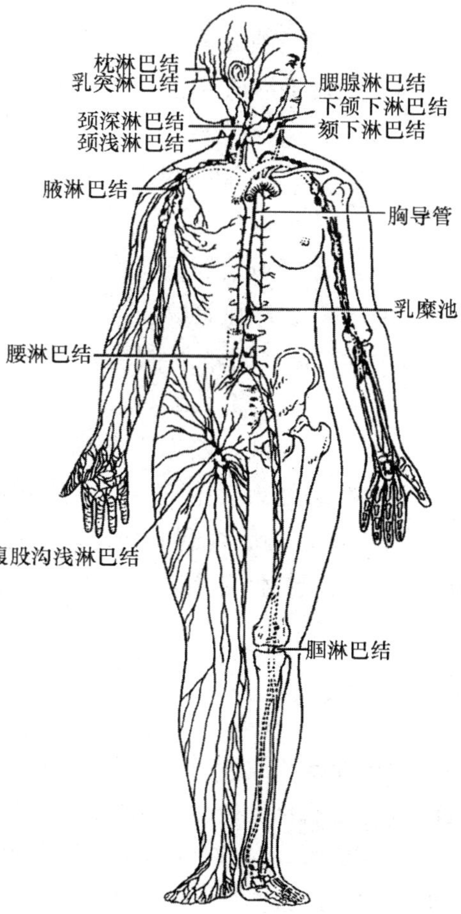

图 5－13 全身淋巴结

血窦的壁上附着大量巨噬细胞，可以吞噬衰老的红细胞、病原体和异物。脾脏也是机体最大的免疫器官，占全身淋巴组织总量的 25%，含有大量的淋巴细胞和巨噬细胞，是机体细胞免疫和体液免疫的中心，通过多种机制发挥抗肿瘤作用。脾脏切除导致细胞免疫和体液免疫功能的紊乱，影响肿瘤的发生和发展。脾的肿大对于白血病、血吸虫病和黑热病等多种疾病的诊断有参考价值。

（三）淋巴结

淋巴结数目较多，多沿血管周围分布，常成群集聚于身体较为隐蔽之处。为大小不一的圆形或椭圆形小体，一侧隆凸，另一侧凹陷。凹陷处有淋巴结的神经和血管出入并相连输出淋巴管，而凸侧相连输入淋巴管。输出管的数目少于输入管。淋巴结表面有薄层的被膜，由致密结缔组织构成。被膜致密结缔组织深入淋巴结内形成许多粗细不等、互相连接成网的小梁，构成淋巴结的支架，连同神经、血管一起形成淋巴结的间质。淋巴结的实质分为皮质和髓质两部分。淋巴小结位于皮质的浅层，是 B 淋巴细胞增殖的场所。髓质位于淋巴结的深部，内含 B 淋巴细胞、浆细胞和巨噬细胞，这些细胞的数量及比例随免疫应答状态而变化。

淋巴结不仅有滤过淋巴的功能，而且还与脾和胸腺等淋巴器官以及上皮下淋巴组织一起产生淋巴细胞，参与身体的免疫功能，构成身体重要的防御装置。器官或局部身体区域的局部淋巴结由人体各器官或各部位的淋巴管汇聚而成。当这一器官或局部发生感染时，细菌和病毒等可沿淋巴管入侵至相应的局部淋巴结。此时，淋巴结内细胞迅速增殖，体积增大，功能旺盛，故局部淋巴结肿大常反映其收纳淋巴的部位有病变。如该局部淋巴结不能阻截或清除这些细菌或病毒时，病变可沿该淋巴结的淋巴流向继续蔓延。

第二节　心脏生理

扫码“学一学”

心脏的主要功能是泵血，其次心脏和血管还具有内分泌功能。心肌细胞分泌钠尿肽等生物活性物质，血管内皮细胞合成和释放舒血管物质（一氧化氮、前列环素等）和缩血管物质（如内皮素等）。这些物质对调节血液循环，维持血压稳定以及肾脏功能调节等具有重要作用。

心脏有节律的收缩和舒张，推动了血液不断循环流动。这个过程中，心脏不同部位心肌细胞兴奋的产生、兴奋的传导、收缩能力等生理特性各不相同。并且，心脏有自动产生兴奋（自律性）的能力，这是特殊部位心肌细胞的功能。因此，为了分析心脏泵血功能，有必要先知道心肌细胞的分类及电生理特性、生理特性等。在此基础上，进一步讨论心脏的生理功能。

一、心肌细胞的生物电现象

和神经组织一样，心肌细胞在静息和活动时也伴有生物电（又称跨膜电位）变化。根据组织学、电生理特点和功能可将心肌细胞分为两大类：一类是构成心房和心室壁的普通心肌细胞，细胞内含有丰富的肌原纤维，具有兴奋性、传导性和收缩性，没有自律性，执行收缩功能，称为工作细胞（working cells）。工作细胞属于非自律细胞（non - rhythmic cell），包括心房肌和心室肌。另一类是在正常生理条件下具有自动产生兴奋的能力，在没有外来刺激的情况下，能自主的发出节律性兴奋冲动。即具有自动节律性或起搏功能的心肌细胞，这是自律细胞（autorhythmic cell）。它们也具有兴奋性、传导性和收缩性，但是它们的细胞内肌原纤维较少，排列不规则，故收缩性较弱。这一类细胞的主要功能是产生和传布兴奋，控制心脏活动的节律。它们包括窦房结 P 细胞、大部分房室交界区细胞和浦肯野细胞，这是心脏中的特殊传导系统的组成成分。特殊传导系统是心脏中发生兴奋和传导兴奋的组织，起着控制心脏节律性活动的作用。特殊传导系统包括窦房结、房室交界、房室束和末梢浦肯野纤维（图 5 – 14）。

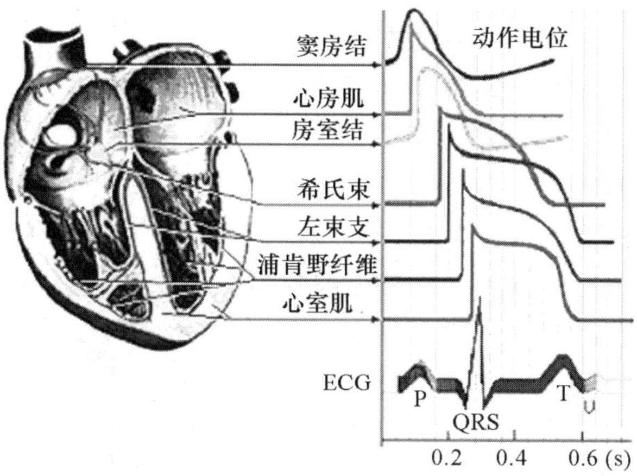

图 5 – 14　心脏传导通路及生物电示意图

窦房结位于右心房接近上腔静脉入口处的心外膜下，含起搏细胞（P 细胞）和过渡细胞，为正常起搏点。P 细胞发生兴奋通过过渡细胞传至心房肌。

房室交界包括房结区、结区和结希区三部分。房结区位于心房和结区之间，具有传导性和自律性。结区相当于光学显微镜所见的房室结，这里存在一些特殊的细胞，具有传导性，但无自律性。结希区位于结区和希氏束之间，具有传导性和自律性。房室交界是心房与心室之间唯一的电通路。

在右心房的某些部位（如卵圆窝前方和界嵴处）心房肌纤维排列方向一致，结构整齐，因此其传导速度较其他部位心房肌（这些心肌被右心房壁、上腔静脉开口和卵圆窝等所形成的孔穴所分割，成断续状）快，从而在功能上构成了将窦房结兴奋快速传播到房室交界处的所谓“优势传导通路”。这部分心房肌细胞本质上属于工作细胞。

心肌细胞的跨膜电位是指心肌细胞膜内外两侧电位差。包括在静息状态下的静息电位和兴奋时的动作电位。

（一）静息电位（RP）及其产生机制

心肌细胞和骨骼肌一样在静息状态下膜内为负，膜外为正，呈极化（polarization）状态。这种静息状态下膜内外的电位差称为静息电位（resting potential）。不同心肌的静息电位的稳定性不同，人和哺乳动物心脏的非自律细胞的静息电位稳定，膜内低于膜外 90mV 左右（膜外 0 电位，膜内为 –90mV）。而在自律性细胞的静息电位不稳定，称舒张期电位。其中窦房结 P 细胞的舒张期电位较小，约 –70mV。

心肌细胞静息电位的形成机制与神经细胞及骨骼肌细胞静息电位的形成机制相同，也主要是 K^+ 外流所致。但其绝对值明显小于 K^+ 平衡电位，尤其是 P 细胞等自律细胞的舒张电位。原因是心肌细胞静息时除了有 K^+ 外流以外，还存在明显的其他离子流，如 Na^+、Ca^{2+} 内流。

（二）动作电位（AP）及其产生机制

心肌细胞兴奋过程中产生的并能扩布出去的电位变化称为动作电位（action potential）。

与神经细胞及骨骼肌细胞动作电位相比，心肌细胞动作电位升支与降支不对称，复极过程比较复杂，持续时间很长，不同部分心肌细胞动作电位形态波幅都有所不同。

按照心肌细胞动作电位的特点，可以将心肌细胞分为快反应细胞（fast response cell）和慢反应细胞（slow response cell），这两类细胞动作电位的形成过程及产生机制不同。快反应细胞包括：心室肌、心房肌和浦肯野细胞，前二者属快反应非自律细胞，后者属快反应自律细胞。快反应细胞动作电位的特点是去极速度快，振幅大，复极过程缓慢并可分几个时相（期），兴奋传导快。慢反应细胞包括窦房结、房室交界和结区细胞。前二者为慢反应自律细胞，后者为慢反应非自律细胞。慢反应细胞的主要特点是去极化速度慢，波幅小，复极缓慢且无明显的时相区分，传导速度慢。

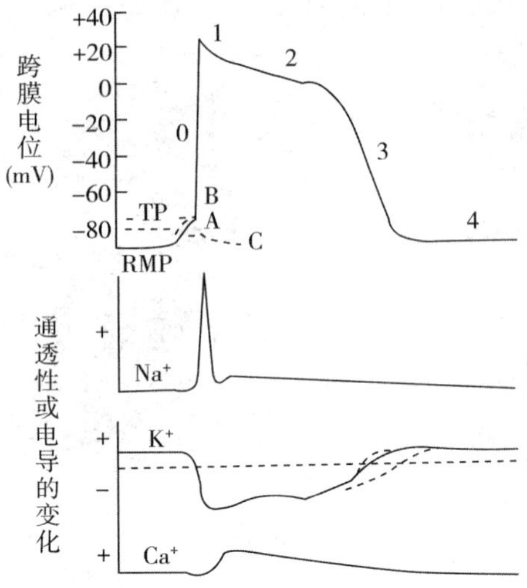

图 5-15　快反应细胞动作电位及形成机制示意图

1. 快反应细胞动作电位及形成机制　快反应细胞动作电位的除极与复极过程共包括五个时期（图 5-15）。

（1）0 期（又称除极相或去极过程）　产生机制与神经细胞或骨骼肌细胞动作电位去极化过程相似，都是快钠通道开放，钠离子内流所致。

当心肌细胞受到刺激时，首先引起 Na^+ 通道的部分开放，少量 Na^+ 内流，而引起膜内电位上升。当膜内电位由 -90mV 上升到阈电位（threshold potential）（约 -70mV）时，则 Na^+ 通道被激活而开放通透性增高。由于膜外 Na^+ 浓度大于膜内和膜内外电位梯度的影响，大量 Na^+ 快速内流，膜内电位急剧上升，由负变为正（-90mV→+30mV）而形成动作电位上升支。其超过 0mV 的电位称超射，最大上升幅度达到 120mV（-90mV→+30mV）。

在去极化初期，开放的通道数目和每个通道开放的时间随着去极化的过程激增，Na^+ 由膜外迅速涌入细胞内，称为快钠流（I_{Na}），使膜内电位迅速由 -90mV 去极化到 +30mV，形成 0 期去极化。0 期去极化是一个再生性过程，Na^+ 内流引起去极化，去极化又加速 Na^+ 内流，不断循环再生，使膜迅速去极化。膜电位的去极化一方面引起 I_{Na} 通道激活门开启，另一方面也引起通道的失活门关闭，称为失活（inactivation），但失活的速率比较慢。激活门的开启使 I_{Na} 通道开放，Na^+ 快速内流；而失活门的关闭使 I_{Na} 通道关闭，Na^+ 内流停止。由于激活、失活都很迅速，所以其中 I_{Na} 通道的开放时间很短暂，去极化的膜电位尚未达到 Na^+ 的电化学平衡电位时，I_{Na} 通道已经关闭。快 Na^+ 通道可以被河豚毒（TTX）选择性地阻断。由于 Na^+ 通道蛋白分子结构的不同，心肌快 Na^+ 通道对 TTX 的敏感性远低于神经、骨骼肌的快 Na^+ 通道。

当膜电位上升至 -55mV 以上时则 Na^+ 通道失活关闭，Na^+ 内流迅速终止。Na^+ 通道可表现为：激活状态（开放状态）、失活状态、备用状态。快 Na^+ 通道蛋白的激活门和失活门在空间构型上的特点是任何一个门的关闭都能使快 Na^+ 通道关闭。静息状态时，激活门处于关闭状态而失活门处于开启状态，整个通道处于备用状态。这时通道虽然不通，但一旦受到刺激，膜电位去极化达到阈电位水平，就可以引起激活门再生性开启；由于这时失活门处在开启状态，故通道开放，允许 Na^+ 内流，通道进入激活状态。但激活门开启后，失活门很快就关闭，快 Na^+ 通道再度不通，是为失活状态。不论是备用状态或失活状态，快 Na^+ 通道都关闭，但前者是激活门关闭，失活门开启，可以接受新的刺激而使 Na^+ 通道开放；后者是激活门开启，失活门关闭，不能接受刺激，也不能引起 Na^+ 通道开放，故两者有本质的不同。只有当心肌细胞的膜电位复极化到 -60mV 或更负，并经历一定的时间，失活门才能渐渐开启。失活门的再次开启称为复活。快 Na^+ 通道只有经过复活而回到备用状态后，才能再次接受刺激，产生兴奋。

快通道：Na^+ 通道的激活与失活十分迅速故称为快通道。

快反应电位：由快通道开放而出现的电位变化称为快反应电位。

快反应细胞：具有快通道及快反应电位特性的心肌细胞叫快反应细胞。

最大除极速度：即 0 期去极化时的最大去极化速度。心房、心室肌 200 ~ 300V/s，浦肯野细胞为 400 ~ 800 V/s 。

膜电位的最大除极速度可达 800 ~ 1000V/s。

（2）1 期（快速复极化期）　膜电位迅速由 +30mV 下降到 0mV 左右，耗时约 10ms。0 期和 1 期的电位变化都很快。1 期的膜电位变化主要是 K^+ 快速跨膜外流所致。

1 期复极由短暂的瞬时性外向电流（I_{to}）引起，其主要离子成分是 K^+。I_{to}通道也具有激活门和失活门。I_{to}通道在 0 期去极化到 -30 ~ -40 mV 时激活开放。但通过 I_{to}通道外流的 K^+ 流远小于 0 期内快速涌入细胞的 Na^+ 流，所以 K^+ 外流不能在 0 期中得到反映。只有当快 Na^+ 通道失活关闭后，才能呈现出 I_{to}的复极化效应。因此可以说，I_{Na}通道的失活和 I_{to}通道的激活共同形成了动作电位的 1 期复极化。I_{to}通道激活开放后迅即失活关闭，为时短暂，故名瞬时性。I_{to}通道可以被 K^+ 通道阻滞剂 4 - 氨基吡啶选择性阻断。

I_{to}的另一个成分是由于细胞内 Ca^{2+} 浓度增加（因 Ca^{2+} 通过 L 型 Ca^{2+} 通道内流）而激活的 Cl^- 内流，称为 I_{Cl-Ca}，也称 I_{to2}。I_{to2}的作用微弱而短暂，可能和动作电位复极化 1 ~ 2 期的切迹形成有关。I_{to2}可被 Cl^- 通道阻断剂阻断。

（3）2 期（平台期）　耗时数百毫秒（心室肌、心房肌细胞占时约 100ms，浦肯野细胞占时 200 ~ 300ms），此期膜电位变化很小，几乎停滞在同一膜电位水平（0mV 左右）故称平台期，它是心肌细胞动作电位的主要特征。也是和神经纤维及骨骼肌动作电位的主要区别。其形成的主要原因是 Ca^{2+} 的缓慢内流和 K^+ 外流所形成。

现已证明心肌膜上存在一种慢 Ca^{2+} 通道，慢 Ca^{2+} 通道的激活以及再复活所需时间比 Na^+ 通道要长，故称慢通道。激活慢通道的阈电位水平是 -40 ~ -30mV，因此当膜电位去极化到 -40mV 左右时慢通道被激活。在平台期，Ca^{2+} 可通过慢 Ca^{2+} 通道缓慢进入膜内，使膜去极化，但同时又有少量 K^+ 外流倾向使膜复极化。在平台期 Ca^{2+} 的内流与 K^+ 外流所负载的跨膜正电荷相等，故膜电位稳定于 2 期复极电位水平。随时间推移，慢 Ca^{2+} 通道逐渐失活，K^+ 外流逐渐增多，膜电位缓慢下降形成平台期晚期。

平台期的内向电流主要是 Ca^{2+}（也有少量的 Na^+），Ca^{2+} 通过 L 型 Ca^{2+} 通道（I_{Ca-L}通道）内流。I_{Ca-L}通道在动作电位 0 期去极化到 -30 ~ -40mV 时被激活。其激活过程比较缓慢，虽然在 0 期激活，但经此通道内流的 Ca^{2+} 量要到 2 期之初才达到最大值。I_{Ca-L}通道和 I_{Na}通道相似，也有激活、失活和复活过程，但都比较缓慢，故名 L 型。I_{Ca-L}通道可被 Mn^{2+} 和双氢吡啶类药物阻断。

平台期的外向电流主要是经由延迟整流 K^+ 通道（I_K 通道）外流的 K^+ 流（I_K）。I_K 通道的特点是其激活开启速率和去激活关闭（激活门关闭）速率都很缓慢，其电流 - 电压曲线呈现轻度内向整流的特点，所以名为延迟整流 K^+ 通道。

（4）3 期（快速复极化末期） 占时 100～150ms，2 期复极结束后复极过程又加速，膜内电位下降至静息电位或舒张电位水平。其形成主要是由于 Ca^+ 通道完全失活而膜对 K^+ 通透性增高，K^+ 较快地外流。膜电位较快地复极，直至复极完成。

3 期快速复极化主要是由于 Ca^{2+} 内流停止、K^+ 外流进行性增加引起。在 3 期之初，主要是 I_K 外流，至膜电位复极化的后 1/3 期间，I_{K1} 通道内口堵塞的 Mg^{2+} 和多胺被移去（在膜电位为 -20mV 或更高时，细胞内电场的变化使细胞内的 Mg^{2+} 和多胺移向 I_{K1} 通道内口，将通道堵塞，K^+ 通过 I_{K1} 通道的外流量几乎为零），K^+ 也可经 I_{K1} 通道外流，所以 3 期复极化的后部也有 I_{K1} 的外流，从而加速并最终完成复极化过程。如上所述，3 期复极化由 K^+ 外流引起，而复极化又加速 K^+ 的外流，所以 3 期复极化也是一个再生性过程。

（5）4 期（静息期） 是动作电位复极完毕后的时期又称为电舒张期。在非自律细胞如心房肌、心室肌细胞，4 期内膜电位稳定于静息电位称为静息期。在自律细胞，4 期电位不稳定，有自发的缓慢去极化倾向称为舒张除极或 4 期自动除极。

在 4 期内工作细胞电位基本上稳定于静息电位水平，但膜内外离子分布都与静息电位时不同。由于前一阶段变化，膜内 Na^+、Ca^{2+} 有所增加而 K^+ 有所减少。细胞通过把动作电位期间进入细胞内的 Na^+、Ca^{2+} 排出，把外流的 K^+ 摄回，恢复细胞内外正常的离子浓度，保持心肌正常兴奋能力。在 4 期之初，细胞膜上的钠—钾泵和钠—钙交换机制加强运转，排出 Na^+、Ca^{2+} 和摄回 K^+。此外，位于细胞膜上的钙泵（calcium pump）也加强运转，将进入细胞内的 Ca^{2+} 泵出细胞。在这一系列活动中，膜电位保持在静息电位不变。这些离子的运转都是逆浓度梯度进行的主动运转过程。即 Na^+ 内流促使 Ca^{2+} 外流形成 $Na^+ - Ca^{2+}$ 交换。其能量由 $Na^+ - K^+$ 泵提供。

4 期的自动去极化是自律细胞生物电活动区别于非自律细胞的主要特征。主要是由快反应自律细胞（浦肯野细胞）的 4 期缓慢去极化，以 Na^+ 为主的跨膜离子内流引起。浦肯野细胞在 4 期内膜电位不稳定。研究资料表明，在浦肯野细胞 4 期出现自动除极现象主要是 Na^+ 随时间推移而渐增的内向流动所引起，这种 Na^+ 内流的膜通道在 3 期复极电位达 -60mV 左右，开始激活开放，其激活程度随膜电位复极化，膜内负电位的增加而增加，至 -90mV 就充分激活。因此 Na^+ 内流逐步增大，膜除极程度也升高，一旦达阈电位水平即能产生另一次动作电位，虽然这种通道允许 Na^+ 通过，但与快 Na^+ 通道激活的电位水平不同，因而与快 Na^+ 通道不同。此外具有阻断快 Na^+ 通道的河豚毒素（TTX）不能阻断此通道。

2. 慢反应细胞动作电位的特征及其形成机制 与快反应细胞跨膜电位相比，慢反应细胞（窦房结、房室交界）电位具有以下特点（图 5-16）。

（1）慢反应细胞的静息电位和阈电位比快反应细胞低。最大复极电位（-70mV）和阈电位（-40mV）绝对值均小于浦肯野细胞。

（2）慢反应细胞的 0 期去极化速度慢，振幅也低。0 期去极化使膜电位仅达到 0mV 左右，不出现明显的极性倒转。0 期去极化幅度（70mV）和速度（约 10 V/s）都不及浦肯野细胞（200～1000 V/s），因此，动作电位升支远不如后者那么陡峭。

（3）慢反应细胞的动作电位不出现明显的 1 期和平台期。

（4）慢反应细胞 0 期去极化主要是因慢钙通道开放，Ca^{2+} 大量内流所致，而非 Na^+ 内流。当膜电位由最大复极电位自动去极化达阈电位水平时，激活膜上 L 型钙通道，引起 Ca^{2+} 内向流（I_{Ca-L}），导致 0 期去极化，随后钙通道逐渐失活，Ca^{2+} 内流相应减少；另一方

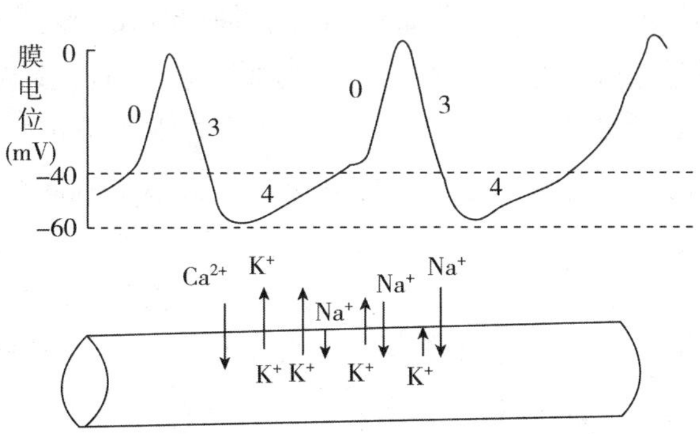

图 5－16　慢反应细胞（窦房结细胞）动作电位及形成机制示意图

面，在复极初期，有一种 K^+ 通道被激活，出现 K^+ 外向流（I_K）。Ca^{2+} 内流的逐渐减少和 K^+ 外流的逐渐增加，膜便逐渐复极。由"慢"通道所控制、由 Ca^{2+} 内流所引起的缓慢 0 期去极，是窦房结细胞动作电位的主要特征，因此，分别将其称为慢反应细胞和慢反应电位，以区别于前述心室肌等快反应细胞和快反应电位。

（5）慢反应细胞 4 期缓慢除极的发生机制与快反应细胞不同。在浦肯野细胞的 4 期缓慢去极化主要是以 Na^+ 为主的跨膜内流所引起。窦房结细胞（慢反应）4 期的去极也是随时间而增加的正离子跨膜内流所引起，目前所知，慢反应细胞 4 期缓慢去极主要由 K^+ 外流的进行性衰减和以 Na^+ 为主的正相离子缓慢内流所引起。4 期电位不稳定是慢反应细胞自律性的根本原因。

慢反应细胞动作电位形成机制可以归纳为以下几个方面：①4 期自动去极到达 －40mV、Ca^{2+} 通道开放，Ca^{2+} 内流引起 0 期去极化；②复极过程全部由 K^+ 外流引起，无明显的 1 期及平台期；③4 期自动去极是由于 K^+ 外流的进行性衰减以及以 Na^+ 为主的正向离子内流引起；④4 期电位不稳定是自律性的根本原因。

二、心肌的基本生理特性

心肌组织具有兴奋性、自律性、传导性和收缩性四大生理特性。兴奋性、自律性和传导性是以肌膜的生物电活动为基础的，故又称为电生理特性。现分述如下。

（一）兴奋性

1. 兴奋性的概念　心肌具有接受刺激产生兴奋的能力或特性称为兴奋性（excitability）。所有心肌细胞都具有兴奋性。心肌兴奋性的高低以刺激的阈值来衡量，阈值与兴奋性成反比，阈值大表示兴奋性低，阈值小则兴奋性高。

2. 兴奋性的主要影响因素

（1）静息电位水平　静息电位（或最大舒张电位）的绝对值增大，离阈电位差距增大，则引起去极化达到阈电位所需的刺激强度增大，即刺激阈值增大，表现为兴奋性降低。静息电位绝对值减小，离阈电位差距减小，刺激阈值减小，表现为兴奋性升高。

（2）阈电位水平　阈电位水平也影响它与静息电位（或最大舒张电位）的差距。与静息电位水平的改变对兴奋性的影响相反，阈电位水平上移，则和静息电位之间的差距增大，引起兴奋所需的刺激阈值增大，兴奋性降低；反之，则兴奋性增大。

（3）Na^+ 通道的性状　对于快反应细胞，一次兴奋中兴奋发生一系列变化的原因与膜电位改变所引起 Na^+ 通道的状态有关。Na^+ 通道并不是始终处于激活状态，它可以表现为激活（activation）（或叫开放）、失活（inactivate）、备用（resting）及复活（reactivate）四种功能状态，而 Na^+通道处于其中哪一种状态，则取决于当时的膜电位以及有关时间进程。Na^+通道的活动是电压依从性和时间依从性的。当膜电位处于正常静息电位水平 -90mV 时，Na^+通道处于备用状态。当膜电位由静息电位水平去极化到阈电位水平时（-70mV），它的通透性迅速提高，处于激活状态。Na^+通道开放，Na^+从而得以快速跨膜内流。Na^+通道激活后就迅速失活。Na^+通透性增高过程终止，处于失活态。此时通道关闭，Na^+内流迅速终止。Na^+通道的激活和失活都很迅速。当膜电位处于 -60 ~ -80mV，Na^+通道逐渐恢复功能，即复活态，但其开放能力未完全恢复。只有当钠通道处于备用或复活状态时，心肌细胞才具有兴奋性；而当钠通道处于失活状态时，心肌细胞是没有兴奋性的；钠通道处于激活状态时，也就是正处于兴奋状态。

3. 兴奋性的周期变化及其与心脏收缩活动的关系 心室肌细胞在发生一次兴奋过程中，它的兴奋性的变化可分为以下几个时期（图 5-17）。

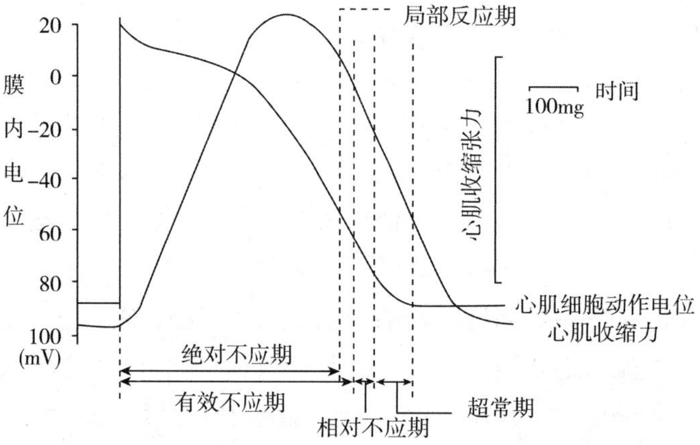

图 5-17 心肌细胞动作电位、肌张力、兴奋性变化

（1）有效不应期 心肌细胞的动作电位由 0 期开始到 3 期复极达 -60mV 这段时间内为有效不应期（effective refractory period，ERP）。有效不应期又分为绝对不应期和局部反应期。动作电位从 0 期至 3 期，膜电位达到 -55mV 这一时间 Na^+通道完全失活，给以任何强度的刺激都不会发生去极化（兴奋），这一段时期称为绝对不应期（absolute refractory period，ARP）。在绝对不应期后，膜电位由 -55mV 恢复到 -60mV，这一期间内，Na^+通道刚开始复活，如果给以足够强度刺激，肌膜可以产生局部兴奋，但并不引起动作电位，这一段时期称为局部反应期。

（2）相对不应期 从有效不应期完毕，膜电位从 -60mV 复极至 -80mV 这段时间内，给予阈刺激，心肌仍不能引起兴奋反应，但用阈上刺激则可引起扩布性兴奋，这段时间叫相对不应期（relative refractory period，RRP）。越是在相对不应期的早期，引起动作电位所需要的刺激强度越大，潜伏期越长，产生动作电位的幅值越小，最大去极化速率越慢，动作电位时程也越短；换言之，所产生的动作电位越不“成熟”。这是由于在相对不应期内，I_{Na}通道处于逐步回复到正常备用状态的过程中；与此同时，I_K 通道也处在逐步恢复的过程中，并未完全去激活，K^+流仍很大，所以这时产生的动作电位去极化的幅值小而复极化快，动作电位时程短。

（3）超常期 膜电位由 -80mV 恢复到 -90mV 这一段时期内，用阈下刺激，心肌即能引起兴奋，此期兴奋性高于正常，故称超常期（supernormal period，SNP）。这一时期，Na^+ 通道已基本上复活到备用状态（完全复活），但由于膜内电位绝对值低于静息电位，距阈电位水平差距较小，故反而易于兴奋。应该指出，超常期仅指兴奋性超过正常，并不代表其他生理特性。事实上，在超常期内，由于 I_{Na} 通道并未完全回复到正常的备用状态，所以这时产生的动作电位幅值较小，最大去极化速率较慢，传导速度慢于正常，动作电位时程也短于正常。超常期后复极完毕膜电位恢复正常静息电位水平，兴奋性也恢复正常。

（4）兴奋的周期性变化与心肌收缩的关系　可兴奋的细胞在发生一次兴奋中，兴奋性发生周期性变化。当正常心脏按窦性节律进行活动时，窦房结产生的每次兴奋，都在前一次兴奋的不应期过了之后才能到心房心室。和骨骼肌相比，心室肌的动作电位时程和不应期特别长，有效不应期一直持续到心肌收缩活动的舒张早期。因此心脏的收缩和舒张能按窦性节律交替进行。在心肌收缩开始至舒张早期，给以电刺激都不会发生反应，只有在舒张早期之后进入相对不应期，用强刺激才能引起兴奋和收缩。故心肌细胞不会像骨骼肌那样产生强直收缩而始终是收缩和舒张交替活动。这对心脏泵血功能具有重要意义，使得心肌收缩有如下特征。① 心肌不发生强直收缩：骨骼肌的收缩活动主要依赖稳定的强直收缩。心肌与之相反，由于不应期长，不会发生完全强直收缩。这保证了在生理条件下心脏的节律性收缩、舒张活动交替进行，有利于心室的充盈和射血，实现泵血功能。② 期前收缩和代偿间歇：在心肌舒张早期以后给予较强的刺激所引起的收缩称为期前收缩（premature systole）或额外收缩（extrasystole），又称早搏。心肌出现期前收缩以后往往出现一段较长的舒张期称为代偿间歇（compensatory pause）（图 5－18）。其产生的原因是由于在整体心脏活动过程中从窦房结传来的兴奋刚好落在心肌期前兴奋的有效不应期内。因而不引起心肌收缩而减少一次搏动。

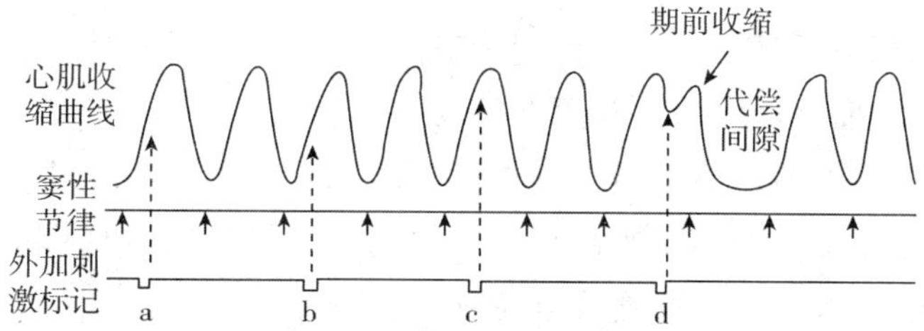

图 5－18　心肌兴奋性的周期性变化与收缩活动示意图

（二）自律性

1. 自律性的概念　在没有外来刺激的条件下，心肌细胞能够自动发生节律性兴奋的特性称心肌的自动节律性（autorhythmicity），简称自律性。心肌的自动节律性来自特殊传导系统内某些自律细胞，可用发生兴奋的频率来反映。其中窦房结 P 细胞自律性最高，然后由高而低依次为房室交界区、房室束和末梢浦肯野细胞，它们的自律性频率分别为每分钟 100、50、40 和 25 次左右。整个心脏总是依照在当时情况下自律兴奋频率最高的部位所发出的节律性兴奋来进行活动的。正常情况下，由于窦房结的自律性最高，因此它发生的兴奋向外扩布，依次激动心房肌、房室交界、房室束、心室内传导组织和心室肌，引起整个心脏兴奋和收缩。可见窦房结是主导整个心脏兴奋的部位，故称之为正常起搏点（normal pacemaker）。由窦房结所控制的心律称为窦性心律（sinus rhythm）。正常人体窦房结的自动节律性活动受迷走神经的抑制作用，因而正常心率每分钟仅为 60～80 次。正常情况下其他部位的自律细胞都受窦房结的控制，并不表现出它们的自动节律性，它们只是起着兴奋传导作用，称之为潜在起搏点（latent pacemaker）。在某些病理情况下，如窦房结以外的特殊传导组织自律性升高或窦房结的兴奋传导阻滞而不能控制其他自律组织，这些自律组织也能发生自律性兴奋而控制心脏的活动，这些异常的起搏点称之为异位起搏点（ectopic pacemaker），由异位起搏点兴奋所引起心脏节律性跳动称之为异位节律。

目前认为，窦房结控制潜在起搏点的机制是通过抢先占领（capture）和超速驱动压抑（overdrive suppression）两种方式实现的：①抢先占领是指窦房结的自动节律兴奋性频率高于其他潜在起搏点，故在潜在起搏点4期自动去极化尚未达到阈电位水平之前，它们已经受到从窦房结发出并依次传来的兴奋的激动作用而产生动作电位。由于这种抢先占领的作用，使潜在起搏点自身的自律性不能表现出来；②超速压抑是指当自律细胞在受到高于其固有频率的刺激时，就按外加刺激的频率发生兴奋，称为超速驱动。在外来的超速驱动刺激停止后，自律细胞不能立即呈现其固有的自律性活动，需经一段静止期后才逐渐恢复其自律性，这种现象称为超速驱动压抑。超速驱动的频率和自律细胞的固有频率相差越大，固有自律活动受压抑的时间就越长。超速驱动压抑的发生原理十分复杂，在心脏的不同部位不完全相同。研究表明，心室的超速驱动压抑与钠-钾泵的过度活动有关。钠-钾泵具有生电性，产生外向电流。在超速驱动时，心室自律细胞膜上的钠-钾泵也以超过正常的速率运转，泵出过多进入细胞的 Na^+ 及泵入过量流出的 K^+，以保持细胞内离子浓度的稳定。当超速驱动突然停止时，钠-钾泵活动仍处于增强状态，和已经减少的 Na^+ 流入量不相匹配，这种过度的钠-钾泵外向电流既造成了细胞膜的超极化，又对抗了自律细胞舒张去极时的内向电流，使膜电位去极化不易达到阈电位的水平，因而出现一段时间的自律性压抑。以后，随着钠-钾泵活动的恢复正常，超速驱动压抑现象解除，潜在起搏点的自律性才得以表现出来。

2. 自律性的主要影响因素 自律性是4期自动缓慢去极化的缘故，因此自律性高低与4期自动去极化速度，最大复极电位及阈电位的高低有关。

（1）4期自动去极化速度 4期自动去极化速度加快，则最大复极电位达到阈电位所需时间缩短，单位时间内发生兴奋次数增多，自律性高，反之则自律性下降。

（2）最大复极电位水平 最大复极电位绝对值减小，则与阈电位之间差距减少，自动去极化到达阈电位水平所需时间缩短，自律性升高。反之，则自律性下降。最大复极化电位水平高低则决定于3期 K^+ 外流的多少。K^+ 外流多则最大复极电位绝对值增大，则自律性降低，反之则自律性升高。

（3）阈电位水平 阈电位上移，则它与最大复极电位之间的差距增大，自动去极达阈电位的时间延长，故自律性降低，反之则自律性升高。但阈电位很少变化，故这一因素的影响较小。

（三）传导性的概念

1. 传导性的概念 细胞能够传导兴奋的能力称传导性（conductivity）。心肌和神经、肌肉细胞一样也具有传导性。心肌细胞间兴奋的传导主要通过位于闰盘上的缝隙连接（gapjunction）进行，因为该处电阻低，局部电流易于通过。兴奋由窦房结产生后，一方面经心房肌传导到左右心房，引起左右心房的兴奋和收缩；另一方面兴奋沿着心房肌组成的"优势传导通路"迅速传到房室交界区，然后通过房室束经左、右束支传至浦肯野纤维，引起心室肌兴奋，再经心室肌将兴奋由内膜侧向外膜侧扩布而引起整个心室肌的兴奋和收缩。

由于心室内传导系统有序和快速的兴奋传导，所以左、右心室的兴奋是有序的，同步的收缩，成为一个功能合胞体（functional syncytium）。心肌的这种功能合胞体性质，使得心肌细胞的任何部位产生的兴奋不但可以沿整个细胞膜传播，而且可以通过闰盘传播到另一个心肌细胞，从而引起整个心脏的兴奋和收缩。

2. 心脏内兴奋的传导速度 心脏各部分心肌细胞的电生理学特性不同，细胞间的缝隙连接分布密度和类型不同，因此兴奋在心脏各部分的传导速度不同。窦房结内的传导速度低于0.05m/s，心房肌的传导速度约为0.4m/s，“优势传导通路”为1.0～1.2m/s，房室交界区的传导性很低，其中结区的更低，仅0.02m/s。兴奋通过房室交界区耗时约0.1秒，因此心房和心室的兴奋相距约0.1秒，称为房室延搁（atrioventricular delay）。房室延搁的重要意义在于它可以保证心房收缩完毕后心室才收缩，有利于心房、心室各自完成它们的功能（图5－19）。兴奋传布进入房室束、左右束支和浦肯野纤维网后，传导速度骤然加快，达到2～4m/s，兴奋可迅速传布到左、右心室。末梢浦肯野纤维的传导速度最快，可达4m/s。浦肯野纤维深入室壁内层，兴奋心内膜下的心室肌细胞，然后由心室肌细胞以0.4～0.5m/s的传导速度使心室壁由内而外发生兴奋。

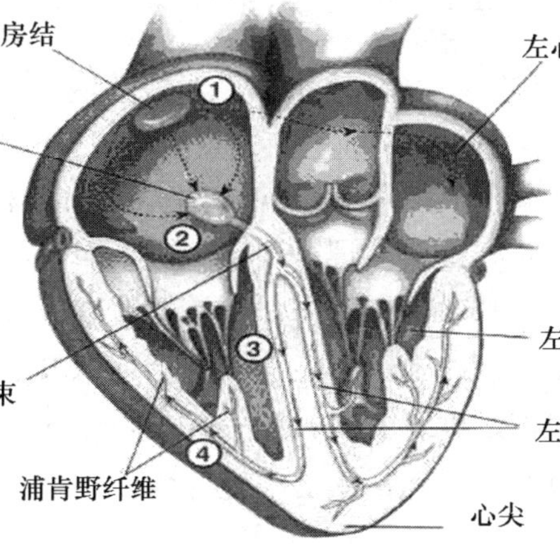

图5－19 心脏内兴奋的传导途径

3. 传导性的主要影响因素 心肌的传导性受到多种因素的影响，取决于心肌细胞某些结构特点和电生理特性。

（1）心肌纤维直径 与传导速度成正比，它对传导速度的影响是一个较固定因素。快反应细胞的直径大于慢反应细胞，因此前一类细胞的传导速度大于后一类。例如浦肯野细胞直径可达70μm，细胞内肌原纤维较少，内阻较低，传导速度可达4m/s；而房室交界区中间的结区，细胞直径很小，仅3～4μm，细胞内阻较大，传导速度很慢，只有0.02m/s。

（2）0期除极速度和幅度 是决定传导速度的主要因素。①0期去极化速度愈快，局部电流形成速度愈快，则使邻近未兴奋部位去极化达到阈电位水平的速度也加快，故兴奋传导速度快。②0期去极化振幅大，兴奋部位和邻近未兴奋部位的电位差大，则形成局部电流强，兴奋传导也加快。反之则传导速度慢。

（3）静息电位水平 在一定范围内，静息电位或舒张期电位绝对值愈大，0期去极上升速度愈大，传导速度愈快。反之，则慢。如果以膜电位为横坐标，以0期最大去极化速率为纵坐标作图，可见两者的关系呈S形曲线，称为膜反应曲线（membrane responsive curve）（图5－20）。

从图可知，快反应细胞的静息电位（最大舒张电位）发生去极化时，会引起0期最大去极化速率减慢（以及动作电位幅值降低），从而导致传导速度减慢或传导中止（传导阻滞）。常见的如心肌缺血时，细胞内 K^+ 外漏，膜内外 K^+ 浓度差减小，静息电位发生去极化，可以引起传导阻滞。膜反应曲线本身也是可变的。例如，苯妥英钠可使膜反应曲线向左上方移位，从而提高传导性；奎尼丁使膜反应曲线向右下方移位，使传导性降低。

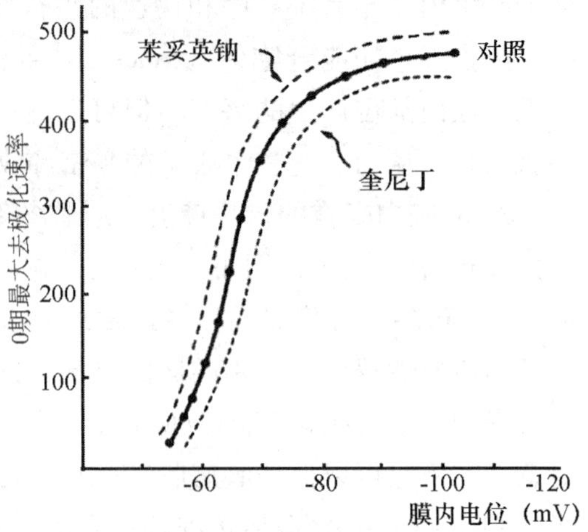

图 5－20　膜反应曲线

（4）未兴奋部位心肌的兴奋性　未兴奋部位心肌细胞静息电位和阈电位之间的差距增大，表明兴奋性降低，膜去极化达到阈电位所需的时间延长，故传导减慢。若未兴奋部位心肌细胞的快 Na^+ 通道处在失活状态，则不能引起兴奋，导致传导中止或完全性传导阻滞。若未兴奋部位心肌细胞的快 Na^+ 通道处在部分失活状态（如处于相对不应期），则兴奋时产生的动作电位去极化速率慢，幅值小，故传导速度减慢，出现不完全传导阻滞。

（四）收缩性

心肌在肌膜动作电位的触发下，发生收缩反应的特性称为收缩性（contractility）。心脏的节律性同步收缩活动是心肌的重要生理特性。心肌收缩的原理基本上同骨骼肌。即先出现电位变化，通过兴奋－收缩耦联引起肌丛滑行，从而造成整个肌细胞收缩。它与骨骼肌收缩的不同点是心肌中的肌浆网终池很不发达，由于容积较小，故其中钙的贮存量比骨骼肌中的少，因此细胞外液中钙浓度对心肌收缩力的影响较大。细胞外液中钙浓度升高，则兴奋时钙内流增多，心肌收缩力增强；反之细胞外液中钙浓度下降则心肌收缩力减弱。前面已述，心肌细胞由于兴奋后兴奋性变化的特点，使得心肌不会产生完全强直收缩，这也是心肌收缩性的一个重要特点。

三、体表心电图

（一）心电图概述

心脏在每个心动周期中，由起搏点、心房、心室相继兴奋，伴随着生物电的变化，通过心电描记器从体表引出多种形式的电位变化的图形称为心电图（electrocardiogram，ECG）。心电图是心脏兴奋的发生、传播及恢复过程的客观指标。因此心电图与心脏的机械收缩活动无直接关系。

心脏周围的组织和体液都能导电，因此可将人体看成一个具有长、宽、厚三度空间的容积导体。心脏好比电源，无数心肌细胞动作电位变化的总和可以传导并反映到体表。在体表很多点之间存在着电位差，也有很多点彼此之间无电位差是等电的。心脏电活动按力学原理可归结为一系列的瞬间心电综合向量。在每一心动周期中，做空间环形运动的轨迹构成立体心电向量环。应用阴极射线示波器在屏幕上具体看到的额面、横面和侧面心电图向量环，则是立体向量环在相应平面上的投影。心电图上所记录的电位变化是一系列瞬间心电综合向量在不同导联轴上的反映，也就是平面向量环在有关导联轴上的再投影。投影所得电位的大小决定于瞬间心电综合向量本身的大小及其与导联轴的夹角关系。投影的方向和导联轴方向一致时得正电位，相反时为负电位。用一定速度移行的记录纸对这些投影加以连续描记，得到的就是心电图的波形。心电图波形在基线（等电位线）上下的升降，同向量环运行的方向有关。和导联轴方向一致时，在心电图上投影得上升支，相反时得下降支。向量环上零点的投影即心电图上的等电位线，该线的延长线将向量环分成两个部分，它们分别投影为正波和负波。因此，心电图与心向量图有非常密切的关系。心电图的长处是可以从不同平面的不同角度，利用比较简单的波形、线段对复杂的立体心电向量环，就其投影加以定量和进行时程上的分析。而心电向量图学理论上的发展又进一步丰富了心电图学的内容并使之更易理解。

动物机体组织和体液都能导电，将心电描记器的记录电极放在体表的任何两个非等电部位，都可记录出心电变化的图像，这种测量方法叫作双极导联，所测的电位变化是体表被测两点的电位变化的代数和，分析波形较为复杂。如果设法使两个测量电极之一，通常是和描记器负端相连的极，其电位始终保持零电位，就成为所谓的“无关电极”，而另一个测量电极则放在体表某一测量点，作为“探查电极”，这种测量方法叫作单极导联。由于无关电极经常保持零电位不变，故所测得的电位变化就只表示探查电极所在部位的电位变化，因而对波形的解释较为单纯。目前在临床检查心电图时，单极和双极导联都在使用。常规使用的心电图导联方法有 12 种。

临床上常用的导联有三种：

1. 双极导联（标准导联）

Ⅰ－导联

Ⅱ－导联

Ⅲ－导联

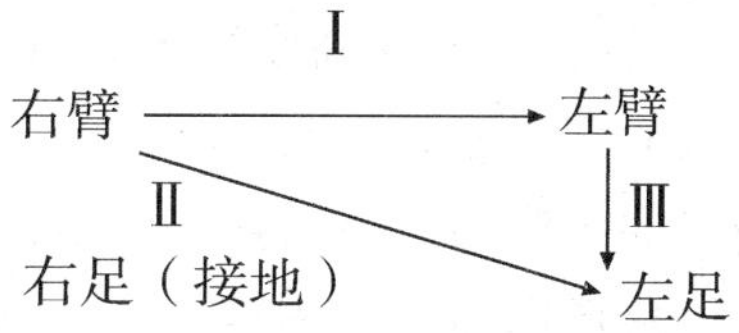

2. 单极胸导联 左臂，右臂，左足相连的三根导线各通过一个 5000 欧姆的电阻，而后连在一起。此处电位接近 0，作为中心电站。并和仪器负极相连，作为无关电极。另一个电极与仪器正极相连，作为探查电极。分别放在心前胸壁的不同部位，分别称为 V_1、V_2、V_3、V_4、V_5、V_6 共六个单极胸导联。

3. 加压单极肢体导联 将探查电极放在标准导联的任一肢体上，而将其余两肢体上的引导电极分别与 5000 欧姆电阻串联在一起作为无关电极。这种导联记录出的心电图电压比单极肢体导联的电压增加 50% 左右，故名加压单极肢体导联。根据探查电极放置的位置命名，如探查电极在右臂，即为加压单极右上肢导联（aVR），在左臂则为加压单极左上肢导联（aVL），在左腿则为加压单极左下肢导联（aVF）。

（二）心电图各波、间期及意义

典型的心电图（一般以标准Ⅱ导联记录的心电图为代表）由 P、Q、R、S、T 五个波组成（图 5－21）。现分述如下。

（1）P 波 心脏的兴奋发源于窦房结，最先传至心房，故心电图各波中最先出现的是代表左右两心房兴奋过程的 P 波。兴奋在向两心房传播过程中，其心电去极化的综合向量先指向左下肢，然后逐渐转向左上肢。如将各瞬间心房去极的综合向量连接起来，便形成一个代表心房去极化的空间向量环，简称 P 环。P 环在各导联轴上的投影即得出各导联上

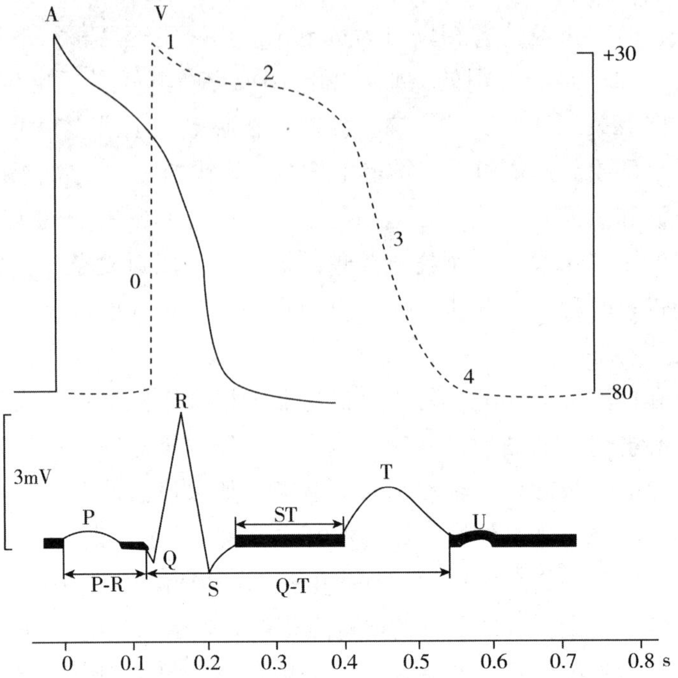

图 5－21　心肌细胞动作电位与常规心电图的比较

A：心房肌细胞动作电位　V：心室肌细胞动作电位

不同的 P 波。P 波形小而圆钝，随各导联而稍有不同，P 波对应的是心房肌的去极化。P 波的宽度一般不超过 0.11 秒，电压（高度）不超过 0.25mV。

（2）QRS 波群　代表两个心室兴奋传播过程的电位变化。由窦房结发生的兴奋波经传导系统首先到达室间隔的左侧面，以后按一定路线和方向，并由内层向外层依次传播。随着心室各部位先后去极化形成多个瞬间综合心电向量，在额面的导联轴上的投影，便是心电图肢体导联的 QRS 复合波。心室肌的去极化从室间隔开始，依次扩布到心尖、心底。其综合向量较大，且方向发生多次快速改变，在心电图上表现为波幅较高、时间较短的 QRS 波群。典型的 QRS 复合波包括三个相连的波动。第一个向下的波为 Q 波，继 Q 波后一个狭高向上的波为 R 波，与 R 波相连接的又一个向下的波为 S 波。由于这三个波紧密相连且总时间不超过 0.10 秒，故合称 QRS 复合波。QRS 复合波所占时间代表心室肌兴奋传播所需时间，正常人在 0.06～0.10 秒之间。

（3）T 波　是继 QRS 波群后的一个波幅较低而波宽较长的电波，反映心室兴奋后复极化过程。心室肌的复极化过程缓慢而且分期，反映在心电图上为 ST 段和 T 波。心室再极化的顺序与去极化过程相反，它缓慢地从外层向内层进行，在外层已去极化部分的负电位首先恢复到静息时的正电位，使外层为正，内层为负，因此与去极化时向量的方向基本相同。近年来的细胞电生理学研究表明，心外膜下心室肌细胞和心内膜下心室肌细胞的动作电位不仅形态不同，时程长短也不同。心内膜下心室肌细胞动作电位时程长于心外膜下心室肌的；其细胞电生理学基础是：①心外膜下心室肌细胞的瞬时外向钾电流 L 幅值高于心内膜下心肌，甚至可高达 4 倍，因此复极化较快；②心内膜下心室肌细胞的两种钙流 I_{Ca-L} 和 I_{Ca-T} 都大于心外膜下心室肌细胞，故其复极化较慢；③在整块心室壁中，室壁中层的 M 细胞动作电位时程最长；而室壁中层和心内膜下心室肌的电耦联较好，通过电紧张的影响，使心内膜下心室肌细胞动作电位时程长于心外膜下心室肌细胞的动作电位时程。连接心室复极各瞬间向量所形成的轨迹，就是心室复极化心电向量环，简称 T 环。T 环的投影即为 T 波。再极化过程同心肌代谢有关，因而较去极化过程缓慢，占时较长。T 波相当于心室肌动作电位 2 期的后部和 3 期，各部分心室肌细胞之间出现电位差，从而形成 T 波。

（4）U 波　在 T 波后 0.02～0.04 秒出现宽而低的波，波高多在 0.05mV 以下，波宽约 0.20 秒。一般认为可能由心舒张时各部产生的负后电位形成，也有人认为是浦肯野纤维再极化的结果。血钾不足，甲状腺功能亢进和强心药洋地黄等都会使 U 波加大。

（5）P－R 间期（或 P－Q 间期）　是指从 P 波起点到 QRS 波起点之间的时程。它代表兴奋从心房传至心室所需要的时间，正常成年人为 0.12～0.20 秒。P－R 间期延长是房室传导阻滞或心房传导阻滞的表现。

（6）PR 段　是从 P 波终点到 QRS 波起点之间的曲线，通常与基线同一水平。PR 段由电活动经房室交界传向心室所产生的电位变化极弱，在体表难于记录出。它代表心房开始兴奋到心室开始兴奋所需的时间，一般成人为 0.12～0.20 秒，小儿稍短。超过 0.21 秒为房室传导时间延长。

（7）QT 段　从 QRS 波起点到 T 波终点的时程，代表心室开始兴奋去极化到完全复极到静息状态所经历的时间。其时程与心率有关系。正常人心率为 75 次/分钟时，Q－T间期小于 0.4 秒。Q－T 期间延长常见于心肌慢性缺血和电解质紊乱。

（8）ST 段　由 QRS 波群结束到 T 波开始的水平线，反映心室各部均在兴奋而各部处于去极化状态，故无电位差。ST 段相当于心室肌动作电位 2 期的前部，这时各部分心室肌之间没有电位差，因此在心电图上 ST 段位于基线（等电位线）上。有心肌疾病或缺血、损伤时可造成各部分心室肌动作电位 2 期的前部电位各异，出现电位差，心电图上就会出现 ST 段上抬或下移，偏离基线。任何正常心前区导联中，ST 段下降不应低于 0.05mV。偏高或降低超出上述范围，便属异常心电图。

心电图中见不到心房肌细胞复极化波。其原因在于，心房肌细胞复极化时正是心室肌细胞去极化时，因此心房肌细胞复极化波就被心室肌细胞去极化波（QRS 复合波）所掩盖了。

（三）心律失常与心肌生理特性异常

心律失常（arrhythmia）是指心脏冲动的频率、节律、起源部位、传导速度或激动次序的异常。心律失常是心脏疾病中最常见的一类疾病，发生频率高、原因复杂，突发性严重心律失常很容易致人死命，临床上十分重视，并且治疗药物繁多。心律失常的最常用且有效的检测手段是心电图的记录，不同种类的心律失常在心电图上表现为不同心电图波形的改变。显然，代表心脏不同部位兴奋情况的心电图波形的改变，表示了心律失常的发生部位及发生情况。如 QRS 波及 T 波的变化代表了心律失常的发生部位在心室。但心律失常时心电图的波形、各波之间的关系及时程常发生明显改变，甚至与正常心电图波形完全不同，这在临床上有重要的诊断价值。

1. 心律失常的发生机制　心律失常的发生机制包括冲动形成的异常和（或）冲动传导的异常。

（1）冲动形成的异常　窦房结、结间束、房室结的远端和希氏束—浦肯野系统等处的心肌细胞均具有自律性。这些部位受到自主神经系统（迷走神经和交感神经）的支配，自主神经系统兴奋性改变或这些部位内在病变，均可导致不适当的冲动发放，即自律性发生改变。此外，原来无自律性的心肌细胞，如心房、心室肌细胞，亦可在病理状态下出现异常自律性，诸如心肌缺血、药物、电解质紊乱、儿茶酚胺增多等均可导致异常自律性的形成。

触发活动是指心房、心室与希氏束—浦肯野组织在动作电位后产生除极活动，被称为后除极。若后除极的振幅增高并达到阈值，便可引起反复激动。触发活动与自律性不同，但亦可导致持续性快速性心律失常。它可见于局部出现儿茶酚胺浓度增高、心肌缺血－再灌注、低血钾、高血钙及洋地黄中毒时。

（2）冲动传导异常　冲动折返是所有快速心律失常中最常见的发生机制。产生折返的基本条件是传导异常，它包括：①心脏两个或多个部位的传导性与不应期各不相同，相互连接形成一个闭合环；②其中一条通道发生单向传导阻滞；③另一通道传导缓慢，使原先发生阻滞的通道有足够时间恢复兴奋性；④原先阻滞的通道再次激动，从而完成一次折返激动。冲动在环内反复循环，产生持续而快速的心律失常（图5－22）。

冲动传导至某处心肌，如适逢生理性不应期，可形成生理性阻滞或干扰现象。传导障碍并非由于生理性不应期所致者，称为病理性传导阻滞。

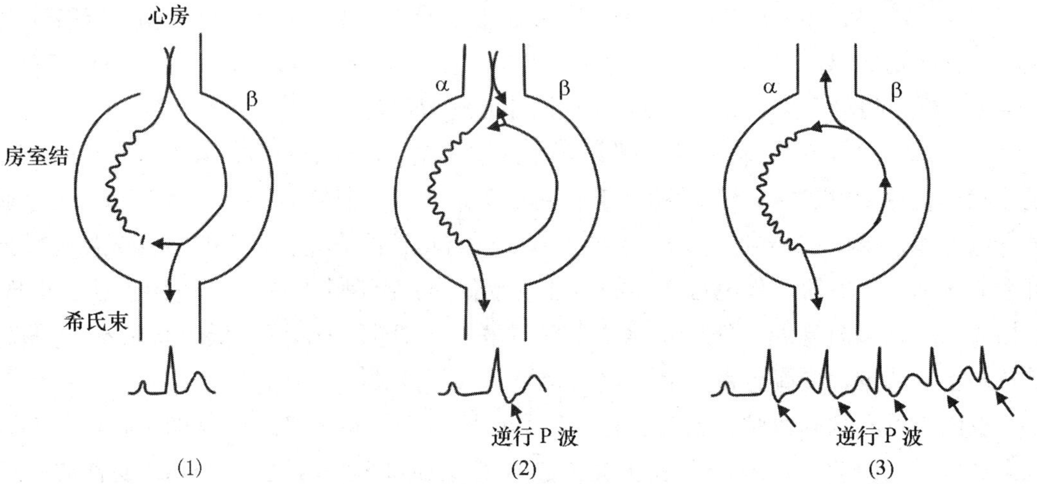

图5－22　房室结内折返示意图

图示房室结内α与β路径，α路径传导速度慢，不应期短；β路径传导快，不应期长

（1）窦性心律时冲动沿β路径前传至心室，P－R间期正常。冲动同时循α路径前传，但遭遇不应期未能抵达希氏束；（2）房性期前收缩受阻于β路径，由α路径缓慢传导至心室，间期延长。由于传导缓慢，β路径有足够时间恢复兴奋性，冲动经β路径逆向传导返回心房，完成单次折返，产生一个心房回波；（3）心房回波再循α路径前传，折返持续，引起房室结内折返性心动过速

2. 不同部位引起的心律失常　根据异位节律产生的部位不同，可把心律失常分为：窦性心律失常，房性心律失常，房室交界区性心律失常及室性心律失常。

窦性心律失常是因为窦房结心律异常所引起，可分为过速、过缓及停搏等症状。房性心律失常是由心房产生的异位节律引起的心律失常，可分为房性期前收缩、房性心动过速、房性扑动和房性颤动。房室交界区性心律失常起源于房室交界区的异位节律，同样可分为房室交界区性期前收缩、心动过速等。室性心律失常即是起源于心室的异位节律所致，可分为室性期前收缩、心动过速、室性扑动和颤动。

不同心律失常的心电图表现明显不同。因此通过检查心电图，分析心电图的改变，可很好地诊断出不同类型的心律失常。在这些心律失常中，室性心律失常是最严重的，尤其是室性心动过速、室性扑动和室性颤动。出现时会严重影响心脏的泵血功能，危及患者的

生命。临床上要通过特殊处理和药物治疗。

临床上还有一类因心脏传导阻滞引起的心律失常。可分为房室传导阻滞，室内传导阻滞。这类心律失常的心电图特征也是很明显的，可通过心电图明确诊断。

四、心脏的泵血功能

（一）心动周期及心脏的射血过程

心脏一次收缩和舒张，构成一个机械活动周期，称心动周期（cardiac cycle）（图 5-23）。它包括收缩期（systole）和舒张期（diastole），即心房收缩和心房舒张，心室收缩和心室舒张四个过程。心动周期历时大约为 0.8 秒。在一个心动周期中，左右心房首先收缩，持续 0.1 秒，随后舒张 0.7 秒。当心房收缩时，心室处于舒张期，在心房进入舒张期后不久，心室开始收缩。收缩持续时间 0.3 秒。随后进入舒张期，需时约 0.5 秒。心室舒张的前 0.4 秒期间，心房也处于舒张期，这一时期称为全心舒张期。在一个心动周期中，心房和心室的活动依一定的次序和时程先后进行，左、右两个心房和心室的活动都是同步进行的，心房和心室的收缩期都短于舒张期。心率加快时，心动周期短，收缩期和舒张期都应缩短，而舒张期缩短的程度更大。可见，在心率较快时，心肌收缩的时间相对延长，而舒张期的时间相对缩短，将使得心室充盈时间不足，这对心脏的持久活动是不利的。

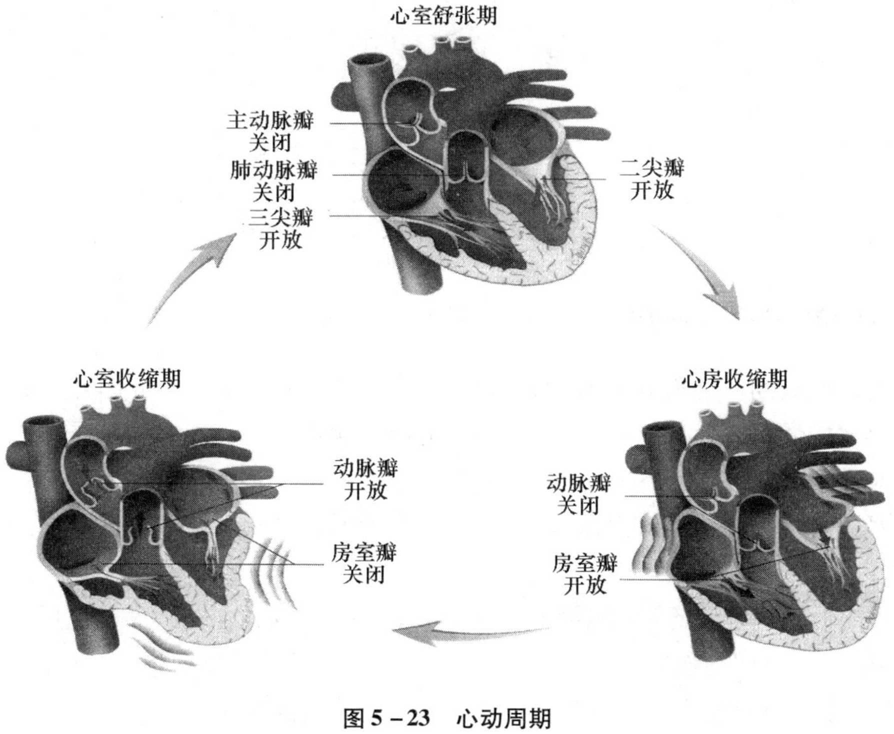

图 5-23　心动周期

1. 血液流动方向及动力　血液在心脏中单方向流动，其方向是经心房流向心室，由心室射入动脉。在心脏射血过程中，心室舒缩活动所引起的心室内压力的变化是血液流动的动力，而瓣膜的开放和关闭则决定血流方向。房室瓣在心室收缩时的主动关闭，使得流入心室的血液不能倒流入心房，而由于动脉瓣的开放，使血液流向动脉。动脉瓣在心室舒张时在血压推动下的被动关闭，使得进入动脉的血液不能倒流入心室。同时，心室舒张时房室瓣开放，使得血液由心房流向心室。

2. 射血过程 以左心室射血为例，心脏射血过程可分为心房收缩期（atrial systole period）、心室收缩期（ventricular systole period）和心室舒张期（ventricular diastole period）几个阶段（图5－24）。

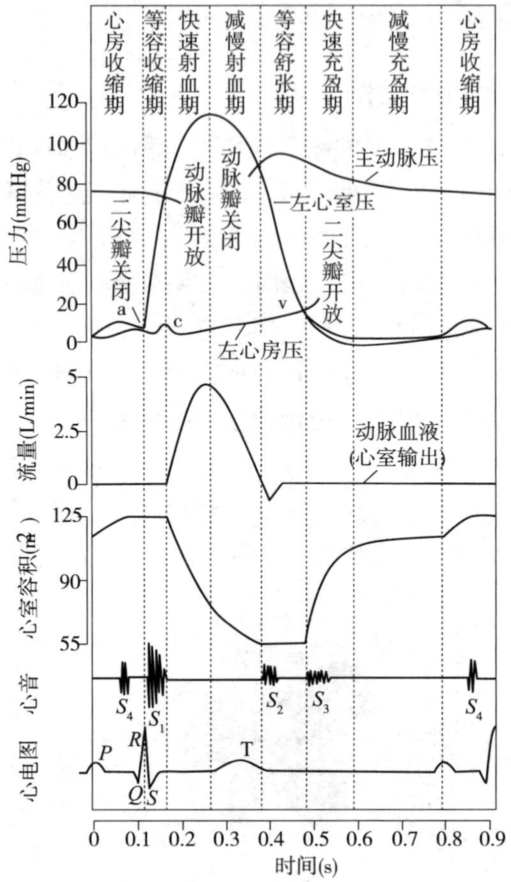

图5－24 心动周期中心室、心房和主动脉内压力的变化，心音及心室内容积的变化

（1）心房收缩期 心房开始收缩之前，整个心脏处于舒张状态，因此，心房、心室内压力均都比较低，约为0 kPa（0 mmHg）。此时动脉瓣关闭，静脉血不断流入心房，故心房压相对高于心室压，房室瓣处于开启状态，血流由心房进入心室，使心室充盈。当心房收缩时，心房容积减少，内压升高，再将其中血液挤入心室，使心室充盈血量进一步增加。

（2）心室收缩期 包括等容收缩期（isovolumic contraction period）、快速射血期（rapid ejection period）和减慢射血期（reduced ejection phase）。①等容收缩相：心室容积不变而心室内压急剧升高，此期称为心室等容收缩相。心房进入舒张期后不久，心室开始收缩，心室内压不断升高，当心室内压超过心房内压时，由于心室内血液的推动，房室瓣关闭，血液不致倒流入心房，此时室内压仍低于主动脉压，且半月瓣处于关闭状态，心室成为一个封闭腔，由于血液不是可压缩的液体，因此，心室肌的强烈收缩，不能使心室容积改变，而只能使心室内压急剧升高，故称为心室等容收缩期。此期时间约持续0.05秒，其特点是室内压升高幅度大，升高速度快。②心室射血期：当心室内压超过主动脉压时，血液推开半月瓣而射入动脉，此期称为心室射血期。又分为快速射血期和减慢射血期二相。在射血期开始（最初1/3左右时间内）时，由于心室肌仍在强烈收缩，心室内压上升至顶峰，故射入动脉的血量多，流速快，此期称为快速射血期（0.10 秒）。其特点是用时少，射血量大；快速射血期末室内压与主动脉压最高。随着心室内血液减少，心室容积缓慢缩小，心室肌收缩力量随之减弱，射血速度逐步减慢，这段时间称为减慢射血期（0.15 秒）。其特点是用时长，射血量少；动脉压略大于室内压。在这时期内，心室内压和主动脉压皆相应下降。目前研究认为减慢射血期及快速射血后期，心室内压已低于主动脉内压力，这时心室血液是由于受到心室肌收缩的作用而具有较大的动能，因此能够依其惯性作用逆着压力梯度继续进入主动脉。

（3）心室舒张期　包括等容舒张期（period of isovolumic relaxation）和心室充盈期，后者又分为快速充盈期（period of rapid filling）、减慢充盈期（period of slow filling）和心房收缩期。①等容舒张期：射血后，心室开始舒张，这时心房仍处于舒张期，心室内压迅速下降，主动脉内血流向心室方向反流推动脉瓣，使之关闭。这时心室内压仍高于心房内压，房室瓣仍然处于关闭状态，心室又暂时成封闭腔。此时由于心室舒张但容积并不改变，室内压急剧下降称为等容舒张期，持续 0.06～0.08 秒。等容舒张期内室内压急剧下降。②心室充盈期：当心室内压继续下降到低于心房内压时，心房中血液推开房室瓣，快速流入心室，心室容积迅速增加，称快速充盈期，持续 0.11 秒。随后，血液以较慢的速度继续流入心室，心室容积进一步增加，称为减慢充盈期，持续约 0.22 秒。此后，进入下一个心动周期，心房又开始收缩，再把其中少量血液挤入心室。可见在一般情况下，血液进入心室主要不是靠心房收缩所产生的挤压作用，而是靠心室舒张时心室内压下降所形成的“抽吸”作用，其作用约占心室充盈量的 75%。

（二）心脏泵血功能的评价

心脏射血过程正常与否，对机体的正常活动具有重要影响。因此，测量和评定心脏泵血功能，对医疗实践及药物对心脏功能的研究具有重要意义。常用以下几种指标来测量和评定心脏功能。

1. 每搏输出量和射血分数　心脏在循环系统中所起的作用就是射出血液以适应机体新陈代谢的需要。因此，心脏输出的血液量是衡量心脏功能的基本指标。心输出量（cardiac output）是指一侧心室射入动脉的血量，可分为每搏输出量（stroke volume）和每分输出量（minute cardiac output）。一次心跳由一侧心室（左心室或右心室）射出的血液量，称每搏输出量，简称搏出量。在安静状态下，正常成年人左心室舒张末期容积约为 125ml，收缩末期容积约为 55ml，二者的差值即搏出量，约为 70ml。可见，心室在每次射血时，并未将心室内血液全部射出。搏出量占心室舒张末期容积的百分比，称为射血分数（ejection fraction）。健康成年人搏出量较大时，射血分数为 55%～65%。

$$射血分数=\frac{搏出量（ml）}{心室舒张末期容积（ml）}\times 100\%$$

2. 每分心输出量和心指数　一侧心室每分钟射出的血液量，称为每分心输出量（minute cardiac output），简称心输出量（cardiacoutput）。心输出量等于心率与搏出量的乘积。左右两心室的心输出量基本相等。如健康成年男性静息状态下，心率平均每分钟 75 次，搏出量为 70ml（60～80ml），心输出量为 5L/min（4.5～6.0L/min）。女性比同体重男性的心输出量约低 10%，青年时期心输出量高于老年时期。心输出量在剧烈运动时可高达 25～35L/min，麻醉情况下则可降低到 2.5L/min。

对不同身材的个体进行心功能测定时，如用心输出量作为指标进行比较，是不全面的。

因为身材矮小者和身材高大者的新陈代谢水平不同，心输出量也不同。群体调查资料表明，人体静息时的心输出量和基础代谢率一样，并不与体重成正比，而是与体表面积成正比。以单位体表面积（m^2）计算的心输出量，称为心指数（cardiac index）。中等身体的成年人体表面积为1.6～1.7m^2，安静和空腹情况下心输出量5～6 L/min，故心指数为3.0～3.5 L/（min·m^2）。安静和空腹情况下的心指数，称之为静息心指数，是分析比较不同个体心功能时常用的评定指标。

心指数随不同重量条件而不同。年龄在10岁左右时，静息心指数最大，可达4L/（min·m^2）以上，以后随年龄增长而逐渐下降，到80岁时，静息心指数接近于2L/（min·m^2）。肌肉运动时，心指数随运动强度的增加大致成比例地增高。妊娠、情绪激动和进食时，心指数均增高。

3. 心脏做功量 因心脏收缩不仅射出一定量的血液，而且使这部分血液具有较高的压强能和较快的流速。在动脉血压不同的个体，心脏要射出等量的血液，动脉血压高者的心脏就必须加强收缩。因此，用心脏做功量要比单纯用心输出量评定心泵血功能更全面。

心室一次收缩所做的功称为每搏功或搏功（stroke work），可以用搏出血液所增加的压强能和动能来表示。压强能等于搏出量乘以射血压力，动能等于压强能的1/2（血液质量×流速^2），即：

$$每搏功 = 搏出量 \times 射血压力 + 动能$$

心脏射出血液所具有的动能在左心室搏功中所占的比例很小，安静时约占总量的1%，故可以略而不计。射血压力为射血期左心室内压和舒张末期室内压力之差。由于射血过程中左心室内压是不断变化的，测量相对比较困难，故实际应用时可以简化，即用平均动脉压代替射血期左心室内压，用左心房平均压代替左心室舒张末期压力，用以计算每搏功。具体计算如下：

每搏功（J）＝搏出量（L）×血液比重×（平均动脉压－平均左心房压）（mmHg）×13.6×9.807×（1/1000）

如果测得受试者的搏出量为70ml，平均动脉压为94mmHg，平均左心房压为6mmHg，血液比重为1.055，则每搏功为0.867J。

（三）心脏泵血功能的调节

心脏的主要功能是射出血液，为血液循环提供动力，以适应机体代谢的需要。因此，调节心输出量，使之适应机体需要，具有重要意义。而控制和影响心输出量的主要因素为每搏输出量和心率（图5－25）。

1. 每搏输出量的调节 心室肌收缩时，心肌纤维缩短，心室容积缩小，当心室内压升高到超过大动脉压时，血液才能射出。由此可见，在心率恒定情况下，心室的射血量既取决于心肌纤维缩短的程度和速度，又取决于心室肌产生张力（表现为心室内对血液的压力）的程度和速度。也就是说，心肌收缩愈强，速度愈快，射出的血量就愈多，反之则减少。简言之，搏出量的调节方式分为两种：初长度改变引起的异长自身节调节和心肌收缩性能改变引起的等长自身调节。

（1）异长自身调节（heterometic autoregulation） 是指心肌细胞本身初长度的变化而引起心肌收缩强度的变化。在完整心脏，心室肌的初长取决于心室收缩前进入心室的血液量或由于这些血量在心室内所形成的压力，也就是心室收缩前容积或压力。通常将心室收缩

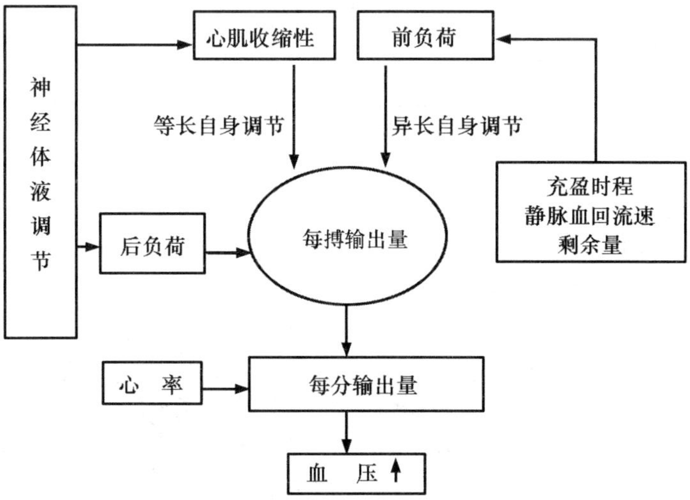

图 5－25　心脏泵血功能的调节

前的室内压（舒张末期压）称为前负荷（preload）。而将大动脉压称为后负荷（afterload）。在心室和其他条件不变的情况下，凡是影响心室充盈量的因素，都能引起心肌细胞本身初长度的变化，从而通过异长自身调节使搏出量发生变化。心室充盈量是静脉回心血量和心室射血后余血量的总和，因此凡是影响两者的因素都能影响心室充盈量。异长自身调节也称 Starling 机制，其主要作用是对搏出量进行精细调节，例如，当体位改变或动脉压突然增高，导致射血量减少等情况下所出现的充盈量的微小变化，都可通过异长自身调节机制来改变搏出量使之与充盈量达到新的平衡。

维持后负荷于恒定水平下，逐渐增加静脉回心血流量，增加心室充盈量（即充盈压）以增加前负荷。以左室搏出量为纵坐标、以左室舒张末容量为横坐标，或以左室搏功为纵坐标、以左室舒张末期压为横坐标，所绘制的曲线称为心功能曲线（ventricular function curve）（图 5－26）。从图中可以看出，在一定范围内，增大前负荷，即改变心肌纤维初长，可增加搏出量，但前负荷的增大超过一定限度时，则不能增加搏出量或有轻度下降，但并不出现明显的降支。因此，我们将能使心室肌产生最强收缩张力的前负荷或初长，称为最适前负荷或最适初长。最适初长引起心肌收缩张力达到最大的原因是：心肌处于最适初长时，其肌小节长度为 2.0～2.2μm，这种长度是粗肌丝与细肌丝处于最佳重叠状态的肌小节长度。因而，可形成的横桥联结数相应增多，肌小节的收缩强度增加。但如果继续增加前负荷，心肌细胞可被进一步拉长，肌小节的长度可大大超过 2.2μm，则粗、细肌丝重叠程度明显减少，横桥联结的数目也相应减少，故收缩能力下降。然而，心肌细胞肌小节的最大伸展长度不会超过 2.3μm，故心肌收缩力不会明显下降。心肌的这种对抗过度延伸的特性，对心脏泵血功能具有重要意义。只有在慢性扩张的病理心脏，心肌组织已发生病变，增加前负荷可出现搏出量的下降。

（2）等长自身调节　等长自身调节指心肌在前、后负荷不变，而改变肌缩程度、速度和张力等方面，实现调节每搏输出量的内在特性。这是由于心肌收缩能力增加所致，这样的调节方式即属于等长自身调节。其意义是能对持续的、剧烈的循环变化有强大的调节作用。

心肌收缩能力与心脏内部兴奋收缩耦联各环节及肌凝蛋白的 ATP 酶活动性等有关。这些环节的改变都能对心肌收缩力产生影响。例如，当支配心脏的交感神经兴奋，其末梢释

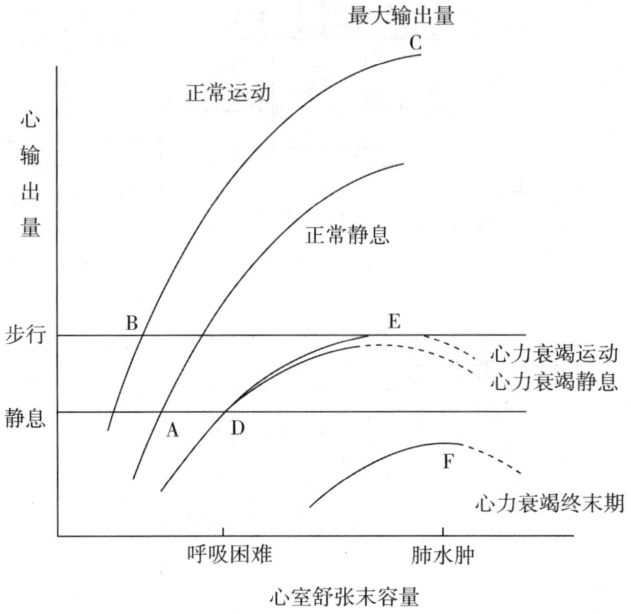

图 5-26　心功能曲线

放的去甲肾上腺素能激活心肌膜上 β 肾上腺素受体，引起胞浆 cAMP 水平升高，使肌膜和肌浆网 Ca^{2+} 通道开放程度增加导致心肌兴奋后胞浆 Ca^{2+} 浓度升高，从而促使横桥与细丝联结数目增多，而导致心肌收缩能力增强。

（3）后负荷对搏出量的调节　之前我们所提及的影响因素，都可概括为前负荷。搏出量除受前负荷影响外，还受后负荷的影响，所谓后负荷即指心室收缩开始后遇到的负荷。心肌后负荷主要是指大动脉血压（主要是动脉舒张压）。在心率、心肌初长和收缩能力不变的情况下，如动脉压升高，则射血相心室肌纤维缩短的程度和速度均减少，搏出量减少。在正常情况下，如果动脉压所引起的搏出量减少，又可继发性地引起异常自身调节加强，而增加心肌收缩能力，使搏出量恢复到正常水平。这种调节对机体具有重要意义，但是如果动脉压持续在较高水平，如高血压，心肌将因长期处于收缩加强状态而逐渐肥厚随后发生病理改变而导致心脏泵血功能下降，严重时导致心力衰竭。

2. 心率的调节　心率为每分钟心跳频率。正常成年人在安静状态下，心率平均每分钟约为 75 次（生理变动范围在 60～100 次之间）。而在病理情况下，心率可加快或减慢。发热时心率加快，一般体温每增加 1℃，心率每分钟增加 12～18 次。

心率在 60～170 次/分钟范围内，心率增快，心输出量增多。心率超过 180 次/分钟时，心室充盈时间明显缩短，充盈量减少，心输出量亦开始下降。心率低于 40 次/分钟时，心舒期过长，心室充盈接近最大限度，再延长心舒时间，也不会增加心室充盈量，尽管每搏输出量增加，但由于心率过慢而心输出量减少。可见，心率最适宜时，心输出量最大，而过快或过慢时，心输出量都会减少。

3. 心肌收缩的全或无现象　心肌的收缩要么不产生，一旦产生则全部心肌细胞都参与收缩。所有心肌细胞几乎同时收缩，这是由于闰盘的作用而引起的。因此，心脏具有“机能合胞体”的性质。

（四）心音

心音（heart sound）是心动周期中，心肌收缩、瓣膜开闭、血流变速对心血管壁的冲击以及血流的涡流等引起的振动所产生的声音。

正常心脏搏动产生4个心音，即第一、第二、第三和第四心音。在多数情况下，用听诊的方法只能听到第一和第二心音，在某些健康儿童和青年人可以听到第三心音。第四心音只能用心音图才能记录到。

第一心音发生在心室收缩期，标志着心室收缩开始。第一心音的音调低，持续时间相对较长。它是由于房室瓣关闭引起的室壁振动，以及心室射血撞击动脉壁引起的振动而产生的；第二心音发生在心室舒张早期，标志着心室舒张的开始。第二心音的音调高，持续时间短。它是由于主动脉瓣和肺动脉瓣关闭，血流冲击大动脉根部和心室内壁的振动而引起的；第三心音发生在心室快速充盈期末，紧随在第二心音之后，是一种低频、低振幅的振动，由于血流从心房流入心室，引起心室壁和乳头肌的振动而发生。虽然在某些健康儿童和青年人偶尔可以听到第三心音，但在临床实践中，可在心力衰竭患者听到第三心音；第四心音发生在第一心音之前，由心房收缩、心室主动充盈时血液和室壁的振动而产生，故也名心房音。

心音听诊在判断心脏收缩力量强弱和瓣膜功能方面具有重要价值。瓣膜关闭不全或狭窄时，血流产生涡流，因而产生杂音。根据杂音的发生时间、性质和音响，可以推断瓣膜病变的性质和程度。此外，通过心音听诊还可以判断心率和心脏节律是否正常。

第三节 血管生理

扫码“学一学”

一、各类血管的功能特点

血管是指血液流过的一系列管道。人体除角膜、毛发、指（趾）甲、牙质及上皮等处外，血管遍布全身。按血管的构造功能不同，分为动脉、静脉和毛细血管三种。从生理功能上将血管分为以下几类。

1. 弹性血管 主动脉和大动脉的管壁较厚，含有丰富的弹性纤维，具有可扩张性和弹性。左心室射血时，动脉内的压力升高，一方面推动动脉内的血液向前流动；另一方面，使主动脉和大动脉被动扩张，容积增大。左心室不再射血后，主动脉瓣关闭，但扩张的主动脉和大动脉可以发生弹性回缩，把在射血期多容纳的那部分血液继续向外周方向推动，故主动脉和大动脉具有可扩张性和弹性作用，可以将左心室收缩时产生的能量、暂时以势能的形式贮存，故它们被称为弹性贮器血管。

2. 阻力血管 随着动脉分支变细，管壁逐渐变薄，弹性纤维逐渐减少，而平滑肌的成分逐渐增多。小动脉和微动脉口径较小，且管壁又含有丰富的平滑肌，通过平滑肌的舒缩活动很容易使血管口径发生改变，从而改变血流的阻力。血液在血管系统中流动时所受到的总的阻力，大部分发生在小动脉，特别是微动脉。因此，称它们为阻力血管。小动脉和微动脉收缩和舒张，可显著地影响器官和组织中的血流量。正常血压的维持在一定程度上取决于外周血管小动脉和微动脉对血流产生的阻力，即外周阻力。又因它们位于毛细血管之前，所以又叫毛细血管前阻力血管。

3. 交换血管 在各类血管中，毛细血管的口径最小，数量最多，总的横截面积最大，血流速度最慢，管壁最薄，仅由单层内皮细胞和基膜组成，通透性很好，有利于血液与组织进行物质交换，故毛细血管被称为交换血管。

4. 容量血管 毛细血管汇合成微静脉，管壁又逐渐出现平滑肌。到小静脉，管壁已有完整平滑肌层。微静脉和小静脉的平滑肌舒缩，同样可以改变血管的口径和血流的阻力。故将它们称为毛细血管后阻力血管。静脉和相应的动脉相比，数量大，口径小，管壁薄，易扩张。通常安静时，静脉内容纳60% ~70%的循环血量，故又叫容量血管。

二、血流量、血流阻力和血压

（一）基本概念

1. 血流动力学 研究血液在血管中流动的一系列物理现象称血流动力学。

2. 血流量 在单位时间内流过血管某一横断面的血量，叫作血流量或容积速度。常以每分钟毫升数或升数表示。血流量大小主要决定于两个因素，即血管系统两端的压力差和血管对血流的阻力。

3. 血流阻力 血液在血管内流动时所遇到的阻力，称为血流阻力。血流阻力的产生，是由于血液流动时因摩擦而消耗能量，一般是表现为热能。这部分热能不可能再转换成血液的势能或动能，故血液在血管内流动时压力逐渐降低。在湍流的情况下，血液中各个质点不断变换流动的方向，故消耗的能量较层流时更多，血流阻力就较大。

4. 血压 血压是血液在血管内流动时，作用于血管壁的压力，它是推动血液在血管内流动的动力。血压可分为：动脉压、毛细血管压、静脉压和循环系统平均充盈压（简称循环系统平均压）。其中主动脉压最高，正常人主动脉平均压约为13.3kPa（100mmHg），毛细血管近动脉端较低，约为4.0kPa（30mmHg），而近静脉端约为1.6kPa（12mmHg），在静脉中逐步降落，右心房作为循环的终点，血压最低，最终接近于零。不同血管的流速、阻力及血压（图5-27）。

血流量、血流阻力与血压三者关系基本上符合流体力学规律，即血流量与血管两端压力差成正比，与血管对血流阻力成反比。如以 Q 代表血流量，ΔP 代表血管两端的压力差，R 代表血管阻力，则它们之间的关系可以用：$Q=\Delta P/R$ 公式表示。

（二）动脉血压及脉搏

1. 动脉血压 动脉血压（arterial blood pressure，ABP）是指动脉血管内血液对管壁的压力，常简称血压。动脉血压在循环中占重要地位，它在促使血液克服阻力在血管系统中的流动起主导作用。动脉血压过低或过高对机体都是不利的。动脉血压过低会使得机体器官供血不足，尤其是脑部供血不足，将严重影响脑部的新陈代谢，从而影响其正常生理功能的发挥；反之，若动脉血压过高，则增加心脏和血管的负担，心脏做功增加，血管受到的压力增大。长期作用将使心室扩大、心肌肥厚、心输出量减少。血压过高还可导致血管破裂，严重时要危及生命。

在心动周期中，心室收缩时动脉血压升高，其最高值称为收缩压（systolic pressure）；心室舒张时动脉血压下降，其最低值称为舒张压（diastolic pressure）。而把收缩压和舒张压之间的差值称时脉搏压（pulse pressure），简称脉压。在一个心动周期中动脉血压的平均值称为平均动脉压（mean arterial pressure）。平均动脉压可通过收缩压和舒张压进行估计，平均动脉压 = 舒张压 + 1/3 脉压。在安静状态下，我国健康青年人的收缩压为100 ~120mmHg，舒张压为60 ~80mmHg，脉压为30 ~40mmHg，平均动脉压为100mmHg左右。如果成年人在安静时的收缩压高于140mmHg，舒张压持续高于90mmHg，可视为高于正常

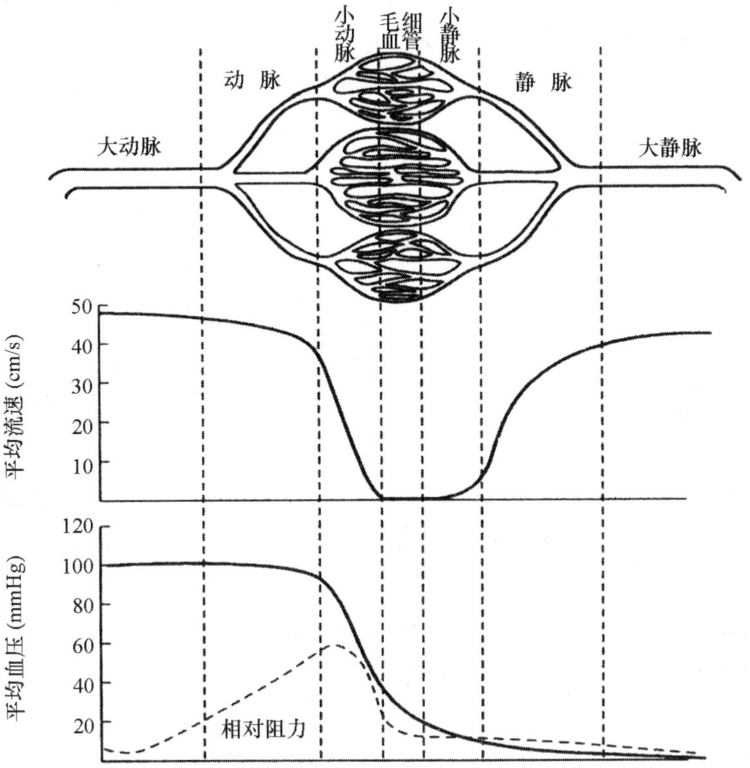

图 5-27　不同血管的平均流速、相对阻力及平均血压

水平。如果舒张压＜60mmHg，收缩压＜90mmHg，则表示血压低于正常水平。

健康人在安静状态下的动脉血压值是比较稳定的。正常人的血压随年龄、性别和生理状况而变化。一般说来，男性血压比女性略高，随着年龄增长动脉血压逐渐升高，其中收缩压的升高比舒张压的升高更为明显。运动时血压的变化与肌肉运动的方式有关，以等长收缩为主的运动，如持续握拳时，血压升高；作以等张收缩为主的运动，如步行、骑自行车等，在运动开始时血压有所升高，继而由于血流量重新分配和血浆量的改变，血压可逐渐恢复。

大动脉及一般动脉内的血压比较接近，压降较小。随着血管直径的缩小，由于对血流的阻力明显增大，使动脉血压明显减小，因此小动脉及微动脉中的血压大大减小，且管径越小其中的血压越小。

2. 动脉血压的形成机制　动脉血压的形成是多种因素相互作用的结果。首先，在心血管的封闭管道中必须有足够的血液充盈，才能产生血压，这是形成血压的前提。在此基础上，血压的形成尚需具备三个因素，即心脏射血、外周阻力和大动脉弹性。现将血压的形成过程简述如下。

（1）收缩压的形成　当左心室收缩时，射血入主动脉，这时心室收缩时所释放的能量：①一部分推动血液流向主动脉，成为血液流动的动能；②另一部分因主动脉内血量逐渐增加，使血管的充盈程度逐渐增大（对血管壁的侧压力逐渐增高，至最高值则为收缩压），迫使大动脉扩张。大动脉扩张的作用一方面可缓解收缩压，另一方面可将心室收缩时所释放的能量以弹性势能的形式贮存，在心舒期释放出来，继续推动血液流向外周。

（2）舒张压的形成　当心室舒张时，射血虽已停止，但因扩张的大动脉的弹性回缩

（即势能释放），推动血液继续向外周流，此期间由于大动脉内的血量逐渐减少，血液对血管壁的侧压力也逐渐降低，至最低值则为舒张压。

综上所述，心室收缩射血入动脉，能不间断地推动血液向外周流，一则取决于动力作用，另又取决于阻力作用，如果没有外周阻力，动脉内不能保持足够的血量，那么血流将是间断性的。可见，动脉血压的形成是心室射血和外周阻力两者相互作用的结果。心脏射血是形成收缩压的动力，大动脉的弹性回缩是形成舒张压的动力；外周阻力是使动力变成血压的条件，封闭的血管中的血液充盈是形成血压的物质基础。

3. 影响动脉血压的因素 根据血压的形成原理，动脉血压的高低主要取决于心输出量、外周阻力和大动脉弹性。因此，凡是能影响心输出量、外周阻力和大动脉弹性的各种因素，均可影响动脉血压。另外，循环系统中的血液充盈程度是形成血压的基础，故也能影响动脉血压。

（1）搏出量 心脏收缩是形成血压的动力，而心缩力经常是以射入主动脉的血量来体现。因此，搏出量增加，管壁所受的压力增大，收缩压增高，血流速度加快。因增多的血量大部分流至外周，所以舒张压升高不多，故脉压增大。反之，搏出量减少，则主要使收缩压降低，脉压减小。可见，收缩压的高低主要反映搏出量的多少，即搏出量主要影响收缩压。临床上心功能不全时主要表现为收缩压降低，脉压减小。

（2）心率 在一定范围内，心率加快时，收缩压和舒张压都升高，但舒张压升高更显著，故脉压减小。这是因为：心率加快，一方面由于舒张期比收缩期缩短更明显，心舒期流向外周的血量减少，存留在主动脉内的血量增多，致使舒张压升高；另一方面由于心舒期缩短，回心血量减少，从而搏出量减少，故收缩压的升高不如舒张压升高显著。反之，心率减慢，舒张压降低比收缩压降低幅度大，脉压增大。因此，心率主要影响舒张压。

（3）外周阻力 如果心输出量不变，阻力血管平滑肌收缩使口径变小、外周阻力增大时，心缩期射出的血液不易流向外周，大动脉的扩张程度增大，心舒期大动脉的弹性回缩力也加大，因而舒张压增高；同时引起心缩力增强，以克服增大的外周阻力，使收缩压也稍增加。因此，对舒张压的影响更为显著，脉压减小。所以舒张压主要反映外周阻力的大小。

（4）大动脉弹性 大动脉的弹性作用具有缓冲收缩压，维持舒张压的作用。故当大动脉硬化时，其弹性降低，缓冲收缩压和维持舒张压的能力减弱，从而使收缩压明显升高而舒张压降低，故脉压增大。

（5）循环血量 循环血量与血管容积相适应，才能使血管足够的充盈，故循环血量是形成血压的先决条件。但在失血时，循环血量减少，血管充盈度减少，动脉血压将显著下降。反之，循环血量增加，血压升高。在某些情况下（如中毒性、青霉素过敏引起的休克），其循环血量虽然不变，而血管容积却大增，回心血量下降，表现为循环血量的相对下降，动脉血压也下降。

应该说明的是，上述诸因素，都是假设在其他因素不变的前提下单独讨论某一因素对动脉血压的影响，而在完整的机体中，它们都是同时相互影响着动脉血压。临床上，高血压患者通常收缩压和舒张压均明显升高，但不同类型的高血压患者收缩压、舒张压的升高情况有一定的区别。老年性高血压因其主要原因是大动脉老化弹性下降，使得其弹性缓冲作用能力下降，故主要表现为收缩压明显升高，脉压增大；而原发性及继发性高血压虽收缩压及舒张压都升高，但以舒张压的明显升高为特征。原发性高血压是指原因不明的高血压，占高血压患者的大多数（约90%），外周阻力增加对其高血压的作用明显，故舒张压明显升高；继发性高血压有明确的病因，可能是由肾脏疾病、内分泌疾病所致。如肾性高血压，是因肾脏疾病导致肾素分泌过多，肾素－血管紧张素－醛固酮系统激活，其中血管紧张素Ⅱ的强力缩血管作用（尤其对小动脉的收缩作用）使得外周阻力明显增大，故舒张压也升高明显。

4. 脉搏　一般指动脉脉搏。在每一个心动周期中，心室的收缩和舒张，引起动脉扩张和回缩，动脉内的压力发生周期性的波动，这种发生在主动脉根部的搏动波沿动脉壁向全身传播，这种有节律的搏动称为脉搏。手指可在身体浅表的动脉上摸到脉搏。脉搏的强弱与心输出量、动脉的可扩张性、外周阻力有密切关系。因此，脉搏是反映心血管功能的一项重要指标。

典型的脉搏波形包括以下几个组成部分。

（1）上升支　正常的动脉脉搏波上升支较陡，是快速射血期主动脉压迅速升高使动脉管壁扩张所致。上升支的斜率和幅度受射血速度、心输出量及射血阻力的影响。如果心输出量少，射血速度慢，外周阻力大，则上升支的斜率较小，幅度也较小；反之，心输出量大，射血速度快，外周阻力小，则上升支较陡，幅度也较大。主动脉瓣狭窄时，心室射血的阻力增大，此时脉搏波上升支的斜率和幅度均减小。

（2）下降支　心室进入减慢射血期时，射入动脉的血量减少，存留在动脉内的血液向外周流动，大动脉管壁发生弹性回缩，动脉血压降低，形成脉搏图下降支的前段。接着，心室进入舒张期而停止射血，动脉血压继续下降，形成下降支的其余部分。下降支中部常可见一个切迹，称为降中峡。降中峡发生在主动脉瓣关闭的瞬间。因为心室舒张时室内压降低，主动脉内的血液向心室方向反流，反流的血液使主动脉瓣迅速关闭，并使主动脉根部容积增大；主动脉根部内的血液受到闭合的主动脉瓣阻挡，产生一个折返波，因而在降中峡之后形成一个向上的小波，称为降中波。下降支的形态可大致反映外周阻力的高低及主动脉瓣的功能状态。外周阻力增高时，脉搏波降支下降的速率变慢，降中峡的位置较高，降中波后的下降支坡度较陡；若外周阻力较低，则下降支的下降速率较快，切迹的位置较低，切迹以后的下降支坡度小，较为平坦。主动脉关闭不全时，下降支很陡，降中波不明显，甚至消失（图5－28）。

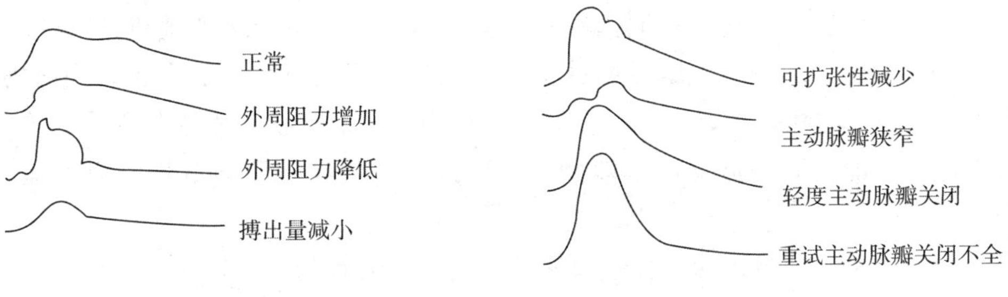

图5－28　不同情况下锁骨下动脉的脉搏图

（三）静脉血压与血流

静脉系统的容量很大，它是血液回流入心脏的通道，静脉易扩张，并且具有一定的收缩性能，在血液贮存方面起重要作用。静脉系统能有效地调节回心血量和心输出量，使循环功能适应机体不同情况的需要。

1. 静脉血压　远远低于动脉血压，而且愈靠近心脏愈低。根据测量部位，将静脉压分为中心静脉压和外周静脉压。

（1）中心静脉压（central venous pressure，CVP） 是指胸腔内大静脉或右心房内的压力。正常值变动范围为0.39～1.18kPa（4～12cmH_2O）。中心静脉压受重力影响较少，其大小取决于心脏射血能力和静脉回心血量之间的相互关系，如果心脏射血能力较强，能及时将回流入心脏的血液射入动脉，中心静脉压就较低；反之，心脏射血能力减弱或静脉回流速度加快时，血液将堆积在大静脉和右心房，中心静脉压就升高。因此，中心静脉压是反映心血管功能的又一重要指标。临床上常通过测定中心静脉压的高低来控制输液的量和速度。若测出的中心静脉压偏低，则提示输液量不足；反之，则提示输液速度过快或心脏射血功能不全。

（2）外周静脉压 简称静脉压。正常人平卧时，肘静脉压为0.5～1.4kPa（5～14cmH_2O）。当心脏射血能力减弱，静脉回流减慢时，血液将留滞在外周静脉而导致静脉压升高。因此，外周静脉压也可以反映心脏功能状态，通常为判断心脏射血能力的一项指标。

2. 影响静脉压的因素 静脉回流量指单位时间内由静脉回流入心脏的血量。促进静脉回流的基本动力是外周静脉压与中心静脉压之间的压力差，静脉对血流的阻力也会对静脉回流量起作用。因此凡能影响外周静脉压、中心静脉压以及静脉阻力的因素，都会影响静脉回流量。

（1）体循环平均充盈压 是反映血管系统充盈程度的指标。血管系统内血液充盈程度愈高，静脉回心血量也就愈多。当血量增加或容量血管收缩时，体循环平均充盈压升高，静脉回心血量也就增多。反之，血量减少或者容量血管舒张时，体循环平均充盈压降低，静脉回心血量减少。

（2）心脏收缩力 心脏收缩力愈强，心输出量愈多，收缩时射血分数增加，舒张时心室内留存的血液减少，室内压就较低，对心房和静脉内血液抽吸的力量也就增大，所以静脉回流量必然增加。反之，心脏收缩力减弱，搏出量减少，心舒期室内留存的血液增多，室内压增高，从而静脉回流量必然减少，致使静脉系统瘀血，静脉压升高。

（3）体位改变 血液本身的重量在体位改变时可明显影响静脉血压。例如从卧位迅速转为立位时，身体低垂部分的静脉因压力增大而扩张，容纳的血量增多（约多容纳500ml血液），因而回心血量减少，从而导致心输出量也相应地减少。这可引起脑的供血不足，可出现暂时的头晕甚至昏厥等。在机体调节机制正常时，这种情况能迅速得到改善。

（4）骨骼肌收缩的挤压作用 静脉血管易受其周围组织压力的影响。当肌肉收缩时，在肌肉内和肌肉间的静脉受到挤压，因而使静脉内的血流加快。由于静脉内存在瓣膜，使得静脉内血液只能向心脏流动而不能倒流。因此，肌肉收缩活动对静脉血回流具有辅助作用。

（5）呼吸运动 呼吸运动也能影响静脉回流。呼吸时胸腔容积扩大，胸内压降低（负值加大），使胸腔内大静脉和右心房被扩张，压力下降，加大了外周静脉压和中心静脉压之间的压力差，有利于外周静脉的血液回流至右心房。

三、微循环

微循环（microcirculation）是指循环系统中微动脉和微静脉之间的部分。血液循环最基本的功能是进行血液和组织液之间的物质交换，这一功能就是在微循环处实现的。此外，在微循环处通过组织液的生成和回流还影响体液在血管内外的分布。

（一）微循环的组成

微循环的结构和立体构型随器官而异。人手指甲皱皮肤微循环的结构简单，微动脉和微静脉之间仅由袢状毛细血管相连。骨骼肌和肠系膜微循环的形态则比较复杂。典型的微循环由微动脉、后微动脉、毛细血管前括约肌、真毛细血管、通血毛细血管（或称直捷通路）、动－静脉吻合支和微静脉等七部分组成（图5－29）。

（二）微循环的血流通路

从微动脉到微静脉有三条通路。

1. 迂回通路　迂回通路组成：微动脉→后微动脉→真毛细血管网→微静脉。该通路中的真毛细血管（true capillary）数量多，迂回曲折、相互交错形成网状，穿插于细胞间隙，为血液和组织液之间的物质交换提供了很大的交换面积。毛细血管的管壁薄，通透性大，血流缓慢，为血液和组织液之间进行物质交换提供了良好的条件。所以这部分毛细血管是血液和组织液之间进行物质交换的主要场所，这类通路又称为营养性通路。在安静情况下，真毛细血管网的不同部分并不是都开放的，而是轮流开放的。毛细血管的开放和关闭由毛细血管前括约肌的舒张和收缩来控制。在同一时间内，毛细血管开放的数量与当时组织的代谢水平有关，组织的代谢水平愈高，开放的毛细血管数量就愈多。

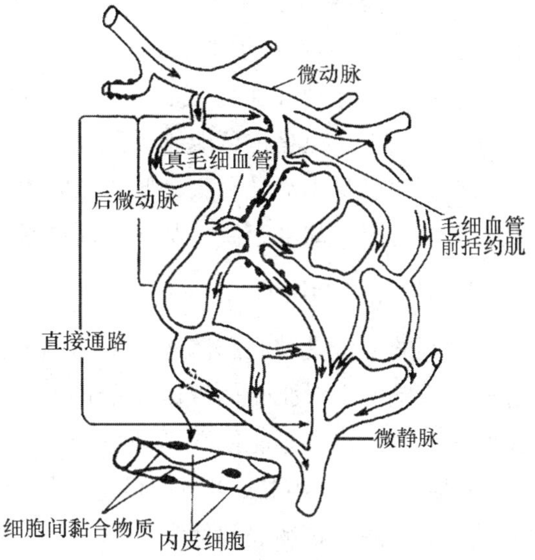

图5－29　微循环组成模式图

2. 直捷通路　直捷通路组成：微动脉→后微动脉→通血毛细血管（thoroughfare channel）→微静脉。直捷通路在骨骼肌中较多见。这类通路比较短而直，血流阻力较小，流速较快，经常处于开放状态。直捷通路的主要功能不是提供物质交换的场所，而是使进入微循环的一部分血液能迅速回流入静脉，以保持循环血液量的相对恒定。

3. 动－静脉吻合支　通路组成：微动脉→动－静脉吻合支→微静脉。人的皮肤中有较多的动－静脉吻合支（arterio－venous shunt）。动－静脉吻合支的血管壁较厚，没有物质交换的功能，故又称为非营养性通路。动－静脉短路的功能是调节皮肤温度，从而参与体温调节。当环境温度升高时，皮肤的动－静脉短路开放，使皮肤血流量增加，皮肤温度升高，可增加辐射散热。环境温度降低时，动－静脉短路关闭，皮肤血流量减少，有利于保存体热。动－静脉短路开放时，会相对地减少组织对血液中氧的摄取。在感染性和中毒性休克的患者，动－静脉短路常大量开放，可加重组织缺氧的状况。

（三）微循环的血流动力学特点

1. 血压低　血液从动脉流过小动脉及微动脉进入真毛细血管后，由于不断克服阻力，血压明显降低。毛细血管动脉端的血压为30～40mmHg，毛细血管静脉端的血压降至10～15mmHg，这为组织液在毛细血管处的生成和回流提供了条件。在微循环中，血管内的液体从毛细血管动脉端滤出，又从毛细血管静脉端被重吸收，有利于血液与细胞之间进行物质交换。

2. 血流慢　毛细血管分支多、数量大，其总的横截面积大，因而血流速度慢，在每秒零至数毫米的范围内，平均约 1.0mm/s，约为主动脉中血流速度的 1/500，这为血液与组织细胞之间进行物质交换提供了充分的时间。

3. 潜在血容量大 在安静时，一个微循环功能单位中大约只有 20% 的真毛细血管处于开放状态，这时毛细血管所容纳的血量约为全身的 10%，可见全身毛细血管有很大的潜在容量。

4. 灌流量容易发生变化 微循环的迂回通路受总闸门和分闸门的控制而交替开放。当微动脉和毛细血管前括约肌开放时，血液灌流量增多，关闭时则血液量锐减。一般来说，微循环的灌流量与动脉血压成正比，与微循环血流阻力成反比；动脉血压高时灌流量多，反之则灌流量少。但是也可能当动脉血压升高时微循环流量并不一定能增加，例如当交感神经兴奋而使全身小动脉和微动脉强烈收缩时，由于外周阻力增加，动脉血压可显著增加，但微循环的血流量却由于微动脉收缩而锐减。

（四）微循环的调节

微循环的血流受神经和体液因素的调节，其中体液因素的调节起主要作用。微动脉和微静脉血管壁的平滑肌受体液因素的调节，如去甲肾上腺素、肾上腺素、血管升压素、血管紧张素Ⅱ、内皮素等能使微循环血管收缩，微循环血流量减少；局部组织的代谢产物如 CO_2，乳酸、腺苷、组胺、K^+、H^+ 等，能使局部血管舒张。后微动脉和毛细血管前括约肌主要受局部代谢产物和局部体液因素调节。在安静状态下，组织的代谢水平较低，局部代谢产物积聚较慢，毛细血管前括约肌处于收缩状态，真毛细血管网关闭；但毛细血管网关闭一段时间后，局部组织中的代谢产物积聚增多，使该处的毛细血管前括约肌舒张而导致真毛细血管网开放。局部代谢产物被血流清除后，毛细血管前括约肌又收缩，使真毛细血管网重新关闭，如此周而复始。另外，交感神经支配微动脉和微静脉，当交感神经紧张性增高时，微动脉、后微动脉和微静脉收缩，微循环的灌流量减少。

血管内皮本身产生的许多活性物质对微循环及局部生理活动有明显的调节。目前对内皮的认识已有了质的飞跃。内皮不仅仅是衬在心脏和血管内面的由单层扁平细胞构成的组织，它还具有内分泌功能。可合成和释放许多活性物质，调节局部生理功能。毛细血管内皮能合成并释放引起血管平滑肌收缩或舒张的多种生物活性物质，如内皮素、前列环素、一氧化氮等，详细情况将在心血管活动的体液调节部分作介绍。

（五）血液与组织液之间的物质交换

组织、细胞间的空隙为组织间隙，其中充满组织液。组织液是组织、细胞直接所处的环境。组织、细胞通过细胞膜与组织液发生物质交换，组织液又通过毛细血管壁与血液发生物质交换。因此，血液与细胞间的物质交换需要组织液作为中介。

四、组织液的生成

细胞外液的主要部分是组织液，约占 4/5 左右（包括各腔室内液体），血浆只占细胞外液量的 1/5 左右。组织液是存在于组织间隙中的体液，是细胞生活的直接环境，即内环境。为血液与组织细胞间进行物质交换的媒介。绝大部分组织液呈凝胶状态，不能自由流动，因此不会因重力作用流到身体的低垂部位；将注射针头插入组织间隙，也不能抽出组织液。但凝胶中的水及溶解于水和各种溶质分子的弥散运动并不受凝胶的阻碍，仍可与血液和细胞内液进行物质交换。凝胶的基质主要是透明质酸。邻近毛细血管的小部分组织液呈溶胶状态，可自由流动。

（一）组织液生成过程

组织液是血浆通过毛细血管壁过滤而形成并可经重吸收回流入血液，滤过和重吸收两种力量的对比决定液体移动的方向。

具体说来组织液的生成与回流是毛细血管压、组织液胶体渗透压、组织液静水压以及血浆胶体渗透压四种压力相互作用的结果。毛细血管压与组织液胶体渗透压是促进血浆成分透过毛细血管形成组织液的力量，故称为组织液生成压。而血浆胶体渗透压和组织液静水压是使组织液回流的力量，故称为组织液回流压（图5－30）。组织液生成压和回流压之差称为有效滤过压，可用下列公式表示：

有效滤过压＝组织液生成压－组织液回流压＝（毛细血管血压＋组织液胶体渗透压）－（血浆胶体渗透压＋组织液静水压）。

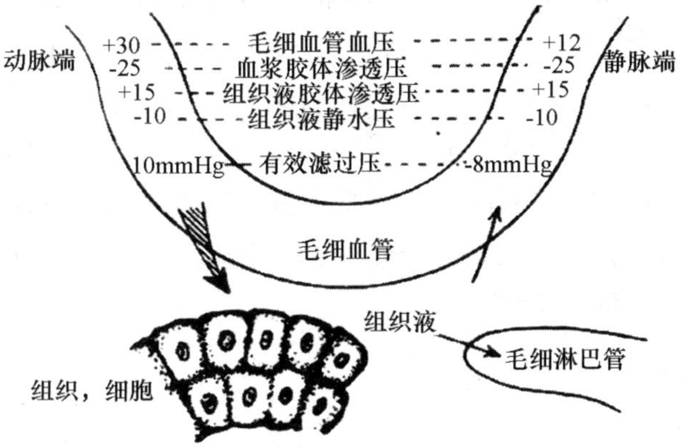

图5－30　组织液生成与回流示意图

根据测算，一般情况下，毛细血管动脉端的有效滤过压为正值［1.33kPa（10mmHg）］。毛细血管静脉端的有效滤过压为负值［－1.07kPa（－8mmHg）］。故血浆成分由毛细血管动脉端滤出而生成组织液，约90%在毛细血管静脉端回流入血液，10%组织液流入毛细淋巴管形成淋巴液，经淋巴循环而入体循环。可见组织经动脉端生成后不能100%回流入静脉，必须借助淋巴管才能全部汇入血管系统。

（二）组织液生成的影响因素

组织液不断的生成，又不断被重吸收，保持着动态平衡，故血量和组织液量能维持相对稳定。如果因为某种原因而破坏动态平衡，发生组织液生成过多或重吸收减少，组织间隙中就有过多的液体潴留，引起水肿（edema）。水肿可以分为局部水肿和全身水肿。影响组织液保持动态平衡的因素主要有以下几种。

（1）毛细血管压增高或通透性增加都可引起组织液生成增多形成水肿　如机体某部位发生炎症时，其局部小动脉扩张，血液由动脉进入毛细血管量加大，使毛细血管血压升高，同时毛细血管通透性增大，局部组织液生成增多，炎症部位出现肿胀，这一种是局部水肿。又如某一大静脉回流受阻，毛细血管压力也相应增高。组织液生成增多，回流减少，则可形成局部水肿或全身水肿。

（2）淋巴循环亦是组织液回流的途径之一　淋巴回流障碍，如丝虫病患者、局部淋巴管阻塞、淋巴循环受阻、组织液积聚，出现局部水肿。

（3）血浆胶体渗透压降低也可导致水肿　例如某些肾疾患，因大量蛋白质在尿中排出，或者由于营养不良，血浆蛋白质减少，血浆胶体渗透压降低。组织液回流压下降，而导致组织液生成增多，出现全身水肿。

五、淋巴液的生成和回流

淋巴系统（lymphatic system）是组织液回流入血液的一个辅助系统。淋巴系统起始的毛细淋巴管是一盲端，穿插在组织间隙，由单层内皮细胞构成，然后相互吻合成网，经汇合形成集合淋巴管，进一步汇合成较大的淋巴管。组织液进入毛细淋巴管内，就成为淋巴液。全身的淋巴液最后汇入右淋巴导管和胸导管，再进入静脉。

（一）淋巴液的生成和回流

毛细淋巴管壁的内皮细胞不是紧密连接，并相邻细胞边缘呈叠瓦状互相覆盖，形成只向管内开放的单向活瓣。组织液及悬浮于其中的微粒（蛋白质、红细胞、细菌等）可通过这种活瓣进入毛细淋巴管而不能倒流。另外，毛细淋巴管的内皮细胞还有吞饮功能，通过吞饮可将组织液中的一部分蛋白质转移入淋巴管内。正常人在安静情况下每天生成 2 ~ 4L 淋巴液。组织液和毛细淋巴管内淋巴液之间的压力差是促进组织液进入毛细淋巴管的动力。集合淋巴管壁中有平滑肌，平滑肌的收缩活动和淋巴管腔内的瓣膜共同构成“淋巴管泵”，能推动淋巴回流。另外，骨骼肌的收缩活动、邻近动脉的搏动以及外部物体对组织的压迫和按摩等，均能促进淋巴液的回流。

（二）淋巴回流的生理意义

淋巴回流不仅是作为组织液回流入血液的一条通道，以维持组织液生成和回流之间的平衡，而且还有其他重要的生理意义。

1. 回收蛋白质　实际上，淋巴回流是组织液中蛋白质被运输入循环血液的唯一的途径。每天由淋巴液带回到血液的蛋白质占循环血液中血浆蛋白量的 1/4 ~ 1/2，从而能维持血浆蛋白的正常浓度，并使组织液中蛋白质浓度保持较低的水平。如果淋巴管被阻断，则受阻部位之前的组织中组织液的胶体渗透压就会升高，引起组织水肿。

2. 运输脂肪及其他营养物质　小肠中的脂肪 80% ~ 90% 由小肠绒毛中的毛细淋巴管吸收并运输到血液，因此小肠的淋巴液呈乳糜状。少量胆固醇和磷脂也经淋巴管吸收并被运输进入血液循环。

3. 调节体液平衡　由于淋巴系统是组织液向血液回流的一个重要辅助系统，因此在调节血浆量和组织液量的平衡中也起重要作用。

4. 防御和免疫功能　当组织受损伤时，可能有红细胞、异物、细菌等进入组织间隙，这些物质可被淋巴液带走，并在淋巴液回流途中经多个淋巴结滤过。在淋巴结的淋巴窦内有大量具有吞噬功能的巨噬细胞，能将红细胞、细菌和其他微粒清除掉。此外，淋巴结还能产生具有免疫功能的淋巴细胞，参与机体的免疫机制。

扫码“学一学”

第四节　心血管活动的调节

机体在正常情况下血液循环功能能保持相对稳定，是通过神经和体液因素调节而实现的。具体的调节方式主要是通过改变心缩力和心率以调整心输出量，通过影响血管紧张性和血管口径以改变外周阻力。

一、神经调节

（一）心脏和血管的神经支配

1. 心脏的神经支配　心脏接受心交感神经（cardiac sympathetic nerve）和心迷走神经（cardiac vagus nerve）的双重神经支配。

（1）心交感神经及其作用　支配心脏的交感神经起源于脊髓胸段（$T_1 \sim T_5$）的中间外侧柱内神经元，其节后纤维支配窦房结、房室交界、房室束、心房肌和心室肌（图 5-31）。

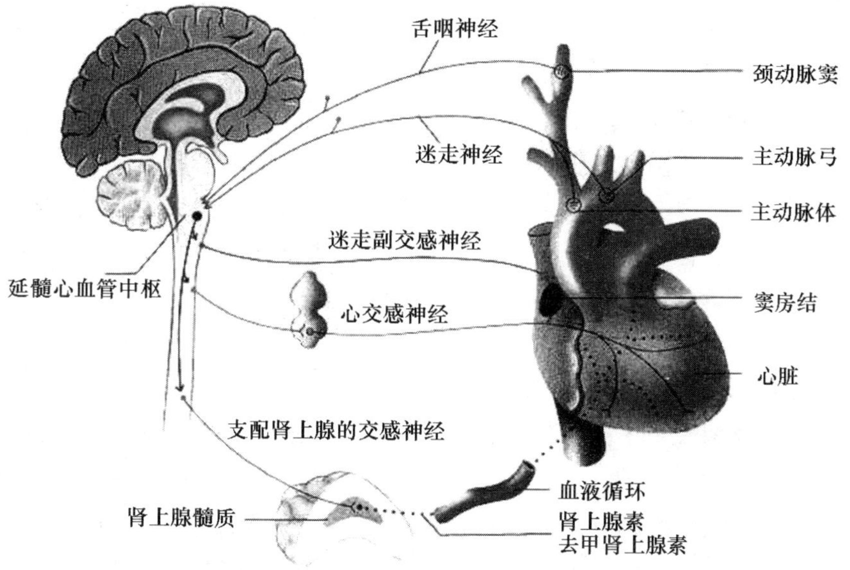

图 5-31　心脏的神经支配示意图

心交感神经兴奋时，其节后纤维释放的去甲肾上腺素（NE）与心肌细胞膜上的 β_1 肾上腺素能受体结合，使得心率加快（正性变时作用）、房室交界的传导速度加快（正性变传导作用）、心房肌和心室肌收缩力增强（正性变力作用），结果导致心输出量增加。研究表明，普萘洛尔等 β 肾上腺素能受体阻断剂可以阻断心交感神经对心脏的兴奋作用。

去甲肾上腺素与心肌细胞膜上 β_1 受体结合，可激活腺苷酸环化酶，升高细胞内 cAMP 的浓度，进而激活蛋白激酶和细胞内蛋白质磷酸化过程，使心肌细胞膜上的 Ca^{2+} 通道开放，心肌细胞动作电位平台期 Ca^{2+} 内流增加，肌质网 Ca^{2+} 释放也增加，故心肌收缩能力增强。同时，去甲肾上腺素可降低肌钙蛋白对 Ca^{2+} 的亲和力，加速肌质网对胞质 Ca^{2+} 的回收，并刺激 Na^+-Ca^{2+} 交换，细胞内 Ca^{2+} 外排加快，有利于粗、细肌丝的分离，加速舒张过程。去甲肾上腺素还能促进糖原分解，提供心肌活动所需的能量。此外，由于兴奋传导加快，使心室各部分肌纤维收缩更趋同步化，也能增强心肌收缩能力。在房室交界处，去甲肾上腺素能使慢反应细胞动作电位上升幅度增大，上升速度加快，故兴奋在房室交界处传导加快。

（2）心迷走神经及其作用　延髓的迷走背核和疑核区域存在支配心脏的迷走神经，其节后纤维支配窦房结、心房肌、房室交界、房室束及其分支；此外还有少许纤维分布到心室肌。

心迷走神经兴奋时，其节后神经纤维末梢释放 ACh 与心肌细胞膜的 M 胆碱能受体结合，可导致心率减慢（负性变时作用）、房室传导速度变慢（负性变传导作用）、心房肌收缩力减弱、心房肌不应期缩短，甚至出现房室传导阻滞（负性变力）。阿托品等 M 胆碱能受体阻断剂可以阻断迷走神经对心脏的抑制作用。

ACh 与心肌细胞膜上的 M 型胆碱能受体结合后，可抑制腺苷酸环化酶的活性，降低细胞内 cAMP 的浓度，并能使 I_{K-ACh} 通道开放，引起 K^+ 外流增强。对于窦房结起搏细胞，ACh 可使复极化过程中 K^+ 外流增加，导致最大复极电位的绝对值增大，故 4 期自动去极化到达阈电位所需的时间延长；ACh 还能抑制 4 期内向电流 I_f 和 I_{Ca-L}，使 4 期自动去极化速度减慢。这两种因素都能使窦房结细胞的自律性降低，心率减慢。心迷走神经引起心房肌收缩能力减弱是由于 ACh 增强 K^+ 外流，3 期复极化加速，平台期缩短，细胞外 Ca^{2+} 进入细胞减少所致；还可能与 ACh 直接抑制 Ca^{2+} 通道，使 Ca^{2+} 内流减少有关。由于房室交界处慢反应细胞的 Ca^{2+} 通道受抑制，动作电位 0 期 Ca^{2+} 内流减少，0 期去极化速度和幅度均下降，故房室传导速度减慢，甚至出现房室传导阻滞。

一般来说，心交感神经和心迷走神经对心脏的作用是拮抗的。但是当迷走、交感神经同时兴奋时，对心脏的影响并不只是两者分别作用的代数和，大多数情况下，表现为迷走神经较为兴奋（心率减慢）。这种作用认为与心迷走神经对心交感神经存在突触前抑制相关。

（3）其他支配心脏的肽能神经元　人和动物心脏存在着含有多种多肽的神经纤维，如神经肽 Y、血管活性肠肽、降钙素基因相关肽和阿片肽等。目前研究表明，肽类物质可与单胺或 ACh 共同存在于一个神经元中，神经兴奋时，可一起释放，共同对所支配的器官起调节作用。虽然目前对支配心脏的肽能神经元的功能尚不太清楚。但也知它们的存在可能参与心脏冠状血管活动的调节，如血管活性肠肽对心肌有正性变力作用和扩张冠状血管的作用，降钙素基因相关肽有加快心率的作用等。

2. 血管的神经支配　除真毛细血管外，血管壁中都有平滑肌。绝大多数血管平滑肌都受神经调节。支配血管平滑肌的神经纤维可分为缩血管神经纤维和舒血管神经纤维。两者合称为血管运动神经纤维。其中支配血管的神经主要为交感缩血管神经纤维。而毛细血管前括约肌上神经分布很少，其舒缩活动主要受到局部组织代谢产物影响。

（1）缩血管神经纤维（vasoconstrictor fiber）　缩血管神经纤维都是交感神经纤维，故一般称交感缩血管神经纤维。节前神经元位于胸、腰段脊髓的中间外侧柱内（侧角），末梢以释放 ACh 为递质；其节后纤维支配除毛细血管以外的各种血管平滑肌，以释放去甲肾上腺素为递质。体内几乎所有血管的平滑肌都受交感缩血管纤维支配，但不同部位的血管中缩血管纤维分布的密度不同。皮肤血管中缩血管纤维分布最密，骨骼肌和内脏的血管次之，冠状血管和脑血管中分布较少。在同一器官中，动脉中缩血管纤维的密度高于静脉，微动脉中密度最高，但后微动脉中神经分布很少，到毛细血管前括约肌已没有神经纤维分布。

血管平滑肌细胞上有 α 和 β 两种肾上腺素能受体，去甲肾上腺素与 α 肾上腺素能受体结合，可增加膜对 Ca^{2+} 的通透性，使细胞内 Ca^{2+} 浓度升高，导致血管平滑肌收缩增强；若与 β 肾上腺素能受体结合，则导致血管平滑肌舒张。去甲肾上腺素与 α 受体结合的能力较与 β 受体结合的能力强，故交感缩血管神经兴奋时主要引起缩血管效应。

近年来研究发现，交感缩血管神经纤维中有神经肽 Y 与去甲肾上腺素共存。当这类神经兴奋时，其末梢释放 NE 和神经肽 Y。神经肽 Y 是目前所知最强的收缩血管多肽。

（2）舒血管神经纤维（vasodilator fiber）　多数血管只接受交感缩血管神经纤维的单一支配，少数器官的血管受缩血管神经纤维与舒血管神经纤维的双重支配。主要包括交感舒血管神经纤维和副交感舒血管神经纤维两种。①交感舒血管神经纤维：有些动物（如猫、狗，人体可能也有）的骨骼肌血管的交感神经中除有缩血管神经纤维外，还有舒血管神经纤维，其节后纤维末梢释放的递质是 ACh，与血管平滑肌上 M 型胆碱受体结合，引起血管舒张。交感舒血管纤维受大脑皮质运动区的控制，在平时没有紧张性活动，只有动物处于激动状态和准备作剧烈肌肉运动等情况下，交感舒血管纤维才兴奋，使骨骼肌血管舒张，血流量增多，肌肉得到充分的血液供应，以适应强烈运动的需要。在人体内可能也有交感舒血管神经纤维存在。②副交感舒血管神经纤维：有少数器官（如脑、唾液腺、胃肠道的腺体和外生殖器等），其血管平滑肌除受交感缩血管纤维支配外，还接受副交感舒血管纤维的支配，其纤维末梢释放 ACh，且与血管平滑肌上 M 型胆碱受体结合，引起血管舒张。副交感舒血管纤维只起调节器官组织局部血流量的作用，对循环系统总的外周阻力影响不大。③其他影响血管活性的肠肽神经元：当皮肤受到伤害性刺激时，感觉冲动一方面沿传入纤维向中枢传导，另一方面可在末梢分叉处沿其他分支到达受刺激部位邻近的微动脉，使微动脉舒张，局部皮肤出现红晕。这种纤维称为背根舒血管纤维，以前人们认为其释放的介质可能是 P 物质，也有可能是组胺或者 ATP。不过近年来研究认为可能是降钙素基因相关肽（CGRP）。

（二）心血管中枢

心血管中枢（cardiovascular center）是指与心血管反射有关的神经元集中的部位。这些神经元广泛地分布在中枢神经系统自脊髓至大脑皮质各级水平，其中最基本的心血管中枢位于延髓。

1. 延髓心血管中枢　延髓心血管中枢是最基本的心血管中枢，位于延髓内的心迷走神经元及控制心交感神经神经元和交感缩血管神经活动的神经元，这些神经元平时都有紧张性活动，分别称为心迷走紧张，心交感紧张和交感缩血管紧张。在机体处于安静状态时，这些延髓神经元的紧张性活动表现为心迷走神经纤维和交感神经纤维持续的低频放电活动。根据其调控心血管活动的功能特征，分为以下四个部位。

（1）缩血管区　指引起交感缩血管神经正常紧张性活动的延髓心血管神经元细胞体所在的中枢部位。现在认为缩血管区位于延髓头端的腹外侧部，该部位神经元的轴突下行到脊髓的中间外侧柱。心交感紧张也起源于此区的神经元。

（2）舒血管区　指位于延髓尾段腹外侧部，该区的神经元在兴奋时可抑制缩血管区神经元的活动，导致交感缩血管紧张性降低，血管舒张。

（3）传入神经接替站　指延髓孤束核，其神经元接受由颈动脉窦、主动脉弓和心脏感受器经舌咽神经和迷走神经传入的信息，然后发出纤维至延髓和中枢系统其他部位的神经元，继而影响心血管活动。

（4）心抑制区　指心迷走神经元的细胞体所在部位，位于延髓的迷走神经背核和疑核。

2. 延髓以上的心血管中枢　下丘脑是皮层下的一高位整合中枢，越是高位神经元其整合功能越复杂。在延髓以上的脑干、下丘脑、大脑和小脑中都存在与心血管活动有关的神经元。它们在心血管活动调节中所起的作用较延髓心血管中枢更加高级，特别是表现为对心血管活动和机体其他功能之间的复杂的整合。其中下丘脑是十分重要的整合部位；大脑

（特别是边缘系统）以及小脑，都参与调节下丘脑、延髓等心血管神经元活动。它们能进一步使心血管活动与机体各种行为的改变相协调。

（三）心血管反射

中枢对心血管活动的调节主要是通过各种心血管反射来实现的。各种心血管反射的生理意义都在于维持机体内环境的相对稳定以及机体适应环境的变化。心血管反射分为内源性反射（起源于心血管内部的反射，如压力感受性和化学感受性反射）和外源性反射（起源于其他器官和系统的反射，如躯体感受器和脑缺血引起的心血管反射）。

1. 颈动脉窦和主动脉弓压力感受性反射 颈动脉窦是颈内动脉靠近颈总动脉分叉处的一个略膨大的部分。在颈动脉窦和主动脉弓血管壁的外膜下有丰富的感觉神经末梢，分别称为颈动脉窦压力感受器和主动脉弓压力感受器（图5－32）。动脉压力感受器并不是直接感受血压的变化，而是感受血管壁的机械牵张程度。当动脉血压升高时，动脉管壁被牵张的程度就升高，压力感受器发放的神经冲动也就增多。压力感受器的主要功能特征如下。①在一定的动脉血压范围（60～180mmHg）内，压力感受器的传入冲动频率与动脉血压及动脉管壁的扩张程度成正比。当颈动脉窦内的压力＜60mmHg时，压力感受器传入冲动的频率非常低。而当窦内压＞180mmHg时，压力感受器传入纤维的放电频率已接近最大值，不能进一步增高。②在一般情况下，颈动脉窦压力感受器比主动脉弓压力感受器对动脉血压的变化更敏感。③压力感受器对搏动性的压力变化比对非搏动性的压力变化更为敏感，即对血压的及时变化敏感，这一特性与大动脉血压具有搏动性相适应。颈动脉窦压力感受器的传入神经为窦神经，窦神经参与舌咽神经进入延髓，和孤束核的神经元发生突触联系。主动脉弓压力感受器的传入神经参与迷走神经进入延髓，到达孤束核再与心血管中枢联系。家兔的主动脉弓传入神经并未合并在迷走神经，而是独立成一根，称为减压神经。

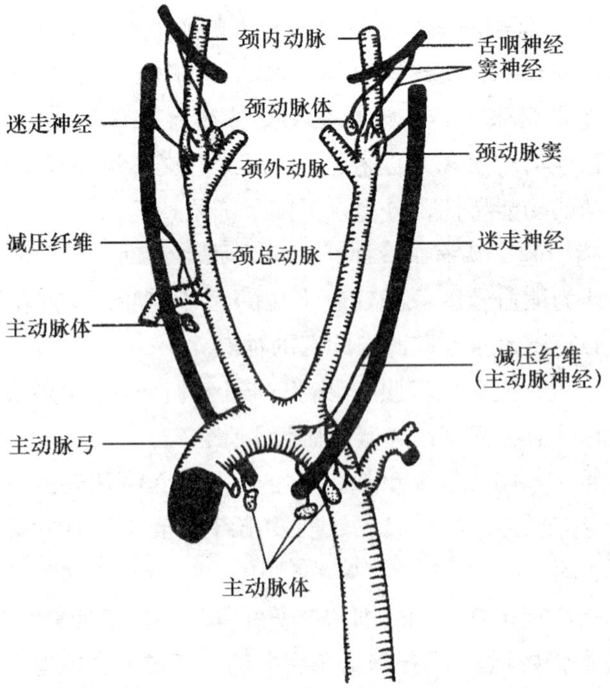

图5－32 颈动脉窦区和主动脉弓区的压力感受器和化学感受器

当动脉血压升高时，动脉管壁被牵张的程度升高，颈动脉窦、主动脉弓压力感受器发放的传入冲动增加→经窦神经（舌咽神经）和主动脉弓神经（迷走神经）传入延髓孤束核→引起心交感中枢抑制（心交感紧张性活动减弱）、心迷走中枢兴奋（心迷走神经紧张性活动加强）和缩血管中枢抑制（交感缩血管神经紧张性活动减弱）→经心迷走神经（兴奋）、心交感神经（抑制）及交感缩血管神经（抑制）传出→使心肌收缩力减弱、心率减慢，并且容量血管（静脉）舒张、回心血量减少，导致心输出量减少；除心、脑以外身体各处的阻力血管舒张，外周阻力减小→动脉血压下降。将此反射称为颈动脉窦和主动脉弓的压力感受性反射（简称窦弓反射、减压反射）。反之，当动脉血压降低时，此减压反射减弱，则出现血压升高的效应。

压力感受性反射是一种负反馈调节，这一反射的特点如下。①反射具有双向性：当动脉血压突然升高时，降压反射性活动加强，引起血压下降。反之，当动脉压突然降低时，则降压反射性活动减弱，引起血压回升。②在平时经常性地起作用：机体在安静状态下，因动脉血压已高于颈动脉窦、主动脉弓压力感受器的阈值水平，故压力感受器不断地发放冲动进入心血管中枢，而引起降压反应。其生理意义是使心率、动脉血压不产生过分的波动，使动脉血压维持在一个比较稳定的水平。③在高血压情况下，其工作范围可重调定，使血压维持在较高的水平。

2. 颈动脉体和主动脉体化学感受性反射 在颈总动脉分叉处和主动脉弓区域存在一些特殊的感受装置，有丰富的血液供应和感觉神经末梢分布，对血液中某些化学成分的改变特别敏感，如氧分压降低、二氧化碳分压升高、H^+浓度升高等，这些感受装置称为颈动脉体（carotid body）和主动脉体（aortic body）化学感受器。颈动脉体传入神经纤维也行走于窦神经中，而主动脉体传入神经纤维也行走于迷走神经中。兴奋冲动由传入神经传入延髓孤束核，使延髓内呼吸神经元和心血管活动神经元活动发生改变：一方面引起呼吸加深加快；另一方面交感缩血管中枢紧张性升高，使血管收缩，血压升高。另外，呼吸的加深加快又可间接地使心率加快，心输出量增加，外周阻力增大，血压升高。但如果人为地控制呼吸频率和深度不变，例如在实验中给动物进行人工呼吸，则兴奋化学感受器引起的心血管效应是心率减慢，心输出量减少，冠状动脉舒张，骨骼肌和内脏血管收缩。另外，由于外周血管阻力增大的作用超过心输出量减少的作用，故血压升高。这一反射的特点是：①在平时对心血管活动不起明显的调节作用，只有在缺氧、窒息、失血、动脉压过低和酸中毒等情况下（即窦弓反射反应降低时），才能发挥其作用；②主要效应是引起呼吸加深加快。

3. 心肺感受器引起的心血管反射 位于心房、心室和肺循环大血管壁的感受器称为心肺感受器（cardiopulmonary receptor），其传入神经纤维行走于迷走神经干内。

心肺感受器的适宜刺激有两大类。①血管壁的机械牵张刺激：在生理情况下，心房壁和大血管（胸腔内大静脉）壁的牵张主要是由于心房和大血管内有一定的血液充盈引起的。当心房内的血容量增加时，心房壁的机械牵张程度也就增加，因此心房和大血管壁的牵张感受器也称为容量感受器（volume receptor）。②化学刺激：心房和心室的有些感受器对一定的化学物质敏感，如前列腺素、缓激肽等。有些药物如藜芦碱等也能刺激心肺感受器。

心肺感受器兴奋引起的反射效应是交感神经紧张降低，心迷走神经紧张加强，导致心率减慢、心肌收缩力减弱、心输出量减少、外周阻力降低，故血压下降。在多种实验动物中，心肺感受器兴奋时肾交感神经活动明显减弱，肾血流量增加，肾脏排水和排钠量增多，说明心肺感受器反射在对血量的调节中具有重要的意义。心肺感受器的传入冲动还可抑制血管升压素的释放，引起尿量增多，详细说明见第九章。

除上述反射外，刺激躯体传入神经时也可以引起心血管反射。在平时肌肉活动，皮肤冷、热刺激以及各种伤害性刺激也都能反射性地引起心血管活动发生变化。

二、体液调节

心血管活动的体液调节是指由一些器官或组织分泌的化学物质进入血液和组织液中后对心脏和血管活动的调节。这些体液因素中，有些通过血液携带，可广泛作用于心血管系统；有些则在组织中形成，主要作用于局部血管，对局部组织的血流起调节作用。

（一）肾上腺素和去甲肾上腺素

肾上腺素（E）和去甲肾上腺素（NE）在化学结构上都属于儿茶酚胺。血液中的 E 和 NE 主要来自肾上腺髓质的分泌，肾上腺髓质分泌的主要是 E（E 占 80%，NE 占 20%）；肾上腺素神经末梢释放的递质 NE 也有小部分进入血液。

E 和 NE 对心脏、血管的作用虽然有很多共同点，但也有不少不同点。主要是由于它们对 α、β 受体结合力以及 α、β 受体在不同器官的分布和密度不同所致。

E 与心肌 β_1 受体结合，引起正性变时、正性变力效应，使心输出量增加。故临床上 E 多用作强心急救药。由于皮肤、肾脏、胃肠道等器官的血管平滑肌中 α_1 受体在数量上比 β_2 受体占优势，故小剂量的 E 常使这些器官的血管收缩；在骨骼肌、冠状动脉中 β_2 受体占优势，故小剂量的 E 常以 β_2 受体兴奋为主，引起血管舒张，大剂量时也兴奋 α_1 受体，引起血管收缩反应。

临床上 NE 多用作升压药。因为 NE 主要与血管平滑肌 α_1 受体相结合，也可与心肌的 β_1 结合，但与血管平滑肌 β_2 受体结合能力较差。静脉注射 NE 可引起除冠状动脉以外大多数器官的血管收缩，外周阻力增大，动脉血压上升（在整体，由于血压升高，通过压力感受器反射性地引起心率减慢，掩盖了去甲肾上腺素对心脏的直接兴奋作用）。

（二）肾素－血管紧张素系统

肾素－血管紧张素系统（rennin－angiotensin system，RAS）传统上被认为是一个内分泌系统。肾素是由肾近球细胞合成和分泌的一种碱性蛋白质，经肾静脉进入血循环。刺激其释放的因素有：①当肾血管内血压降低，小动脉壁张力下降时，可促进肾近球细胞释放肾素；②经过致密斑的肾小管液中 Cl^- 和 Na^+ 的含量减少，可促使近球细胞释放肾素增加；③当肾交感神经兴奋时，肾素分泌增加；④体液中的 NE、胰高血糖素等可促进肾素的释放，而血管紧张素Ⅱ和血管升压素则抑制肾素的释放。

肾素底物，即血管紧张素原（angiotensinogen），由肝脏合成并分泌入血，在肾素的作用下水解产生十肽血管紧张素Ⅰ（angiotensin Ⅰ，Ang Ⅰ）。Ang Ⅰ在内皮细胞，特别是肺血管内皮细胞表面的血管紧张素转换酶（angiotensin converting enzyme，ACE）作用下水解成为八肽血管紧张素Ⅱ（AngⅡ）。AngⅡ在血液中仅存在 1～2 分钟，迅速在不同的血管紧张素酶即氨基肽酶的作用下，再失去 1 个或 2 个氨基酸，代谢为血管紧张素Ⅲ或血管紧张素Ⅳ（图 5－33）。近年来发现心、脑、血管等许多组织、器官内存在自身独立的 RAS。体内的 ACE 有 90%～99% 是在组织内，仅有 1%～10% 存在于循环血液中。此外，除了 ACE 外，还有一些蛋白酶如胃促胰酶等也能使 AngI 转化为 AngⅡ。局部组织生成的 AngⅡ通过自分泌或旁分泌形式在组织、器官的生理和病理过程中起着重要作用。

血管紧张素原（由肝脏合成）
↓ ←——肾素（由肾近球细胞分泌）
血管紧张素Ⅰ（十肽）
↓ ←——血管紧张素转换酶（主要在肺血管中）
血管紧张素Ⅱ（八肽）
↓ ←——血管紧张素酶 A
血管紧张素Ⅲ（七肽）

图 5－33　肾素－血管紧张素系统

AngⅡ是一种活性很强的升血压物质，它通过下列几方面引起升压效应。①可直接收缩全身微动脉，增加外周阻力，也可使静脉收缩，回心血量增多，心输出量增多，从而导致血压增高。②可作用于交感缩血管纤维末梢的接头前血管紧张素受体，增加其递质释放，使交感缩血管神经紧张性加强，使外周血管阻力增大，血压升高。③可刺激肾上腺皮质球状带合成与释放醛固酮，后者可促进肾小管对 Na^+ 和水的重吸收，促进血量增多，使血压升高。④还可引起或增强渴觉，并导致饮水行为。

AngⅡ通过靶器官上的 AngⅡ受体产生生物学效应。目前已明确的 AngⅡ受体有 AT_1 和 AT_2 亚型，两者与 AngⅡ有同样的亲和力。在啮齿类动物，AT_1 受体再分为 AT_{1A} 和 AT_{1B}。AT_1 受体广泛分布于血管、肾上腺、心、肺、肝、肾和脑等组织，AT_2 受体则主要分布于胚胎组织。在成年动物和人的心肌和部分脑区有少量 AT_2 受体分布。AT_1 受体为 G 蛋白耦联受体，其胞内信号转导主要依赖于磷酸肌醇系统；AT_2 受体也有 7 个跨膜段，其被激活后的反应机制尚不完全清楚。在生理情况下，AngⅡ对心血管系统的调节作用几乎都是由 AT_1 受体介导的，AT_2 受体可能与胚胎的生长、发育密切相关，其表达在出生后很快降低。

血管紧张素Ⅲ也具有缩血管作用，但仅为血管紧张素Ⅱ的 10%～20%，但其刺激肾上腺皮质合成和释放醛固酮的作用较强。

由于肾素、血管紧张素Ⅱ和醛固酮三者之间存在着密切的关系，并在血压调节中具有重要意义，因此提出了肾素—血管紧张素—醛固酮系统（RAAS）的概念，其在高血压病发病机制中也具有重要意义。另外，对于某些肾脏疾病，由于肾长期缺血，使此系统活动持续加强，可导致肾性高血压病。

目前的高血压病治疗药物，有一大类属于作用于 RAS 药物。典型的有：①血管紧张素转换酶抑制剂（ACEI），其作用是抑制 ACE 的活性，从而减少 AngII 的生成，如卡托普利；②血管紧张素受体阻断剂，通过阻断 AngII 与 AT_1 的结合而起作用，如沙坦类药物；③肾素抑制剂，通过抑制肾素的合成和释放，从而阻止 RAS 的启动，这类药物被认为具有良好的开发前途。临床使用表明，作用于 RAS 的抗高血压药物，不仅抗高血压作用疗效明显，而且还具明显的器官保护作用。如可明显减轻因高血压引起的心肌肥厚、血管壁增厚等。

（三）血管升压素

血管升压素（vasopressin，VP）是下丘脑视上核和室旁核一部分神经元合成的，经下丘脑－垂体束运输到神经垂体储存，再释放入血，参与肾脏和心血管活动的调节。血管升压素常有少量进入血液循环，促进肾脏远曲小管和集合管对水的重吸收，增加血量，故又称抗利尿素（ADH）。其大剂量进入血液循环时，作用于血管平滑肌上的相应的受体，引起除脑动脉以外的绝大多数血管平滑肌收缩，增加外周阻力，血压升高。血管升压素的释放首先受体液渗透压改变的影响，其次也受血容量改变的影响。在禁水、失水、失血，低氧、外科手术和疼痛等情况下，血管升压素释放增加，不仅对保留体内细胞外液量，而且对维持动脉血压起重要作用。

（四）血管内皮生成的血管活性物质

近年已证实，血管内皮细胞可以生成并释放多种血管活性物质，引起血管平滑肌舒张或收缩。这些物质数量很多，并不断有新的发现，现介绍几种如下。

1. 血管内皮生成的舒血管物质 血管内皮产生的舒血管物质包括内皮舒张因子（即一氧化氮，NO）、内皮超极化因子、前列环素及P物质等，其中NO是导致内皮依赖性血管舒张的主要因素。

（1）内皮舒张因子 内皮舒张因子的化学本质是NO，由其前体L－精氨酸在一氧化氮合酶（nitric oxide synthase，NOS）的作用下产生。内源性NOS有3种：最先在血管内皮发现的被称为内皮型一氧化氮合酶（endothelialNOS，eNOS），在脑、脊髓和外周神经系统中发现的被称为神经元型NOS（neuronal NOS，nNOS），另一种由免疫因子和炎症刺激诱导产生的NOS称为诱导型NOS（inducible NOS，iNOS）。

内皮细胞在基础状态下即向血管平滑肌和血管腔内释放NO，NO可降低血管张力（内皮依赖性舒张）。由于NO的舒血管效应对静脉回心血量、外周阻力、冠状动脉张力等的影响，因此也对心脏的前、后负荷与供血产生继发性影响，从而改变心肌的收缩力和心输出量。NO使心室肌舒张提前，收缩压峰值下降。NO对心脏的长期作用可预防心肌增殖肥厚和间质纤维化。另外，NO还可抑制血小板和白细胞黏附于血管内膜，并与前列环素协同抑制血小板聚集，有助于维持血管内膜表面的正常结构，防止血栓形成。此外，NO还能够抑制血管平滑肌细胞增殖，减少胶原纤维与弹性纤维的产生，对维持血管的正常结构与功能有重要意义。NO的效应主要是通过激活可溶性的鸟苷酸环化酶，使细胞内cGMP增加引起的。

低氧、Ach、去甲肾上腺素、内皮素等化学刺激可直接增加NO释放，其激活过程依赖于胞内Ca^{2+}－钙调蛋白复合物。

（2）前列环素 前列环素也称前列腺素I_2（PGI_2），是由其前体前列腺素H_2（PGH_2）在前列环素合成酶的作用下产生的，而PGH_2则是由花生四烯酸在环氧化酶的催化下转变而来。PGI_2主要在内皮细胞内合成，在血管中膜和外膜也有少量合成。血管壁切应力的改变、低氧以及一些刺激NO产生的化学因素也刺激PGI_2的释放，其激活过程依赖于胞内Ca^{2+}浓度升高。PGI_2通过其受体与腺苷酸环化酶耦联而致血管舒张。在大多数血管，PGI_2本身的舒血管作用很小，它主要是辅助NO起作用，两者在抑制血小板聚集方面也有协同作用。

2. 血管内皮生成的缩血管物质 内皮细胞产生的内皮缩血管因子（endothelium－derived vasoconstrictor factor，EDCF）包括内皮素、血栓烷A_2、超氧阴离子、内过氧化物（能够灭括NO）、PGH_2、AngⅡ等。牵张血管等物理因素、低氧，以及乙酰胆碱、花生四烯酸、ADP、5－羟色胺等化学因素都能够刺激EDCF的产生。

（1）内皮素 内皮素（endothelin，ET）具有强烈的缩血管效应。成熟的ET由21个或31个氨基酸残基构成，分别表示为ET_{1-21}和ET_{1-31}。ET_{1-21}和ET_{1-31}均包括ET－1、ET－2和ET－3这3种异形肽。ET在中枢及外周的分布广泛，在心血管系统含量尤其丰富，内皮细胞、心肌细胞和平滑肌细胞均可合成并分泌ET。ET受体有ET_A、ET_B两种亚型，均为G蛋白耦联受体。ET具有促细胞增殖和肥大的效应，并影响心血管细胞的凋亡、分化、表型转变、重构等多种病理过程，是心血管活动的重要调节因子之一，在心血管生理与病理过程中起十分重要的作用。创伤局部由于 ET 分泌增加，可使直径 5mm 以内的破裂的动脉收缩而止血。ET 系统的激活与肺动脉高压、慢性心力衰竭、动脉粥样硬化、心肌梗死等多种心血管病变密切相关。

（2）血栓烷 A_2　血栓烷 A_2（thromboxane A_2，TXA_2）与 PGI_2 具有共同的前体，即由花生四烯酸环氧化酶的催化下代谢产生的 PGH_2。TXA_2 除了在内皮细胞合成外，主要在血小板合成。TXA_2 有缩血管和促使血小板聚集的作用，与 PGI_2 的作用恰好相反，正常状态下两者处于相互对抗的平衡状态。

（五）激肽释放酶 - 激肽系统

激肽释放酶（kallikrein）是体内的一类蛋白酶，可使某些蛋白质底物激肽原（kininogen）分解为激肽（kinin）。激肽释放酶可分为两大类，一类存在于血浆，称为血浆激肽释放酶；另一类存在于肾、涎腺、胰腺等器官组织内，称为腺体激肽释放酶或组织激肽释放酶。激肽原是存在于血浆中的一些蛋白质，分为高分子量激肽原和低分子量激肽原。在血浆中，血浆激肽释放酶作用于高分子量激肽原，使之水解，产生一种 9 肽，即缓激肽（bradykinin）。在肾、涎腺、胰腺、汗腺以及胃肠黏膜等组织中，腺体激肽释放酶作用于血浆中的低分子量激肽原，产生一种 10 肽，为赖氨酰缓激肽（ly - syl - bradykinin），也称胰激肽或血管舒张素（kallidin）。后者在氨基肽酶的作用下失去赖氨酸，成为缓激肽。

激肽有舒血管活性，参与对血压和局部组织血流量的调节。激肽系统与 RAS 关系密切，激肽酶Ⅱ与 ACE 实际上是完全相同的。此外，在离体条件下血浆激肽释放酶可将肾素原转变为有活性的肾素，在体条件下可能也是如此。

已发现的激肽受体有 B_1、B_2 两种亚型。激肽作用于血管内皮细胞上的 B_2 受体，可刺激 NO、PGI_2 和 EDHF 释放，使血管强烈舒张，但对其他平滑肌如内脏平滑肌却引起收缩。循环血液中的激肽参与动脉血压的调节，使血管舒张、血压降低。在汗腺、涎腺、胰腺外分泌部等腺体器官，激肽在腺体分泌活跃时产生，可能有助于舒张血管和增加腺体血流量。此外，激肽能增加毛细血管的通透性，还有吸引白细胞的作用。

（六）钠尿肽类物质

已经证实人类有 3 种钠尿肽类物质：心房钠尿肽（atrial natriuretic peptide，ANP）、脑钠尿肽（brainnatriureticpeptide，BNP）和 C 型钠尿肽（C - typenatriureticpeptide，CNP）。钠尿肽类共同的心血管作用包括利尿钠、利尿、扩张血管、抗细胞增殖、对抗内皮素和 RAS 等。目前已发现的钠尿肽类受体至少有 A、B、C 3 种亚型。A 和 B 型受体介导钠尿肽类的心血管效应，两者均与鸟苷酸环化酶相耦联，引起 cGMP 升高；在特定组织也可以与腺苷酸环化酶相偶联，引起 cAMP 下降。C 型受体（其亲和力为 ANP > CNP > BNP）可能也参与生理功能的调节，但其主要作用是清除循环中的钠尿肽，与中性肽链内切酶一起调节钠尿肽的水平。

（七）前列腺素

前列腺素（prostaglandin，PG）是一族 20 碳不饱和脂肪酸，分子中有一个环戊烷，组织中分布广泛。PG 按其分子结构的差别分为多种类型。

心肌细胞膜上存在 PG 受体，与腺苷酸环化酶和磷酸肌醇系统相耦联，但 PG 对心肌的变力作用在不同的动物中并不一致。例如，PGI_2 对豚鼠心房肌有正性变力作用，对大鼠心肌却有负性变力作用。各种 PG 对血管平滑肌的作用也不相同，例如 PGI_2、PGE_2 有强烈的舒血管作用，$PGF_{2\alpha}$则使静脉收缩。心肌细胞缺氧时释放 PGE_2 和 $PGF_{2\alpha}$，再灌注时则释放 PGI_2。PGI_2、PGE_2 等产生舒血管、抗血小板聚集以及某些细胞保护作用，有利于心肌抵抗缺血再灌注损伤。

（八）细胞因子

细胞因子是由细胞所产生的一类信息物质，大多以自分泌、旁分泌的方式作用于靶细胞产生生物学效应。

1. 白细胞介素　白细胞介素（interleukin，IL）来源于白细胞、血管内皮细胞、血管平滑肌细胞和心肌细胞，并介导白细胞间的相互作用。IL－1、IL－2、1L－6、IL－8 等对心血管系统活动均有调节作用，能够促进炎性细胞的聚集、活化和释放炎性介质，在心血管系统的免疫和炎症反应中起重要作用。心肌缺血再灌注时，可诱导产生 IL，后者能激活并促使白细胞聚积、黏附于心肌细胞表面而产生直接的细胞毒作用。此外，不同的 IL 还有其个性作用，例如 IL－6 对血管平滑肌有促增殖作用，而 IL－2 对血管增殖无影响，但可削弱 ET－1 和 AngⅡ的促增殖作用。

2. 血管内皮细胞生长因子　血管内皮细胞生长因子（vascular endothelial growth factor，VEGF）于 1989 年被克隆确认。VEGF 受体的分布与 VEGF 的分布相平行，可见 VEGF 是通过旁分泌和（或）自分泌的方式起作用。VEGF 能够特异性地直接作用于血管内皮细胞，有很强的促有丝分裂以及提高血管通透性的作用，与新生血管的形成直接相关。在心肌缺血等病理状态下，VEGF 是侧支循环形成的重要参与因素。

VEGF 家族成员都是二聚体的糖蛋白，与血小板源生长因子有较高的同源性。在许多正常组织如心肌、骨骼肌、肺、肾等均有 VEGF 表达。VEGF 受体有 3 种亚型，结构上均属于跨膜酪氨酸激酶受体，其中 VEGFRl 和 VEGFR2 高度选择性地在血管内皮细胞表达，仅有个别报道其在非内皮细胞表达；VEGFR3 则仅在淋巴内皮细胞表达（胚胎发育早期除外），是第一个被发现的淋巴内皮细胞特异性标记物。

3. 胰岛素样生长因子－1　胰岛素样生长因子（insulin－like growth factor，IGF）的化学结构酷似胰岛素，是具有促生长作用的多肽，也称为生长介素（somatomedin，SM）。其生成受腺垂体分泌的生长激素的调控（详见第十二章）。

IGF 有 IGF－1 和 IGF－2 两种异形肽，IGF－2 主要在胚胎期产生，IGF－1 则主要由肝脏合成并分泌入血。IGF－1 很可能是通过旁分泌和（或）自分泌机制调节心肌的增殖与生长等活动。胚胎期心肌的 IGF－1 及其受体含量均较高，与心肌细胞的增生密切相关；出生后，IGF－1 及其受体含量均逐步下降，如两者表达增加，则将导致心肌细胞肥大，但并不增加细胞的数量。此外，IGF－1 能够促进发育期心脏的成纤维细胞增生。

（九）抗心律失常肽

抗心律失常肽（antiarrhythmic peptide，AAP）为 6 肽，其结构为 Gly－Pro－Hyp－Gly－Ala－Gly，现已能人工合成。AAP 在心房中含量最高，血浆中也有，因此认为它可能起循环激素的作用。

AAP 有极强的抗心律失常作用。体内实验证实 AAP 可明显对抗心动过速、心房颤动、心室颤动和心脏停搏等心律失常。另外，体外培养的心肌细胞在低 K^+、高 Ca^{2+}或存在毒毛花苷（哇巴因，ouabain）的条件下发生明显的收缩节律紊乱，加入微量的 AAP 即可迅速恢复其正常节律。AAP 的抗心律失常作用机制可能是抑制心肌细胞 Ca^{2+}内流和 K^+外流。AAP

还具有强大的抗血栓形成作用，其机制主要是抑制血小板聚集。

三、自身调节

在实验条件下可以证明，如果将调节血管活动的神经和体液因素都去除，则在一定的血压变动范围内，器官组织的血流量仍能通过局部血管的舒缩活动得到适当的调节。这种调节机制存在于器官组织或血管本身故称为自身调节。其机制主要有两种学说。

1. 肌原学说　这一学说认为血管平滑肌本身能经常保持一定的紧张性，称为肌原性活动。当器官血管的灌注压突然升高时，血管平滑肌因受到牵张刺激而使肌源性活动加强，这种现象在毛细血管前阻力血管中特别明显，能使该器官的血流阻力增大，从而能保持该器官的血流量不致因灌注压升高而增多；反之，血管的肌源性活动减弱，血管平滑肌舒张，器官的血流阻力减小，能使器官血流量不致因灌注压降低而减少。这种肌源性自身调节现象在肾血管中最为明显，在脑、心、肝、肠系膜和骨骼肌的血管中也存在，但皮肤血管一般没有这种表现。

2. 局部代谢产物学说　这一学说认为器官血流量的自身调节主要是由局部组织中代谢产物的浓度决定的。许多组织代谢产物如腺苷、CO_2、H^+、乳酸和K^+在组织中的浓度升高时，都能使局部血管舒张。反之，则相反。

第五节　血量的调节

扫码“学一学”

一、血量调节的主要方式

（一）神经调节

血量调节的神经调节机制主要有心肺感受器反射、颈动脉窦和主动脉弓压力感受性反射及颈动脉体和主动脉体化学感受性反射。

1. 心肺感受器反射　当血量增加使体循环平均充盈压升高时，位于左心房和胸腔大静脉的心肺感受器受到刺激，反射性地使交感缩血管紧张降低，血管舒张，因而体循环平均充盈压下降。此时肾交感神经活动减弱，肾血管舒张，肾血流量增加，肾小管对Na^+和水的重吸收减少，故排尿和排钠量增加，使机体细胞外液量减少。

2. 颈动脉窦和主动脉弓压力感受性反射　当血量减少而使动脉血压降低时，颈动脉窦和主动脉弓压力感受器的传入冲动减少，交感神经缩血管紧张加强，此时毛细血管前、后阻力的比值增大，于是毛细血管压降低，组织液生成减少而回流增多，使循环血量增加。肾交感神经活动的加强还可增加肾小管对Na^+和水的重吸收，保留体内的Na^+和水。

3. 颈动脉体和主动脉体化学感受性反射　大量失血时，动脉血压下降，流经颈动脉体和主动脉体的血量减少，出现局部低氧，使化学感受器兴奋，反射性地引起交感神经缩血管紧张增强，阻力血管收缩，毛细血管压降低，有利于组织液被重吸收进入血液以补充血量。

（二）体液调节

血量调节的体液机制主要是抗利尿素分泌的变化及肾素－血管紧张素－醛固酮系统的变化。

1. 抗利尿素分泌对血量的调节 当血量增加时，心肺感受器兴奋，传入冲动增多，可抑制下丘脑视上核和室旁核神经元的活动，导致抗利尿素分泌减少，故肾小管对水的重吸收减少，排尿量增加，有利于减少细胞外液量和循环血量。而当血量减少时，则产生相反的作用。

2. 肾素－血管紧张素－醛固酮系统对血量调节的作用 肾交感神经活动加强可增加肾小管对 Na^+ 和水的重吸收，并能使肾素释放增多。另外，大量失血致血压明显下降也可刺激肾近球细胞分泌肾素，肾素－血管紧张素－醛固酮系统的活动加强。由于 AngⅡ的缩血管作用，使组织液的重吸收增加；醛固酮则可促使肾脏远曲小管和集合管对 Na^+ 的重吸收，从而增加细胞外液量和血量（详见第九章）。

血量增加还可使心房肌释放心房钠尿肽及下丘脑释放内源性洋地黄样因子增加，两者均可促进肾脏排钠排水。

二、失血时的生理反应

人在急性失血时，首先通过神经反射活动使血管收缩，血管床的容积减小，循环血量与血管床容积相匹配，因而血压回升；接着通过一系列体液调节及自身调节作用，使循环血量恢复；最后通过肝脏和造血器官的代偿作用，使血液成分也逐渐恢复至正常水平。具体反应过程如下。

1. 交感神经系统兴奋 在失血 30 秒内，全身交感神经活动增强，其主要效应为：①大多数器官的阻力血管收缩，总外周阻力增加；②心率明显加快；③容量血管收缩。这些反应的总的结果是回心血量和心输出量增加，血压回升；同时，器官血流量发生重新分配，优先保证脑和心脏等重要器官的血液供应。

2. 血管的自身调节 当血量明显减少时，血管平滑肌所受的牵张降低，可通过自身调节机制引起容量血管收缩，使体循环平均充盈压回升。这一自身调节机制在失血后 10 分钟至 1 小时出现。

3. 毛细血管对组织液的重吸收增加 由于阻力血管收缩，毛细血管血压降低，并且毛细血管前、后阻力的比值增大，故组织液回收增多，有利于血浆量的恢复。该反应也在失血后 1 小时内发生。

4. 血管紧张素、醛固酮和血管升压素的生成和释放增加 失血后，肾素－血管紧张素－醛固酮系统的活动加强，血管升压素释放增加。这些体液因素都能使血管收缩，促进肾远曲小管和集合管对钠和水的重吸收，有利于血量的恢复。这些反应也在失血后约 1 小时发生。

5. 血浆蛋白和红细胞的恢复 失血时损失的一部分血浆蛋白可在一天或更长的时间内由肝脏加速合成而逐渐恢复。损失的红细胞由骨髓造血组织加速合成，约需时数周。

失血引起的生理反应以及对机体造成的影响，因失血量的多少和失血速度的不同而异。如果一次失血量不超过血液总量的 10%，可通过上述神经调节和体液调节机制使血量逐渐恢复正常，不会出现明显的心血管功能障碍和临床症状。健康成年人一次献血 200～300ml，对健康无影响。失血 $\geqslant 20\%$，各种调节机制引起心、血管代偿反应不足以制止心输出量和动脉血压的继续下降而出现系列的临床症状。失血 $\geqslant 30\%$，将发生失血性休克，不及时治疗则导致严重后果可能危及生命。

第六节　器官循环

扫码"学一学"

体内各器官因其结构和生理功能各不相同，因此其内部的血管分布及血液循环特点也有一定的差别。单位时间内流过某一器官的血量，称为器官血流量。一般动脉血压比较稳定，因此支配器官的动脉血管口径的变化，对调节器官血流量起着主要作用。在正常情况，器官血流量与这一器官的代谢水平和功能活动情况相适应，如器官血流量不足，将引起该器官的功能发生障碍，甚至造成损伤。正常安静情况下，每分钟100g组织的血流量以肾最多，其次为心、肝和脑。而氧利用率（血液中含氧量被组织吸收的百分比）则以心肌为最高，肝、脑次之，其他器官更低。

一、冠状循环

冠状循环就是供应心脏血液的循环系统，其血管分布只在心脏，与其他器官没有联系。冠状动脉开口于主动脉根部，冠状静脉开口在右心房。心脏由于一直在收缩和舒张，新陈代谢十分旺盛，因此其血液供应及循环血管分布都有其特点。

（一）冠脉循环的血流特点

（1）途径短，血压高。

（2）血流量大　在安静状态下，占心输出量的4%～5%。当心肌活动加强，冠脉达到最大舒张状态时，冠脉血流量可增加到静息时的5倍。

（3）心肌摄氧能力强　心肌摄氧率比骨骼肌摄氧率高约一倍。动脉血流经心脏后，其中65%～70%的氧被心肌摄取，心肌需要更多的氧气时主要依赖增加血流量。

（4）血流量易受心肌收缩的影响　由于冠脉循环的阻力血管主要分布在心肌纤维之间，心肌收缩时，冠脉受压，血流量减少，心肌舒张时，冠脉受到的压迫解除，血流量增加。这样就形成了心舒期冠脉血流量大于心缩期冠脉血流量的特点。

（二）冠脉血流量的调节

影响冠脉血流量的因素主要是心肌代谢水平。交感和副交感神经也支配冠脉，但它们的调节作用是次要的。

1. 心肌代谢水平对冠脉血流量的影响　在肌肉运动、精神紧张等情况下，心肌代谢增强，耗氧量增加，局部组织中氧分压降低，ATP分解为ADP和AMP，后者在5′-核苷酸酶的作用下进一步分解产生腺苷，腺苷可强烈地舒张小动脉，它可能起到了最重要的作用。其他代谢产物如H^+、CO_2、乳酸、缓激肽和PGE等也有舒张冠脉的作用。因此，冠脉血流量和心肌代谢水平成正比。

2. 神经调节　冠状动脉受迷走神经和交感神经支配。迷走神经兴奋引起冠脉舒张；但同时使心率减慢，心肌代谢减弱，抵消其直接舒张冠脉的作用。心交感神经兴奋，可激活冠脉平滑肌的α受体，但对β_2受体的激动一般不很明显，以血管收缩占优势；但此时心率加快，心肌收缩加强，耗氧量增加，故总作用表现为冠脉舒张，冠脉血流量增加。

3. 体液调节　肾上腺素、去甲肾上腺素和甲状腺激素等可增强心肌代谢，耗氧量增加，使冠脉舒张，冠脉血流量增加。肾上腺素和去甲肾上腺素也可直接作用于冠脉血管的α和β肾上腺素能受体，引起冠脉血管收缩或舒张。大剂量血管升压素可使冠脉收缩，冠脉血流量减少。血管紧张素Ⅱ也能使冠脉收缩，冠脉血流量减少。

二、脑循环

脑的血液供应来自颈内动脉和椎动脉。大脑半球的前 2/3 由颈内动脉供血，后 1/3 以及小脑、脑干由椎动脉供血。脑静脉汇入颅内的静脉窦，再经颈内静脉注入上腔静脉。

（一）脑循环的特点

1. 血流量大，耗氧量多 脑的重量虽仅占体重的 2%，但其血流量却占心输出量的 15%左右，约达750ml/min，脑组织耗氧量占整个机体耗氧量的 20%。脑组织代谢水平高，耗氧量大，但脑的能量贮存极为有限，必须依赖血中的葡萄糖供能，因此对血流的依赖程度大。脑对缺氧或缺血极为敏感，脑血流中断 10 秒可导致意识丧失，中断 5 分钟将引起不可逆性脑损伤。

2. 血流量变化较小 脑组织位于坚硬的颅腔内，容积较为固定。因脑组织的不可压缩性，脑血管的舒缩程度受到相当大的限制，血流量的变化较小。

3. 许多物质不易进入脑组织 这是由于血－脑脊液屏障和血－脑屏障存在的缘故。

（1）血－脑脊液屏障 在血液与脑脊液之间存在一道血－脑脊液屏障。这一屏障的结构基础由无孔的毛细血管壁和脉络丛中的特殊载体系统组成。脑脊液与血浆的成分不同。脑脊液中含蛋白质极少，葡萄糖含量为血浆的 60%，某些盐类含量与血浆也不同，而且血中的一些大分子物质难以进入脑脊液。

（2）血－脑屏障（blood－brain barrier） 血液与脑组织之间也有一道屏障，可限制物质在血液和脑组织之间的自由交换，称为血－脑屏障。其结构基础是毛细血管内皮细胞、基膜和星形胶质细胞的血管周足（图 5－34）。脂溶性物质如 CO_2、O_2、某些麻醉药和乙醇等，很容易通过血－脑屏障；而不同的水溶性物质其通透性则不同。葡萄糖和氨基酸的通透性较高，而甘露醇、蔗糖以及许多离子的通透性则很低，甚至不能通透。可见，血－脑之间的物质交换也是主动转运过程。

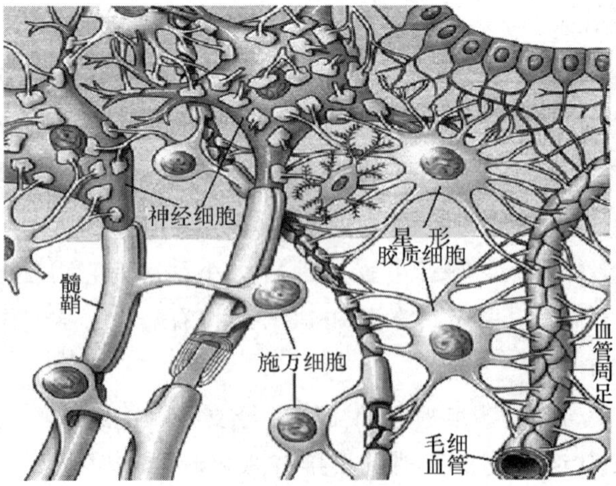

图 5－34 血－脑脊液屏障示意图

（示星形胶质细胞形成的血管周足包绕在毛细血管周围的情形）

血－脑脊液屏障和血－脑屏障可防止血中有毒物质侵入脑组织，对于保持脑组织周围环境的稳定有重要意义。脑损伤、脑肿瘤等可导致毛细血管的通透性增高，引起脑脊液的理化性质、血清学和细胞学特性的改变。临床用药时，应考虑这些屏障的存在，如不易通过血-脑脊液屏障的药物可直接注入脑脊液，使之能较快地进入脑组织。

（二）脑血流的调节

1. 自身调节 脑血流量与脑动、静脉之间的压力差成正比，与脑血管阻力成反比。影响脑血流量的主要因素是颈动脉压。通常，当平均动脉压变动于 60～140mmHg（8.0～18.7kPa）范围时，通过脑血管的自身调节即可保持脑血流量的相对恒定。平均动脉压低于 60mmHg（8.0kPa）时，脑血流量明显减少，引起脑功能障碍。平均动脉压高于 140mmHg（18.7kPa）时，脑血流量显著增加，容易导致脑水肿。

2. CO_2 和 O_2 分压对脑血流量的影响 血液 CO_2 分压升高时，使细胞外液 H^+ 浓度升高而引起脑血管扩张，血流量增加。过度通气时，CO_2 呼出过多，动脉血 CO_2 分压过低，脑血流量减少，可引起头晕等症状。脑血管对 O_2 分压很敏感，低氧能使脑血管舒张；而 O_2 分压升高可引起脑血管收缩。

3. 脑的代谢对脑血流的影响 在同一时间内，脑不同部位的血流量不尽相同。各部分的血流量与该部分组织的代谢活动成正比。这可能是通过代谢产物如 H^+、K^+、腺苷的聚积以及氧分压降低等，引起脑血管舒张。

4. 神经调节 脑血管接受去甲肾上腺素能神经、乙酰胆碱能神经和血管活性肠肽神经纤维的支配，但神经对脑血管活动的调节作用很小。在多种心血管反射中，脑血流量一般变化都很小。

（三）脑脊液的生成与吸收

脑脊液充满于脑室系统、脑周围的脑池和蛛网膜下隙内，相当于脑和脊髓的组织液和淋巴。成人脑脊液总量约 150ml，主要由脑室脉络丛上皮细胞和室管膜细胞分泌，亦有少量来自软脑膜血管和脑毛细血管滤出的液体。脑脊液生成后经第三脑室、中脑导水管、第四脑室进入蛛网膜下隙，然后由蛛网膜绒毛吸收入硬膜静脉窦。每天生成与吸收的脑脊液量为 800ml。正常人取卧位时，脑脊液压平均为 10mmHg（1.3kPa）。当脑脊液吸收发生障碍时，脑脊液压升高，可影响脑血流和脑的功能。

脑脊液的功能有：①保护作用，当脑受到外力冲击时，可因脑脊液的缓冲而大大减少脑的震荡；②作为脑和血液之间进行物质交换的媒介；③浸泡着脑，因浮力作用而使脑的重量减轻到仅 50g 左右，减轻了脑对颅底部神经及血管的压迫；④回收蛋白质。

三、肺循环

肺循环（pulmonary circulation）的生理功能与体循环不同。前者是经右心室的搏动将血液运送到肺部进行气体交换，排出血液中的二氧化碳、吸入空气中的氧气，使静脉血转化为动脉血返回左心房；而后者是经左心室的搏动将血液运送到各个组织供其新陈代谢的需要，然后再把血液回送到右心房。肺内呼吸性小支气管以上的部分由来自体循环的支气管动脉供血。一部分支气管静脉的血液可通过与肺循环血管之间的吻合支进入肺静脉和左心房。因此，主动脉内的血液中有 1%～2% 的血液是来自支气管静脉的静脉血。

（一）肺循环的生理特点

左、右心室的心输出量基本相同，即单位时间内肺循环与体循环的血流量是相同的。但两者因循环路径、所在部位不同，故血液循环特点有明显差异。肺动脉及其分支都较短，且相对较粗，管壁较主动脉的相对较薄；另外，肺循环的血管都在胸腔内，而胸膜腔内的压力低于大气压。肺循环的特点如下。

1. 循环途径短，血流阻力小　肺动脉的主干长约4cm，分为左、右两支后再分别发出分支分布至细支气管和肺泡，形成毛细血管网，最后汇入肺静脉，返回左心房，故肺循环的全长比体循环短得多。另外，肺血管的管径较体循环血管的粗，总横截面积大，而且肺血管均位于呈负压的胸腔内，其跨壁压较大，血管不会塌陷，因此血流阻力很小。

2. 血压低　由于右心室的壁薄，收缩力弱于左心室，加上肺循环血管系统路径短外周阻力小，使得肺循环血压明显小于体循环血压，仅为体循环血压的1/6～1/5。正常成年人右心室的收缩压平均约22mmHg，舒张压平均为0～1mmHg。肺动脉收缩压接近于右心室收缩压，肺动脉舒张压约8mmHg，肺动脉平均压约13mmHg。肺循环毛细血管平均压约7mmHg，肺静脉、左心房内压为1～4mmHg，肺静脉压平均为2mmHg。由于肺毛细血管内静水压（7mmHg）低于血浆的胶体渗透压（25mmHg），因此肺泡间隙中几乎没有组织液，静水压为负压，使肺泡膜与肺毛细血管壁紧密相贴，有利于肺泡与血液之间的气体交换。左心衰竭时，肺静脉压及肺毛细血管压升高，组织液生成增多，液体积聚在肺泡间质中，形成肺水肿。

3. 血管顺应性大，血容量变化大　与体循环相比，肺循环血管的顺应性大。肺循环的血容量大，变动范围也大，所以当机体发生失血时，肺循环中一部分血液可转移到体循环中，起代偿作用。肺循环内的血容量还受呼吸的调节。吸气时，胸膜腔内的负压升高，从腔静脉回流入右心房的血量增多，右心室的搏出量增多，肺循环的血管扩张，血容量增大；随着肺血管的逐渐充盈，回流入左心房的血量也逐渐增多。呼气时则正好相反。健康成年人在安静状态时，肺部的总血容量约为450ml，占全身总血容量的9%。在用力呼气时，肺内的血液总量可减少至200ml左右，而在深吸气时可增加至1000ml左右。

（二）肺循环血流量的调节

1. 局部化学因素的作用　在体循环血管，血液氧分压降低可以使局部血管舒张；而在肺循环，当一部分肺泡内气体的氧分压降低时，这些肺泡周围的微动脉收缩，血流阻力增大。这一反应有利于减少流经氧分压较低的肺泡的血液，使较多的血液流经氧分压高的肺泡，因此肺静脉血液中的含氧量不致有明显的降低。平时居住在低海拔地区的人以较快的速度登高山时，随着海拔高度的增加，空气中氧分压下降，导致肺血管广泛收缩和肺动脉高压，严重时可发生急性肺水肿。长期居住在高海拔地区的人和因慢性呼吸系统疾病引起的低氧，常可因慢性肺动脉高压而导致右心室肥厚。

2. 神经体液调节　肺循环血管受交感神经和迷走神经纤维支配。刺激交感神经产生缩血管作用，肺血管阻力增大；刺激迷走神经则有轻度的舒血管作用，可轻度降低肺血管阻力。肾上腺素、去甲肾上腺素、AngⅡ、5－羟色胺和组胺等能使肺血管收缩，而前列环素、ACh等可使肺血管舒张。

扫码“练一练”

（傅继华　卢　娜　方伟蓉）

第六章　呼吸系统解剖与生理

扫码"看一看"

生命的维持有赖于机体与环境之间不断地进行物质交换。细胞的新陈代谢不断消耗 O_2，产生 CO_2，所以机体必须不断地从环境中摄取 O_2 并排出 CO_2。机体与外界环境之间的气体交换过程，称为呼吸（respiration）。通过呼吸，机体从大气中摄取新陈代谢所需的 O_2，排出机体所产生的 CO_2。机体的 O_2 最大储存量约为1000ml，一旦呼吸停止几分钟，即可导致机体严重缺乏 O_2 和 CO_2 的积聚从而引起酸中毒。因此，呼吸是维持生命活动所必需的基本生理过程之一，一旦呼吸停止，生命也将终止。

第一节　呼吸系统解剖

扫码"学一学"

一、呼吸道和肺

呼吸系统由呼吸道和肺两部分组成。呼吸道是气体进出肺的通道，由鼻、咽、喉、气管、支气管及其分支所组成（图 6－1）。临床通常把鼻、咽、喉称为上呼吸道，把气管、支气管及其在肺内的分支称为下呼吸道。习惯上称肺为呼吸器官，它是外呼吸气体交换的场所。

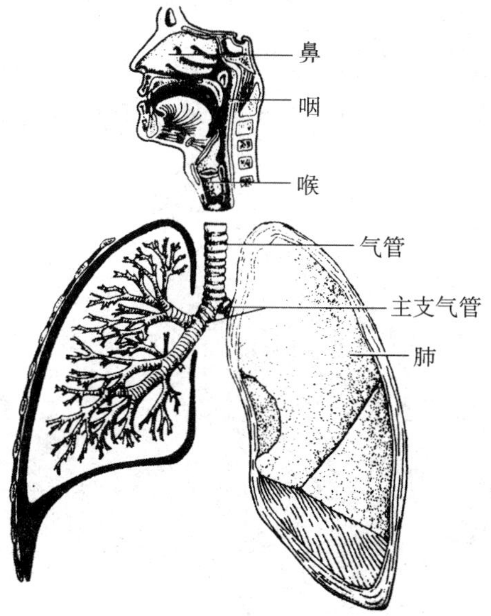

图 6－1　呼吸系统全图

（一）呼吸道

1. 鼻　鼻是呼吸系统的入口，是呼吸道直接与外界相通的器官，包括外鼻、鼻腔和鼻旁窦。外鼻以骨与软骨为基础，覆以鼻翼肌及皮肤。鼻腔仅一部分位于外鼻内，其大部分位于口腔顶部，将鼻孔和咽喉连接起来。鼻腔被鼻中隔分为左右两腔，以一对鼻前孔通外界，一对鼻后孔通向鼻咽部。鼻腔的入口处有许多起保护作用的鼻毛，能黏附住吸入空气中的大颗粒物质。鼻旁窦是鼻腔周围颅骨内含气的空腔，共四对：上颌窦、额窦、蝶窦和筛窦。鼻旁窦参与湿润和加温吸入空气，并对发音起共鸣作用。

2. 喉 喉既是呼吸道，也是发音器官，位于食道前方，向上开口于喉咽部，向下与气管连通。它是由软骨作支架，以关节、韧带和肌肉连结，内面衬以黏膜而构成。喉的软骨中以甲状软骨最大，它的中间向前方突出叫喉结。成年男子喉结尤其显著。会厌软骨位于甲状软骨的后上方，形似树叶，上宽下窄，上端游离，下端借韧带与甲状软骨的内面相连（图6－2）。

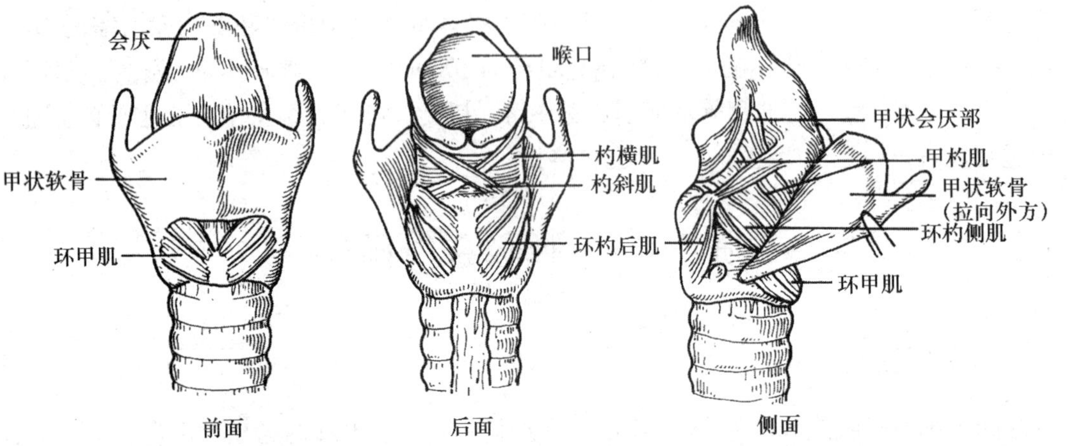

图6－2 喉肌和喉软骨

吞咽时，喉上提，会厌软骨盖住喉入口处，以防食物进入气管。在甲状软骨的下方分布有环状软骨，构成喉的底座。黏膜在喉腔形成两对皱襞，位于上方的一对称室襞，有保护作用；位于下方的一对称声带或声襞，两侧声襞之间的裂隙称为声门裂。气流振动声带和喉肌的收缩即可发出声音。因此，喉是呼吸通道，又是发音器官（图6－3）。

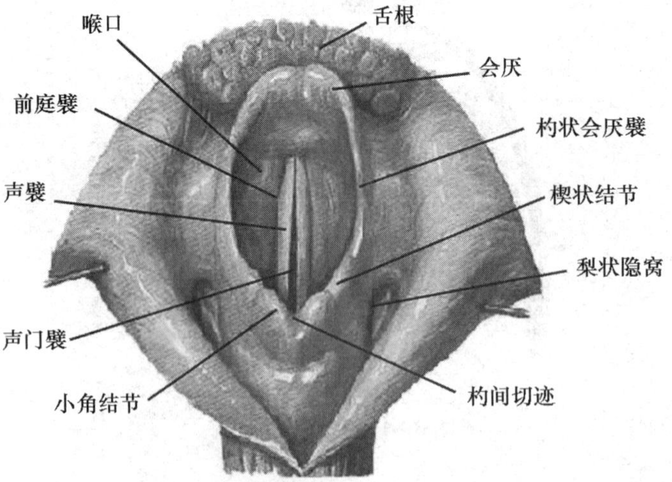

图6－3 喉口后面观

3. 气管和支气管 连接喉与肺之间的管道部分即为气管和支气管，气管和支气管位于食道前方，由软骨、黏膜等构成，气管和支气管均以“C”形的软骨为支架，从而保持其持续张开状态，气管软骨的缺口对向后方。由平滑肌纤维和结缔组织的膜壁所封闭。

气管上端起于喉环状软骨下缘，向下至胸骨角平面分为左、右主支气管为其终止。全长由14～16个气管软骨构成。左、右主支气管自气管分出后，斜行进入肺门。左支气管长4～5cm，较为细长而走向倾斜；右主支气管可视为气管的直接延续，长2～3cm，较为粗短而走向陡直，所以经气管堕入的异物大都进入右主支气管。左右两主支气管再分支为若干肺叶支气管（图6－1）。

气管和支气管的黏膜上皮均为假复层纤毛柱状上皮，夹有杯状细胞。纤毛细胞顶部上的纤毛平时向咽部颤动，从而清除尘埃和异物，使吸入的空气保持整洁。杯状细胞具有分泌蛋白质的功能。

（二）肺

肺位于胸腔内，纵隔的两侧，左右各一，是气体交换的器官。左肺有两叶，右肺有三叶。肺呈海绵状，富有弹性，内含空气。其表面覆有一层浆膜（称胸膜脏层）。肺一般呈圆锥形，肺尖位于上部，肺底位于下部，面向纵隔的面为纵隔面，其中间有一凹陷，为肺门，是支气管、血管、淋巴管和神经出入肺之处。

肺主要的结构是由支气管树（肺内导管部）和无数肺泡（肺的呼吸部）所组成（图6－4）。

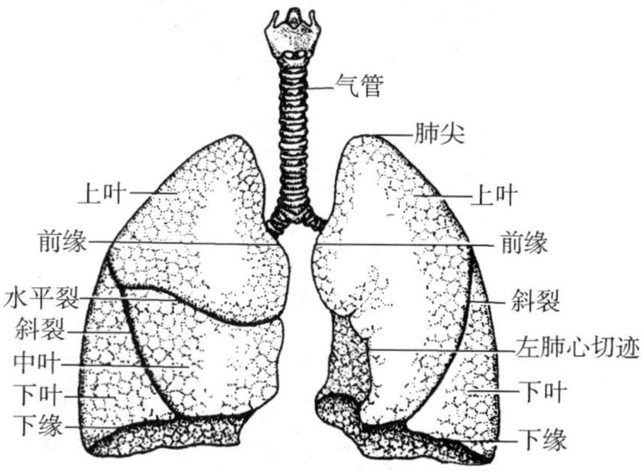

图6－4　肺前面观

1. 肺的导管部　支气管（bronchi）指由气管分出的各级分枝，由气管分出的一级支气管，即左、右主支气管。右支气管（right principal bronchus）较短而粗，长约2.5cm，直径1.4～2.3cm，与气管纵轴的延长线成20°～30°；左侧支气管约在第6胸椎处进入肺门，分为上、下叶支气管。左支气管（left principal bronchus）较细而长，长约5cm，直径1.0～1.5cm，与气管纵轴成40°～45°，因此气管异物进入右侧的机会较左侧多见，右侧支气管约在第5胸椎下缘进入肺门，分为三支进入各相应的肺叶，即上叶、中叶和下叶支气管。左主支气管与右主支气管相比较，前者较细长，走向倾斜；后者较粗短，走向较前者略直，所以经管坠入的异物多进入右侧。进入肺内后反复分枝，越分越细，越分越薄，形成支气管树，包括小支气管，细支气管和终末细支气管，仍为气体出入的管道。每一支气管及其所分布的肺组织形成一个肺小叶。细支气管壁上的软骨大多已消失，平滑肌形成完整环形。从细支气管的远端到终末的细支气管的管腔大小，直接影响进入肺泡内气体的流量。而管腔的大小又受管壁平滑肌舒张和收缩的影响。

2. 肺泡　由单层上皮细胞构成的半球状囊泡。肺中的支气管经多次反复分枝成无数细支气管，它们的末端膨大成囊，囊的四周有很多突出的小囊泡，即为肺泡。肺泡是气体交换的地方。从终末细支气管的分枝呼吸性细支气管开始，再分枝为肺泡管，肺泡管是几个肺泡囊的共同通道，肺泡囊又是几个肺泡共同开口的地方。呼吸性细支气管，肺泡管及肺泡囊各段均附有肺泡，所以也称之为肺的呼吸部分。成人肺泡为3亿～4亿个，总面积可达100m^2。肺泡上皮、上皮基底膜、组织间隙、毛细血管基膜及毛细血管内皮组成呼吸膜（图6－5、图6－6）。

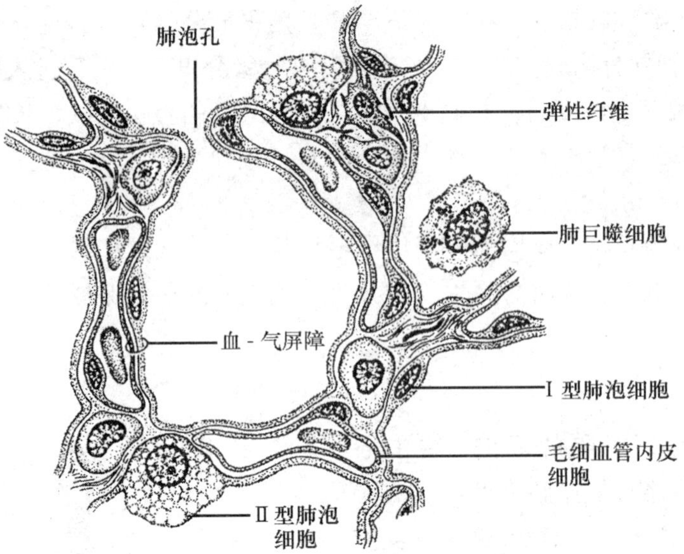

图 6－5　肺泡与肺泡隔模式图

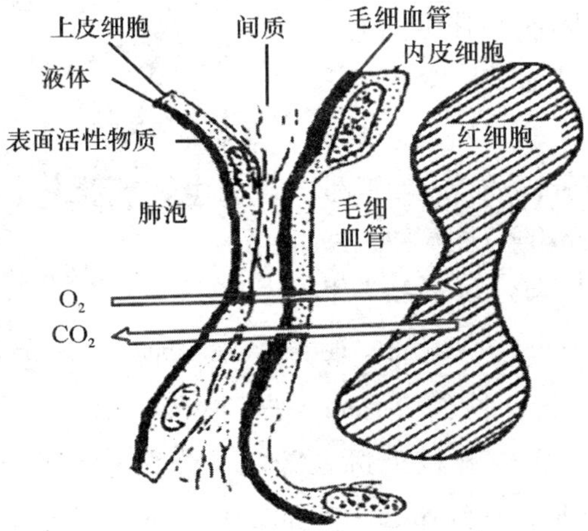

图 6－6　呼吸膜示意图

二、胸膜和胸膜腔

胸膜（pleura）为覆盖在肺表面，胸廓内面以及膈上面的浆膜，是一薄层浆膜，可分为互相移行的脏胸膜与壁胸膜两层。脏胸膜覆于肺的表面，与肺紧密结合而不能分离，并伸入肺叶间裂内。壁胸膜贴附于胸壁内面、膈上面和纵隔表面。脏胸膜与壁胸膜在肺根处相互移行，脏胸膜与壁胸膜之间是一个封闭的浆膜囊腔隙，即胸膜腔（pleural cavity），腔内仅有少量浆液，可减少呼吸时两层胸膜间的摩擦。由于左右二浆膜囊是独立的，故左右胸膜腔互不相通。

胸膜腔内的压力，不论吸气或呼气时，总是低于外界大气压，故称负压。胸膜腔内仅有少量浆液，可减少呼吸时的摩擦。由于胸膜腔内是负压，脏胸膜与壁胸膜相互贴附在一起，所以胸膜腔实际上是两个潜在性的腔隙。它可使两层胸膜紧密相贴，因此，胸膜腔是一个潜在腔。当胸腔扩大或缩小时，肺也随之扩大或缩小。

扫码“学一学”

第二节　呼吸系统的基本规律

一、肺通气的原理

肺通气是指肺与外界环境之间的气体交换过程。参与实现肺通气的器官包括呼吸道、肺泡和胸廓等。呼吸道是肺通气时气体进出肺的通道，同时具有加温、加湿、过滤、清洁及引起防御反射的作用。肺泡是气体与血液进行气体交换的场所。胸廓的节律性运动是实现肺通气的原动力。气体进出肺取决于推动气体流动的动力和阻止气体流动的阻力两方面因素的相互作用。

（一）肺通气的动力

气体入肺是由于肺扩张，肺内压低于大气压；而气体出肺则是由于肺缩小，肺内压高于大气压。肺本身不能主动扩张和缩小，它的张缩是靠胸廓运动的扩大与缩小引起的，而胸廓的扩张和缩小又是通过呼吸肌的收缩和舒张（呼吸运动）实现的。因此，肺通气的原动力是呼吸肌的收缩和舒张引起的节律性呼吸运动，直接动力是肺泡气与大气之间的压力差。

1. 呼吸运动　呼吸肌（肋间肌和膈肌等）收缩和舒张引起胸廓有节律的扩大和缩小的运动称为呼吸运动，包括吸气运动和呼气运动。

平静吸气时，膈肌收缩使膈顶下移，增大胸廓的上下径；肋间外肌收缩使肋骨上提，并略向外偏转，扩大胸廓前后、左右径。胸廓容积扩大，肺在胸膜腔负压作用下被动扩张（因肺无主动扩缩的组织结构），肺内压小于大气压，气体经呼吸道入肺（即吸气）。平静呼气时，膈肌和肋间外肌舒张，肋骨和膈肌弹性回位，使胸廓上下、前后、左右径缩小，胸廓容积缩小，肺被动缩小，肺内压大于大气压，肺内气体经呼吸道出肺（即呼气）。因此，平静呼吸时，吸气是主动的，呼气是被动的。

用力吸气时，除膈肌和肋间外肌加强收缩外，胸锁乳突肌和斜角肌等辅助吸气肌也参加收缩，使胸廓进一步扩大，增加吸气量。用力呼气时除了上述吸气肌舒张外，尚有肋间内肌和腹壁肌的收缩，使肋骨更下降；同时腹壁肌肉收缩，腹压增加，推动膈肌上移，进一步缩小胸廓容积，加深呼气。因此，用力呼吸时，吸气和呼气都是主动的。

由于胸廓呈圆锥形，其横截面积上部较小，下部明显加大。因此，膈肌稍下降就可使胸廓容积大大增加，据估计，平静呼吸时因膈肌收缩而增加的胸腔容积相当于总通气量的4/5。所以，膈肌的舒缩在肺通气中起重要作用。

在一些病理情况下，即使用力呼吸，仍不能适应机体的要求，出现呼吸窘迫，明显的鼻翼扇动等现象，并有喘不过气来的主观感觉，称为呼吸困难。

2. 肺内压　肺内压是指肺泡内气体的压力。肺内压与大气压间的压力差是肺通气的动力。

平静呼吸时，吸气初，肺扩张容积增加，肺内压低于大气压，气体入肺；吸气末，进入肺的空气已充填了肺，此时肺内压与大气压相等，气体停止进肺。呼气初，肺缩小容积减小，肺内压高于大气压，气体出肺；呼气末，肺内压又与大气压相等，气体停止出肺。

平静呼吸时，呼吸运动缓和，肺容积的变化较小，吸气时，肺内压较大气压低0.133～0.266kPa（1～2mmHg），即肺内压为－0.266～－0.133kPa（－2～－1mmHg）；呼气时肺内压较大气压高 0.133～0.266kPa（1～2mmHg）。用力呼吸时，肺内压的升降变化有所增加，尤其当呼吸道不畅或阻塞时，肺内压的变化将更大。

3. 胸内压 胸内压又称胸膜腔内压（intrapleural pressure）。平静呼吸时（图6－7），吸气时胸内压低于大气压 0.7～1.3kPa，呼气时胸内压低于大气压 0.4～0.7kPa。即平静呼吸时胸内压始终低于大气压，若将大气压定为零则为负压，因此又称胸内负压。但是，有时可为正压，例如紧闭声门进行用力吸气和用力呼气时，肺内压与大气压不相等，胸内压分别为－12.0kPa 和 14.7kPa。

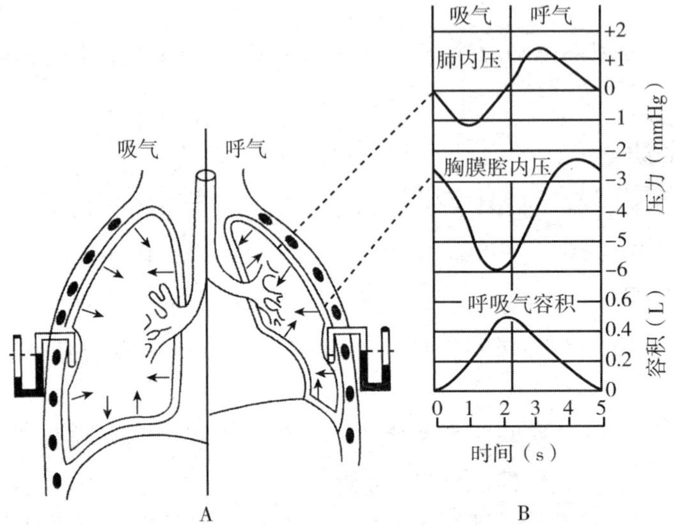

图 6－7 胸内压的直接测量及压力变化

图 6－7 中箭头表示肺的回缩力方向。此法测定胸腔内压力为创伤性，可发生气胸，故临床一般很少应用，临床常以气囊测定食管内压间接反映胸内压（食管内压与胸内压的变化基本一致）。

胸内压为何是负压呢？这是由于胸膜腔是一个有少量浆液的密闭腔，肺和胸廓是弹性组织，而且胸廓自然容积远大于肺容积。胸内负压是出生后形成的，婴儿一出生，立即进行呼吸，当气体吸入肺时，肺被扩张，随即脏层胸膜产生回缩力而形成胸内负压。这是由于壁层胸膜紧贴于胸廓内壁，大气压对其影响极小；脏层胸膜则受到两个相反作用力的影响：一是肺内压（大气压）迫使脏层胸膜外移使肺扩张；二是肺的回缩力（肺弹性组织回缩力和肺泡表面张力）迫使脏层胸膜回位，从而部分地抵消了大气压。因此，胸膜腔内的压力实际上是这两种方向相反作用力的代数和，即：

胸内压＝大气压－肺回缩力

若以大气压值定为零，则

胸内压＝－肺回缩力

由于胸内压是负压，因此，在肺随胸廓的扩缩而扩缩中起着纽带作用。在吸气时，胸内负压增大利于肺扩张，呼气时胸内负压减小则利于肺回缩。不论吸气和呼气，因胸内压始终为负压，故始终维持肺处于扩张状态，使其不致因肺回缩力而萎缩。胸内负压可减低心房、腔静脉及胸导管内的压力，利于心房的充盈和静脉血与淋巴液的回流。

任何原因使胸膜破损，空气进入胸膜腔，称为气胸。此时胸膜腔内压力升高，甚至负压变成正压，使肺脏压缩，静脉回心血流受阻，产生不同程度的肺、心功能障碍。

（二）肺通气的阻力

肺通气的阻力包括弹性阻力和非弹性阻力。弹性阻力占总阻力的70%左右；非弹性阻力则占30%左右。

1. 弹性阻力 弹性阻力是物体对抗外力作用引起变形的力，包括胸廓的弹性阻力和肺的弹性阻力。弹性回缩力与胸廓和肺扩张的方向相反，因而是吸气的主要阻力。

肺的弹性阻力由两部分组成：①肺弹性组织回缩力（占1/3）；②肺泡表面张力（占2/3）。肺泡内壁的表层覆盖一薄层液体，它与肺泡内气体间形成了液－气交界面。液－气交界面表面的液体分子间的吸引力远大于液体内部分子间的吸引力，即表面张力，表面张力有使液体表面面积尽量缩小的作用（这也是水滴、气泡为什么总是呈球形的原因）。肺泡在此表面张力的作用下趋于缩小，因此肺泡表面张力是肺泡回缩的另一个力。但肺泡Ⅱ型细胞分泌的表面活性物质（二棕榈酰卵磷脂），分布于肺泡液－气界面上，使液－气交界面连续性下降，具有降低肺泡表面张力的作用。表面活性物质的密度与降低肺泡表面张力的作用呈正相关。吸气时，肺泡扩大，表面活性物质的密度下降，降低肺泡表面张力的作用减弱，以防肺泡过度扩张；反之，其密度增大，降低肺泡表面张力的作用增强，肺泡不会塌陷。因此，肺泡表面活性物质还有稳定肺泡的作用，防止肺不张；表面活性物质减少肺泡表面张力对肺毛细血管中液体的吸引作用，防止肺间质和肺泡内的组织液生成过多（肺水肿）。糖皮质激素、甲状腺激素、肾上腺素、胰岛素、内皮素、雌二醇和表皮生长因子等均可促进肺表面活性物质的合成与分泌。而低温可抑制肺表面活性物质的合成。临床上成年人患肺炎、肺血栓、出血性休克、高碳酸血症以及体外循环等情况下，可因肺表面活性物质减少引起肺不张。

2. 非弹性阻力 非弹性阻力包括气道阻力、惯性阻力和组织黏滞阻力，后二者往往忽略不计。气道阻力来自气体流经呼吸道时，气体分子间和气体分子与气道壁之间的摩擦。非弹性阻力是在气体流动时产生的，并随流速加快而增加，故为动态阻力。

气体阻力可用单位时间内气体流量所需压力差表示，其公式为：

气道阻力＝推动气体流动的压力（大气压与肺内压之差）（cmH_2O）/单位时间内气体流量（L/S）

气道阻力受气流速度、气流形式、气道管径大小的影响。流速快，阻力大；流速慢，阻力小。气流太快或者管道不规则容易湍流，湍流时阻力大。流体的阻力与管径半径的4次方成反比，平静呼吸过程中，吸气时对小气道壁的牵引力加大，气道口径增大，阻力减小；呼气时则发生相反的变化，阻力加大。所以支气管哮喘患者呼气比吸气更为困难。随着对支气管哮喘的病因和发病机制的深入研究，认识到哮喘是一种气道慢性炎症，并具有气道高反应性的临床特征，所以在哮喘的防治方面又有了新的概念，认为单独使用支气管舒张药物进行治疗是不够全面的。对于中、重度哮喘，仅仅靠规律地使用支气管舒张剂（如β_2受体激动剂）甚至有害，因为β_2受体激动剂无抗炎作用，单纯对症治疗会掩盖炎症发展，使气道高反应性加重，因而必须联合应用抗炎药物。

（三）肺容量和肺通气量

肺容积、肺容量以及肺通气量是反映进出肺的气体量的一些指标，除残气量和功能残气量外，其他气体量都可以用肺量计直接记录（图6－8）。

1. 肺容积 是指肺内气体的容积，随呼吸运动而变化。有下述四种基本肺容积，全部

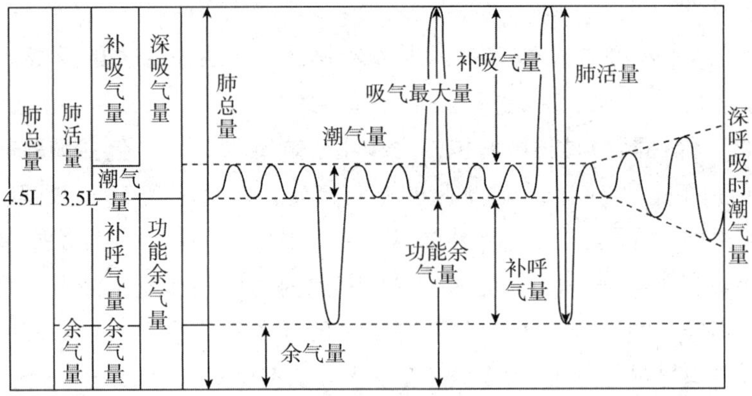

图 6－8　肺容积和肺容量示意图

相加后等于肺总量。

（1）潮气量　每次吸入或呼出的气量，称为潮气量。正常成人平静呼吸时为 400 ~ 600ml，一般以 500ml 计算，深呼吸时，潮气量增大。

（2）补吸气量　平静吸气末，再尽力吸入的气体量，称为补吸气量，1500 ~ 2000ml。补吸气量为吸气的最大储备量。

（3）补呼气量　平静呼气末，再用全力呼出的气体量，称为补呼气量 900 ~ 1200ml。补呼气量为呼气的最大储备量。

（4）残气量（余气量）　用全力呼气后，肺内所留的气体量。正常成人为1. 0 ~ 1. 5L。婴儿一出世，只要有过一次呼吸，肺内即存有残气，使肺的比重减轻而能浮于水面，为肺浮沉试验原理。因此，在法医中，可用肺的浮沉试验来鉴别死胎还是婴儿出生后死亡。

2. 肺容量　肺容量是指肺容积中两项或两项以上的联合气体量，因而肺容量之间可有重叠。

（1）深吸气量　从平静呼气末做最大吸气时所能吸入的气体量，称为深吸气量。它是潮气量和补吸气量之和。

（2）功能残气量　平静呼气末尚存留于肺内的气体量，称为功能残气量。功能残气（余气）量为补呼气量和残气量之和。

（3）肺活量　补吸气量、潮气量和补呼气量三者之和称为肺活量。正常成年男子约为 3500ml，女子约为 2500ml。肺活量的大小反映了肺每次通气的最大能力，在一定程度上可作为肺通气功能的指标。

（4）时间肺活量　为了反映肺呼吸的动态功能，又提出了时间肺活量的概念。即受试者做一次深吸气后，以最快的速度呼出气体，同时分别记录第 1、2、3 秒末呼出的气量。正常人在第 1、2、3 秒应分别呼出其肺活量的 83%、96% 和 99%。时间肺活量不仅反映受试者的肺活量容量，还反映了通气的速度。

（5）肺总量　肺所能容纳的最大气体量称为肺总量。肺总量等于肺活量和残气量之和。成年男性约为 5000ml，女性约为 3500ml。

3. 肺通气量

（1）每分通气量　每分钟进肺或出肺的气体总量称为每分通气量。

$$每分通气量 = 潮气量 \times 呼吸频率$$

平静呼吸时，呼吸频率可因年龄和性别而不同。新生儿每分钟可达 60 ~ 70 次，以后随着年龄增加而逐渐减慢；正常成年人平均每分钟在12～18次，女子比男子快2～3次。正常成年人平静呼吸时的每分通气量为6～9L。随着呼吸频率的变化，或呼吸深度即潮气量的变化，每分通气量也相应增加或减少。

（2）肺泡通气量　每次吸入的气体，总有一部分留在无气体交换功能的呼吸道内（称解剖无效腔，约为150ml），或进入肺泡内的气体，也可因无血流经过而不能进行气体交换（称肺泡无效腔）。解剖无效腔与肺泡无效腔合称生理无效腔。健康人平卧时的生理无效腔等于或接近于解剖无效腔。

由于无效腔的存在，从气体交换的角度考虑，真正有效的肺通气量是肺泡通气量。

肺泡通气量 =（潮气量 - 无效腔量）×呼吸频率

当浅、快呼吸时，无效腔量增大，肺泡通气量减少；而适当深而慢的呼吸，肺泡通气量加大，有利于气体交换。

二、气体交换与运输

（一）气体交换

气体交换包括肺换气和组织换气。气体交换是以单纯扩散的方式进行的。气体交换的动力是气体分压差，即从分压高处向分压低处扩散。分压就是指混合气体中各组成气体具有的压力。例如海平面的大气压平均约为101kPa，O_2 含量为20.84%，则 O_2 分压（PO_2）约为20.7kPa。

肺泡气直接与肺毛细血管血液（静脉血）之间进行气体交换的过程称肺换气。肺泡内 O_2 分压高于静脉血，CO_2 分压则低于静脉血。因此，O_2 由肺泡向静脉血扩散，而 CO_2 则由静脉血向肺泡扩散。经气体交换后，静脉血变成动脉血。

组织、细胞与组织毛细血管血液（动脉血）之间进行气体交换的过程称组织换气。组织内 O_2 分压低于动脉血，CO_2 分压则高于动脉血。因此，O_2 由血液向组织扩散，而 CO_2 则由组织向血液扩散。经气体交换后，动脉血变成静脉血。

影响气体交换的因素如下。

1. 气体扩散的速率　气体扩散速率与分压差、温度、气体溶解度及扩散面积成正比，与扩散距离成反比。由于 CO_2 的溶解度为 O_2 的20倍，又由于 O_2 的分压差为 CO_2 的10倍，因此综合二者因素，CO_2 的扩散速率比 O_2 快2倍。因为 CO_2 扩散的速度比 O_2 快，所以临床上肺功能衰竭患者往往缺 O_2 显著，CO_2 潴留不明显。

2. 呼吸膜　呼吸膜的通透性、厚度以及扩散面积均会影响气体交换的效率。在某些病理情况下，如肺纤维化、肺炎、呼吸膜厚度增加，气体交换效率降低。又如在肺气肿时，由于肺泡融合，气体扩散的呼吸膜总面积减小，也使气体交换减少。

3. 通气/血流比值（$V_{A/Q}$）　通气血流比值指每分肺泡通气量与每分肺血流量的比值。正常成人安静时 $V_{A/Q}=4.2/5=0.84$。

如果 $V_{A/Q}$ 比值增大，表示通气量大，或肺血流量不足，部分肺泡气未能与血液气充分交换，意味着增大了肺泡无效腔。

如果 $V_{A/Q}$ 比值减小，表示通气量不足，部分血液流经通气不良的肺泡，未能得到充分的气体交换，意味着出现了功能性动—静脉短路。

（二）气体在血液中的运输

O_2 和 CO_2 在血液中有物理溶解（1.5%）和化学结合（98.5%）两种运输形式。

1. O_2 的运输

（1）物理溶解　O_2 的物理溶解是 O_2 直接溶解在血浆和组织液中。物理溶解的量与 O_2 分压呈正相关（PO_2 高，溶解的多；PO_2 低，溶解的少），一个大气压，每 100ml 动脉血物理溶解 O_2 0.3ml；三个大气压，每 100ml 动脉血物理溶解 O_2 6.3ml，这与正常时化学结合（HbO_2）所释放的 O_2 量相似，这正是高压氧舱治疗的理论依据之一。

血液中 O_2 物理溶解的量虽很少，但却起着桥梁的作用，物理溶解和化学结合两者之间时刻保持着动态平衡。

（2）化学结合　O_2 的化学结合是 O_2 与血红蛋白（Hb）的结合。其结合部位是结合在 Hb 的 Fe^{2+} 上，一个 Hb 分子有 4 个 Fe^{2+}，因此一个 Hb 分子能结合 4 个 O_2 分子。其结合特点是：①反应快、不需酶的催化；②是氧合非氧化，因与 Fe^{2+} 结合时无电荷的转移；③是可逆的结合，当 O_2 分压高时（如在肺部），氧合成氧合血红蛋白（HbO_2），当 O_2 分压低时（如在组织），则氧离为还原血红蛋白和 O_2。

$$Hb + O_2 \underset{\text{组织}（PO_2\downarrow）}{\overset{\text{肺}（PO_2\uparrow）}{\rightleftharpoons}} HbO_2$$

影响 O_2 与 Hb 氧合与氧离的因素有 PO_2、$[H^+]$ 或 PCO_2、温度、2，3－二磷酸甘油酸（2，3－DPG）、CO 以及 Hb 的质量等。$PO_2\downarrow$、$[H^+]\uparrow$ 或 $PCO_2\uparrow$、温度↑、2，3－DPG↑、O_2 与 Hb 的亲和力下降，有利氧离；反之，则有利氧合。如果 Hb 中的 Fe^{2+} 因某种原因氧化成 Fe^{3+} 后就失去与 O_2 结合的能力。又如 CO（煤气）中毒时，由于 CO 与 Hb 结合力比 O_2 大 210 倍，Hb 迅速成为 COHb，失去与 O_2 结合能力。

2. CO_2 的运输

（1）物理溶解　每 100ml 静脉血中的 CO_2 含量约为 53ml，其中物理溶解的 CO_2 量约占总量的 6%，故 CO_2 也主要以化学结合的形式存在于血液。

（2）化学结合　主要有两种形式：HCO_3^-（主要是在血浆中的 $NaHCO_3$）和 HbNH-COOH（主要在红细胞内），尤以前者为主（88%）。

1）HCO_3^- 的形式　以 HCO_3^- 的形式运输的 CO_2 约占总量的 87%。CO_2 从组织进入血液，大部分进入红细胞，在碳酸酐酶催化下，迅速与水生成 H_2CO_3，并解离为 H^+ 与 HCO_3^-。红细胞内 HCO_3^- 浓度逐渐升高使顺浓度差向血浆扩散，同时血浆中 Cl^- 向红细胞内扩散（称 Cl^- 转移），有利于 CO_2 不断进入红细胞生成 H_2CO_3。扩散入血浆中的 HCO_3^- 与 Na^+ 生成 $NaHCO_3$，红细胞内的 HCO_3^- 则与 K^+ 生成 $KHCO_3$，而 H^+ 则迅速与氧合血红蛋白结合，生成还原血红蛋白（HHb），同时释放出 O_2（图 6－9）。上述反应的特点有：①是可逆的，在肺部，反应向左进行，在组织则向右进行；②需酶的参与；③主要在红细胞内进行，因红细胞内富含碳酸酐酶；④Cl^- 转移有利于促进 CO_2 化学结合的运输。

2）氨基甲酸血红蛋白的形式　CO_2 能直接与血红蛋白的氨基结合，形成氨基甲酸血红蛋白，并能迅速解离。反应式如下。

$$HbNH_2 + CO_2 \rightleftharpoons HbNHCOOH \rightleftharpoons HbNHCOO^- + H^+$$

这一反应很迅速，无须酶的催化。调节它的主要因素是氧合作用。氧合血红蛋白的酸性高，不易与 CO_2 结合；而还原血红蛋白的酸性低，容易与 CO_2 结合。因此在组织毛细血管内 CO_2 与还原血红蛋白结合；而在肺泡毛细血管处，血红蛋白与 O_2 结合，CO_2 即被释放入肺泡。

以氨基甲酸血红蛋白形式运输 CO_2 的量约占总运输量的 7%。虽然不是主要运输形式，

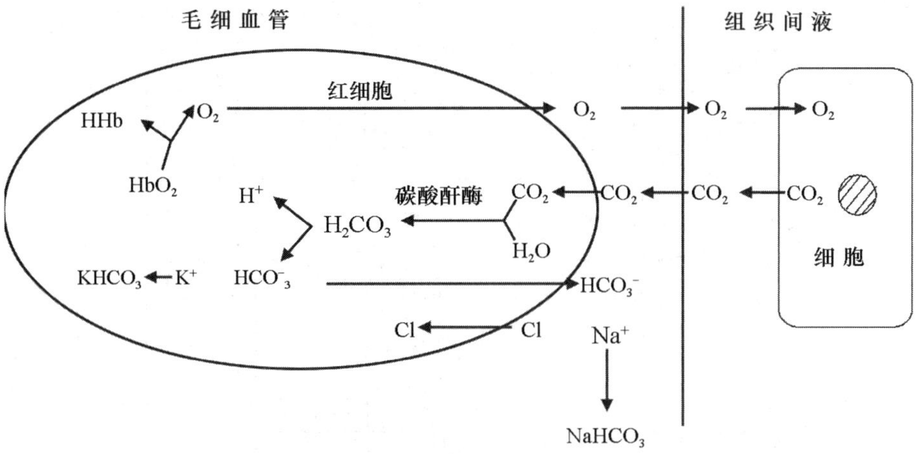

图 6－9　CO_2 运输示意图

但却是高效率的运输形式，因为肺排出的 CO_2 有 20%～30% 来自氨基甲酸血红蛋白所释放的。

第三节　呼吸运动的调节

扫码“学一学”

呼吸运动的特点：一是节律性，二是其频率和深度随机体代谢水平而改变。呼吸运动是由呼吸肌的节律性收缩、舒张所引起的。呼吸肌属于骨骼肌，本身没有自动节律性，它的节律性活动是在神经系统的控制下进行的。神经系统通过怎样的机制产生呼吸节律？又是通过怎样的机制调节呼吸运动的深度和频率以满足机体代谢的需要？本节将围绕这些问题进行讨论。

一、呼吸中枢与呼吸节律

在中枢神经系统，产生和调节呼吸运动的神经细胞群称为呼吸中枢（respiration center，RC），它们分布在大脑皮质、间脑、脑桥、延髓、脊髓等部位。各级中枢对呼吸的调节作用不同。正常呼吸运动有赖于它们之间相互作用以及它们对各种传入冲动的整合。

早期，在动物脑桥与中脑之间横切脑干的急性实验（图 6－10），证明延髓是呼吸基本中枢，脑桥是呼吸调整中枢。近些年来，微电极技术、可逆性冷冻或化学阻滞、损毁以及免疫组化追踪等新方法对呼吸中枢进行了大量实验，获得了大量资料，对呼吸节律的形成和各呼吸中枢之间的关系形成了一些假说。

（一）呼吸中枢

1. 延髓呼吸基本中枢　由横切脑干（图 6－10）实验表明：在动物延髓和脑桥交界处横断，呼吸运动呈不规则的呼吸节律，提示延髓存在产生节律呼吸的基本中枢，但正常节律还有赖于延髓以上的脑参与。

近代在利用电生理、组织化学等实验方法研究后，发现延髓内有与呼吸周期相关的节律性放电的神经元：呼气神经元、吸气神经元、呼气—吸气与吸气—呼气跨时相神经元。由它们发出的轴突大部分经交叉后下行，支配膈、肋间肌的脊髓前角运动神经元。吸气神经元集中的核团称之为吸气中枢；呼气神经元集中的核团称之为呼气中枢。

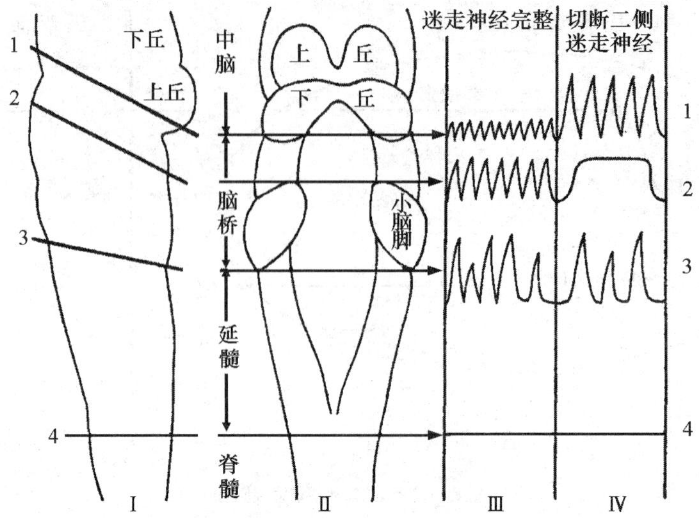

图6-10 横切脑干后呼吸的变化

2. **高位脑呼吸中枢** 大脑皮质可以随意控制呼吸运动，如讲话、读书、唱歌等活动都要靠呼吸运动的配合。下丘脑也能调控呼吸运动，如体温升高时呼吸加快就是由于刺激下丘脑体温调节中枢所致。

3. **脑桥呼吸调整中枢** 由横切脑干（图6-10）实验表明：在动物中脑和脑桥之间进行横断，呼吸无明显变化；如果在脑桥上、中部之间横断呼吸变慢变深，如果再切断两侧迷走神经（切断肺牵张反射的传入纤维），呼吸运动呈吸气延长、呼气短暂的长吸式呼吸。提示脑桥上部有抑制吸气的中枢，称为呼吸调整中枢。呼吸神经元与延髓呼吸基本中枢之间有双向联系。

（二）节律呼吸的形成

关于节律呼吸形成的机制尚未完全阐明。鉴于各自的实验结果提出了多个假说。现以“吸气切断机制”假说为例阐述节律呼吸形成的机制。该假说的中心内容认为：在延髓有中枢吸气活动发生器（其兴奋性与 PCO_2、H^+ 有关），它使吸气中枢兴奋，产生吸气；在延髓还有吸气切断神经元，当它的兴奋达到阈值时，能切断吸气中枢的活动而转变为呼气。

“吸气切断机制”假说具体过程简介（图6-11）如下。当吸气活动发生器神经元兴奋后：①兴奋吸气肌运动神经元，吸气肌收缩产生吸气运动，随之肺扩张，使肺扩张感受器兴奋，兴奋冲动经迷走神经的传入兴奋吸气切断神经元；②兴奋脑桥呼吸调整中枢，使吸气切断神经元兴奋；③直接兴奋吸气切断神经元。当吸气切断神经元接受上述三方面的刺激后，它的兴奋逐渐加强达到阈值时，便抑制中枢吸气活动发生器以及吸气神经元的活动，从而使吸气被切断而转化为呼气。

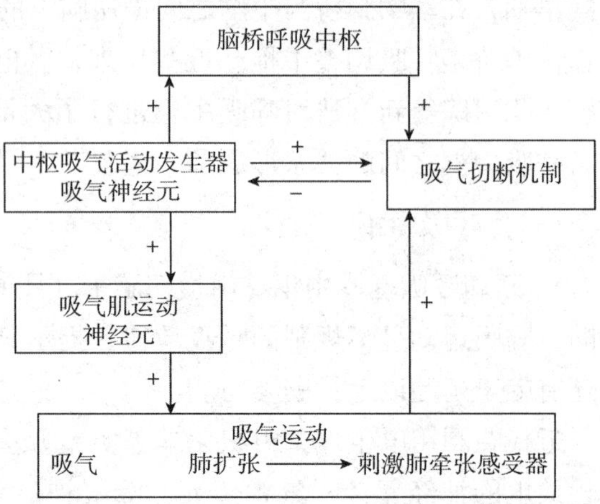

图6-11 吸气切断机制假说示意图

呼气后，上述环路的兴奋停止，吸气切断机制的兴奋也停止，对吸气中枢的抑制解除，中枢吸气活动发生器又兴奋，吸气神经元兴奋，吸气又开始。这样周而复始形成了自动的呼吸节律。

二、呼吸运动的反射性调节

（一）肺及胸廓感受器反射

肺及气道内、胸廓的关节及呼吸肌等处存在多种类型的感受器，当其受到刺激兴奋后，可反射性的调节呼吸运动。

1. 肺牵张反射　由肺扩张或萎缩所引起的吸气抑制或吸气兴奋的反射，称为肺牵张反射（pulmonary stretch reflex，黑－伯反射）。包括肺扩张反射和肺萎缩反射两种表现形式。

肺牵张反射的牵张感受器主要分布在肺泡和细支气管的平滑肌层中。吸气时，当肺扩张到一定程度时，肺牵张感受器兴奋，发放冲动增加，经迷走神经传入到达延髓，使吸气切断机制兴奋，抑制吸气，而发生呼气。呼气时，肺缩小，对牵张感受器的刺激减弱，传入冲动减少，解除了对吸气中枢的抑制，吸气中枢再次兴奋，开始又一个新的呼吸周期。

在功能上，该反射与脑桥呼吸调整中枢共同调节呼吸的频率和深度，发挥对延髓吸气中枢的负反馈作用，防止吸气过长。动物切断迷走神经后呼吸变深变慢。

2. 呼吸肌本体感受性反射　肌梭和腱器官是呼吸肌的本体感受器。当吸气阻力升高时，呼吸肌本体感受器兴奋，传入冲动频率增加，反射性增强吸气肌收缩力，以克服阻力保证肺通气量。平静呼吸时作用不明显，当运动或气道阻力升高（如支气管痉挛）时作用明显。

3. 防御性呼吸反射　咳嗽、喷嚏均为防御性呼吸反射。咳嗽是一种消除气道阻塞或异物的反射。咳嗽时，先深吸气关闭声门，再作强而有力的呼气，肺内压急剧上升，然后突然开放声门，呼出气急剧冲出，呼吸道中的异物或分泌物也随之而排出。故咳嗽起到清洁呼吸道的作用。

喷嚏和咳嗽类似，只是呼出气主要从鼻腔喷出，以清洁鼻腔内的刺激物。

来自躯体不同的感觉也可以反射性地引起呼吸改变。例如突然地寒冷刺激可以使呼吸暂停，疼痛刺激有时可以使呼吸加强。

（二）化学感受器反射

机体存在中枢和外周化学感受器，能感受动脉血或脑脊液中 PO_2、PCO_2 和 $[H^+]$ 的改变，反射性地调节呼吸运动。

1. CO_2 对呼吸的影响　动脉血液中必须保持一定的 CO_2，呼吸中枢才能保持正常的兴奋性。当吸入气中 CO_2 浓度适量增加，使动脉血中 PCO_2 增加，使呼吸加深加快，肺通气量增加。肺通气量增加可以增加 CO_2 的排出，动脉血中 PCO_2 可以重新接近正常水平；但若吸入气中 CO_2 浓度增加到40%时，则引起呼吸中枢麻痹，抑制呼吸。

CO_2 对呼吸的刺激作用是通过两条途径实现的：①通过刺激外周化学感受器（颈动脉体和主动脉体），冲动分别由窦神经和迷走神经传入纤维到达延髓呼吸神经元，使其兴奋，导致呼吸加深加快，肺通气量增加；②CO_2 兴奋呼吸的中枢途径是通过 H^+ 的间接作用，因为血液中的 H^+ 不易透过血－脑脊液屏障。

$$CO_2 \xrightarrow[\text{血－脑脊液屏障}]{} CO_2 + H_2O \xrightarrow[\text{（脑脊液中）}]{} H_2CO_3 \longrightarrow H^+ + HCO_3^-$$

CO_2 通过解离出的 H^+ 刺激延髓腹侧面的中枢化学感受器，使呼吸加强加快。

两条途径中，后者的作用为主，约占总效率的80%。

2. H^+ 的影响 血液［H^+］升高，呼吸加强加快，肺通气量增加；［H^+］降低，呼吸减弱减慢，肺通气量降低。［H^+］升高刺激呼吸的途径与 CO_2 类似，但是主要通过刺激外周化学感受器而引起的，因为 H^+ 通过血－脑脊液屏障的速度慢。血液［H^+］升高对呼吸的刺激作用小于血液 PCO_2 升高的刺激作用。

3. O_2 对呼吸的影响 吸入气中 PO_2 稍降低时，对呼吸没有明显的影响，只有当吸入气中 O_2 的含量下降到10%左右，使动脉血 PO_2 下降到8kPa（约60mmHg），通过外周化学感受器反射性地加强呼吸运动。

缺氧对呼吸中枢有直接抑制作用，但在轻度缺氧时，可通过外周化学感受器的传入冲动兴奋呼吸中枢的作用，对抗缺氧对中枢的直接抑制作用，表现为呼吸增强。但在严重缺氧时，来自外周化学感受器的传入冲动，对抗不了缺氧对呼吸中枢的抑制作用，因而可使呼吸减弱，甚至停止。缺氧对呼吸的刺激作用远不及 PCO_2、［H^+］升高的刺激作用明显。

扫码“练一练”

总之，血液 PCO_2 和［H^+］的升高，以及 PO_2 的降低，均能刺激呼吸。它们相互影响，实际上三者之间往往不会只有一种因素单独在变化，因此必须全面分析，综合考虑。

（徐静华　赵明沂）

第七章　消化系统解剖与生理

消化系统的功能是将摄入的食物在消化道内消化成可以被吸收的小分子物质，然后被消化道黏膜吸收，把不能消化和吸收的食物残渣排出体外。人的消化器官由长8～10m的消化道及与其相连的许多大、小消化腺组成。食物在消化道内向前推动的过程中，不断被消化，营养物质不断被吸收，从而为机体新陈代谢提供了必不可少的物质和能量来源。

扫码“看一看”

第一节　消化系统解剖

扫码“学一学”

消化系统（digestive system）由消化管和消化腺两大部分组成。消化管是一条自口腔延至肛门的很长的肌性管道，包括口腔、咽、食管、胃、小肠（十二指肠、腔肠、回肠）和大肠（盲肠、结肠、直肠）等部分。消化腺有小消化腺和大消化腺两种。小消化腺散在分布于消化管各部的管壁内，大消化腺有三对唾液腺（腮腺、下颌下腺、舌下腺）、肝和胰，它们均借助导管，将分泌物排入消化管内（图7－1）。

消化系统的功能是消化食物、吸收营养物质、水分和无机盐，并排出食物残渣（粪便）。消化是食物能被吸收的先决条件。消化方式包括物理性消化和化学性消化。物理性消化，也称机械性消化，是指消化管对食物的机械作用，包括咀嚼、吞咽和各种形式的蠕动运动等以磨碎食物，使消化液充分与食物混合，并推动食团或食糜下移等。化学性消化，是指消化腺分泌的以各种消化酶为主要成分的消化液对食物进行化学分解的过程，如把蛋白质分解为氨基酸，淀粉分解为葡萄糖，脂肪分解为脂肪酸和甘油，这些分解后的小分子营养物质被小肠（主要是空肠）黏膜吸收，进入血液和淋巴液。物理消化和化学消化同时进行，互相配合。残渣通过大肠排出体外。此外，口腔、咽等还与呼吸、发音和语言活动有关。

消化系统除消化和吸收功能外，还具有内分泌功能和免疫功能，如分泌胃肠激素，消化管的淋巴组织所产生的B淋巴细胞具免疫功能，这些作用已超出消化系统的范围。

一、口腔

口腔（oral cavity）是以骨性口腔为基础形成的，前方的开口叫口裂，由上、下唇围成；后方以咽峡和咽交通；上壁（顶）是腭；下壁是口底；两侧壁叫颊。整个口腔被上、下牙弓（包括牙槽突、牙龈和牙列）分隔为前、后两部；前外侧部叫口腔前庭（oral vestibule），后内侧部叫固有口腔（oral cavity proper）。在上、下牙列咬合时，两部可借下颌支前缘与第三磨牙后方的间隙相通，在牙关紧闭时可经此间隙插管或注入营养物质。口腔内有牙齿和舌，并有三对唾液腺导管开口于口腔黏膜表面。

1. 口腔各壁　口唇和颊互相连续，都是以肌肉为基础，外面覆以皮肤，内面衬以口腔黏膜构成的。口唇内的肌肉是环绕口裂的口轮匝肌，颊的基础是颊肌，都属于面部的表情肌。上、下唇两端的结合部叫口角，口角外方和鼻翼外侧之间的皮沟叫鼻唇沟，为上唇和颊的分界。上唇外面正中的纵行浅沟叫人中，急救时常在此处针刺。

口底是以舌骨上肌群（下颌舌骨肌和颏舌骨肌）为基础构成的。内表面覆以黏膜，口

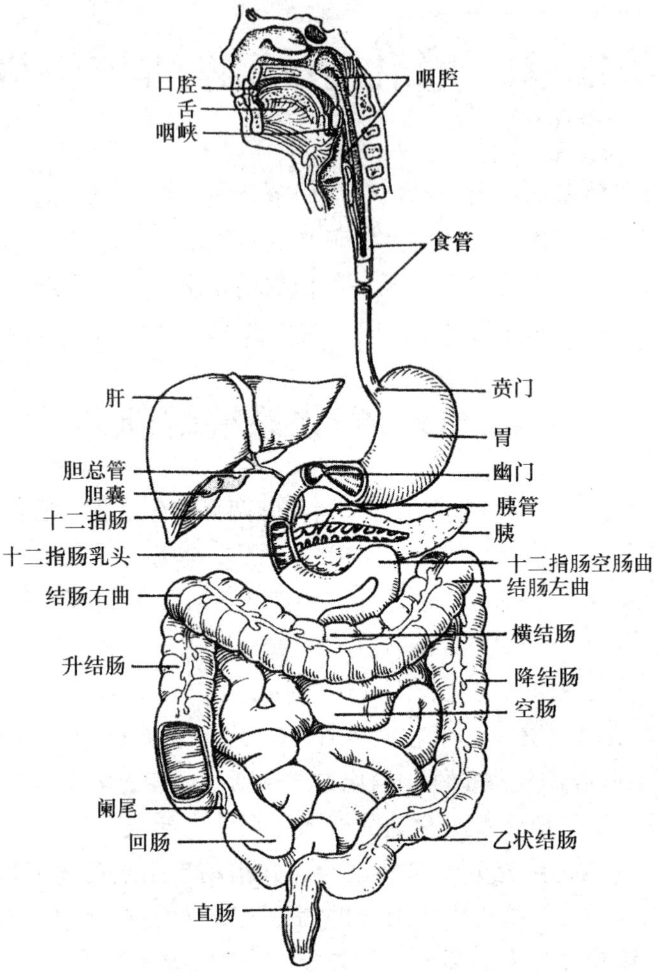

图7-1 消化系统示意图

底黏膜薄而松软，黏膜下有大量的疏松结缔组织，所以黏膜容易移动。在口底正中线上有一黏膜皱襞叫舌系带，连于下颌牙龈内面和舌下面之间。系带的两侧各有一黏膜隆起叫舌下肉阜，是下颌下腺和舌下腺导管的开口处（图7-2）。

腭（palate）构成口腔的顶壁，包括硬腭（hard palate）（前2/3）和软腭（soft palate）（后1/3）两部分。硬腭分隔口腔和鼻腔，由上颌骨腭突和腭骨水平部覆以致密的黏膜构成，黏膜和骨膜结合紧密。软腭是硬腭向后下方延伸的软组织部分，由一些小横纹肌包以黏膜构成，其后缘游离，垂向后下方呈帆状，故又叫作腭帆，软腭后缘中央有一乳头样突起叫作腭垂或悬雍垂。悬雍垂两侧各有两条弓状皱襞，前方的叫腭舌弓，延伸到舌根的侧缘；后方的叫腭咽弓，向下延伸至咽的侧壁。两弓之间的凹窝，容纳腭扁桃体。软腭后缘、两侧腭舌弓和舌根共同围成的空间叫咽峡，是口腔通向咽的门户。咽峡的大小经常改变，吸气时腭帆下降，吞咽食物时腭帆提向上方，其后缘接触咽后壁，暂时阻断咽腔鼻部和口部的交通。此时咽峡特别扩大。

2. 牙（tooth） 是人体最坚硬的结构，嵌于上、下颌骨的牙槽内。呈弓状排列成上牙弓和下牙弓。牙具有机械加工（咬切、撕裂、磨碎）食物和辅助发音的作用。

每个牙（图7-3）在形态学中均可分为三部分，露出于口腔内的叫牙冠，嵌于牙槽内的叫牙根，介于两者之间狭细的部分叫牙颈。牙的生理构造由牙质、釉质、牙骨质和牙髓

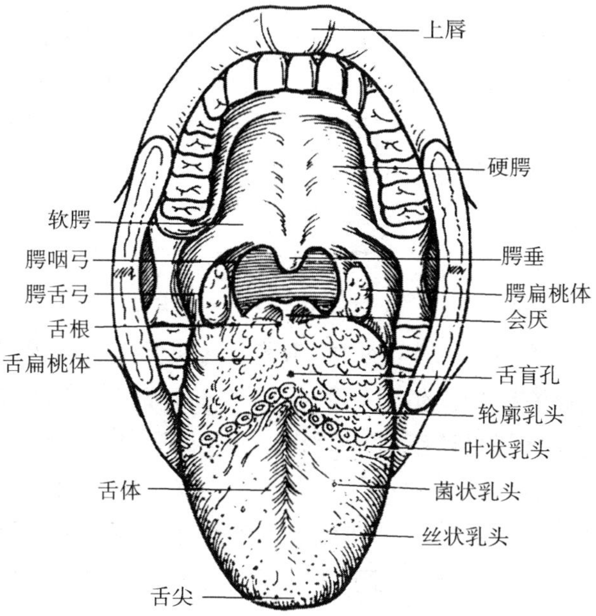

图 7-2　口腔前面观

构成，前三者为高度钙化的坚硬组织。牙质是主要构成部分，呈淡黄色，硬度介于釉质和牙骨质之间。在牙冠，牙质外面还另有光亮坚硬的牙釉质，是人体内最坚硬的组织，呈半透明状。牙根的表面覆有牙骨质。牙内部的空腔叫牙腔或髓腔，牙根内部的细管叫作牙根管，牙根管末端的小孔叫牙根尖孔。牙的神经、血管通过牙根尖孔和牙根管至牙腔，与结缔组织共同组成牙髓，当牙髓发炎时常引起剧烈疼痛。

牙周组织包括牙周膜、牙槽骨和牙龈三部分。牙周膜是介于牙和牙槽骨之间的致密结缔组织，藉之将牙和牙槽骨紧密结合，固定牙根，并能缓解咀嚼时的压力。牙槽骨是牙根周围牙槽突的骨质。牙龈是紧贴牙槽骨外面的口腔黏膜，富含血管，其游离缘附于牙颈。

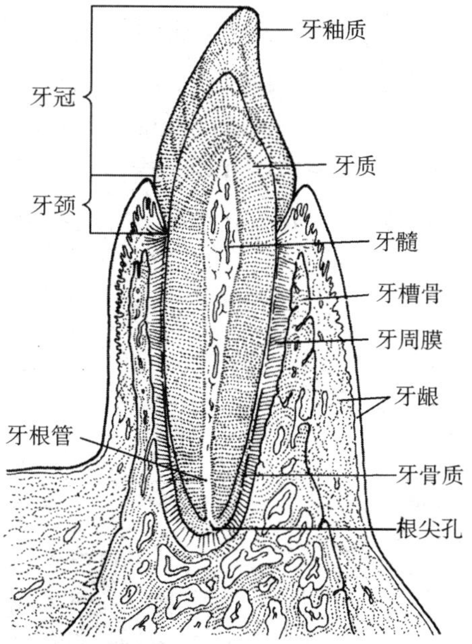

图 7-3　牙的构造模式图

人类的牙由于杂食而具有不同的形态特点。切牙的牙冠呈扁平凿子形；尖牙的牙冠呈锥形；前磨牙的牙冠呈立方形，咬合面上有 23 个结节，以上各牙均各有一个牙根；磨牙的牙冠大，也为立方形，咬合面上有 4～5 个结节，下颌磨牙有两个或三个牙根，上颌磨牙有三个牙根。

3. 舌（tongue）　是以骨骼肌为基础，表面覆以黏膜而构成。具有搅拌食物、协助吞咽、感受味觉和辅助发音等功能。

舌分为上、下两面。上面（图 7-2）又叫舌背，舌背上有一向前开放的“V”型沟叫界沟，将舌分为前 2/3 的舌体和后 1/3 的舌根。舌体的前端叫舌尖，舌根对向口咽部。舌下面较舌背短，黏膜光滑而松软，与口底黏膜相续，在正中线上的黏膜皱襞即舌系带。

（1）舌黏膜　舌体黏膜上有密集的小突起叫舌乳头，根据其形态及功能的不同可将舌乳头分为4类。①丝状乳头：细而长，数目最多，体积较小，呈白色丝绒状，遍布舌体表面，由于其浅层上皮细胞不断角化脱落，并和食物残渣共同附着在舌黏膜的表面形成舌苔，健康人舌苔很淡薄。②菌状乳头：散在于丝状乳头之间，顶端稍膨大而钝圆，肉眼看呈红色点状。③叶状乳头：位于舌侧缘后部，呈皱襞状，人类不发达。④轮廓乳头：最大，有7～11个，排列在界沟的前方，乳头顶端特别膨大，呈圆盘状，周围有环状沟环绕。轮廓乳头、菌状乳头、叶状乳头以及软腭、会厌等处的黏膜上皮中有味觉感受器——味蕾。舌根部的黏膜内含有许多淋巴组织集团，使黏膜表面形成许多隆起叫舌扁桃体。

（2）舌肌　舌肌为骨骼肌，可分为舌内肌和舌外肌两类。舌内肌指舌本身的肌，构成舌的主体，它的起、止都在舌内，由上下垂直、前后纵行和左右横行等不同方向的肌纤维束组成，且互相交错，收缩时可改变舌的形状。舌外肌是指起于舌外、止于舌的肌肉，包括：①颏舌肌，起于下颌骨体内面中点的两侧，肌纤维呈扇形向舌内发散，两侧颏舌肌同时收缩，使舌伸出，该肌一侧收缩，舌伸出时舌尖偏向对侧；②舌骨舌肌，起于舌骨，收缩时牵舌向后下外侧；③茎突舌肌，起于颞骨茎突，可牵舌向后上方。舌内、外肌共同协调活动，使舌能向各个方向灵活运动。

4. 唾液腺　口腔内有大、小两种唾液腺（salivary glands）。小唾液腺散在于各部口腔黏膜内（如唇腺、颊腺、腭腺、舌腺）。大唾液腺包括腮腺、下颌下腺和舌下腺三对（图7－4），它们是位于口腔周围的独立的器官，但其导管开口于口腔黏膜。

（1）腮腺（parotid gland）　最大，形状不规则，略呈三角楔形，位于外耳道前下方，咬肌后部的表面，腺的后部特别肥厚，深入到下颌后窝内。由腺的前端靠近上缘处发出腮腺管，在距颧弓下方约一横指处经咬肌表面前行，绕过咬肌前缘转向深部，穿过颊肌开口于颊部黏膜，开口处形成一个黏膜乳头，恰和上颌第二磨牙相对。

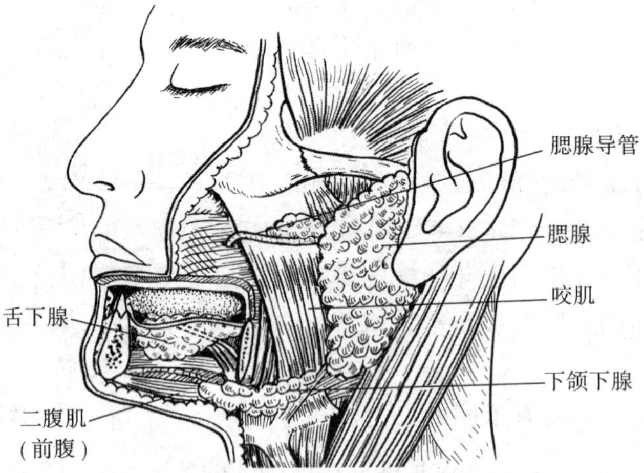

图7－4　唾液腺（右）

（2）下颌下腺（submandibular gland）　略呈卵圆形，位于下颌下三角内，下颌骨体和舌骨舌肌之间。由腺的内面发出下颌下腺管，沿口底黏膜深面前行，开口于舌下肉阜。

（3）舌下腺（sublingual gland）　最小，细长而略扁。位于口底黏膜深面。其排泄管有大小两种，小管约有5～15条，直接开口于口底黏膜；大管另一条常与下颌下腺管汇合或单独开口于舌下肉阜。

唾液腺分泌唾液，可湿润口腔，有利于吞咽和说话。人唾液中含有淀粉酶，能初步分解食物中的淀粉。

二、咽

咽（pharynx）是一个上宽下窄、前后略扁的漏斗形肌性管（图7－5），上端附着于颅底，下端平环状软骨弓（第6颈柱下缘平面）续于食管，全长约12cm。后壁平整，前壁不完整，与鼻腔、口腔和喉腔相通。据此，以软腭和会厌上缘平面为界，咽腔可分为鼻咽部、口咽部和喉咽部，其中后两者是呼吸道和消化道的共同通道。在鼻咽部的侧壁上有咽鼓管咽口，经咽鼓管与中耳鼓室相通。

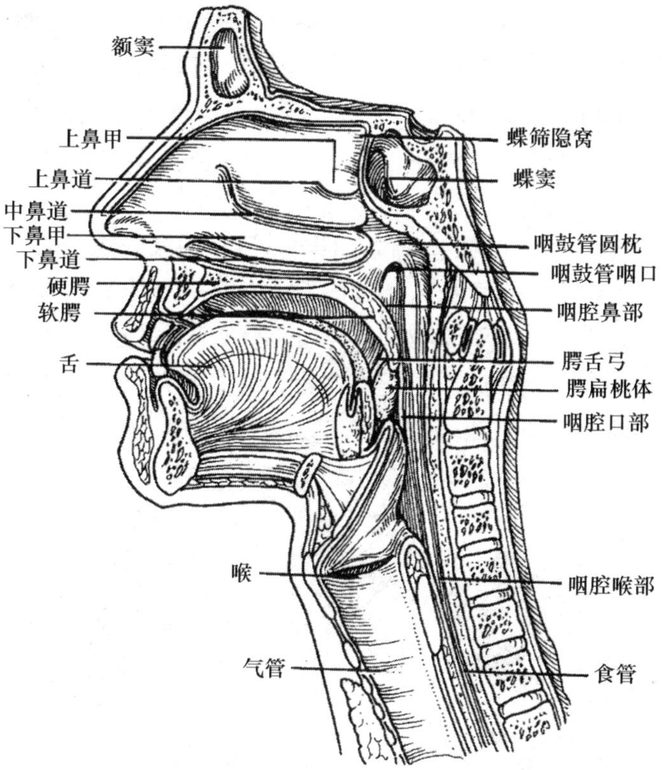

图7－5 头正中矢状断面（右侧观）

咽壁由黏膜、黏膜下层、肌膜和外膜组成。肌膜由属于横纹肌的咽缩肌和咽提肌互相交织而成，各咽缩肌由上而下依次收缩，将食团推向食管。咽提肌收缩时可使咽、喉上提，协助吞咽。

三、食管

食管（esophagus）是整个消化管中最狭窄的部分，是一前后扁平的肌性器官。位于脊柱前方，上端在第6颈椎下缘平面与咽相续，下端续于胃的贲门，全长约25cm，依其行程可分为颈部、胸部和腹部三段。食管全程有三处狭窄，第一处狭窄位于食管和咽的连接处，距中切牙约15cm；第二处狭窄位于食管与左支气管交叉处，距中切牙约25cm；第三处狭窄即食管穿经膈肌处。这些狭窄处异物容易滞留，也是肿瘤好发部位。

食管具有消化管典型四层结构，由黏膜、黏膜下层、肌层和外膜组成。食管空虚时，前后壁贴近，黏膜表面形成7～10条纵行皱襞，当食团通过时，肌层松弛，皱襞平展。食管肌层由外层纵行、中层环行的肌纤维组成。肌层上 1/3 为横纹肌，下 1/3 为平滑肌，中 1/3 横纹肌和平滑肌相混杂，食管起端处环行肌纤维较厚，可起到括约肌作用。外膜为疏松结缔组织。整个食管管壁较薄，仅 0.3 ~0.6cm 厚，容易穿孔。

[附] 吞咽动作

吞咽动作是指食团由舌背经咽和食管进入胃的过程。舌背上的食团由于舌肌收缩贴靠硬腭，将食团经咽峡推向咽腔，此时软腭抬起，咽后壁向前，阻断口咽部和鼻咽部的交通，防止食团进入鼻咽部，舌骨被肌肉收缩而上提并带动喉向前上方移动，舌根被提向后上方，会厌下落，遮盖喉口，因而，当食团经过咽腔的一瞬间呼吸停止。食团进入咽和食管，由于肌肉由上向下依次收缩推动食团下行，最后通过贲门入胃。整个吞咽过程包括两个阶段：第一阶段是舌、腭肌肉有意识地收缩压挤食团经咽峡入咽腔；第二阶段是食团由咽经食管入胃，完全是反射性活动。

四、胃

胃（stomach）是消化管的最膨大部位（图 7 -6），由食管送来的食团暂时贮存于胃内，并进行部分消化，到一定时间后再送入十二指肠，此外胃还有内分泌的功能。胃大部分位于腹上部的左季肋区。上端与食管相续的入口叫贲门，下端连接十二指肠的出口叫幽门。上缘凹向右上方叫胃小弯，下缘凸向左下方叫胃大弯，贲门平面以上向左上方膨出的部分叫胃底，靠近幽门的部分叫幽门部；胃底和幽门部之间的部分叫胃体。

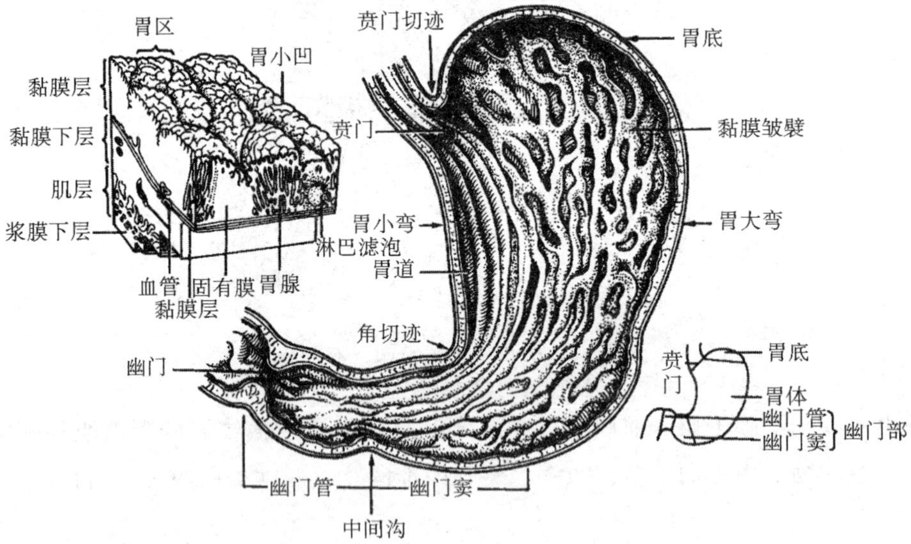

图 7 -6　胃的形态、分部及黏膜

胃壁由黏膜、黏膜下膜、肌层和浆膜四层构成。黏膜上皮为柱状上皮。上皮向黏膜深部下陷构成大量腺体（胃底腺、贲门腺、幽门腺），它们的分泌物混合形成胃液，对食物进行化学性消化。黏膜在幽门处由于覆盖幽门括约肌的表面而形成环状的皱襞叫幽门瓣。胃肌层由三层平滑肌构成，外层纵形，中层环形，内层斜行，其中环形肌最发达，在幽门处特别增厚形成幽门括约肌。幽门括约肌和幽门瓣具有控制胃内容物排入十二指肠以及防止肠内容物逆流回胃的作用。

五、小肠

小肠（small intestine）是消化管中最长的一段，成人全长 5～7m。上端从幽门起始，下端在右髂窝与大肠相接，可分为十二指肠、空肠和回肠三部分。十二指肠固定在腹后壁，空肠和回肠形成很多肠袢，盘曲于腹膜腔下部，被小肠系膜系于腹后壁，故合称为系膜小肠。小肠是食物消化、吸收的主要部位。

十二指肠（duodenum）上端起自幽门、下端在第 2 腰椎体左侧，续于空肠，长 25～30cm，呈马蹄铁形包绕胰头。在十二指肠中部（降部）的后内侧壁上有胆总管和胰腺管的共同开口（图 7－7），胆汁和胰液由此流入小肠。空肠（jejunum）约占空回肠全长的 2/5，主要占据腹膜腔的左上部，回肠（ileum）占远侧 3/5，一般位于腹膜腔的右下部。腔肠和回肠之间并无明显界限，在形态和结构上的变化是逐渐改变的。

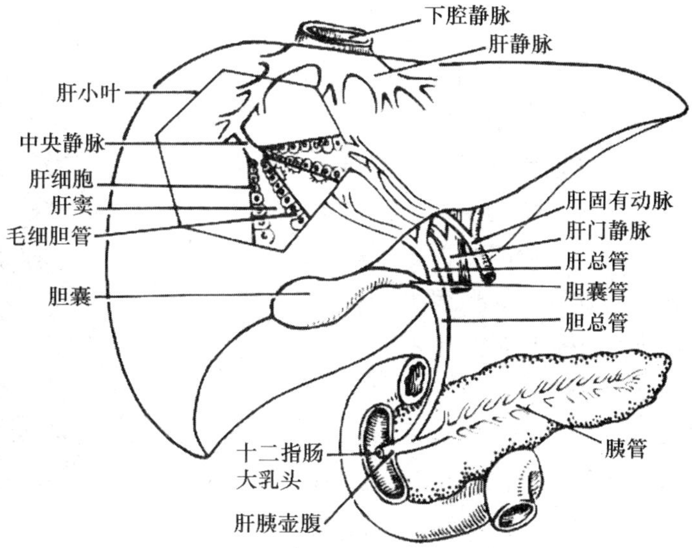

图 7－7　十二指肠和胰

小肠黏膜，特别是空肠，具有许多环状皱襞和绒毛，大大扩大了黏膜的表面积，有利于营养物质的消化和吸收。黏膜下层中有由表层上皮下陷形成的肠腺，开口于黏膜表面，分泌肠液。胰液和肠液中含有多种消化酶，借以分解蛋白质、糖和脂肪。胆汁有助于脂肪的消化和吸收。蛋白质、糖和脂肪必须分解为结构简单的物质，才能通过肠绒毛的柱状上皮细胞进入血液和淋巴，也可通过上皮细胞间隙进入毛细血管和毛细淋巴管。小肠的肌层由内环、外纵两层平滑肌组成，在回肠末端突入大肠处环形肌增厚，外覆黏膜形成两个半月形的皱襞叫回盲瓣，具有括约肌的作用。外膜由结缔组织构成，空回肠表面覆以腹膜脏层，叫作浆膜。

六、大肠

大肠（large intestine）是消化管最后的一段，长约 1.5m，起自右髂窝，终于肛门，可分为盲肠、结肠和直肠三段。大肠的主要功能是吸收水分，将不消化的残渣以粪便的形式排出体外。

盲肠（cecum）是大肠的开始部位（图 7－8），位于右髂窝内，左接回肠，上通升结肠。从盲肠的后内壁伸出一条细长的阑尾（vermiform appendix），其末端游离，一般长 6 ~ 8cm，内腔与盲肠相通，它是盲肠末端在进化过程中退化形成的。

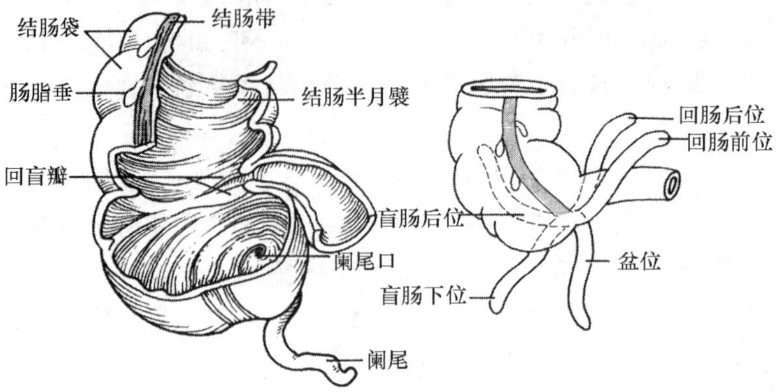

图 7 - 8　盲肠内腔及阑尾炎

结肠（colon）围绕在空回肠的周围，可分为升结肠、横结肠、降结肠和乙状结肠四部分。升结肠是盲肠向上延续的部分，至肝右叶下方弯向左形成横结肠。横结肠左端到脾的下部，折向下至左髂嵴的一段叫降结肠。左髂嵴平面以下的一段结肠位于腹下部和小骨盆腔内，肠管弯曲，叫乙状结肠，在第 3 骶椎平面续于直肠。

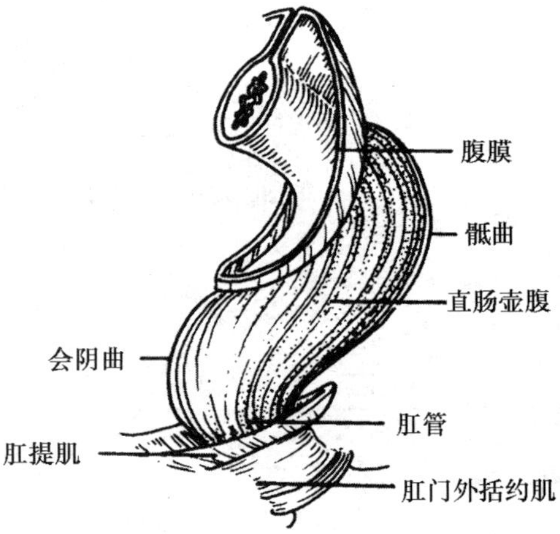

图 7 - 9　直肠和肛管

直肠（rectum）位于盆腔内（图 7 - 9），全长 15 ~ 16cm，从第 3 骶椎平面贴骶尾骨前面下行，穿盆膈终于肛门，盆膈以下的一段又叫肛管（anal canal），长 3 ~ 4cm。直肠的肌膜和其他部分一样，也是由外纵、内环两层平滑肌构成。环形肌在肛管处特别增厚，形成肛门内括约肌。围绕肛门内括约肌的周围有横纹肌构成的肛门外括约肌，括约肌收缩可阻止粪便的排出。

七、肝

肝（liver）是人体中最大的腺体，成人的肝约重 1. 5kg。位于右季肋部和腹上部。肝是机体新陈代谢最活跃的器官，具有分泌胆汁、贮存糖原，解毒和吞噬防御等功能，在胚胎时期还有造血功能。

肝质软而脆，接受肝动脉和肝门静脉的双重血管注入，血液供应丰富，活体呈棕红色。受到暴力打击时容易破裂引起大出血。肝上面膨隆（图 7 - 7），对向膈，呈不规则楔形，被镰状韧带分为左、右两叶，右叶大且厚，左叶小而薄。肝的底面朝向左下方，邻接腹腔一些重要脏器，故又叫脏面，脏面的中央有一横裂叫肝门，为肝管、肝动脉、门静脉、淋巴管和神经出入肝的门户。

肝是由 50 万 ~ 100 万个基本结构单位——肝小叶构成的（图 7 - 10）。肝小叶呈六角柱状。肝小叶的中央有一中央静脉，中央静脉的周围有大致呈放射状排列的肝细胞板（肝板），肝板之间为肝血窦，相邻肝细胞之间有微细的胆小管。胆小管汇集成稍大的管道，再逐级汇集成更大的管道，最后形成左、右肝管经肝门出肝。肝细胞分泌的胆汁进入胆小管，经各级胆管和肝管流出。门静脉和肝动脉入肝后反复分支，最终与肝血窦相连接，在此与肝细胞进行物质代谢。

肝血窦中的血液经中央静脉及各级静脉，最后由肝静脉出肝，汇入下腔静脉。

胆汁从肝管出肝后并不立即直接流入十二指肠，而是首先贮存于胆囊内，间断性地排放入十二指肠。胆汁流入十二指肠前在肝外流经的管道总称为肝外胆道系统，包括肝管、肝总管、胆囊管、胆囊和胆总管（图7－7）。

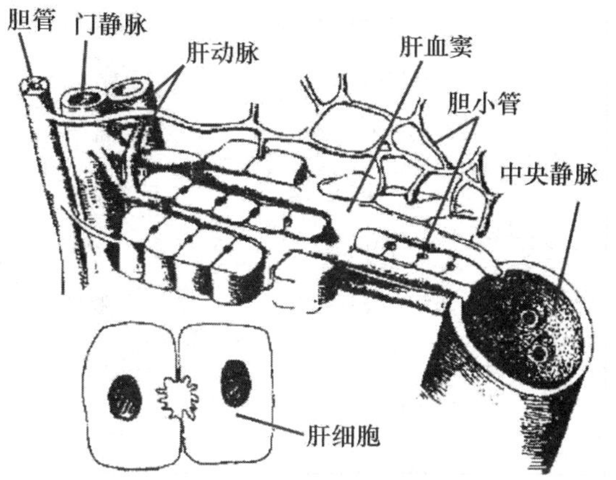

图7－10　肝的结构

八、胰

胰（pancreas）是人体的第二大腺（图7－7），横跨在第1、2腰椎的前面，质地柔软，呈灰红色，可分为头、体、尾三部分。胰由外分泌部和内分泌部两部分组成，外分泌部的腺细胞分泌胰液，经各级导管，流入胰腺管，胰腺管与胆总管共同开口于十二指肠。胰液中含有多种消化酶，对消化食物起重要作用。内分泌部是指散在于外分泌部之间的细胞团——胰岛，它分泌的激素直接进入血液和淋巴，主要参与糖代谢的调节。

第二节　消化系统的基本规律

扫码"学一学"

一、消化与吸收的基本概念

消化（digestion）是食物在消化道内被分解为小颗粒、溶于水和小分子物质的过程。消化的方式有两种。一种是通过消化道肌肉的舒缩活动，将食物研磨，并使之与消化液充分混合、搅拌，并不断向消化道的远端推送，这种方式称机械性消化（mechanical digestion）。另一种消化方式是通过消化腺分泌的消化液完成的。消化液中含有各种消化酶，能分解蛋白质、脂肪和糖类等物质，使之成为可吸收的小分子物质（表7－1），这种消化方式称化学性消化（chemical digestion）。正常情况下，这两种方式的消化作用是同时进行，互相配合的。

表 7-1 消化液的成分及其作用

消化液	分泌量（L/d）	pH	主要成分	酶的底物	酶的水解产物
唾液	1.0~1.5	6.6~7.1	黏液	淀粉	麦芽糖
胃液	1.5~2.5	0.9~1.5	黏液、盐酸、内因子	胃蛋白酶（原）	蛋白质 、胨、多肽
胰液	1.0~2.0	7.8~8.4	HCO_3^-	蛋白质	氨基酸、寡肽
			糜蛋白酶（原）		肽 、氨基酸
			羧肽酶（原）		
			核糖核酸酶	RNA	单核苷酸
			脱氧核糖核酸酶	DNA	
			α-淀粉酶	淀粉	麦芽糖、寡糖
			胰脂肪酶	三酰甘油	脂肪酸、甘油、一酰甘油
			胆固醇酯酶	胆固醇酯	脂肪酸、胆固醇
			磷脂酶	磷脂	脂肪酸、溶血磷脂
胆汁	0.8~1.0	6.8~7.4	胆盐	胆固醇	胆色素
小肠液	1.0~3.0	7.6	黏液		
			肠激酶		
			胰蛋白酶原		
			胰蛋白酶		
大肠液	0.5	8.3	黏液 HCO_3^-		

食物经过消化后，透过消化道的黏膜，进入血液和淋巴循环的过程，称为吸收（absorption）。

消化和吸收是两个相辅相成、紧密联系的过程。不能被消化和吸收的食物残渣，最后以粪便的形式排出体外。因此，消化系统的基本功能是消化从外界摄取的食物和吸收各种营养物质，供机体新陈代谢所需的物质和能量，并排出食物残渣。除了消化和吸收之外，消化器官还有重要的内分泌功能和免疫功能。

二、胃肠的神经支配及其作用

神经系统对胃肠功能的调节较为复杂，它是通过植物性神经和胃肠的内在神经两个系统相互协调统一而完成的（图 7-11）。

胃肠的内在神经又称肠神经，是由存在于食管至肛门的管壁内的两种神经丛组成的。一种是位于胃肠壁黏膜层和环形肌之间的黏膜下神经丛（Meissner 神经丛）；另一种是位于环行肌与纵行肌层之间的肌间神经丛（Auerbach 神经丛）（图 7-12）。内在神经丛包含无数的神经元和神经纤维，据估计，内在神经丛中约有 10^8 个神经元，包括感觉神经元（支配平滑肌）、中间神经元和运动神经元（感受消化道内的机械、化学和温度刺激）。内在神经丛的神经纤维（包括进入消化管壁的交感和副交感纤维）则把胃肠壁的各种感受器及效应细胞与神经元互相连接，起着传递感觉信息、调节运动神经元的活动和启动、维持或抑制效应系统的作用，有“脑肠”之称。目前认为，消化管壁内的神经丛构成了一个完整的、相对独立的整合系统，在胃肠活动的调节中具有十分重要的作用。

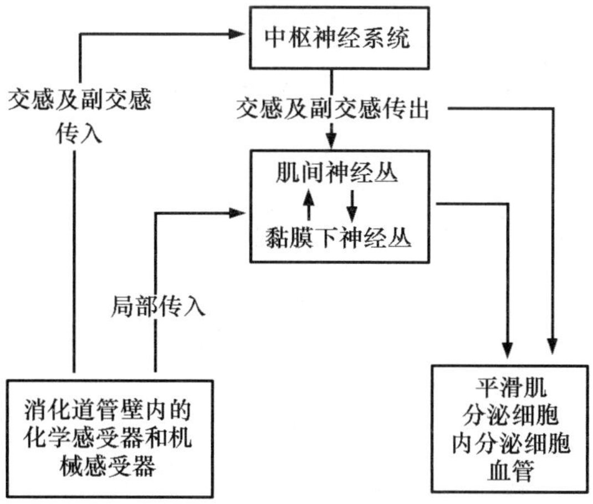

图 7－11　消化系统的局部和中枢性反射通路

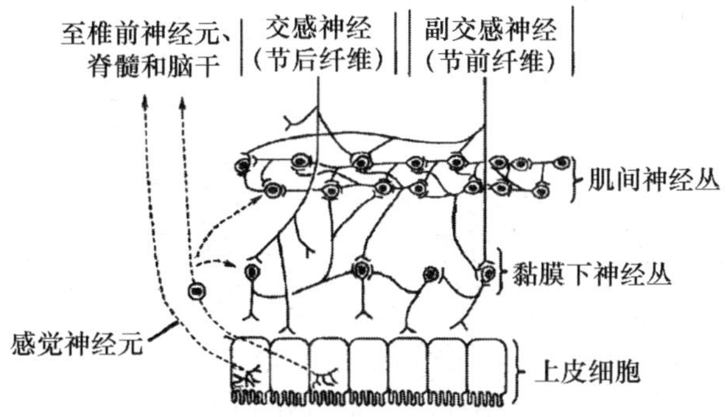

图 7－12　消化道壁内神经丛与外来神经关系示意图

支配胃肠的自主神经又被称为外来神经，包括交感神经和副交感神经。交感神经从脊髓胸腰段侧角发出，经过腹腔神经节、肠系膜神经节或肠下神经节，更换神经元后，节后纤维分布到胃肠各部分，主要通过三种途径影响胃肠活动：①终止于内在神经元的肾上腺素能纤维；②分布于某些肌束的肾上腺素能纤维；③分布至血管平滑肌的肾上腺素血管纤维。由交感神经节后纤维释放至内在神经元表面的去甲肾上腺素，可抑制神经元的兴奋活动，从而抑制其向前传导的活动。这样，由交感神经发放的冲动，可抑制通过内在神经丛或迷走神经传递的反射。

副交感神经通过迷走神经和盆神经支配胃肠。到达胃肠的纤维都是节前纤维，它们终止于内在神经丛的神经元上。内在神经丛的多数副交感纤维是兴奋性胆碱能纤维，少数是抑制性纤维；而在这些抑制性纤维中，多数既不是胆碱能，也不是肾上腺素能纤维，它们的末梢释放的递质可能是肽类物质，因而被称为肽能神经（图 7－13）。由肽能神经末梢释放的递质不是单一的肽，而可能是不同的肽，如血管活性肽（VIP）、P 物质、脑啡肽和生长抑素等。目前认为，胃的容受性舒张、机械刺激引起的小肠充血等，均为神经兴奋释放 VIP 所致，VIP 能神经的作用主要是舒张平滑肌、舒张血管和加强小肠、胰腺的分泌活动。

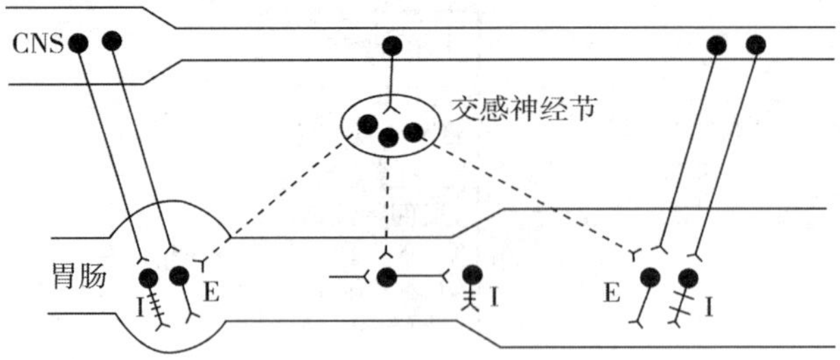

图 7－13　胃肠胆碱能、肾上腺素能及肽能神经的支配及作用模式图

I：抑制　E：兴奋　CNS：中枢神经系统

——：胆碱能神经质　－－－－：肾上腺素能神经　＋＋＋：肽能神经

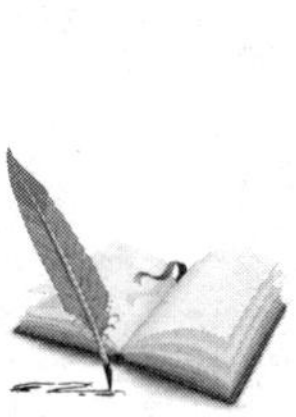

扫码“学一学”

第三节　消　化

一、消化活动的基础

（一）消化道平滑肌的特性

在整个消化道中，除口、咽、食管上端和肛门外括约肌是骨骼肌外，其余部分都是由平滑肌组成的。消化道通过这些肌肉的舒缩活动，完成对食物的机械性消化，并推动食物的前进；消化道的运动对于食物的化学性消化和吸收，也有促进作用。

1. 消化道平滑肌的电生理特性　消化道平滑肌电活动的形式要比骨骼肌复杂得多，其电生理变化大致可分为三种，即静息膜电位、慢波电位和动作电位。

（1）静息膜电位　消化道平滑肌的静息膜电位为 －60 ~ －50mV，很不稳定，并且波动较大，静息电位形成的主要机制是 K^+ 由膜内向膜外扩散形成了平衡电位，但 Na^+、Cl^-、Ca^{2+} 以及生电性钠泵活动也参与了静息膜电位的产生。

（2）慢波电位　消化道的平滑肌细胞可产生节律性的自发性去极化；以静息膜电位为基础的这种周期性地去极化和复极化，由于其发生频率较慢而被称为慢波电位（slow wave），又称基本电节律（basical electric rhythm，BER）。各个消化道部位的慢波频率变动在 3 ~ 12 次/分钟，随消化道的部位不同而变化，胃的慢波频率为 3 次/分钟，十二指肠为 12 次/分钟，回肠末端为 8 ~ 9 次/分钟。慢波的波幅为 10 ~ 15mV，持续时间由数秒至十几秒。

用细胞内微电极记录时，慢波多表现为单向波，包括初期的快速去极化和缓慢的复极化平台。关于慢波产生的离子基础尚未完全清楚。目前认为，它的产生可能与细胞膜上生电性钠泵的活动具有波动性相关，当钠泵的活动暂时受抑制时，膜发生去极化；而当钠泵活动再次恢复时，膜的极化加强，膜电位又回到了原来的水平。实验证明，用抑制钠泵的药物毒毛花苷后，胃肠平滑肌的慢波电位消失。

在通常情况下，慢波起源于消化道的纵行肌，以电紧张形式扩布到环行肌。由于切断支配胃肠的神经，或用药物阻断神经冲动后，慢波电位仍然存在，表明它的产生可能是肌源性的。慢波本身不引起肌肉收缩，但它可以反映平滑肌兴奋性的周期变化。慢波可使静息膜电位接近于产生动作电位的阈电位，一旦达到阈电位，膜上的电压依从性离子通道便开放而产生动作电位。

（3）动作电位　平滑肌的动作电位与神经和骨骼肌的动作电位的区别在于：①峰电位上升较慢，且持续时间长；②平滑肌的动作电位不受钠通道阻断剂的影响，但可被 Ca^{2+} 通道阻断剂所阻断，这表明它的产生主要依赖 Ca^{2+} 的内流；③平滑肌动作电位的复极化与骨骼肌相同，都是通过 K^+ 的外流，所不同的是，平滑肌 K^+ 的外向电流与 Ca^{2+} 的内向电流在时间过程上几乎相同，因此，峰电位的幅度低，而且大小不等。

由于平滑肌动作电位发生时 Ca^{2+} 内流的速度已足以引起平滑肌的收缩，因此，峰电位与收缩之间存在很好的相关性，每个慢波上所出现峰电位的数目，可作为收缩力大小的指标。

慢波、动作电位和肌肉收缩的关系可简要归纳为：平滑肌的收缩是继动作电位而产生的，而动作电位又是以慢波的去极化为基础的。因此，慢波电位自身虽不能引起平滑肌的收缩，但却被认为是平滑肌的起步电位和收缩节律的控制波，它对蠕动的方向、节律和速度起着决定性的作用（图 7－14）。

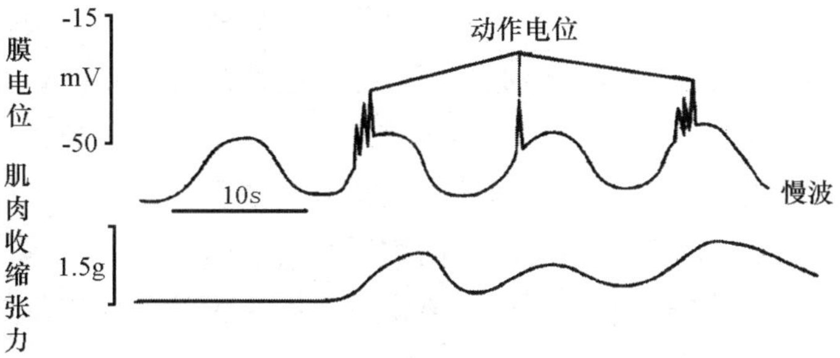

图 7－14　消化道平滑肌的电活动

图 7－14 曲线为细胞内电极记录的基本电节律（慢波），在第 2～4 个慢波期间，出现数目不同的动作电位；下图曲线为肌肉收缩张力，收缩波只出现在动作电位时，动作电位数目越多，收缩幅度也越大。

2. 消化道平滑肌的一般特性　消化道平滑肌同其他肌肉组织一样，也具有兴奋性、自律性、传导性和收缩性等，但这些特性的表现均有各自的特点。

（1）消化道平滑肌离体后，置于适宜的环境内，仍能进行良好的节律性运动，但其收缩很缓慢，节律性远不如心肌规则，慢且不稳定。

（2）消化道平滑肌的兴奋性比骨骼肌、心肌的低。收缩的潜伏期、收缩期和舒张期所占的时间比骨骼肌的长得多，而且变异很大。

（3）消化道平滑肌经常保持在一种微弱的持续收缩状态，即具有一定的紧张性。消化道各部分，如胃、肠等之所以能保持一定的形状和位置，同平滑肌的紧张性有重要的关系；紧张性还使消化道的管腔内经常保持有一定的基础压力；平滑肌的各种收缩活动也有赖于紧张性而发生。

（4）消化道平滑肌对电刺激较不敏感，但对于牵张、温度和化学刺激则特别敏感，轻微的刺激常可引起强烈的收缩。消化道平滑肌的这一特性与它所处的生理环境密不可分，消化道内容物对平滑肌的牵张、温度和化学刺激是引起内容物推进或排空的自然刺激因素。

（5）消化道平滑肌能适应实际的需要而作很大的伸展。作为中空的容纳器官来说，这一特性具有重要生理意义。它使消化道有可能容纳好几倍于自己初体积的食物。

（二）消化腺活动及消化系统的内分泌

1. 消化腺的分泌功能 人每日由各种消化腺分泌的消化液总量达6～8L。消化液主要由有机物、无机离子和水组成。消化液的主要功能为：①稀释食物，使消化道内容物的渗透压与血浆渗透压接近，以利于吸收；②为各种消化酶提供适宜的pH环境；③水解复杂食物中的营养成分，使之便于吸收；④分泌黏液、抗体等有保护消化道黏膜的作用，防止黏膜受到物理性及化学性的损伤。

分泌过程是一个腺细胞主动活动的过程，它包括由血液内摄取原料、在细胞内合成分泌物，以及将分泌物由细胞内排出等一连串的复杂活动。对消化腺分泌细胞的刺激－分泌偶联的研究表明，腺细胞膜上往往存在着多种受体，不同的刺激物与相应的受体结合，可引起细胞内一系列的生化反应，最终导致分泌物的释放。

2. 胃肠激素 在胃肠的黏膜层内，不仅存在多种外分泌腺体，还含有十种内分泌细胞，这些内分泌细胞分泌的以及由胃肠壁的神经末梢释放的激素统称为胃肠激素（gastrointestinal hormone）。胃肠激素在化学结构上都是由氨基酸残基组成的肽类，分子量大多数在5000以内。消化器官的功能除了受神经调节外，还受这些胃肠激素的调节。

（1）胃肠内分泌细胞的形态及分布 用免疫组化、放射免疫的方法已经证明，从胃到大肠的黏膜层内，存在有40多种内分泌细胞，它们由存在于胃肠黏膜层、胰腺内的内分泌细胞和旁分泌细胞等组成。由于胃肠黏膜的面积巨大，胃肠内分泌细胞的总数很多，大大地超过了体内所有内分泌腺的总和。因此，消化道已不仅仅是人体内的消化器官，它也是体内最大最复杂的内分泌器官（表7－2）。

表7－2 主要胃肠内分泌细胞的名称、分布和分泌产物

细胞名称	分泌产物	分布部位
A细胞	胰高血糖素	胰岛
B细胞	胰岛素	胰岛
δ细胞	生长抑素	胰岛、胃肠黏膜
G细胞	胃泌素	胃窦、十二指肠
I细胞	胆囊收缩素	小肠上部
K细胞	抑胃肽	小肠上部
Mo细胞	胃动素	小肠
N细胞	神经降压素	回肠
PP细胞	胰多肽	胰岛、胰腺外分泌部分、胃、小肠、大肠
S细胞	促胰液素	小肠上部

胃肠内分泌细胞在形成上有两个明显的特点，一是细胞内的分泌颗粒均分布在核和基底之间，故属于基底颗粒细胞。不同的内分泌细胞的分泌颗粒大小、形状和密度均不同。胃肠内分泌细胞的另一特点是，大部分细胞呈锥形，其顶端有绒毛突起，伸入胃肠腔内（图7－15），微绒毛可直接感受胃肠内食物成分和pH的刺激而引起细胞的分泌活动。只有少数胃肠内分泌细胞无微绒毛，它们与胃肠腔无直接接触，它们的分泌可由神经兴奋或局部内环境的变化而引起，而与胃肠腔内的食物成分无关。这两种类型的细胞，前者被称为开放型细胞，后者为闭合型细胞。

胃肠内分泌细胞在生物化学方面都具有摄取胺前体，进行脱羟而产生肽类或活性胺的能力。具有这种能力的细胞统称为 APUD（amine precursor uptake and decarboxy－lation）细胞。除胃肠和胰腺的内分泌细胞外，神经系统、甲状腺、肾上腺髓质、垂体等组织中也含有 APUD 细胞。

（2）胃肠激素的作用　胃肠激素与神经系统一起，共同调节消化器官的运动、分泌和吸收功能。此外，胃肠激素对体内其他器官的活动也具有广泛的影响。其作用有三个主要方面。

一是调节消化腺的分泌和消化道的运动。这一作用的靶器官包括唾液腺、胃腺、胰腺、肠腺、肝细胞、食管－胃括约肌、胃肠平滑肌及胆囊等。三个主要胃肠激素的作用见表 7－3 及后文。

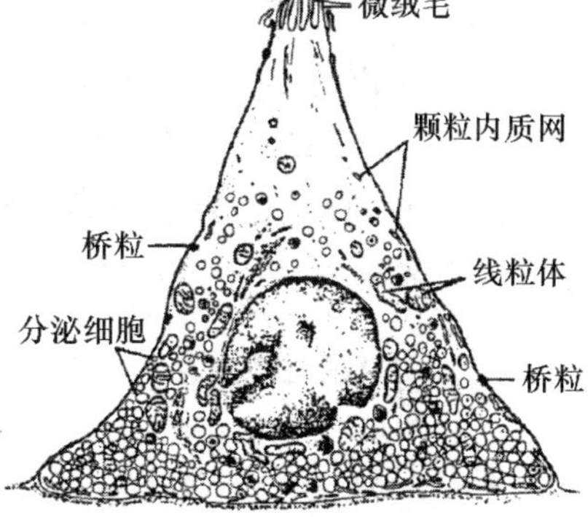

图 7－15　胃窦黏膜内的 G 细胞（开放型细胞）示细胞顶端的绒毛

表 7－3　三种胃肠激素对消化腺分泌和消化管运动的作用

	胃酸	胰 HCO_3^-	胰酶	肝胆汁	小肠液	食管－胃括约肌	胃运动	小肠运动	胆囊收缩
胃泌素	＋＋	＋	＋＋	＋	＋	＋	＋	＋	＋
促胰液素	－	＋＋	＋	＋	＋		－	－	＋
胆囊收缩素	＋	＋	＋＋	＋	＋	－	＋	＋	＋＋

＋：兴奋　＋＋：强兴奋　－：抑制

二是调节其他激素的释放。已经证明，食物消化时，从胃肠释放的抑胃肽（gastric inhibitory polypeptide，GIP）有很强的刺激胰岛素分泌的作用。因此，口服葡萄糖比静脉注射相同剂量的葡萄糖，能引起更多的胰岛素分泌。进餐时，不仅由于葡萄糖的吸收入血直接作用于胰岛 B 细胞，促进其分泌胰岛素，而且还可通过抑胃肽及早地把信息传递到胰岛，引起胰岛素较早的分泌；使血糖不至于升得过高而从尿中丢失，这对于有效地保持机体所获得的能源，具有重要的生理意义。

影响其他激素释放的胃肠激素还有：生长抑素、胰多肽、血管活性肠肽等，它们对生长激素、胰岛素、胰高血糖素、胃泌素等的释放均有调节作用。

三是营养作用。一些胃肠激素具有刺激消化道组织的代谢和促进生长的作用，称为营养作用（trophic action）。例如，胃泌素能刺激胃泌酸部黏膜和十二指肠黏膜的蛋白质、RNA 和 DNA 的合成，从而促进其生长。给动物长期注射五肽胃泌素（一种人工合成的胃泌素，含有胃泌素活性的最小片段——羧基端的 5 个氨基酸片段），可引起壁细胞增生。在临床上也观察到，切除胃窦的患者，血清胃泌素水平下降，同时可发生胃黏膜萎缩；相反，在患有胃泌素瘤的患者，血清胃泌素水平很高，这种患者多有胃黏膜增生、肥厚。此外，近年来还发现，小肠黏膜内 I 细胞释放的胆囊收缩素也具有重要的营养作用，它能引起胰腺内 DNA、RNA 和蛋白质的合成增加，促进胰腺外分泌组织的生长。

由胃肠内分泌细胞释放的激素主要是通过血液循环运送到靶细胞起作用的，这些出现在血液中的激素，可用放射免疫方法从血液中测定出来。但有一些胃肠激素释放后并不进入血液循环，而是通过细胞外液弥散至邻近的靶细胞，这种传递局部信息的方式也称为旁分泌（paracrine）。由胃窦部或胰岛内的 δ 细胞释放的生长抑素，很可能是以这种方式发挥其对邻近的胃泌素细胞（G 细胞）或胰岛 B 细胞的抑制性调节作用的。

（3）脑－肠肽的概念　近年来的研究证实，一些产生胃肠道的肽，不仅存在于胃肠道，也存在于中枢神经系统内；而原来认为只存在于中枢神经系统的神经肽，也在消化道中发现。这些双重分布的肽被统称为脑－肠肽（braingut peptide）。已知的脑－肠肽有胃泌素、胆囊收缩素、P 物质、生长抑素、神经降压素等约 20 余种。这些肽类双重分布的生理意义已引起人们的重视，例如胆囊收缩素在外周对胰酶分泌和胆汁排放的调节作用及其在中枢对摄食的抑制作用，提示脑内及胃肠内的胆囊收缩素在消化和吸收中具有协调作用。

二、口腔内消化

消化过程是从口腔开始的。食物在口腔内停留的时间很短，一般是 15～20 秒钟。食物在口腔内咀嚼，被唾液湿润而便于吞咽。由于唾液的作用，食物中的某些成分还在口腔内发生化学变化。

（一）唾液分泌

人的口腔内有三对大的唾液腺：腮腺、颌下腺和舌下腺，还有无数散在的小唾液腺。唾液就是由这些大小唾液腺分泌的混合液，为无味的黏稠液体。腮腺是由浆液细胞组成的，分泌稀的唾液；颌下腺和舌下腺是混合腺，即腺泡由浆液细胞和黏液细胞组成。

1. 唾液的性质和成分　唾液（saliva）为无色无味近于中性（pH 6.6～7.1）的低渗液体。唾液中水分约占 99%。有机物主要为黏蛋白，还有球蛋白、氨基酸、尿素、尿酸、唾液淀粉酶（salivary amylase）和溶菌酶等。唾液中的无机物有钠、钾、钙、硫氰酸盐、氯、氨等，这些离子的分泌速度受唾液分泌速度影响。此外，唾液中还有一定量的气体，如氧、氮和二氧化碳。

唾液中的黏蛋白几乎全由黏液细胞所分泌，它使唾液具有黏稠性质。浆细胞分泌稀薄的唾液，几乎不含黏蛋白，但浆液腺所分泌的唾液淀粉酶是黏液腺所分泌的 4 倍。

唾液的渗透压随分泌率的变化而有所不同。在分泌率很低的情况下，其渗透压也低；而在最大分泌率时，渗透压可接近血浆，唾液中钠和氯的浓度升高，钾的浓度降低；分泌率低时则出现相反的现象。目前认为，唾液中电解质成分随分泌率变化的原因是分泌液在流经导管时，导管上皮细胞对电解质的重吸收时间不相同而造成的，而分泌液从腺泡细胞中排出时是等渗的，电解质的组成与血浆是相似的。

2. 唾液的作用　①消化作用：在人和少数哺乳动物如兔、鼠等的唾液中，含有唾液淀粉酶（狗、猫、马等的唾液中无此酶），它可使淀粉分解成为麦芽糖。唾液淀粉酶发挥作用的最适 pH 为 7.0 左右，唾液中的氯和硫氰酸盐对此酶有激活作用。食团进入胃后，唾液淀粉酶的活性仍可维持一段时间，直至胃内容物变为 pH 约为 4.5 的酸性反应为止。②湿润并溶解食物，不断移走味蕾上的食物引起味觉，且易于吞咽。③唾液中的溶菌酶、IgA、乳铁蛋白等还有杀菌作用。④清洁和保护口腔，溶解并冲洗口腔中如牙缝里的食物碎屑，当有害物质进入口腔时，它可中和、稀释这些物质，并将它们从口腔黏膜上洗掉。

3. 唾液分泌的调节　唾液分泌的调节完全是神经反射性的，包括非条件反射和条件反射两种。

引起非条件反射性唾液分泌的正常刺激是食物对口腔机械的、化学的和温度的刺激。在这些刺激的影响下，口腔黏膜和舌的神经末梢（感受器）发生兴奋，冲动沿传入神经纤维（在舌神经、鼓索神经支、舌咽神经和迷走神经中）到达中枢，再由传出神经到唾液腺，引起唾液分泌。

唾液分泌的初级中枢在延髓，其高级中枢分布于下丘脑和大脑皮质等处。

支配唾液腺的传出神经以副交感神经为主，如第9对脑神经到腮腺，第7对脑神经的鼓索支到颌下腺。刺激这些神经可引起量多而固体少的唾液分泌。副交感神经对唾液腺的作用是通过其末梢释放乙酰胆碱而实现的，因此，用对抗乙酰胆碱的药物如阿托品，能抑制唾液分泌，而用乙酰胆碱或其类似药物时，可引起大量的唾液分泌。副交感神经兴奋时，还可使唾液腺的血管舒张，进一步促进唾液的分泌。目前认为，副交感神经引起唾液腺附近血管舒张的神经纤维是肽能神经纤维，其末梢释放血管活性肠肽。

支配唾液腺的交感神经是肽能神经纤维，在颈上神经节换神经元后，发出节后纤维分布在唾液腺的血管和分泌细胞上。刺激这些神经引起血管收缩，也可引起唾液分泌，但其分泌作用则随不同的唾液腺而有不同，例如，刺激人的颈交感神经，只引起颌下腺分泌，却不引起腮腺分泌。

人在进食时，食物的形状、颜色、气味以及进食的环境，都能形成条件反射，引起唾液分泌。“望梅止渴”就是日常生活中条件反射性唾液分泌的一个例子。成年人的唾液分泌，通常都包括条件反射和非条件反射两种成分在内。

（二）咀嚼

口腔通过咀嚼运动对食物进行机械性加工。咀嚼（mastication）是由口腔内的各咀嚼肌有顺序地收缩所组成的复杂的反射性动作。咀嚼肌包括咬肌、翼内肌、翼外肌和颞肌等，它们的收缩可使下颌向上、向下、向左右及向前方运动，这时，上牙列与下牙列相互接触，可以产生很大的压力以磨碎食物。咀嚼混合、润滑食物，以形成食团，便于吞咽，减少大块、粗糙食物对胃肠黏膜的机械性损伤。

咀嚼肌属于骨骼肌，可作随意运动，但在正常情况下，它的运动还受口腔感受器和咀嚼肌内的本体感受器传来的冲动的制约。在咀嚼运动中，颊肌和舌肌的收缩具有重要作用，它们的收缩可将食物置于上下牙列之间，以便于咀嚼。

吸吮也是一个反射动作，吸吮时，口腔壁肌肉和舌肌收缩，使口腔内空气稀薄，压力降低到比大气压力还低0.98～1.47kPa（10～15cmH_2O）。凭着口腔内的这个低压条件，液体便可进入口腔。

应当指出，口腔内消化过程不仅完成口腔内食物的机械性和化学性加工，它还能反射性地引起胃、胰、肝、胆囊等的活动，以及引起胰岛素的分泌等变化，为以后的消化过程及紧随消化过程的代谢过程，准备有利条件。

（三）吞咽

吞咽（deglutition）是一种复杂的反射性动作，它使食团从口腔进入胃。根据食团在吞咽时所经过的部位，可将吞咽动作分为下列三期。

第一期：由口腔到咽。这是在来自大脑皮质的冲动的影响下随意开始的。开始时舌尖上举及硬腭，然后主要由下颌舌骨肌的收缩，把食团推向软腭后方而至咽部。舌的运动对于这一期的吞咽动作是非常重要的。

第二期：由咽到食管上端。这是通过一系列急速的反射动作而实现的。由于食团刺激了软腭部的感受器，引起一系列肌肉的反射性收缩，结果使软腭上升，咽后壁向前突出，封闭了鼻回通路；声带内收，喉头升高前移，紧贴会厌，盖住喉口，封闭了咽与气管的通路；呼吸暂时停止；由于喉头前移，食管上口张开，食团就从咽被挤入食管。这一期进行得极快，通常历时不到2秒钟。

第三期：沿食管下行至胃。这是由食管肌肉的顺序收缩而实现的。空腔器管平滑肌的顺序收缩又称蠕动（peristalsis），它是一种向前推进的波形运动。在食团的下端为一舒张波，上端为一收缩波，这样，食团就很自然地被推送前进（图7－16）。食物到达胃的时间还受重力及食物性状的影响，当人取直立位吞咽流体食物时，食物可在蠕动到胃之前进入胃内。

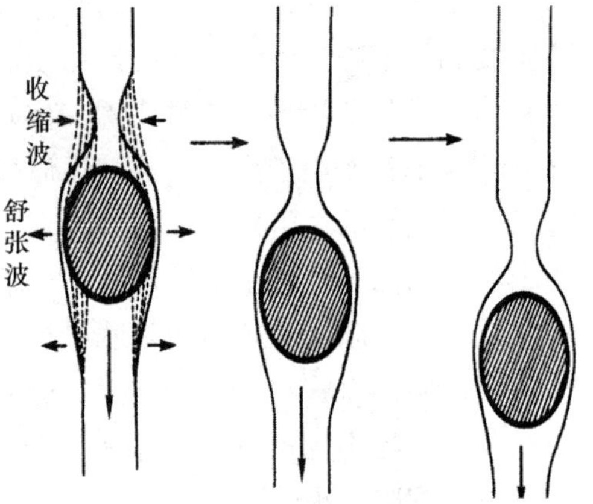

图7－16　食管蠕动的模式图

食管的蠕动是一种反射动作。这是由于食团刺激了软腭、咽部和食管等处的感受器，发出传入冲动，抵达延髓中枢，再向食管发出传出冲动而引起的。

在食管和胃之间，虽然在解剖上并不存在括约肌，但用测压法可观察到，在食管和胃贲门连接处以上，有一段长4～6cm的高压区，其内压力一般比胃高0.67～1.33kPa（5～10mmHg），因此是正常情况下阻止胃内容物逆流入食管的屏障，起到了类似生理性括约肌作用，通常将这一食管称为食管－胃括约肌。当食物经过食管时，刺激食管壁上的机械感受器，可反射性地引起食管－胃括约肌舒张，食物便能进入胃内。食物入胃后引起的胃泌素释放，则可加强该括约肌的收缩，这对于防止胃内容物逆流入食管可能具有一定作用。

总之，吞咽是一种典型的、复杂的反射动作，它有一连串的按顺序发生的环节，每一环节由一系列的活动过程组成，前一环节的活动又可引起后一环节的活动。吞咽反射的传入神经包括来自软腭（第5、9对神脑经）、咽后壁（第9对脑神经）、会咽（第10对脑神经）和食管（第10对脑神经）等处的脑神经的传入纤维。吞咽的基本中枢位于延髓内，支配舌、喉、咽部肌肉动作的传出神经。在第5、9、12对脑神经中，支配食管的传出神经是迷走神经。从吞咽开始至食物到达贲门所需的时间，与食物的性状及人体的体位有关。液体食物需3～4秒钟，糊状食物约5秒钟，固体食物较慢，约需6～8秒钟，一般不超过15秒钟。

三、胃内消化

胃是消化道中最膨大的部分。成人的容量一般为1～2L，因而具有暂时贮存食物的功能。食物入胃后，还受到胃液的化学性消化和胃壁肌肉运动的机械性消化。

（一）胃的分泌

胃黏膜是一个复杂的分泌器官，含有三个管状外分泌腺和多种内分泌细胞。

胃的外分泌腺如下。①贲门腺，属黏液腺，分布在食管与胃连接处的宽1～4cm的环状区内，分泌黏液。②泌酸腺，位于占全胃黏膜约2/3的胃底和胃体部。泌酸腺由三种细胞组成：壁细胞、主细胞和颈黏液细胞，它们分别分泌盐酸、胃蛋白酶原和黏液，壁细胞还分泌内因子。③幽门腺，位于幽门部，含有黏液细胞和G细胞，前者分泌黏液、HCO_3^-及胃蛋白酶原，后者分泌促胃液素，是分泌碱性黏液的腺体。胃液是由这三种腺体和胃黏膜上皮细胞的分泌物构成的。胃黏膜内至少含有6种内分泌细胞，如分泌胃泌素的G细胞、分泌生长抑素的D细胞和分泌组胺的肥大细胞等。

1. 胃液的性质、成分和作用　纯净的胃液是一种无色而呈酸性反应的液体，pH 为 0.9～1.5。正常人每日分泌的胃液量为 1.5～2.5L。胃液的成分包括无机物如盐酸、钠和钾的氯化物等，以及有机物如黏蛋白、消化酶等。与唾液相似，胃液的成分也随分泌的速率而变化，当分泌率增加时，氢离子浓度升高，钠离子浓度下降，但氯和钾的浓度几乎保持恒定。

（1）盐酸　胃液中的盐酸也称胃酸（gastric acid），包括游离酸和与蛋白质结合的结合酸，二者在胃液中的总浓度称为胃液的总酸度。胃液中盐酸含量通常以单位时间内分泌的盐酸毫摩尔（mmol）表示，称为盐酸排出量。正常人空腹时盐酸排出量（基础酸排出量）为 0～5mmol/h。在食物或药物（胃泌素或组胺）的刺激下，盐酸排出量可进一步增加。正常人的盐酸最大排出量可达 20～25mmol/h。男性的盐酸分泌多于女性；盐酸的排出量反映胃的分泌能力，它主要取决于壁细胞的数量，但也与壁细胞的功能状态有关。

壁细胞分泌 H^+ 是逆着巨大的浓度梯度进行的，需要消耗大量的能量，能量来源于氧代谢。泌酸所需的 H^+ 来自壁细胞浆内的水。水解离产生 H^+ 和 OH^-，凭借存在于壁细胞上分泌小管膜上的 H^+，K^+－ATP 酶的作用，H^+ 被主动地转运入小管腔内。

壁细胞分泌小管膜上的 H^+，K^+－ATP 酶又称质子泵（proton pump）或称酸泵。H^+－K^+ 交换是壁细胞质子泵区别于体内任何其他细胞上的质子泵的显著特征。H^+，K^+－ATP 酶每催化一分子的 ATP 分解为 ADP 和磷酸所释放的能量，可驱动一个 H^+ 从壁细胞浆进入分泌小管腔和一个 K^+ 从小管腔进入细胞浆。H^+ 的分泌必须在分泌小管内存在足够浓度的 K^+ 的条件下才能进行。

近年来，选择性干扰胃壁细胞的 H^+，K^+－ATP 酶的药物已被用来有效地抑制胃酸分泌，如壁细胞分泌小管膜上的质子泵可被质子泵抑制剂奥美拉唑抑制，故临床上可用这类药物治疗胃酸分泌过多，成为一代新型的抗溃疡药物。

已知壁细胞内含有丰富的碳酸酐酶，在它的催化下，由细胞代谢产生的 CO_2 和由血浆中摄取的 CO_2 可迅速地水合而形成 H_2CO_3，H_2CO_3 随即又解离为 H^+ 和 HCO_3^-。这样，在 H^+ 分泌后，留在细胞内的 OH^- 和由 H_2CO_3 解离的 H^+ 结合而被中和，壁细胞内将不致因 OH^- 的蓄积而使 pH 升高。由 H_2CO_3 产生的 HCO_3^- 则在壁细胞的底侧膜，与 Cl^- 交换而进入血液。因此，餐后与大量胃酸分泌的同时，血和尿的 pH 往往升高而出现"餐后碱潮"（postprandial alkaline tide）。与 HCO_3^- 交换而进入壁细胞内的 Cl^- 则通过分泌小管膜上特异性的 Cl^- 通道进入小管腔，与 H^+ 形成 HCl（图 7－17）。

胃内的盐酸有许多作用，它可杀死随食物进入胃内的细菌，因而对维持胃和小肠内的无菌状态具有重要意义。盐酸还能激活胃蛋白酶原，使之具有活性，并为胃蛋白酶发挥作用提供了必要的酸性环境。盐酸进入小肠后，可以引起促胰液素的释放，从而促进胰液、胆汁和小肠液的分泌。盐酸所造成的酸性环境，还有助于小肠吸收铁和钙。但若盐酸分泌过多，也会损伤胃黏膜，对人体产生不利影响。一般认为，过高的胃酸对胃和十二指肠黏膜有侵蚀作用，因而是溃疡病发病的重要原因之一。因质子泵抑制剂如奥美拉唑可抑制壁细胞分泌小管膜上的质子泵，故可用于治疗胃酸分泌过多。

（2）胃蛋白酶原　胃蛋白酶原（pepsinogen）是由主细胞合成的，并以不具有活性的酶原颗粒形式贮存在细胞内。当细胞内充满酶原颗粒时，它对新的酶原的合成产生负反馈作用。持续的刺激可使主细胞内的颗粒释放减缓至完全消失，但分泌仍继续进行，说明酶原也可以不经过颗粒的形式直接释放出来。

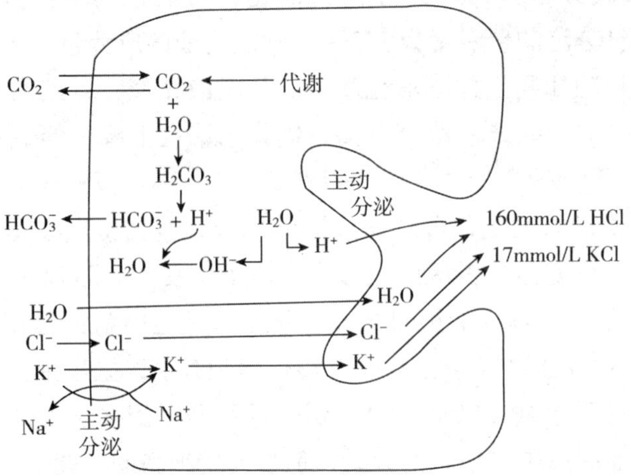

图 7－17　壁细胞分泌盐酸的一种假设

分泌入胃腔内的胃蛋白酶原在胃酸的作用下，从分子中分离出一个小分子的多肽，转变为具有活性的胃蛋白酶（pepsin）。已激活的胃蛋白酶对胃蛋白酶原也有激活作用。

胃蛋白酶能水解食物中的蛋白质，它主要作用于蛋白质及多肽分子中含苯丙氨酸或酪氨酸的肽键上，其主要分解产物是胨，产生的多肽或氨基酸较少。胃蛋白酶只有在酸性较强的环境中才能发挥作用，其最适 pH 为 2～3。随着 pH 的升高，胃蛋白酶的活性即降低，当 pH 升至 6 以上时，此酶即发生不可逆的变性。

（3）黏液和碳酸氢盐　胃的黏液（mucus）是由表面上皮细胞、泌酸腺的黏液颈细胞，贲门腺和幽门腺共同分泌的，其主要成分为糖蛋白。糖蛋白是由 4 个亚单位通过二硫键连接形成的。由于糖蛋白的结构特点，黏液具有较高的黏滞性和形成凝胶的特性。在正常的胃中，黏液覆盖在胃黏膜的表面，形成一个厚 500～1000μm 的凝胶层，称为黏液－碳酸氢盐屏障（gestric mucosal barrier），这层润滑的屏障可保护胃黏膜免受食物的摩擦损伤，有助于食物在胃内移动，并可阻止胃黏膜细胞与胃蛋白酶及高浓度的酸直接接触，保护胃黏膜。

胃内 HCO_3^- 主要是由胃黏膜的非泌酸细胞分泌的，仅有少量的 HCO_3^- 是从组织间液渗入胃内的。基础状态下，胃 HCO_3^- 分泌的速率仅为 H^+ 的 5%。在进食时其分泌速率的增加通常平行于 H^+ 的变化。由于两者在分泌速率及浓度上的巨大差距，胃内 pH 显然不会受分泌的 HCO_3^- 很大影响。

长期以来人们一直在思索：胃黏膜处于高酸和胃蛋白酶的环境中，为什么不被消化？近年来“黏液－碳酸氢盐屏障”概念的提出，至少部分地回答了这个问题。这主要是因为：胃黏液的黏稠度为水的 30～260 倍，H^+ 和 HCO_3^- 等离子在黏液层内的扩散速度明显减慢，因此，在胃腔内的 H^+ 向黏液凝胶深层弥散过程中，它不断地从黏液层下面的上皮细胞分泌并与向表面扩散的 HCO_3^- 遭遇，两种离子在黏液层内发生中和。用 pH 测量电极测得，在胃黏液层存在一个 pH 梯度，黏液层靠近胃腔面的一侧呈酸性，pH 为 7 左右（图 7－18）。因此，由黏液和碳酸氢盐共同构筑的黏液－碳酸氢盐屏障，能有效地阻挡 H^+ 的逆向弥散，保护了胃黏液免受 H^+ 的假侵蚀；黏液深层的中性 pH 环境还使胃蛋白酶丧失了分解蛋白质的作用。

正常情况下，胃黏液凝胶层临近胃腔一侧的糖蛋白容易受到胃蛋白酶的作用而水解为 4

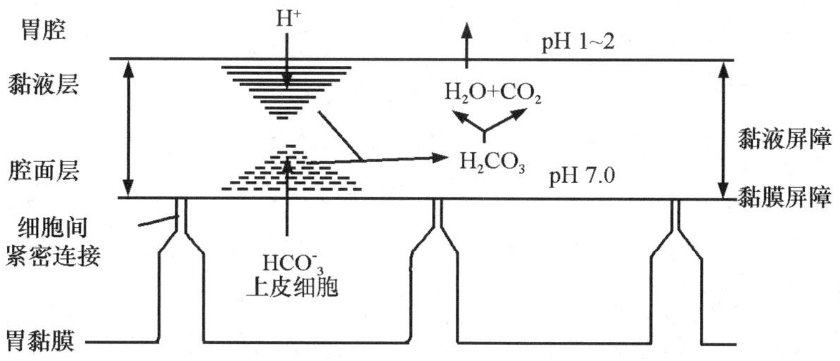

图 7-18　胃黏液-碳酸氢盐屏障模式图

个亚单位，这样，黏液便从凝胶状态变为溶胶状态而进入胃液。但一般来讲，水解的速度与黏膜上皮细胞分泌液的速度相等，这种黏液分泌与降解是动态平衡，保持了黏液屏障功能的完整性和连续性。

（4）内因子　泌酸腺的壁细胞除分泌盐酸外，还分泌一种分子量在 50000~60000 之间的糖蛋白，称为内因子（intrinsic factor）。内因子可与进入胃内的维生素 B_{12} 结合而促进其吸收。

2. 胃液分泌的调节　胃液分泌受许多因素的影响，其中有的起兴奋性作用，有的则起抑制性作用。进食是胃液分泌的自然刺激物，它通过神经和体液因素调节胃液的分泌。

（1）刺激胃酸分泌的内源性物质

1）胃泌素：主要由胃窦黏膜内的 G 细胞分泌。十二指肠和空肠上段黏膜内也有少量 G 细胞。胃泌素释放后主要通过血液循环作用于壁细胞，刺激其分泌盐酸。

胃泌素以多种分子形式存在于体内，其主要的分子形式有两种：大胃泌素（G-34）和小胃泌素（G-17）。胃窦黏膜内的胃泌素主要是G-17，十二指肠黏膜中有 G-17 和 G-34 约各占一半。从生物效应来看，G-17 刺激胃分泌的作用要比 G-34 强 5~6 倍，但 G-34 在体内被清除的速度很慢，半衰期约为 50 分钟，而 G-17 通常只有 6 分钟。

2）乙酰胆碱：大部分支配胃的副交感神经节后纤维末梢释放乙酰胆碱。乙酰胆碱直接作用于壁细胞膜上的胆碱能受体，引起盐酸分泌增加。乙酰胆碱的作用可被胆碱能受体阻断剂（如阿托品）阻断。

3）组胺：胃的泌酸区黏膜内含有大量的组胺（histamine）。产生组胺的细胞是存在于固有膜中的肥大细胞。正常情况下，胃黏膜恒定地释放少量组胺，通过局部弥散到达邻近的壁细胞，刺激其分泌。壁细胞上的组胺受体为Ⅱ型受体（H_2 受体），用西咪替丁（cimetidine）及其相类似的药物可以阻断组胺与壁细胞的结合，从而减少胃酸分泌。

以上三种内源性分泌物，一方面可通过各自壁细胞上的特异性受体，独立地发挥刺激胃酸分泌的作用；另一方面，三者又相互影响，表现为当以上三个因素中的两个因素同时作用时，胃酸的分泌反应往往比这两个因素单独作用的总和要大，这种现象在生理学上称为加强作用（potentiation）。在整体内，促分泌物之间的相互加强作用是经常存在的，因此，用任何一种促分泌物的阻断剂，如用西咪替丁时，它不仅抑制了壁细胞对组胺的反应，同时也会由于去除了组胺的作用的背景，使壁细胞对胃泌素和乙酰胆碱的反应也有所降低。

（2）消化期的胃液分泌　进食后胃液分泌的机制，一般按接受食物刺激的部位，分成三个时期来分析，即头期、胃期和肠期。但必须注意，三个时期的划分是人为的，只是为了便于叙述，实际上，这三个时期几乎是同时开始的，并相互重叠。

1）头期胃液分泌（cephalic phase）：头期的胃液分泌是由进食动作引起的，因其传入冲动均来自头部感受器（眼、耳、口腔、咽、食管等），因而称为头期。

头期胃液分泌的机制曾用慢性方法做了较详细的分析，即用事先履行过食管切断术并具有胃瘘的狗进行假饲（sham feeding）；当食物经过口腔进入食管后，随即从食管的切口流出体外，食物并未进入胃内，故称为假饲，但这样却仍引起胃液分泌。进一步分析确定，由进食动作所引起的胃液分泌，包括条件反射性和非条件反射性两种分泌。前者是由和食物有关的形象、气味、声音等刺激了视、嗅、听等感受器而引起的；后者则当咀嚼和吞咽食物时，刺激了口腔和咽喉等的化学和机械感受器而引起的。这些反射的传入途径和由进食引起的唾液分泌的传入途径相同，反射中枢包括延髓、下丘脑边缘和大脑皮质等。迷走神经是这些反射共同的传出神经。当切断支配胃的迷走神经后，假饲就不再引起胃液分泌。

迷走神经兴奋后，除了通过其末梢释放乙酰胆碱，直接引起腺体细胞分泌外，迷走神经冲动还可引起胃窦黏膜内的 G 细胞及 ECL 细胞，分别释放胃泌素和组胺，两者经过血液循环间接促进胃腺分泌。由此可见，头期的胃液分泌并不是纯神经反射性的，而是一种神经－体液性的调节。

引起胃泌素释放的迷走神经纤维被认为是非胆碱能的，因为阿托品不仅不能阻断，反而使假饲引起的胃泌素释放反应增加。目前对这一现象的解释是，迷走神经中既存在兴奋胃泌素释放的纤维，也存在抑制胃泌素释放的纤维，前者的中介物可能是一种肽类物质，而抑制性纤维则是通过乙酰胆碱能起作用的。阿托品由于阻断了抑制性纤维的作用，因而使胃泌素的释放有所增加。

在人体观察的资料表明，头期胃液分泌的大小与食欲及情绪有很大的关系。其分泌的量和酸度都很高，而胃蛋白酶的含量则尤其高。

2）胃期胃液分泌（gastric phase）：食物入胃后，对胃产生机械性和化学性刺激，继续引起胃液分泌，其主要途径为：①机械性扩张刺激胃底、胃体部的感受器，通过迷走—迷走神经长反射和壁内神经丛的短反射，直接或间接通过胃泌素，作用于壁细胞，引起胃腺分泌；②扩张刺激胃幽门部，通过壁内神经丛，作用于 G 细胞，引起胃泌素的释放；③蛋白质的消化产物肽和氨基酸直接作用于 G 细胞，引起胃泌素的释放。

刺激 G 细胞释放胃泌素的主要食物化学成分是蛋白质的消化产物，其中包括肽类和氨基酸。G 细胞为开放型胃肠内分泌细胞，顶端有绒毛样突起伸入胃腔，可以直接感受胃腔内化学物质的作用。用放射免疫方法测定血浆中胃泌素浓度，正常人空腹时为 30～120pg/ml，在进食蛋白质食物后，血浆胃泌素可升高到 50～200pg/ml，在进食后 2～3 小时逐渐恢复至进食前水平。糖类和脂肪类食物不是胃泌素释放的强刺激物。

胃酸分泌的胃液酸度也很高，但胃蛋白酶含量却比头期少。

3）肠期胃液分泌（intestinal phase）：将食糜、蛋白胨液由瘘管直接注入十二指肠内，也可引起胃液分泌的轻度增加，说明当食物离开胃进入小肠后，还有继续刺激胃液分泌的作用。机械扩张游离的空肠绊，胃液分泌也增加。

在切断支配胃的外来神经后，食物对小肠的机械扩张刺激仍可引起胃液分泌，提示肠期胃液分泌的机制中，神经反射的作用不大，它主要通过体液调节机制，即当食物以及消化产物与小肠黏膜接触时，有一种或几种激素如胃泌素从小肠黏膜释放出来，通过血液循环作用于胃，从而促进胃液分泌。已知人的十二指肠黏膜中含有较多的胃泌素；用放射免疫方法测得，在切除了胃窦的患者，进食后血浆胃泌素的浓度仍有升高，说明进食后可引起十二指肠释放胃泌素，它可能是肠期胃液分泌的体液因素之一。有人认为，在食糜作用下，小肠黏膜还可能释放肠泌酸素的激素，刺激胃酸分泌。此外，由小肠吸收的氨基酸也可能参与肠期的胃液分泌，因为静脉注射混合氨基酸也可引起胃酸分泌。

肠期胃液分泌的量不大，大约占进食后胃液分泌总量的1/10，这可能与食物在小肠内同时还产生许多对胃液起抑制性作用的调节有关。

（3）胃液分泌的抑制性调节　前面已叙述在进食过程中兴奋胃液分泌的机制，而正常消化期的胃液分泌还受到各种抑制性因素的调节，实际表现的胃液分泌正是兴奋和抑制性因素共同作用的结果。在消化期内，抑制胃液分泌的因素除精神、情绪因素外，主要还有盐酸、脂肪和高张溶液三个因素。

盐酸是胃腺活动的产物，但它对胃腺的活动又具有抑制性作用，因此是胃酸分泌的一种负反馈的调节机制。

当胃窦的pH降到1.2～1.5时，便可能对胃液的分泌产生抑制作用。这种抑制作用的机制可能是盐酸直接抑制了胃窦黏膜中的G细胞，减少胃泌素释放的结果。恶性贫血的患者胃酸分泌很低，他们血浆中胃泌素的浓度却比正常人高20～30倍，如向这种患者胃内注以盐酸，使胃内酸化，血浆胃泌素的浓度即下降，这进一步说明，胃内容物的酸度对胃泌素的释放以及进而影响胃液分泌具有重要作用。

近年来一些实验资料提示，盐酸在胃内还可能通过引起胃黏膜释放一种抑制性因素——生长抑素，转而抑制胃泌素和胃液的分泌。

当十二指肠内的pH降到2.5以下时，对胃酸分泌也有抑制作用，但其作用机制目前尚未完全阐明。已知酸作用于小肠黏膜可引起促胰液素释放，后者对胃泌素引起的酸分泌具有明显的抑制作用，因此，促胰液素很可能是十二指肠酸化抑制胃分泌的一种抑制物。此外，十二指肠球部在盐酸刺激下，也可能释放出一种抑制胃分泌的肽类激素——球抑胃素，但球抑胃素结构尚未最后确定。

脂肪是抑制胃液分泌的一个重要因素。脂肪及其消化产物抑制胃分泌的作用发生在脂肪进入十二指肠后，而不是在胃中。由我国生理学家林可胜在20世纪30年代首先发现并命名的肠抑胃素，是从小肠黏膜中提取出一种物质，当由静脉注射后，通过血液循环到达胃腺，会使胃液分泌的量、酸度和消化力减低，并抑制胃运动。这个物质被认为是脂肪在小肠内抑制胃分泌的体液因素，其可能不是一个独立的激素，而可能是几种具有抑制胃酸分泌作用的激素的混合物。小肠黏膜中存在的神经降压素、抑胃肽等多种激素，都具有类似肠抑胃素的特性。

十二指肠内高张溶液抑制胃分泌作用的实现可能通过两种途径来实现，即激活小肠内渗透压感受器，通过肠－胃反射引起胃酸分泌的降低；以及通过刺激小肠黏膜释放肠抑胃素而抑制胃液分泌。后一机制尚未阐明。

在胃的黏膜和肌层中，存在大量的前列腺素。迷走神经兴奋和胃泌素都可引起前列腺素释放的增加。前列腺素对进食、组胺和胃泌素等引起的胃液分泌有明显的抑制作用。它可能是胃液分泌的负反馈抑制物。前列腺素还能减少胃黏膜血流，但它抑制胃分泌的作用并非继发于血流的改变。

（二）胃的运动

胃既有贮存食物的功能，又具有泵的功能。胃底和胃体的前部（也称头区）运动较弱，其主要功能是贮存食物；胃体的远端和胃窦（也称尾区）则有较明显的运动，其主要功能是磨碎食物、使食物与胃液充分混合，以形成食糜，以及逐步地将食糜排至十二指肠。

1. 胃的容受性舒张 当咀嚼和吞咽时，食团刺激咽、食管等外感受器，通过迷走神经反射性地引起胃底和胃体的平滑肌紧张性降低和舒张。胃壁肌肉的这种活动，被称为胃的容受性舒张（receptive relaxation）。容受性舒张使胃腔容量由空腹时的50ml，增加到进食后的1.5L，它适应于大量食物的涌入。虽然胃随着胃内容物的增加而伸展，但胃内压力变化并不大，从而使胃更好地完成容受和贮存食物的功能，其生理意义是显然的。

胃的容受性舒张是通过迷走神经的传入和传出通路反射性实现的，切断人和动物的双侧迷走神经，容受性舒张即不再出现。在这个反射中，迷走神经及其传出通路是抑制性纤维，其末梢释放的递质既非乙酰胆碱，也非去甲肾上腺素，而可能是某种肽类物质。

2. 胃的蠕动 进食后约5分钟，蠕动即开始。蠕动是从胃的中部开始，有节律地向幽门方向进行。胃蠕动波约每分钟发生3次，每次蠕动需1分钟左右到达幽门。因此，通常是一波未平，一波又起。

蠕动波在初起时比较小，在向幽门传播过程中，波的深度和速度都逐步增加，当接近幽门时，明显加强，可将一部分食糜（1～2ml）排入十二指肠，因此有幽门泵之称。并不是每一个蠕动波都到达幽门，有些蠕动波到胃窦后即消失。一旦收缩波超越胃内容物，并到达胃窦终末时，由于胃窦终末部的有力收缩，胃内容物部分将被反向地推回到近侧胃窦和胃体部。食糜的这种后退，非常有利于食物和消化液的混合，还可机械地磨碎块状固体食物。总之，蠕动主要的生理意义是：一方面使食物与胃液充分混合，以利于胃液发挥消化作用；另一方面，则可搅拌和粉碎食物，并推进胃内容物通过幽门向十二指肠前行。

胃的蠕动是受胃平滑肌的基本电节律控制的。胃的基本电节律起源于胃大弯上部，沿纵行肌向幽门方向传播，每分钟约3次。胃肌的收缩通常出现在基本电节律波后6～9秒，动作电位后1～2秒。神经和体液因素可通过影响胃的基本电节律和动作电位而影响胃的蠕动；迷走神经冲动、胃泌素和胃动素（是近年来从小肠黏膜中分离出来的一种胃肠激素）可使胃的基本电节律和动作电位出现的频率增加，使胃的收缩频率和强度增加；交感神经兴奋、促胰液素和抑胃肽则作用相反。

3. 胃的排空及其控制 食物由胃排入十二指肠的过程称为胃的排空（gastric emptying）。一般在食物入胃后5分钟即有部分食糜被排入十二指肠。不同食物的排空速度不同，这和食物的物理性状和化学组成及胃的运动都有关系。稀的、流体食物比稠的或固体食物排空快；切碎的、颗粒小的食物比大块的食物排空快；等渗液体比非等渗液体快。在三种主要食物中，糖类排空最快，蛋白质次之，脂类最慢。对于混合食物，由胃完全排空通常需要4～6小时。

胃的排空率受来自胃和来自十二指肠两方面因素的控制。

（1）胃内因素促进排空

1）胃内食物量对排空率的影响：胃的内容物作为扩张胃的机械刺激，通过壁内神经反射或迷走－迷走神经反射，引起胃运动的加强。一般，食物由胃排空的速率和留在胃内作物量的平方根成正比。

2）胃泌素对胃排空的影响：扩张刺激以及食物的某些成分，主要是蛋白质消化产物，可引起胃窦黏膜释放胃泌素。胃泌素除了胃酸分泌外，对胃的运动也有中等程度的刺激作用，它提高幽门泵的活动，使幽门舒张，因而对胃排空有重要的促进作用。

（2）十二指肠因素抑制排空

1）肠－胃反射对胃运动的抑制：在十二指肠壁上存在多种感受器，酸、脂肪、渗透压及机械扩张，都可刺激这些感受器，反射性地抑制胃运动，引起胃排空减慢。这个反射称为肠－胃反射，其传出冲动可通过迷走神经、壁内神经，甚至还可能通过交感神经等几条途径传到胃。肠－胃反射对酸的刺激特别敏感，当 pH 降到 3.5～4.0 时，反射即可引起，它抑制幽门泵的活动，从而阻止酸性食糜进入十二指肠。

2）十二指肠产生的激素对胃排空的抑制：当过量的食糜，特别是酸或脂肪由胃进入十二指肠后，可引起胃黏膜释放几种不同的激素，抑制胃的运动，延缓胃的排空。促胰液素、抑胃肽等都具有这种作用，统称为肠抑胃素。

上述在十二指肠内具有抑制胃运动的各项因素产生是经常存在的，随着盐酸在肠内被中和，食物消化的产物被吸收，它们对胃的抑制性影响便渐渐消失，胃运动又逐渐增强，因而又推送另一部分食糜进入十二指肠。如此重复，使胃排空的速度较好地适应十二指肠内消化吸收速度。

4. 呕吐（vomiting）　是将胃及肠内容物从口腔强力驱出的动作。机械的和化学的刺激作用于咽部、胃、大小肠、胆总管、泌尿生殖器官等处的感受器，都可以引起呕吐。视觉和内耳前庭的位置感觉发生改变时，也可引起呕吐。

呕吐前常出现恶心、流涎、呼吸急迫和心跳快而不规则等自主神经兴奋的症状。呕吐开始时，先是深吸气，声门紧闭，随着胃和食管下端舒张，膈肌和腹肌猛烈地收缩，压挤胃的内容物通过食管而进入口腔。呕吐时，十二指肠和空肠上段也变得强烈起来，蠕动增快，并可转为痉挛。由于胃舒张而十二指肠收缩，平时的压力差逆转，使十二指肠内容物倒流入胃，因此，呕吐物中常混有胆汁和小肠液。

在呕吐动作中，所有的这些活动都是反射性的。传入冲动是由迷走神经和交感神经的感觉纤维、舌咽神经及其他神经传入至延髓内的呕吐中枢。由中枢发出的冲动则沿迷走神经、交感神经、膈神经和脊神经等传到胃、小肠、膈肌和腹壁肌等处。呕吐中枢的位置在延髓外侧网状结构的背外侧缘。颅内压增高（脑水肿、肿瘤等情况）可直接刺激该中枢而引起呕吐。呕吐中枢在结构上和功能上与呼吸中枢、心血管中枢均有密切联系，它协调这些邻近中枢的活动，从而在呕吐时产生复杂的反应。

在延髓呕吐中枢的附近存在一个特殊的化学感受器，某些中枢性催吐药如阿扑吗啡，可以刺激这个化学感受器，通过它再兴奋呕吐中枢引起呕吐。

呕吐是一种具有保护意义的防御反射，它可排出摄入胃内的有害物质。但剧烈而频繁的呕吐会影响进食和正常消化活动，并且使大量的消化液丢失，造成机体失水和电解质平衡的紊乱。

四、小肠内消化

食糜由胃进入十二指肠后，即开始了小肠内的消化。小肠内消化是整个消化过程中最重要的阶段。在这里，食糜受到胰液、胆汁和小肠液的化学性消化以及小肠运动的机械性消化。许多营养物质也都在这一部位被吸收入机体。因此，食物通过小肠，消化过程基本完成。未被消化的食物残渣，从小肠进入大肠。

食物在小肠内停留的时间，随食物的性质而有不同，一般为 3～8 小时。

（一）胰液的分泌

胰腺是兼有外分泌和内分泌功能的腺体。胰腺的内分泌功能主要与糖代谢的调节有关。

胰腺的外分泌为胰液，是由胰腺的腺泡细胞和小的导管管壁细胞所分泌的，具有很强的消化能力。

1. 胰液的成分和作用 胰液（pancreatic juice）是无色的碱性液体，pH 为 7.8 ~ 8.4，渗透压与血浆相等。人每日分泌的胰液量为 1 ~ 2L。

胰液的成分包括水、无机物和有机物。在无机成分中，碳酸氢盐的含量很高，它是由胰腺内的小导管细胞分泌的。导管细胞内含有较高浓度的碳酸酐酶，在它的催化下，二氧化碳可水化而产生碳酸，后者经解离而产生碳酸氢根（HCO_3^-），人胰液中的 HCO_3^- 的最高浓度为 140mmol/L，其浓度随分泌速度的增加而增加。HCO_3^- 的主要作用是中和进入十二指肠的胃酸，使肠黏膜免受强酸的侵蚀；同时也提供了小肠内多种消化酶活动的最适宜的 pH 环境（pH 7 ~ 8）。除 HCO_3^- 外，占第二位的主要阴离子是 Cl^-。Cl^- 的浓度随 HCO_3^- 浓度的变化而有变化，当 HCO_3^- 浓度升高时，Cl^- 的浓度就下降。胰液中的正离子有 Na^+、K^+、Ca^{2+} 等，它们在胰液中的浓度与血浆中的浓度非常接近，不依赖于分泌的速度。

胰液中的有机物主要是蛋白质，含量由 0.1% ~ 10% 不等，随分泌的速度不同而有不同。胰液中的蛋白质主要由多种消化酶组成，它们是由腺泡细胞分泌的。胰液中的主要消化酶如下。

（1）胰淀粉酶 胰淀粉酶（pancreatic amylase）是一种 α－淀粉酶，它可将淀粉、糖原及大多数糖类水解为二糖及少量三糖，如糊精、麦芽糖，但其不能水解纤维素。胰淀粉酶作用的最适 pH 为 6.7 ~ 7.0。

（2）胰脂肪酶 胰脂肪酶（pancreatic lipase）是三酰甘油水解酶，可分解中性脂肪为脂肪酸、一酰甘油和甘油。它的最适 pH 为 7.5 ~ 8.5。

目前认为，胰脂肪酶只有在胰腺分泌的另一种小分子蛋白质——辅脂酶存在条件下才能发挥作用。胰脂肪酶与辅脂酶在三酰甘油的表面形成一种高亲和度的复合物，牢固地附着在脂肪颗粒表面，防止胆盐把脂肪酶从脂肪表面置换下来。因此，辅脂酶的作用可比喻为附着在三酰甘油表面的“锚”。

胰液中还含有磷脂酶 A_2 和胆固醇酯水解酶，它们分别水解卵磷脂和胆固醇酯。

（3）胰蛋白酶和糜蛋白酶 这两种酶是以不具有活性的酶原形式存在于胰液中的。在肠液中的肠激酶作用下，可以激活蛋白酶原（trypsinogen）并转变为具有活性的胰蛋白酶（trypsin）。此外，胰蛋白酶可以发生自身催化，酸以及组织液也能使胰蛋白酶原活化。糜蛋白酶原（chymotrysinogen）是在胰蛋白酶作用下转化为有活性的糜蛋白酶（chymotrysin）的。

胰蛋白酶和糜蛋白酶的作用极相似，都能分解蛋白质为胨，当两者一同作用于蛋白质时，则可消化蛋白质为小分子的多肽和氨基酸。

正常胰液中还含有羧肽酶、核糖核酸酶、脱氧核糖核酸酶等水解酶。羧肽酶可作用于多肽末端的肽键，释放出具有自由羧基的氨基酸，后两种酶则可使相应的核酸部分水解为单核苷酸。

由于胰液中含有水解三种主要食物的消化酶，因而胰液是最重要的一种消化液。临床和实验均证明，当胰液分泌障碍时，即使其他消化腺的分泌都正常，食物中的脂肪和蛋白质仍不能完全消化，从而也影响吸收，但糖的消化和吸收一般不受影响；胰酶引起的自身消化是胰腺炎病理基础，抑制胰腺外分泌及胰腺活性是胰腺炎的特效治疗之一。治疗胰腺炎的药物乌司他丁（尿抑制素）对胰蛋白酶等多种酶具有抑制作用，可有效减轻症状、减少器官衰竭发生率，降低病死率。

2. 胰液分泌的调节　在非消化期，胰液几乎是不分泌或很少分泌的。进食开始后，胰液分泌即开始。所以，食物是兴奋胰腺的自然因素。进食时胰液受神经和体液双重控制，但以体液调节为主。

（1）神经调节　食物的形象、气味、食物对口腔、食管、胃和小肠的刺激，都可通过神经反射（包括条件反射和非条件反射）引起胰液分泌。反射的传出神经主要是迷走神经。切断迷走神经，或注射阿托品阻断迷走神经的作用，都可显著地减少胰液分泌。迷走神经可通过其末梢释放乙酰胆碱直接作用于胰腺，也可通过引起胃泌素的释放，间接地引起胰腺分泌。迷走神经主要作用于胰腺的腺泡细胞，对导管细胞的作用较弱，因此，迷走神经兴奋引起胰液分泌的特点是：水分和碳酸氢盐含量很少，而酶的含量却很丰富。

内脏大神经对胰液分泌的影响不明显。内脏大神经中的胆碱能纤维可增加胰液分泌，但其上腺素能纤维则因使胰腺血管收缩，对胰液分泌产生抑制作用。

（2）体液调节　调节胰液分泌的体液因素主要有促胰液素和胆囊收缩素（也称促胰酶素）两种，分述如下。

1）促胰液素（secretin）：当食糜进入小肠后，食糜中的 HCl 可刺激小肠黏膜释放促胰液素。小肠上段黏膜含促胰液素较多，距幽门越远，含量越小。产生促胰液素的细胞为 S 细胞。王志均等曾在具有移植胰的狗身上观察引起促胰液素释放的因素，结果表明，最强的刺激因素是盐酸，其次为蛋白质分解产物和脂酸钠，糖类几乎没有作用。小肠内促胰液素释放的 pH 阈值为 4.5。迷走神经的兴奋不引起促胰液素的释放；切除小肠的外来神经，盐酸在小肠内仍能引起胰液分泌，说明促胰液素的释放不依赖于肠管外来神经。

促胰液素通过血液循环，作用于胰腺小导管的上皮细胞，使其分泌含大量的水分和碳酸氢盐的胰液，从而中和进入十二指肠的 HCl，使 pH 不至于过低，起到保护小肠黏膜的作用，并给胰酶作用提供适宜的 pH 环境。

2）胆囊收缩素（cholecystokinin，CCK）：食糜中的蛋白质消化产物及脂肪分解产物刺激小肠黏膜中 I 细胞释放的一种肽类激素。引起胆囊收缩素释放的因素（由强至弱）为：蛋白质分解产物、脂酸钠、盐酸、脂肪。糖类没有作用。

促进胰液中各种酶的分泌是胆囊收缩素的一个重要作用，因而也称促胰酶素；它的另一重要作用是促进胆囊强烈收缩，排出胆汁。胆囊收缩素对胰腺组织还有营养作用，它促进胰组织蛋白质和核糖核酸的合成。

影响胰液分泌的体液因素还有胃窦分泌的胃泌素、小肠分泌的血管活性肠肽等，它们的作用分别与胆囊的收缩素和促胰液素相似。

近年来的资料表明，促胰液素和胆囊收缩素对胰液分泌的作用是通过不同机制实现的，前者以 cAMP 为第二信使，后者则通过磷脂酰醇系统，在 Ca^{2+} 介导下起作用的。

促胰液素和胆囊收缩素之间发生协同作用，分别加强对方的作用。此外，迷走神经对促胰液素的作用也有加强作用，例如阻断迷走神经后，促胰液素引起的胰液分泌量将大大减少。激素之间，以及激素与神经之间的相互加强作用，对进餐时胰液的大量分泌具有重要意义。

（二）胆汁的分泌与排出

肝细胞持续生成和分泌胆汁，经肝管流出。胆汁可直接通过胆总管至十二指肠；但在消化间期，由肝管转入胆囊而存贮于胆囊，于消化期再由胆囊排出至十二指肠。胆汁

(bile) 和胰液、肠液一起，对小肠内的食糜进行化学性消化。

1. 胆汁的性质和成分 成年人每日分泌胆汁 800～1000ml，胆汁的生成量和蛋白质的摄入量有关，高蛋白食物可生成较多的胆汁。

胆汁是一种较浓且具有苦味的有色液汁。人的胆汁（由肝直接分泌的胆汁）呈金黄色或橘棕色；而胆囊胆汁（在胆囊中贮存过的胆汁）则因浓缩而颜色加深。肝胆汁呈弱碱性（pH 为 7.4），胆囊胆汁则因碳酸氢盐在胆囊中被吸收而呈弱酸性（pH 为 6.8）。

胆汁的成分很复杂，除 97% 是水外，还含有胆盐、胆色素、脂肪酸、胆固醇、卵磷脂和黏蛋白等有机物和钠、钾、钙、碳酸氢盐等无机成分，胆汁中不含消化酶。

胆盐（bile salt）是肝细胞分泌的胆汁酸与甘氨酸或牛磺酸结合形成的钠盐或钾盐，它是胆汁参与消化和吸收的主要成分，尤其对脂肪的消化和吸收具有重要的作用。胆汁中的胆色素是血红蛋白的代谢产物，包括胆红素及其氧化物——胆绿素，其中胆红素呈金黄色。胆色素的种类和浓度决定了胆汁的颜色，肝能合成胆固醇，其中约一半转化成胆汁酸。其余的一半则随胆汁进入胆囊或排入小肠。

在正常情况下，胆汁中的胆盐（或胆汁酸）、胆固醇和卵磷脂的适当比例是维持胆固醇成溶解状态的必要条件。当胆固醇分泌过多，或胆盐、卵磷脂合成减少时，胆固醇就容易沉积下来，这是形成胆结石的一种原因。

2. 胆汁的作用 胆汁对于脂肪的消化和吸收具有重要意义。

（1）胆汁中的胆盐、胆固醇和卵磷脂等都可作为乳化剂，降低脂肪的表面张力，胆盐围绕脂肪微粒呈单层排列，使脂肪乳化成微滴，分散在肠腔内的水溶液中，形成混悬液（乳化作用）。这样便增加了胰脂肪酶的作用面积，使其分解脂肪的作用加速。

（2）胆汁通过促进脂肪分解产物的吸收，对脂溶性维生素（维生素 A、D、E、K）的吸收也有促进作用。

（3）胆盐是双嗜性分子，在水中易形成聚集物。因其分子结构的特点，当达到一定浓度后，可聚合而形成圆筒形的微胶粒。肠腔中脂肪的分解产物及脂溶性维生素均可渗入到微胶内部，共同组成水溶性复合物（混合微胶粒）。因此，胆盐便成了不溶于水的脂肪水解产物到达肠黏膜表面所必需的运载工具，对于脂肪消化产物的吸收具有重要意义。

另外，胆汁在十二指肠中还可以中和一部分胃酸，保护黏膜并提供适宜的 pH 环境；胆盐在小肠内吸收后又是促进胆汁自身分泌的一个体液因素。

3. 胆汁分泌和排出的调节 肝细胞是不断分泌胆汁的，但在非消化期间，肝胆汁都流入胆囊内贮存。胆囊可以吸收胆汁中的水分和无机盐，使肝胆汁浓缩 4～10 倍，从而增加了贮存的效能。在消化期，胆汁可直接由肝以及由胆囊中大量排出至十二指肠。因此，食物在消化道内是引起胆汁分泌和排出的自然刺激物。高蛋白食物（蛋黄、肉、肝）引起胆汁流出最多，高脂肪或混合食物的作用次之，而糖类食物的作用最小。在胆汁排出过程中，胆囊和 Oddi 括约肌的活动通常表现出协调的关系，即胆囊收缩时，Oddi 括约肌舒张；相反，胆囊舒张时，Oddi 括约肌则收缩。

（1）神经因素的作用 神经对胆汁分泌和胆囊收缩的作用均较弱。进食动作或食物对胃、小肠的刺激可通过神经反射引起肝胆汁分泌的少量增加，胆囊收缩也轻度加强。反射的传出途径是迷走神经，切断两侧迷走神经，或应用胆碱能受体阻断剂，均可阻断这种反应。

迷走神经除了直接作用于肝细胞和胆囊外，它还可通过引起胃泌素释放而间接引起肝胆汁的分泌和胆囊收缩。

（2）体液因素的作用　有多种体液因素参与调节胆汁的分泌和排出。

胃泌素：胃泌素至少对肝胆的分泌及胆囊平滑肌的收缩均有一定的刺激作用，它可通过血液循环作用于肝细胞和胆囊；也可先引起胃酸分泌，后者再作用于十二指肠黏膜，引起促胰液素释放而促进肝胆汁分泌。

胆囊收缩素：在蛋白质分解产物、盐酸和脂肪等物质作用下，小肠上部黏膜内的I细胞可释放胆囊收缩素，它通过血液循环兴奋胆囊平滑肌，引起胆囊的强烈收缩。胆囊收缩素对Oddi括约肌则有降低其紧张性的作用，因此可促使胆囊汁的大量排放。

胆囊收缩素也能刺激胆管上皮细胞，使胆汁流量和 HCO_3^- 的分泌增加，但其作用较弱。

促胰液素：促胰液素主要的作用是刺激胰液分泌，但它还有一定的刺激肝胆汁分泌的作用。促胰液素主要作用于胆管系统而非作用于肝细胞，它引起的胆汁分泌主要是量和 HCO_3^- 含量的增加，胆盐的分泌并不增加。

胆盐：胆汁中的胆盐或胆汁酸当排至小肠后，绝大部分（约90%以上）仍可由小肠（主要为回肠末端）黏膜吸收入血，通过门静脉回到肝，再组成胆汁而又分泌入肠，这一过程称为胆盐的肠－肝循环（enterohepatic circulation of bile salt）（图7－19）。胆盐每循环一次约损失5%，每次进餐后有6～8g胆盐排出。每次进餐后可进行2～3次肠－肝循环。返回到肝的胆盐有刺激肝胆汁分泌的作用，实验证明，当胆盐通过胆瘘流失至体外后，胆汁的分泌将比正常时减少数倍。

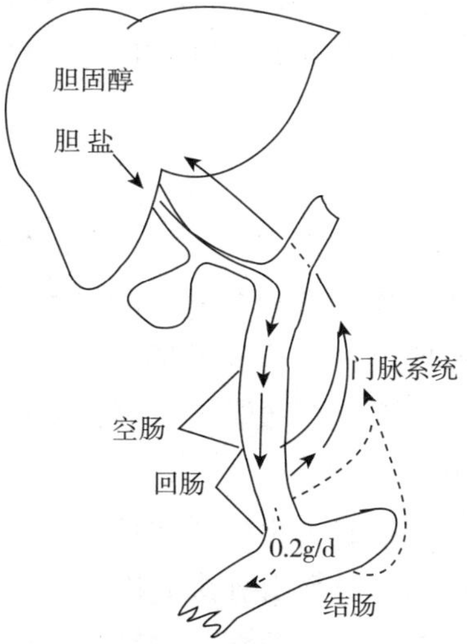

图7－19　胆盐的肠－肝循环

进入门脉的实线代表来自肝的胆盐，虚线代表由细菌作用产生的胆盐

胆盐对胆囊的运动并无影响

总之，由进食开始，到食物进入小肠内，在神经和体液因素调节下，都可引起胆汁的分泌和排出活动，尤以食物进入小肠后的作用最为明显。在这一时期中，不仅肝胆汁的分泌明显增加，而且由于胆囊的强烈收缩，使贮存在胆囊中的胆汁也大量排出。

（三）小肠液的分泌

小肠内有两种腺体：十二指肠和肠腺。十二指肠又称勃氏腺（Brunner's gland），分布在十二指肠的黏膜下层中，分泌碱性液体，内含黏蛋白，因而黏稠度很高。这种分泌物的主要功能是保持十二指肠的上皮，不被胃酸侵蚀。肠腺又称李氏腺（Lieberkühn crypt），分布于全部小肠的黏膜层内，其分泌液构成了小肠液的主要部分。

1. 小肠液的性质、成分和作用 小肠液是一种弱碱性液体，pH 约为7.6，渗透压与血浆相等。小肠液的分泌量变化范围很大，成年人每日分泌量1～3L。大量的小肠液可以稀释消化产物，使其渗透压下降，有利于吸收。小肠分泌后又很快地被绒毛重吸收，这种液体的交流为小肠内营养物质的吸收提供了媒介。

在各种不同条件下，小肠液的性状变化也很大，有时是较稀的液体，而有时则由于含有大量黏蛋白而很黏稠。小肠液还常混有脱落的肠上皮细胞、白细胞，以及由肠上皮细胞分泌的免疫球蛋白。

近年来认为，真正由小肠腺分泌的酶只有肠激酶一种，它能激活胰液中的胰蛋白酶原，使之变有活性的胰蛋白酶，从而有利于蛋白质的消化。小肠本身对食物的消化是以一种特殊的方式进行的，即在小肠上皮细胞的纹状缘和上皮细胞内进行的。在肠上皮细胞内含有多种消化酶，如分解多肽的肽酶、分解双糖的蔗糖酶和麦芽糖酶等。这些存在于肠上皮细胞内的酶可随脱落的肠上皮细胞进入肠腔内，但它们对小肠内消化并不起作用。

2. 小肠液分泌的调节 小肠液的分泌是经常性的，但在不同条件下，分泌量的变化可以很大。食糜对黏膜的局部机械刺激和化学刺激都可引起小肠液的分泌。小肠黏膜对扩张刺激最为敏感，小肠内食糜的量越多，分泌也越多。一般认为，这些刺激是通过肠壁内神经丛的局部反射而引起肠腺分泌的。刺激迷走神经可引起十二指肠分泌，但对其他部位的肠腺作用并不明显，有人认为，只有切断内脏大神经（取消了抑制性影响）后，刺激迷走神经才能引起小肠液的分泌。在胃肠激素中，胃泌素、促胰液素、胆囊收缩素和血管活性肠肽都有刺激小肠分泌的作用。

（四）小肠的运动

小肠的运动功能是靠肠壁的两层平滑肌完成的。肠壁的外层是纵行肌，内层是环行肌。

1. 小肠的运动形式 小肠的运动形式包括紧张性收缩、分节运动和蠕动三种。

（1）紧张性收缩 小肠平滑肌紧张性是其他运动形式有效进行的基础。当小肠紧张性下降时，肠腔易于扩张，肠内容物的混合和转运减慢；相反，当小肠紧张性升高时，食糜在小肠内的混合和运转过程就加快。

（2）分节运动 这是一种以环行肌为主的节律性收缩和舒张运动。在食糜所在的一段肠管上，环行肌在许多点同时收缩，把食糜分割成许多节段；随后，原来收缩的部位发生舒张，而原来舒张的部位发生收缩，这样原来的节段分为两半，而相邻的两半则合拢来形成一个新的节段；如此反复进行，食糜得以不断地分开，又不断地混合（图7－20）。分节运动（segmental motility）的推进作用很小，它的主要作用是使食糜与消化液充分混合，便于进行化学性消化，它还使食糜与肠壁紧密接触，为吸收创造了良好的条件，但并不明显地推进食糜。分节运动还能挤压肠壁，有助于血液和淋巴的回流。

分节运动在空腹时几乎不存在，进食后才逐渐变强起来。小肠各段分节运动的频率不同，小肠上部频率较高，下部较低。人的小肠、十二指肠分节运动的频率约为每分钟 11 次，回肠末端为每分钟 8 次。这种活动梯度对于食糜从小肠的上部向下部推进具有一定意义。

电生理研究指出，小肠分节运动的梯度现象与其平滑肌的基本电节律有关。小肠平滑肌的基本电节律的起步点位于十二指肠近胆管入口处的纵行细胞上，其频率在人约为每分

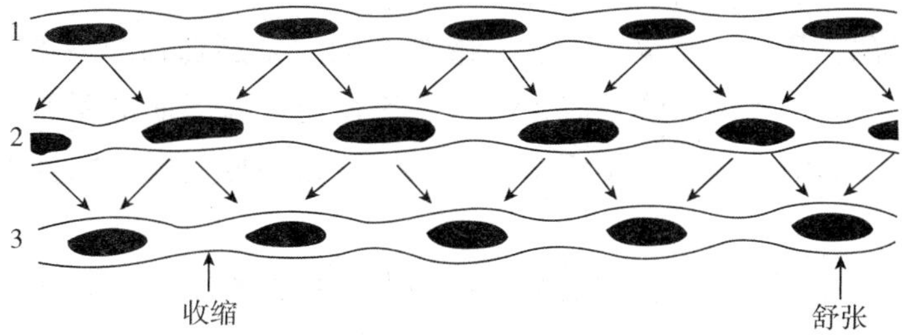

图 7-20　小肠的分节运动模式图

1、2、3 表示不同阶段的食糜节段分割和合拢情况

钟 11 次。从十二指肠到回肠末端，基本电节律的频率逐渐下降，但在完整的小肠内，上部具有较高频率的肠段可控制其下部频率较低的一段肠段。因此。实际上在小肠全长中，其内在节律形成了数个频率平台。

（3）蠕动　小肠的蠕动可发生在小肠的任何部位，其速率为 0.5～2.0cm/s，近端小肠的蠕动速度大于远端。小肠蠕动波很弱，通常只进行一段短距离（约数厘米）后即消失。蠕动的意义在于使经过分节运动作用的食糜向前推进一步，到达一个新肠段，再开始分节运动。食糜在小肠内实际的推进速度只有 1cm/min，也就是说，食糜从幽门部到回盲瓣，需要历时 3～5 小时。

在小肠还常可见到一种进行速度很快（2～25cm/s）、传播较远的蠕动，多发于肠黏膜受到强烈刺激时，称为蠕动冲。蠕动冲可把食糜从小肠始端一直推送到大肠。蠕动冲可能是由于进食时吞咽动作或食糜进入十二指肠而引起的。

消化间期小肠的波动：动物或人在消化间期或禁食期，小肠的运动形式与消化期不同，呈周期性变化，称为移行性运动综合波（migrating motility complex，MMC）。MMC 以一定的间隔在胃或小肠上部发生，沿着肠管向肛门方向移行。在传播途中，其移行速度逐渐减慢。当一个波群到达回盲肠时，另一波群又在十二指肠发生，其间隔通常为 90～120 分钟 。

综合波的每一周期一般包括四个时相：1 相（静止时相），此时只能记录到慢波电位，不出现胃肠收缩，持续 30～60 分钟；Ⅱ相出现不规律的锋电位，其频率和振幅逐渐增加，持续 15～40 分钟；Ⅲ相时每个慢波电位上都叠加有成簇的锋电位，并引起相应部位发生强烈的收缩，持续 4～8 分钟；Ⅳ相与下一个周期之间为一个持续约 5 分钟的过渡相，即 N 相，此时锋电位突然消失。

MMC 的生理意义尚不完全清楚。一般认为，在Ⅱ相和Ⅲ相（特别Ⅲ相）出现的强力收缩掠过小肠时，可将肠内容物，包括上次进餐后遗留的残渣、脱落的细胞碎片和细菌等清除干净，因而有消化间期“管家人”之称。此外，通过这种周期性运动，可使小肠的肌肉在长期禁食期内保持良好的功能状态。消化间期肠运动不良的患者常伴有肠内细菌的过度繁殖。

MMC 的发生和移行受神经和激素的调节。迷走神经兴奋使周期缩短；禁食期间由肠黏膜中释放的胃动素（motlin），其血浆中浓度的峰值与 MMC 的Ⅲ相开始相符合，且外源性注射胃动素可诱发禁食动物出现额外的周期。因此，胃动素被认为是诱发 MMC 的激素。

2. 小肠运动的调节

（1）内在神经丛的作用　位于纵行肌和环行肌之间的肌间神经丛对小肠运动起主要调节作用。当机械和化学刺激作用于肠壁感受器时，通过局部反射可引起平滑肌的蠕动运动。

切断小肠的外来神经，小肠的蠕动仍可进行。

（2）外来神经的作用　一般来说，副交感神经的兴奋能加强肠运动，而交感神经兴奋则产生抑制作用。但上述效果还依肠肌当时的状态而定。如肠肌的紧张性高，则无论副交感或交感神经兴奋，都使之抑制；相反，如肠肌的紧张性低，则这两种神经兴奋都有增强其活动的作用。

（3）体液因素的作用　小肠壁内的神经丛和平滑肌对各种化学物质具有广泛的敏感性。除两种重要的神经递质乙酰胆碱和去甲肾上腺素外，还有一些肽类激素和胺，如P物质、脑啡肽和5－羟色胺，都有兴奋肠运动的作用。阿片受体激动剂——吗啡普遍用于术后镇痛，而吗啡具有抑制胃肠运动作用和延长肠梗阻的时间引起肠梗阻。治疗肠梗阻的药物阿维莫泮，可以通过竞争性结合胃肠道的阿片受体，激活胃肠道的蠕动和分泌，而不会改变阿片受体激动剂的中枢镇痛作用。

3. 回盲括约肌的功能　回肠末端与盲肠交界外的环行肌显著加厚，起着括约肌的作用，称为回盲括约肌。回盲括约肌在平时保持轻度收缩状态，其内压力约比结肠内压力高2.67kPa（20mmHg）。

对盲肠黏膜的机械刺激或充胀刺激，可通过肠肌局部反射，引起括约肌收缩，从而阻止回肠内容物向盲肠排放。进食时，当食物进入胃时，可通过胃－回肠反射引起回肠蠕动，在蠕动波到达回肠末端最后数厘米时，括约肌便舒张，这样，当蠕动波到达时，大约有4ml食糜由回肠被驱入结肠。此外，胃幽门部中释放的胃泌素也能引起括约肌内的压力下降。

总之，回盲括约肌的主要功能是防止回肠内容物过快地进入大肠，延长食糜在小肠内停留的时间，因此有利于小肠内容物的完全消化和吸收。据统计，正常情况下每天有450～500ml食糜进入大肠。此外，回盲括约肌还具有活瓣样作用，它可阻止大肠内容物向回肠倒流。

小肠内容物向大肠排放的活动，除与回盲括约肌的活动有关外，还与食糜的流动性和回肠与结肠内的压力差有关：食糜越稀，通过回盲瓣也越容易；小肠腔内压力升高，也可迫使食糜通过括约肌。

五、大肠的功能

人类的大肠内没有重要的消化活动。大肠的主要功能在于吸收水分，大肠还为消化后的残余物质提供暂时贮存所。

（一）大肠液的分泌

大肠液是由在肠黏膜表面的柱状上皮细胞及杯状细胞分泌的碱性的黏性液体。大肠的分泌富含黏液和碳酸氢盐，其pH为8.3～8.4。大肠液中可能含有少量二肽酶和淀粉酶，但它们对物质的分解作用不大。大肠液的主要作用在于其中的黏液蛋白，它能保护黏膜和润滑粪便。

大肠液的分泌主要是由食物残渣对肠壁的直接机械性刺激引起的。刺激副交感神经（盆神经）可使远端大肠分泌的黏液量增加，而刺激交感神经则可使大肠液分泌减少。尚未发现重要的体液调节。

（二）大肠的运动和排便

大肠的运动少而慢，对刺激的反应也较迟缓，这些特点对于大肠作为粪便的暂时贮存所是适合的。

1. 大肠运动的形式

（1）袋状往返运动　这是在空腹时最多见的一种运动形式，由环行肌无规律地收缩所引起，它使结肠袋中的内容物向两个方向作短距离的位移，但并不向前推进。

（2）分节或多袋推进运动　这是一个结肠袋或一段结肠收缩，其内容物被推移到下一段的运动。进食后或结肠受到拟副交感药物刺激时，这种运动增多。

（3）蠕动　大肠的蠕动是由一些稳定向前的收缩波所组成。收缩波前方的肌肉舒张，往往充有气体；收缩波的后面则保持在收缩状态，使这段肠管闭合并排空。

在大肠还一种进行很快，且前进很远的蠕动，称为集团蠕动。它通常开始于横结肠，可将一部分大肠物推送至降结肠或乙状结肠。集团蠕动常见于进食后，最常发生在早餐后60分钟之内，可能是胃内食物进入十二指肠，由十二指肠－结肠反射所引起。这一反射主要是通过内在神经丛的传递实现的。

2. 排便　食物残渣在大肠内停留的时间较长，一般在十余小时，在这一过程中，食物残渣中的一部分水分被大肠黏膜吸收。同时，经过大肠同细菌的发酵和腐败作用，形成了粪便。粪便中除食物残渣外，还包括脱落的肠上皮细胞和大量的细菌。此外，机体代谢后的废物，包括由肝排出的胆色素衍生物，以及由血液通过肠壁排至肠腔中的某些金属，如钙、镁、汞等的盐类，也随粪便排至体外。

正常的直肠通常是空的，没有粪便在内。当肠的蠕动将粪便推入直肠时，刺激了直肠壁感受器，传入冲动经盆神经和腹下神经传到达脊髓腰骶段的初级排便中枢，并上传到大脑皮质，引起便意和排便反射。这时，皮层发出下行冲动到脊髓初级排便中枢，通过盆神经的传出，乙状结肠、降结肠及直肠发生收缩，肛门内括约肌则舒张。同时，阴部神经的冲动减少，肛门外括约肌舒张，使粪便排出体外。此外，当支配腹肌和膈肌的神经兴奋时，腹肌和膈肌也发生收缩，腹内压增加，促进粪便的排出。正常人的直肠对粪便的压力刺激具有一定的阈值，当达到此阈值时即可引起便意。

排便运动受大脑皮质的影响是显而易见的，意识可以加强或抑制排便。人们对便意经常予以制止，就使直肠渐渐地对粪便压力刺激失去正常的敏感性，加之粪便在大肠内停留过久，水分吸收过多而变得干硬，引起排便困难，这是产生便秘的最常见的原因之一。

3. 大肠内细菌的活动　大肠内有大量的细菌。细菌主要来自空气和食物，它们由口腔入胃，最后到达大肠。大肠内的碱性环境和温度对一般细菌的繁殖极为适宜，特别是大肠内容物在大肠滞留较长，很适合细菌大量繁殖。细菌中有一些能分解食物残渣的酶类。糖及脂肪的分解称为发酵，其产物包括乳酸、醋酸、二氧化碳、沼气、脂肪酸、甘油、胆碱等。蛋白质的细菌分解称为腐败，其产物包括肽、氨基酸、氨、硫化氢、组胺、吲哚等，其中有的成分由肠壁吸收后到肝中解毒。

大肠内的细菌可利用肠内较为简单的物质合成维生素B复合物和维生素K，它们由肠内吸收后，对人体有营养作用。据估计，粪便中死的和活的细菌约占粪便固体重量的20%～30%。

4. 食物中纤维素对肠功能的影响　近年来，对于食物中纤维素对肠功能和肠疾病发生的影响，引起了医学界极大的重视。事实证明，适当增加纤维素的摄取有增进健康，预防便秘、痔疮、结肠癌等疾病的作用。食物中纤维素对胃肠功能的影响主要有以下方面：①大部分多糖纤维能与水结合而形成凝胶，从而限制了水的吸收，并使肠内容物容积膨胀加大；②纤维素多能刺激肠运动，缩短粪便在肠内停留时间和增加粪便容积；③纤维素可降低食物中热量的比率，减少含能物质的摄取，从而有助于纠正不正常的肥胖。

扫码“学一学”

第四节　吸　收

一、吸收的部位及影响吸收的因素

消化管内的吸收是指食物的成分或其消化后的产物，通过上皮细胞进入血液和淋巴的过程。消化过程是吸收的重要前提。由于吸收为多细胞机体提供了营养，因而具有很大的生理意义。

消化管不同部位的吸收能力及吸收速度是不同的，这主要取决于各部分消化管的组织结构差异，以及食物在各部位被消化的程度和停留的时间。在口腔和食管内，食物几乎不被吸收的。在胃内，食物的吸收也很少，仅吸收乙醇和少量水分。小肠是吸收的主要部位，一般认为，糖类、蛋白质和脂肪的消化产物大部分是在十二指肠和空肠吸收的，回肠有其独特的功能，即主动吸收胆盐和维生素 B_{12}（图7－21）。对于大部分营养成分，当它到达回肠时，通常已吸收完毕，因此回肠主要是吸收功能的贮备。在进入大肠时，小肠内容物可被吸收的物质已经所剩无几了。大肠主要吸收水分和盐类，一般认为，结肠可吸收进其内的80%的水和90%的 Na^+ 和 Cl^-。

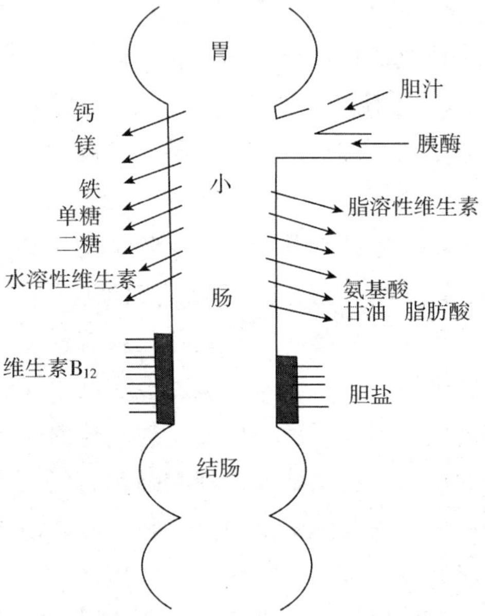

图7－21　各种主要营养物质在小肠的吸收部位

人的小肠长约4m，它的黏膜具有环形皱褶，并拥有大量的绒毛，绒毛是小肠黏膜的微小突出构造，其长度为0.5～1.5mm。每一条绒毛的外面是一层柱状上皮细胞。在显微镜下观察，可见柱状上皮细胞顶端有明显纵纹，电子显微镜下的观察进一步表明，纵纹乃是柱状细胞顶端细胞膜的突出，被称为微绒毛。人的肠绒毛上，每一柱状上皮细胞的顶端约有1700条微绒毛。由于环状皱褶、绒毛和微绒毛这些特别因素的存在，最终使小肠的吸收面积几乎是同样长短的简单圆筒的面积的600倍，可达200m^2 左右。小肠除了具有巨大的吸收面积外，食物在小肠内停留的时间较长（3～8小时），以及食物在小肠内已被消化到适于吸收的小分子物质，这些都是小肠在吸收中发挥作用的有利条件。

小肠绒毛内部有毛细血管、毛细淋巴管、平滑肌纤维和神经纤维网等结构。动物在空腹时，绒毛不活动。进食则可引起绒毛产生节律性的伸缩和摆动。这些运动可加速绒毛内血液和淋巴的流动，有助于吸收。绒毛运动神经控制，刺激内脏神经可加强绒毛运动。绒毛运动还受小肠黏膜中释放的一种胃肠激素——缩肠绒毛素（villkinin）的刺激。

营养物质和水可以两条途径进入血液或淋巴：一为跨细胞途径，即通过绒毛柱状上皮细胞的腔面膜进入细胞，再通过细胞底—侧面膜进入血液或淋巴；另一为旁细胞途径，即物质或水通过细胞间的紧密连接，进入细胞间隙，然后再转入血液或淋巴。

二、三大营养物质的吸收

在小肠中被吸收的物质不仅是由口腔摄入的物质，由各种消化腺分泌入消化管内的水分、无机盐和某些有机成分，大部分将在小肠中被重吸收。例如，人每日分泌入消化管内的各种消化液总量可达6～7L之多，每日还从口腔摄入1L多的水分，而每日由粪便中丢失的水分只有150ml左右。因此，重吸收回体内的液体量每日可过8L。这样大量的水分如果不被重吸收，势必严重影响内环境的相对稳定而危及生命，急性呕吐和腹泻时，在短时间内损失大量液体的严重性就在于此。

在正常情况下，小肠每天还吸收几百克糖，100g或更多的脂肪，50～100g氨基酸，50～100g离子等。实际上，小肠吸收的能力远远超过这个数字，因此，小肠的吸收具有巨大的贮备力。

（一）糖的吸收

糖类只有水解为单糖时才能被小肠上皮细胞所吸收。各种单糖的吸收速率有很大差别，已糖的吸收很快，而戊糖则较慢。在已糖中，又以半乳糖和葡萄糖的吸收为最快，果糖次之，甘露糖最慢。

单糖的吸收是消耗能量的主动过程，它可以逆着浓度差进行，能量来自钠泵，属于继发性主动转运（详见第二章）。在肠黏膜上皮细胞的纹状缘上存在着一种转运体蛋白，叫Na^+－葡萄糖和Na^+－半乳糖同向转运体，它能依靠细胞内外Na^+的浓度差，选择性地把葡萄糖和半乳糖从纹状的肠腔面运入细胞内，然后再扩散入血。各种单糖与转运体蛋白的亲和力不同，从而导致吸收的速率也不同。

转运体蛋白在转运单糖的同时，需要钠的存在。一般认为，一个转运体蛋白可与两个Na^+和一个葡萄糖分子结合。由此可见，钠对单糖的主动转运是必需的。给予抑制钠泵的毒毛花苷，或者使用能与Na^+竞争转运体蛋白的K^+，均能抑制糖的主动转运，从而抑制葡萄糖和半乳糖的吸收。

（二）蛋白质的吸收

无论是食入的蛋白质（100g/d）或内源性蛋白质（25～35g/d），经消化分解为氨基酸后，几乎全部被小肠吸收。经煮过的蛋白质因变性而易于消化，在十二指肠和近端空肠就被迅速吸收，未经煮过的蛋白质和内源性蛋白质较难消化，需进入回肠后才基本被吸收。

氨基酸的吸收是主动性的。目前在小肠壁上已确定出3种主要的转运氨基酸的特殊运载系统，它们分别转运中性、酸性和碱性氨基酸。一般来讲，中性氨基酸的转运比酸性或碱性氨基酸速度快。与单糖的吸收相似，氨基酸的吸收也是通过与钠吸收偶联的，钠泵的活动被阻断后，氨基酸的转运便不能进行。氨基酸吸收的路径几乎完全是经血液的，当小肠吸收蛋白质后，门静脉血液中的氨基酸含量即增加。

曾经认为，蛋白质只有水解成氨基酸后才能被吸收。但近年来的实验证实，小肠的纹状缘上还存在有二肽和三肽的转运系统，因此，许多二肽和三肽也可完整地被小肠上皮细胞吸收，而且肽的转运系统吸收效率可能比氨基酸更高。进入细胞内的二肽和三肽，可被细胞内的二肽酶和三肽酶进一步分解为氨基酸，再进入血液循环。

完整而未变性的蛋白质是否还可被人的小肠上皮细胞吸收？许多实验证明，少量的食物蛋白可完整地进入血液，由于吸收的量很少，从营养的角度来看是无意义的；相反，它们常可作为抗原而引起过敏反应或中毒反应，对人体不利。

（三）脂肪的吸收

在小肠内，脂类的消化产物脂肪酸、一酰甘油、胆固醇等很快与胆汁中的胆盐形成混合微胶粒。由于胆盐有亲水性，它能携带脂肪消化产物通过覆盖在小肠绒毛表面的非流动水层到达微绒毛上。此时，脂类消化产物包括一酰甘油、脂肪酸和胆固醇等又逐渐地从混合胶粒中释出，它们透过微绒毛的脂蛋白膜而顺浓度梯度扩散入黏膜细胞（胆盐被遗留于肠腔内）。

长链脂肪酸及甘油酯被吸收后，在肠上皮细胞的滑面内质网中大部分发生酯化，重新合成为三酰甘油，并与肠上皮细胞中生成的载脂蛋白合成乳糜微粒（chylomicron）。乳糜微粒一旦形成即进入高尔基复合体中，乳糜微粒被包裹在一个囊泡内成为分泌颗粒。囊泡移行到细胞底—侧膜时，便与细胞膜融合，释出乳糜微粒进入细胞间隙，再扩散入淋巴（图7－22）。

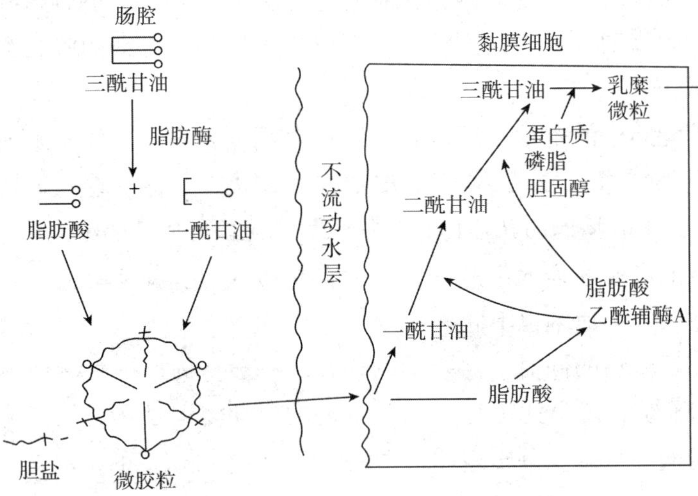

图7－22　脂肪在小肠内消化和吸收的主要方式

中、短链三酰甘油水解产生的脂肪酸和一酰甘油，在小肠上皮细胞中不再变化，它们的水溶性使其可以直接进入门脉而不入淋巴。由于膳食的动、植物油中含有15个以上碳原子的长链脂肪酸很多，所以脂肪的吸收途径仍以淋巴为主。

三、其他物质的吸收

（一）水分的吸收

前面已述，人每日由胃肠吸收回体内的液体量约有8L之多。水分的吸收都是被动的，各种溶质，特别是NaCl的主动吸收所产生的渗透压梯度是水分吸收的主要动力。细胞膜和细胞间的紧密连接对水的通透性都很大，因此，驱使水吸收的渗透压一般只有3～5mOsm/L。

在十二指肠和空肠上部，水分由肠腔进入血液的量和水分由血液进入肠腔的量都很大，因此肠腔内液体的量减少得并不多。在回肠，离开肠腔的液体比进入的多，从而使肠内容物大为减少。

（二）无机盐的吸收

一般说，一价碱性盐类如钠、钾、铵盐的吸收很快，多价碱性盐类则吸收慢。凡能与钙结合而形成沉淀的盐，如草酸盐、硫酸盐、磷酸盐等，则不能被吸收。

1. 钠的吸收　成人每日摄入250～300mmol的钠，消化腺大致分泌相同数量的钠，但从粪便中排出的钠不到4mmol，说明肠内容物中95%～99%的钠都被吸收了。

由于细胞内的电位较黏膜面低40V，同时细胞内钠的浓度较周围液体为低，因此，钠可顺电化学梯度通过扩散作用进入细胞内。但细胞内的钠能通过基侧膜进入血液，这是通过膜上钠泵的活动逆电化学进行的主动过程。钠泵是一种Na^+-K^+依赖性ATP酶，它可使ATP分解产生能量，以维持钠和钾逆浓度的转运，钠的泵出和钾的泵入是耦联的。

2. 铁的吸收　人每日吸收的铁是有限的，约1mg，仅为每日摄入膳食铁量的10%。铁的吸收与机体对铁的需要有关，当服用相同剂量的铁后，缺铁的患者可比正常人的铁吸收量大1～4倍。食物中的铁绝大部分是三价的高铁形式，但有机铁和高铁易与小肠分泌液中的负离子形成不溶性复合物，因此不易被吸收，故须还原为不易形成复合物的亚铁后，方被吸收。亚铁吸收的速度比相同量的高铁要快2～5倍。维生素C可与铁形成可溶性复合物，将高铁还原为亚铁而促进铁的吸收。铁在酸性环境中易溶解而便于被吸收，故胃液中的盐酸可以促进铁的吸收，胃大部切除的患者，常常会伴以缺铁性贫血。

铁主要在小肠上部被吸收。肠黏膜吸收铁的能力决定于黏膜细胞内的含铁量。由肠腔吸收入黏膜细胞内的无机铁，大部分被氧化为三价铁，并和细胞内丰富的去铁铁蛋白结合，形成铁蛋白，暂时贮存在细胞内，慢慢地向血液中释放。一小部分被吸收入黏膜细胞而尚未与去铁铁蛋白结合的亚铁，则可以主动吸收的方式转移到血浆中。当黏膜细胞刚刚吸收铁而尚未能转移至血浆中时，则暂时失去其由肠腔再吸收铁的能力。这样，存积在黏膜细胞内的铁量，就成为再吸收铁的抑制因素。

3. 钙的吸收　从食物中摄取的钙仅有一小部分在肠内被吸收，大部分随粪便排出。主要影响钙吸收的因素是维生素D和机体对钙的需要。维生素D有促进小肠对钙吸收的作用。儿童和乳母对钙的吸收增加。此外，钙盐只有在水溶液状态（如氯化钙、葡萄糖酸钙溶液），而且在不被肠腔中任何其他物质沉淀的情况下，才能被吸收。肠内容的酸度对钙的吸收有重要影响，在pH约为3时，钙呈离子化状态，吸收最好。肠内容中磷酸过多，会形成不溶解的磷酸钙，使钙不能被吸收。此外，脂肪食物对钙的吸收有促进作用，脂肪分解释放的脂肪酸，可与钙结合形成钙皂，后者可和胆汁酸结合，形成水溶性复合物而被吸收。

钙的吸收主要是通过主动转运完成的。肠黏膜细胞的微绒毛上有一种与钙有高度亲和性的钙结合蛋白，它参与钙的转运而促进钙的吸收。

4. 负离子的吸收　在小肠内吸收的负离子主要是Cl^-和HCO_3^-。由钠泵产生的电位差可促进肠腔负离子向细胞内移动。但也有证据认为，负离子也可以独立地移动。

（三）胆固醇的吸收

进入肠道的胆固醇主要有两个来源：一是食物中来的，一是肝分泌的胆汁中来的。由胆汁来的胆固醇是游离的，而食物中的胆固醇部分是酯化的。酯化的胆固醇必须在肠腔中经消化液中的胆固醇酯酶的作用，水解为游离胆固醇后才能被吸收。游离的胆固醇通过形成混合微胶粒，在小肠上部被吸收。被吸收的胆固醇大部分在小肠黏膜中又重新酯化，生成胆固醇酯，最后与载脂蛋白一起组成乳糜微粒经由淋巴系统进入血循环。

扫码“练一练”

胆固醇的吸收受很多因素的影响。食物中胆固醇含量越高，其吸收也越多，但两者不呈直线关系。食物中的脂肪和脂肪酸有提高胆固醇吸收的作用，而各种植物固醇（如豆固醇、β-谷固醇）则抑制其吸收。胆盐可与胆固醇形成混合微胶粒而助于胆固醇的吸收，食物中不能被利用的纤维素、果胶、琼脂等容易和胆盐结合形成复合物，妨碍微胶粒的形成，从而能降低胆固醇的吸收；最后，抑制肠黏膜由细胞载脂蛋白合成的物质，可因妨碍乳糜微粒的形成，减少胆固醇的吸收。

（邢德刚　李卫东）

第八章　机体的体温与调节

第一节　体温的基本概念

扫码“学一学”

扫码“看一看”

一、机体的正常体温及其相对稳定的意义

体温（body temperature）是指机体内部的温度，人和高等动物机体都有一定的温度，即体温。

高等动物（higher animal）在进化过程中形成其维持体温恒定的功能。外界气温随四季和昼夜不断地变化，而高等动物和人类因为具备完善的体温调节机制，可使体温维持恒定在37℃左右，因而人类能够在不同气温的条件下工作和生活。

无脊椎动物及低等脊椎动物（爬行、两栖和鱼类）没有完善的体温调节机制，它们的体温随着环境温度或接受太阳辐射的多寡而发生改变，称为变温动物（poikilo thermic animals）。变温动物只有在其适宜温度范围内才能生长、繁殖和进行正常活动。而当环境温度过高或过低时，它们将隐蔽起来或进入休眠。

鸟类和哺乳类，尤其是人类的体温调节机制比较完善，在不同环境温度下，都能保持体温相对稳定，称为恒温动物（homoio thermic animals）。

只有体温维持在相对稳定的水平，体内酶的活性才能保持在正常的水平，机体的新陈代谢和各器官系统的生理功能才能正常进行，才能够适应外界环境的变化。

二、体温的分类

一般情况下，37℃是指身体内部的温度。显然，身体各部位的温度并不相同，人体可分为核心和外壳两个层次，故通常把核心的温度称为深部体温（core temperature），外壳的温度称为表层体温（shell temperature）。

（一）深部体温

机体深部温度是相对稳定而又均匀的。然而，由于代谢水平不同，各个内脏器官的温度也略有差异。肝温度最高可达38℃。脑产热量较多，温度也接近38℃。肾、胰腺及十二指肠等处的温度略低。理论上，体温是指机体深部的血液温度，它可代表身体内部器官温度的平均值。通常用腋窝、口腔或直肠的温度来代表机体深部的体温。一般直肠温度最高，比较接近机体深部温度，约为37.5℃。口腔温度比直肠温度低0.5℃左右，约为37.0℃。腋窝温度约比口腔温度低0.4℃。

（二）表层体温

表层温度低于深部温度，且由表及里存在显著的温度梯度。体表的最外层是皮肤，皮肤温度又称为皮肤温。皮肤温的特点：①明显低于深部温度；②各部位皮肤有明显的温度梯度，由里及表温度逐渐降低；③皮肤血管丰富，凡能影响血管舒缩的因素都能改变皮肤温。

机体各部位的皮肤温差很大。当环境温度为23℃时，额部的皮肤温为33～34℃，躯干的皮肤温为32℃，手部为30℃，脚部为27℃。随着环境温度的变化，皮肤温会相对发生较大的变化，尤其以手脚最为明显，头部皮肤温度的变动相对较少。

机体表层有一定的厚度，尤其是皮下脂肪具有隔热作用，对于维持深部体温的相对稳定起着重要作用。

随着环境温度的变化，体核和体表两者所占区域的相对比例可出现大幅度的变化，在较冷的环境中体核温度分布区域缩小，主要集中在头部与胸腹内脏，而且体表与体核之间存在着明显的温度梯度。在炎热的环境中，体核温度可扩展到四肢，见图8－1。

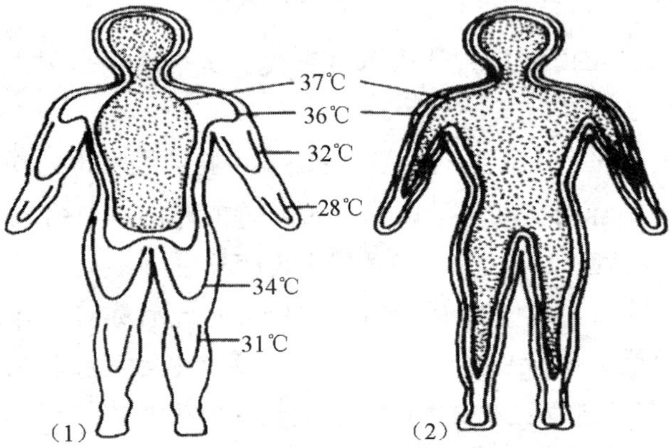

图8－1　不同环境温度下人体体温分布图

（1）环境温度20℃　（2）环境温度35℃

三、体温的生理波动

机体深部的温度比较稳定，但不是固定不变的，在一定范围内会发生波动。在正常生理情况下，体温可随昼夜、性别、年龄、环境温度、精神和体力活动等状况而发生一定幅度的变化。

（一）昼夜节律

人类体温具有昼夜周期性。一天当中的体温，清晨2～6时最低，黎明后开始上升，整个白天维持在较高的水平上，下午2～4时达一日的高峰。这种以昼夜（24小时）为周期，往复出现高峰、低谷的生理现象，称为昼夜节律（circadian rhythm），又称为日节律。人类无论生活在地球的任何地区，体温均会呈现昼夜波动。表面看来，白天体温升高的原因，是由于活动多、代谢率高，产热增加所致。其实并非如此。整天卧床保持安静或彻夜不眠的人仍有同样的体温周期性变化。实验表明，将受试者置于无任何时间标记的很深的地下室中长期生活，昼夜节律照样存在。不过此时昼夜周期比24小时略长一些，称为自激周期。如受试者返回地面，接受光照等同步因子的影响，其生理周期逐渐恢复原状，仍与地球自转周期保持同步。一般认为，这种节律的产生是内源性的，受昼夜节律起搏点，也称生物钟（biological clock）的控制。实验表明，下丘脑的视交叉上核很可能是生物节律的控制中心。

（二）性别

女子的平均体温高于男子约0.3℃。除性别差异外，女子体温还有月节律的特性。成年女子体温水平随着月经周期发生波动。女性的基础体温（basal body temperature，指清晨醒后起床前测得的体温）在月经期和月经后的前半期较低，排卵日最低，排卵后体温升高约1℃，见图8－2。临床上，将这种基础体温的改变作为判定排卵日期的标志之一。排卵后体温升高的原因可能与孕激素的代谢产物有关。这种月周期变化，可能也是在生物钟的控制下进行的。

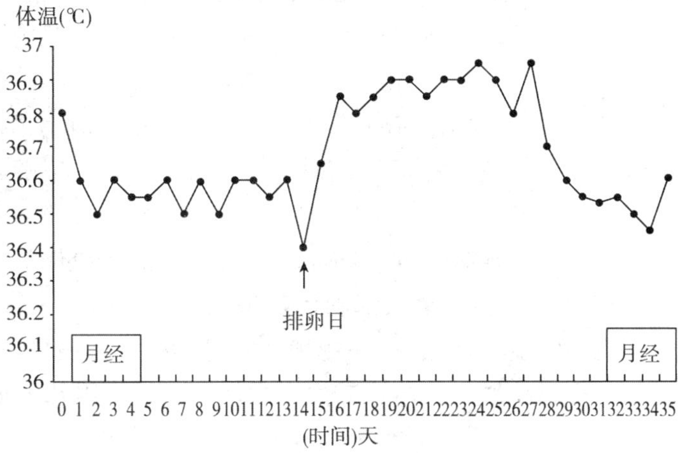

图8－2　女子基础体温的变动曲线

（三）年龄

新生儿和幼儿的体温调节机制尚未发育完全，故体温调节能力较差，易受外界环境温度的影响，应加强护理保温。出生后数月随着神经系统的健全和活动与休息规律的建立，逐渐形成体温的昼夜节律。老年人代谢活动减弱，体温较青壮年略低，对外界环境温度变化的代偿能力下降，不能耐受外界环境激烈变化的刺激，也要及时保温或散热。

（四）体力活动与情绪

肌肉活动可使产热量明显增高，导致体温上升。精神紧张和情绪激动也可使体温升高，有的机体在某种紧张情况下，体温可升高2℃左右。而手术麻醉时，体温下降，故要注意保温。

第二节　机体的热平衡

在生命活动中机体不断地产生热量，同时又不断地向外界环境散发热量。生理情况下，产热量和散热量两者处于动态平衡，因而能使体温维持在稳定的水平。若产热量大于散热量，将导致体温升高；反之，则导致体温下降。

扫码“学一学”

一、能量代谢与产热

（一）基本概念

1. 能量代谢（energy metabolism）　指人体与外界环境之间的能量交换和人体内能量转移的过程。机体热量的来源主要来自体内三大营养物质（糖类，脂肪和蛋白质）的代谢过程。食物氧化释放出的能量55%～75%以热量形式变为体热，其余的25%～45%以化学能的形式贮存于ATP等分子的高能磷酸键中。但是这部分能量最终也要变为热能成为体热。如肌肉收缩时的机械能，除小部分能做功外，大部分是用来克服肌丝之间黏滞阻力，最后也变为热能。

2. 产热器官 由于器官的代谢水平不同，其产热量有很大差异。机体内产热最多的器官为骨骼肌和肝，其次是脑、心和肾。肝是体内物质代谢最旺盛的器官，产热量多，其温度比主动脉血液高出 0.4 ~ 0.8℃。但因肝体积有限，其产热的总量不及骨骼肌。安静时，主要依靠肝脏等内脏器官产热；运动时，主要依靠骨骼肌产热。

3. 基础状态 人体在 20 ~ 25℃室温下，清晨空腹、平卧、全身肌肉放松、清醒并安静的状态为基础状态。

4. 基础代谢（basal metabolism，BM） 在基础状态下，此时，维持心跳、呼吸等基本生命活动所必需的最低能量代谢，称基础代谢。其数值与性别、年龄、身高、体重、健康状况有关。

5. 基础代谢率（basal metabolic rate，BMR） 基础状态下机体每小时每平方米体表面积散发的热量，即基础代谢率。正常人基础代谢是比较恒定的，一般男性稍高于女性，儿童和青年高于成年，成年后逐渐降低。有些疾病伴有基础代谢率的异常。如甲状腺功能亢进的患者，机体的基础代谢率增加，体热产生亦增加；而甲状腺功能低下时，基础代谢率下降，产热减少。

（二）影响能量代谢的因素

1. 肌肉活动 肌肉活动时，其产热量会显著增加，可占总产热量的 75% ~ 80%；机体在从事繁忙的脑力劳动时，通过神经途径加强骨骼肌的肌紧张性和肾上腺髓质激素的分泌，也会使产热增加。

2. 食物的特殊动力效应 是指机体在进食后的一段时间内，较进食前的产热量有额外增加。蛋白质食物可额外增加产热量 30%，糖类或脂肪食物可增加 4% ~ 6%。出现这种现象的机制还不十分清楚。有人认为，食后的“额外”热量，可能与肝处理蛋白质分解产物时发生脱氨基反应使耗能增加有关。

3. 外界环境温度 人体在 20 ~ 30℃环境中能量代谢最为稳定。环境温度低于 20℃或高于 30℃时能量代谢均可提高。当人体受寒冷刺激时，反射性地首先引起肌紧张增加，继而出现寒战反应。气温为 30 ~ 45℃时，机体产热也有所增加，这可能是由于此时体内化学反应速度增加之故。

4. 内分泌腺的活动 甲状腺素能促使细胞内氧化代谢增强，产热增加；肾上腺素和去甲肾上腺素均使细胞内氧化反应增强，并使糖原分解增加，血糖升高，血糖利用增强，使产热增加。

5. 精神活动 精神紧张、情绪激动时，可使肌紧张加强，并引起促进产物的激素的释放（如肾上腺素、去甲肾上腺素、糖皮质激素、甲状腺激素等），使能量代谢显著提高。

二、散热过程

皮肤是人体散热的主要部位，正常情况下由皮肤散发的热量占全身热量的 90%。其余小部分热量主要通过肺、肾和消化道等途径，随着呼出气体、尿和粪便散出体外。

主要的散热方式是物理方式：辐射、传导与对流、蒸发。

（一）辐射散热

辐射是机体以发射红外线的方式来散热。当环境温度低于皮肤温度时，机体的热量主要以辐射方式散发。辐射散热量的多少与两个因素有关，一是皮肤温度与环境温度的温差，此温差越大，散热就越多；二是机体的有效辐射面积，有效辐射面积越大，散热就越多。人体在不着衣的情况下，21℃的温度环境中，约有60%的热量是通过辐射散热发散出去的。相反，如果环境温度高于皮肤温度，体热不但不能通过物理方式散发，反而会吸收辐射热，易发生中暑。如炼钢工人在炉前作业，炎热夏季农民在日照下田间劳动会遇到此情况。

（二）传导散热

传导就是机体通过传递分子动能的方式散发热量。当人体与低于皮肤温度的物体（如衣服、床、椅等）直接接触时，体热就会传给这些物体。临床上通过用冰帽、冰袋或冷毛巾等给高热患者冷敷来降温就是运用了这个原理。

（三）对流散热

就是通过空气的流动来带走体热，这是以空气分子为介质的一种散热方式。与身体最接近的一层空气被体温加热而上升，周围较冷的空气随之流入。这样空气不断地对流，体热就不断地散发。对流散热量的多少主要取决于皮肤温度与环境温度的温差和风速。

（四）蒸发散热

液体汽化就会带走热量。体表面每蒸发1g水，可带走2.43kJ热量。当气温高于皮肤温时，其他几种散热方式都失去了作用，此时蒸发便成了唯一的散热途径。蒸发散热分为不感蒸发（insensible perspiration）和可感蒸发（sensible perspiration）。

1. 不感蒸发　是指无论外界气温高或低，人体的皮肤角质层和黏膜不断渗出水分，且在未形成明显水滴前就被汽化了。这种蒸发不形成汗液，故不被人察觉，且与汗腺无关。常温下每昼夜机体通过不感蒸发的水量约500ml，散出热量约1160kJ。

2. 可感蒸发（发汗，sweating）　汗液蒸发时，要从体表带走大量热量。当环境温度超过30℃时，便开始发汗；如果空气湿度大、衣着又多时，气温达25℃便可发汗；机体活动时，由于产热量增加，虽然环境温度低于20℃亦可发汗。炎热的气候，发汗量可达1.6L/h。如全部蒸发可带走3600kJ热量，所以应供给充分的水和盐（盐汽水）。影响蒸发的因素包括环境温度、空气湿度和风速。

上述几种物理方式散失的热量，与空气流速和环境温度、湿度密切相关。尤其是体表与环境间温度的差异，不但决定着散热量的多少，而且还决定着热传递的方向。机体的产热与散热是在一系列生理调节下进行的。

第三节　体温调节

体温调节是一个复杂的生理过程，涉及感受温度变化的温度感受器，通过有关传导通路把温度信息传达到体温调节中枢，该中枢进行整合后，进而通过自主神经系统调节皮肤血流量、竖毛肌和汗腺活动；通过躯体运动神经调节骨骼肌的活动；通过内分泌系统，改变机体的代谢率。上述体温调节属于自主神经性调节（autonomic thermoregulation）。另外人类还存在着行为性调节（behavioral thermoregulation），即人类为了保温和降温所采取的一些相应措施，这是一种有意识的行为，它使体温调节更加完善。人体的体温调节是个生物自动控制系统，控制的最终目标是深部温度的稳定。

扫码“学一学”

一、温度感受器

对温度敏感的感受器称为温度感受器，分为外周温度感受器（peripheral thermoreceptor）和中枢温度感受器（central thermoreceptor）两大类。

（一）外周温度感受器

外周温度感受器指位于皮肤与某些黏膜上的温度感受器，分为冷觉感受器和温觉感受器，它们都是游离神经末梢。腹腔内脏的温度感受器，可称为深部温度感受器，这些感受器能感受局部温度的变化，然后将这些信息传给体温调节中枢。

（二）中枢温度感受器

脊髓、脑干网状结构和下丘脑都有对温度变化敏感的神经元，当温度上升时发放冲动增加者，称为温敏神经元；当温度下降时发放冲动增加者，称为冷敏神经元。下丘脑前部和视前区温敏神经元数目较多，脑干网状结构中则主要是冷敏神经元，但两种神经元往往同时存在。中枢温度感受器直接感受流经脑和脊髓的血液温度变化，并通过一定的神经联系，将冲动传给下丘脑体温调节中枢。

二、体温调节中枢与体温调节过程

（一）体温调节中枢

调节体温的基本中枢位于下丘脑。视前区－下丘脑前部在体温调节中起重要作用。体温调节是涉及多方输入温度信息和多途径传出反应，体温中枢具有高级的中枢整合作用。

虽然从脊髓到大脑皮质的整个中枢神经系统中都存在参与调节体温的神经元，但在多种恒温动物中进行横断脑干的实验证明，只要保持下丘脑及其以下的神经结构完整，动物虽然在行为方面可能出现障碍，但仍具有维持体温相对恒定的能力。这说明调节体温的重要中枢位于下丘脑。

当外界环境温度改变时，可通过如下三条途径将信息送达中枢：①皮肤的温、冷觉感受器将温度变化的信息，沿躯体传入神经通过脊髓到达下丘脑；②外界温度改变可影响血液引起深部温度变化，并直接作用于下丘脑前部；③脊髓和下丘脑以外的中枢温度感受器亦将温度信息送给下丘脑前部。这些传入信息通过视前区－下丘脑前部和下丘脑后部的整理和加工，然后发出整合指令。其传出途径有：①通过交感神经系统调节皮肤血管的舒缩反应和汗液分泌；②通过躯体神经改变骨骼肌的活动，如寒冷时发生寒战反应；③通过甲状腺和肾上腺髓质的激素分泌活动来调节机体的代谢率。

（二）体温调节过程

体温调节的机制通常用调定点（set point）学说来解释，见图8－3，该学说认为人和高等恒温动物的体温调节类似于恒温器的调节。在体温调节中枢内有个规定数值（调定点，37℃），它确定温度的基准。视前区－下丘脑前部的温敏神经元与冷敏神经元就起着调定点的作用。正常情况下调定点对温度的感受阈值为37℃。若流经此处血液的温度超过37℃时，温敏神经元发放神经冲动增加引起散热过程加强，产热过程减弱；如流经此处的血温低于37℃时，则引起相反的变化，这样就使机体的体温维持在37℃这个水平上。

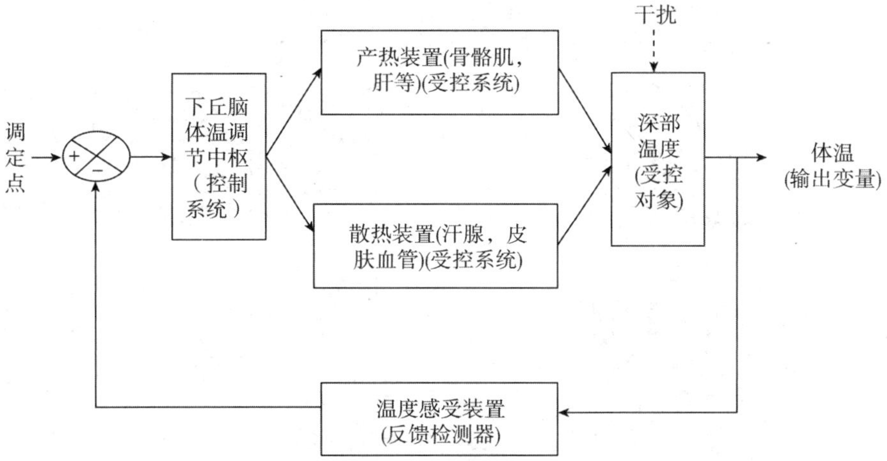

图 8－3　体温调定点学说

在异常情况下，如细菌感染导致的发热，致热原可使温敏和冷敏两类神经元对温度的感受阈值发生改变，使调定点上移（如38℃）。调定点上移后，产热与散热过程则在较高的水平（38℃）上达到平衡，因而就会发热。解热镇痛药的作用机制，就是使温敏和冷敏两类神经元对温度的感受阈值恢复正常，即调定点下移至37℃，从而使产热和散热过程在37℃这个水平达到平衡，使体温恢复到正常。

三、皮肤血管和汗腺的神经体液调节

（一）皮肤血管运动

如前所述，皮肤在调节散热中起主导作用，而皮肤散热的多少主要取决于皮肤温度与气温的温差，皮肤温度取决于皮肤的血流量的多少。皮肤微循环的特点：皮肤具有丰富的毛细血管网、大量的静脉丛和动－静脉吻合支等结构，使皮肤血流量可以在很大范围内变动。皮肤血管的舒缩主要取决于环境的温度变化，后者刺激皮肤温度感受器，进而引起反射性的血管活动。如寒冷温度刺激皮肤温度感受器，通过体温调节中枢使交感神经紧张性增加，皮肤小动脉收缩，动－静脉吻合支关闭，皮肤血流量下降，皮肤温下降，散热减少。当环境温度高于皮肤温度时，则发生相反的变化。所以，体温调节中枢通过交感神经来调节皮肤血管的口径。

（二）汗腺分泌

汗腺活动受热刺激而加强，分泌出大量汗液。汗液的成分主要是水（99%），还有少量的 NaCl、尿素和乳酸等物质。由温热刺激引起的发汗，称为温热性出汗，这种出汗全身到处可见。由情绪紧张和恐惧等精神因素引起的发汗，称为精神性发汗。其汗液多见于头额、手掌和足底，它的散热作用较小。

汗腺的分泌受神经和体液的双重调节，见图 8－4。汗腺受交感神经支配，其节后纤维属胆碱能纤维。外界温热刺激皮肤温度感受器，通过传入神经兴奋发汗中枢，进而通过交感胆碱能神经使汗腺分泌增加。另外，乙酰胆碱（acetylcholine，ACh）也可使汗腺分泌增加；阿托品使汗腺分泌减少。

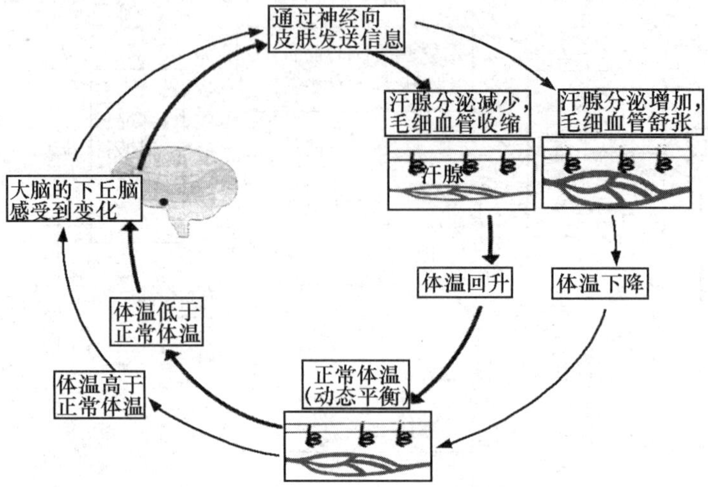

图8－4　体温改变与汗腺分泌的关系

（张小博　卢　娜）

扫码“练一练”

第九章　泌尿系统解剖与生理

扫码“看一看”

泌尿系统由肾、输尿管、膀胱和尿道组成。

肾是尿液生成的部位，生成尿液的基本功能单位称为肾单位，包括肾小体和肾小管。尿液的生成包括肾小球的滤过、肾小管和集合管的重吸收以及分泌三个基本过程。最终生成的终尿经肾盂收集后由输尿管送至膀胱，在膀胱中贮存到一定量后，排出体外。

泌尿系统功能的正常对于维持机体内环境的相对稳定具有重要意义。其通过尿的生成与排出，排出了体内大部分的代谢废物及异物，在体内水、电解质和酸碱平衡的维持方面发挥重要的调节作用。此外，肾还具有内分泌功能，可分泌促红细胞生成素、肾素、1，25－二羟维生素 D_3、前列腺素 E_2 和前列环素等。

本章重点讨论尿液的生成和排出过程，以及肾在机体水盐代谢中的调节功能。

第一节　泌尿系统的解剖

扫码“学一学”

泌尿系统由四部分组成，分别是肾、输尿管、膀胱和尿道（图9－1）。其主要功能是排出尿液。肾脏首先是机体主要的排泄器官：通过尿液的生成和排出，排除机体的大部分代谢终产物以及进入机体过剩的物质和异物；调节细胞外液量和渗透压；保留体液中重要的电解质，如：钠、钾、碳酸氢盐及氯离子等，排出氢离子，维持酸碱平衡。肾脏也是一个内分泌器官：合成和释放肾素，参与动脉血压的调节；合成和释放促红细胞生成素等，调节骨髓红细胞的生成；肾脏的1α－羟化酶可使25－羟维生素D转化为1，25－二羟胆固化醇，从而调节钙的吸收和血钙水平；肾脏还能生成激肽、前列腺素，参与局部或全身血管活动的调节。肾脏还是糖异生的重要场所之一。如果肾功能发生障碍，代谢产物则蓄积于体液中而破坏内环境的相对恒定，从而引起新陈代谢紊乱，严重时将危及生命。

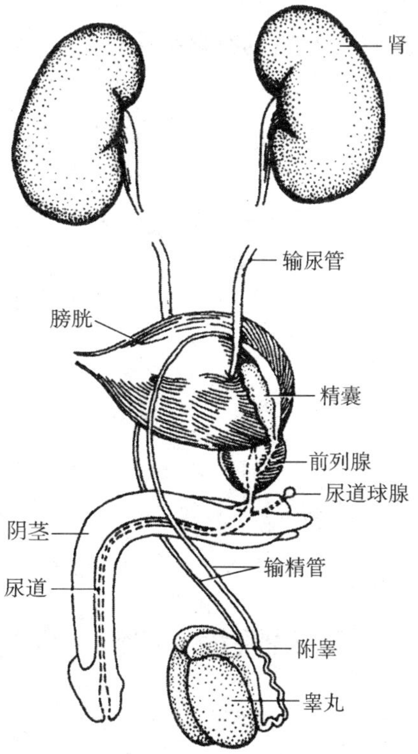

图9－1　泌尿系统解剖示意图

一、肾

（一）肾的形态、位置和构造

1. 肾的形态及位置　肾脏（kidney）为成对的扁豆状器官，位于腹膜后脊柱两旁浅窝中。长10～12cm、宽5～6cm、厚3～4cm、重120～150g；左肾较右肾稍大，肾纵轴上端向内、下端向外，因此两肾上极相距较近，下极较远，肾纵轴与脊柱所成角度为30°左右。新鲜的肾呈红褐色。

2. 肾的构造　肾可分为内、外侧两缘，前、后两面和上、下两端。肾的外侧缘隆凸，内侧缘中部凹陷，称肾门，是肾盂、血管、神经、淋巴管出入的门户。这些出入肾门的结构，被结缔组织包裹，合称肾蒂。肾门向肾内部凹陷成一个较大的腔隙，称肾窦，它由肾实质围成，窦内含有肾动脉、肾静脉的主要分支和属支、肾小盏、肾大盏、肾盂以及淋巴管和神经等结构。肾的表面自内向外有三层被膜包绕，即纤维膜、肾脂肪囊和肾筋膜。肾的正常位置依靠肾被膜、肾血管、肾的邻近器官和腹内压来维持其固定，肾的固定装置不健全时，肾的位置可下移。

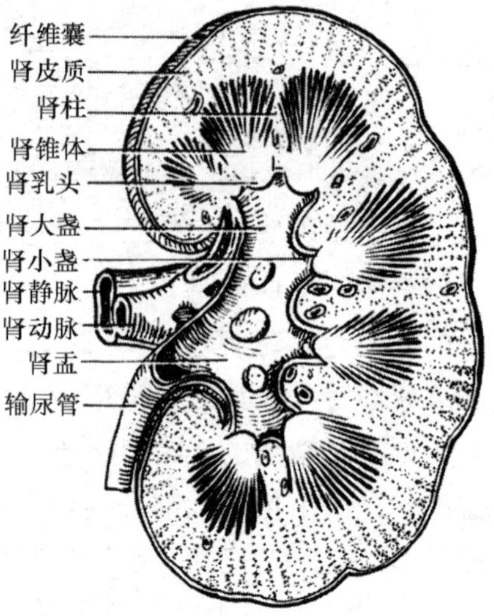

图 9－2　肾脏结构示意图

肾的额状切面上可见肾分为外周呈褐色的肾皮质及中央色较淡的肾髓质。肾皮质富有血管，呈红褐色，其外观密布的细小颗粒相当于肾小体。肾髓质由许多小管道组成，色淡。它由 15～20 个肾锥体组成，切面呈三角形，基底朝向皮质，尖端朝向肾窦，称肾乳头，有时 2～3 个肾锥体合成一个肾乳头。肾乳头顶端有许多乳头孔为肾集合管的开口，肾形成的尿液由此孔流入肾小盏内。位于肾锥体之间的皮质部分称为肾柱，见图 9－2。

（二）肾的细微结构

- 泌尿小管
  - 肾单位
    - 肾小体
      - 血管球
      - 肾小囊
    - 肾小管
      - 近端小管
        - 近端小管曲部（近曲小管）
        - 近端小管直部
      - 细段
      - 远端小管
        - 远端小管直部
        - 远端小管曲部（远曲小管）
  - 集合小管系
    - 弓形集合小管
    - 皮质集合小管
    - 髓质集合小管

肾小囊 → 近端小管曲部（近曲小管）→ 近端小管直部 → 细段 → 远端小管直部 → 远端小管曲部（远曲小管）→ 弓形集合小管 → 皮质集合小管 → 髓质集合小管

近端小管直部、细段、远端小管直部：髓袢（肾单位袢）

二、输尿管、膀胱、尿道

（一）输尿管

输尿管（ureter）左右各一条，起于肾盂，沿腹膜后腰椎两侧下行到盆腔开口于膀胱，是细长的肌性管道，长 20～30cm，上端与肾盂相连，在腹后壁沿脊柱两侧下行，进入小骨盆，下端在膀胱底的外上方斜行插入膀胱壁，开口于膀胱。在开口处有黏膜皱褶，膀胱充满时由于膀胱内压力上升，输尿管开口因受压而关闭，可以防止尿液向输尿管倒流。输尿管壁由三层组织构成，由内向外为黏膜、平滑肌层和外膜。输尿管的功能是输送尿液。输尿管平滑肌有缓慢地收缩和舒张的蠕动，使尿液向膀胱方向推进。

输尿管有 3 个狭窄：第一狭窄在穿入膀胱壁处；第二狭窄在跨越髂动脉入小骨盆处；

第三狭窄在斜穿膀胱壁处。当肾结石随尿液下行时，容易嵌顿在输尿管的狭窄处，并产生输尿管绞痛和排尿障碍。

（二）膀胱

膀胱（bladder）为锥体形囊状肌性器官，位于小骨盆的前部。成年人膀胱位于骨盆内，为一贮存尿液的器官。婴儿膀胱较高，位于腹部，其颈部接近耻骨联合上缘；到 20 岁左右，由于耻骨扩张，骶骨角色的演变，伴同骨盆的倾斜及深阔，膀胱即逐渐降至骨盆内。空虚时膀胱呈锥体形，充满时形状变为卵圆形，顶部可高出耻骨联合上缘。成人膀胱容量为 300～500ml 尿液。膀胱底的内面有三角区，位于两输尿管口和尿道内口三者连线之间，称为膀胱三角。膀胱三角的前下角，有尿道内口，两后上角是输尿管口（图 9－3）。

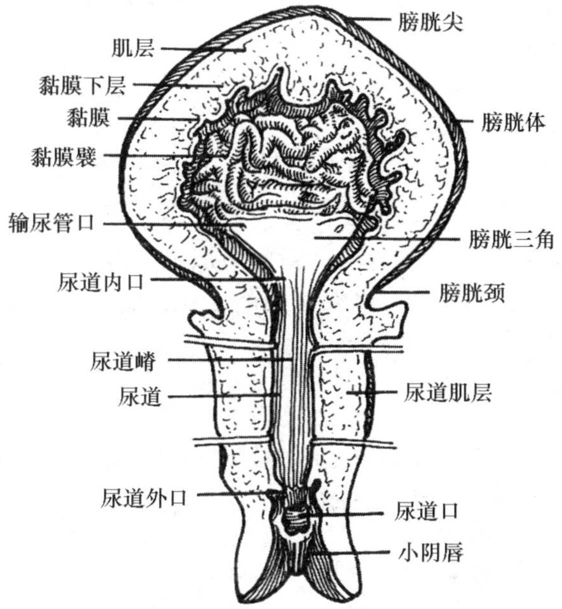

图 9－3　膀胱及女性尿道图（前面观）

膀胱壁由三层组织组成，由内向外为黏膜层、肌层和外膜。肌层由平滑肌纤维构成，称逼尿肌，逼尿肌收缩，可使膀胱内压升高，压迫尿液由尿道排出。在膀胱与尿道交界处有较厚的环形肌，形成尿道内括约肌。括约肌收缩能关闭尿道内口，防止尿液自膀胱漏出。

膀胱壁分为四层：即浆膜层、肌肉层、黏膜下层和黏膜层。

浆膜层为蜂窝脂肪组织，包围着膀胱后上两侧和顶部。

肌肉层主要是逼尿肌和膀胱三角区肌。①逼尿肌：逼尿肌为膀胱壁层肌肉的总称，由平滑肌构成。分为三层，内外层为纵行肌，中层为环形肌。环状肌最厚，坚强有力。②膀胱三角区肌：三角区肌是膀胱壁层以外的肌肉组织，起自输尿管纵肌纤维，向内、向下、向前扇状展开。向内伸展部分，和对侧肌彼此联合成为输尿管间嵴，向下向前伸展至后尿道部分，为贝氏（Bell）肌，另有一组左右肌纤维在三角区中心交叉成为三角区底面肌肉。

黏膜层为极薄的一层移行上皮组织，和输尿管及尿道黏膜彼此连贯。黏膜在三角区由于紧密地和下层肌肉连合，所以非常光滑，但在其他区域则具有显著的皱襞，在膀胱充盈时，皱襞即消失。黏膜层有腺组织，特别是在膀胱颈部及三角区。

黏膜下层只存在于三角区以外的区域，具有丰富血管，有弹性的疏松组织，它将黏膜和肌肉层彼此紧连着。

（三）尿道

尿道（urethra）是从膀胱通向体外的管道。男性尿道细长，长约18cm，起自膀胱的尿道内口，止于尿道外口，行程中通过前列腺部、膜部和阴茎海绵体部，男性尿道兼有排尿和排精功能。女性尿道粗而短，长约5cm，起于尿道内口，经阴道前方，开口于阴道前庭。男性尿道在尿道膜部有一横纹肌构成的括约肌，称为尿道外括约肌，由意识控制。女性尿道在会阴穿过尿生殖膈时，有尿道阴道括约肌环绕，该肌为横纹肌，也受意识控制。

第二节　肾的功能解剖与血液供应

扫码“学一学”

一、肾的功能解剖

肾是尿液的生成器官。若要了解尿液是如何在肾内生成的，首先要对肾的微细结构，即组织结构进行研究。从肾实质的冠状切面可见，肾组织可分为浅层的皮质和深层的髓质。进一步用显微镜观察发现，除少量结缔组织外，肾皮质和髓质内分布着大量非常相似的微小结构，分别称为肾单位和集合管。它们就像肾内加工尿液的一部部机器，只有对它们的基本结构有所了解，才能在此基础上研究它们的工作原理，进而才可能阐释尿液的生成过程。

（一）肾单位的构成

人的两肾共有170万~240万个肾单位，是肾结构与功能的基本单位，与集合管共同完成尿的生成过程。肾单位包括肾小体和肾小管两部分（图9－4）。

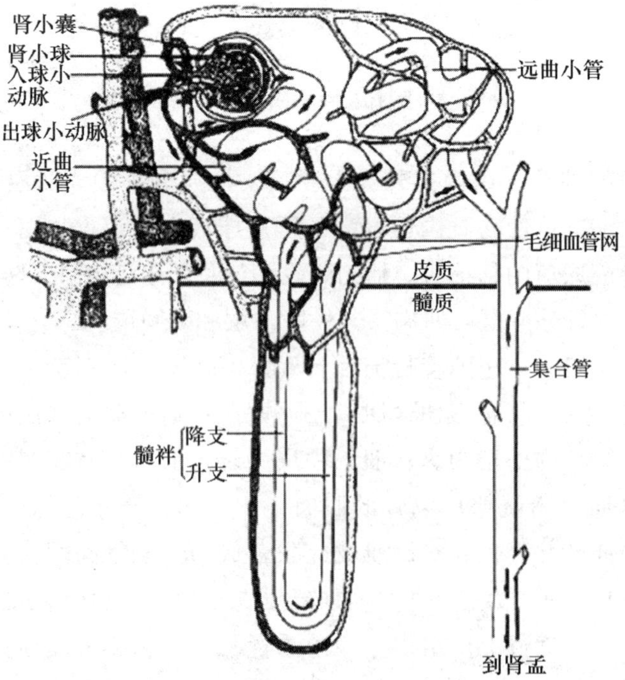

图9－4　肾单位及血液供应模式图

1. 肾小体的结构　肾小体（corpuscula renis）似球形，向下与肾小管相连，由肾小球和肾小囊组成（图9-5）。每个肾小体有两极，微动脉进入的一端称血管极，与肾小管相连的一端为尿极。

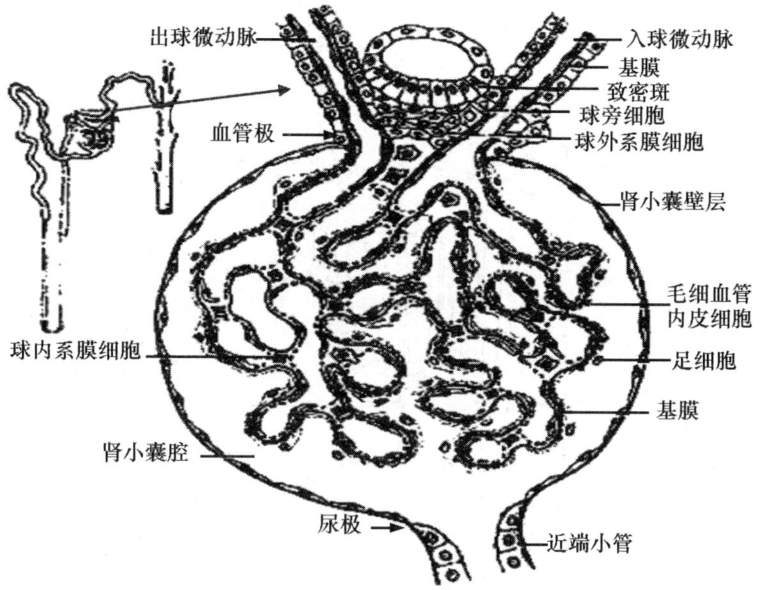

图9-5　肾小体结构示意图

肾小球（glomerulus）由毛细血管丛构成（图9-5），起源于入球小动脉。入球小动脉从血管极端进入，首先分4~5支，各支再分成许多相互吻合的毛细血管袢，继而再汇集成一条出球小动脉，从血管极处离开肾小体。肾小球的入球小动脉管径较出球小动脉大，故球内毛细血管的血压较其他毛细血管高；且电镜下，血管球毛细血管为有孔型，孔上大多无隔膜，有利于滤过功能。

肾小囊（bowman's capsule）是肾小管起始部膨大并凹陷而成的双层杯状囊。外层称壁层，内层称脏层，两层间的腔隙称为肾小囊腔。壁层为单层扁平上皮，在尿极处与近端小管相连。脏层为多突状的足细胞组成，紧包在肾小球毛细血管外面。

2. 肾小管的结构　肾小管平均长30~50mm，又可分为近曲小管、髓袢和远曲小管，均由单层上皮构成。各段形态特点如下：

（1）近曲小管　近曲小管连接肾小囊腔，是肾小管中最粗的一段。管腔小而不规则。管壁由单层立方上皮细胞构成，细胞的游离面有刷状缘，扩大了细胞表面积，有利于重吸收功能。近曲小管是肾小管中重吸收功能最突出的部分。

（2）髓袢　髓袢为一U字形小管，由三段组成：第一段为降支粗段，它与近曲小管合称为近端小管；第二段为细段，呈U形；第三段为升支粗段，它与远曲小管合称为远端小管。第一段及第二段的降支部分又统称为降支，第二段的升支及第三段又统称为升支。髓袢粗段的管壁为单层立方上皮，细段则为单层扁平上皮。

（3）远曲小管　远曲小管较短，迂曲盘绕在所属肾小体附近，与近曲小管相邻，管腔大而规则，管壁也由单层立方上皮构成。其末端与集合管相连。

3. 皮质肾单位与髓质肾单位　根据肾小体在皮质内的位置，肾单位又分为皮质肾单位和近髓肾单位（图9-6）。

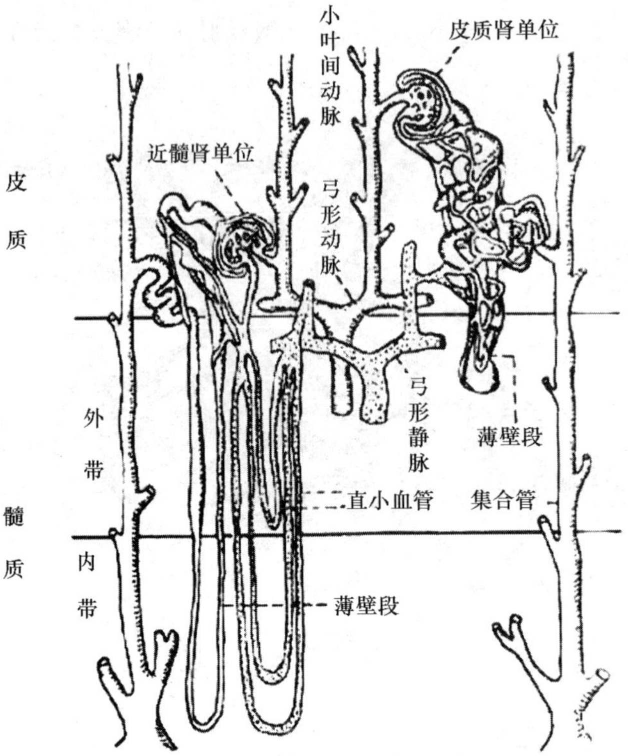

图 9－6　皮质肾单位和近髓肾单位示意图

（1）皮质肾单位　皮质肾单位指肾小体位于外皮质层和中皮质层的肾单位。占肾单位总数的 80%～90%。这类肾单位的特点有：肾小球相对较小，髓袢较短，仅达髓质外带（外髓质层），有的甚至不能达到髓质；其入球小动脉的口径比出球小动脉大，二者比例约为 2∶1；出球小动脉分支形成小管周围毛细血管网，包绕在肾小管的外面，有利于肾小管的重吸收功能。

（2）近髓肾单位　近髓肾单位指肾小体位于靠近髓质的内皮质层的肾单位。占全部肾单位的 10%～15%。其特点为：肾小球较大，髓袢长，可深入到内髓质层，有的可达到肾锥体乳头，这类髓袢对尿的浓缩稀释有特殊的意义。其入球小动脉和出球小动脉口径无明显差异；出球小动脉进一步分支形成两种小血管，一种为网状小血管，缠绕于邻近的近曲小管和远曲小管周围；另一种是细而长的 U 形直小血管，深入髓质，形成毛细血管网包绕髓袢升支和集合管。网状血管有利于肾小管的重吸收，直小血管在维持髓质高渗中起重要作用。

（二）集合管的结构

集合管在胚胎发育中起源于输尿管芽，故不属于肾单位。集合管是由皮质走向髓质锥体乳头孔的小管，沿途与许多肾单位的远曲小管相连，管径逐渐变粗，管壁逐渐变厚。集合管亦与远曲小管同样具有重吸收和分泌的功能。

（三）近球小体

近球小体（juxtaglomerular apparatus）主要分布在皮质肾单位，是肾素产生的部位。近球小体由球旁细胞（又称近球细胞）、球外系膜（间质）细胞和致密斑三者组成（图 9－5）。

（1）球旁细胞（juxtaglomerular cell，近球细胞）　它是入球小动脉中层特殊分化的细胞，体积较大，呈立方形或多边形，胞质内有许多分泌颗粒，分泌颗粒内含肾素（renin）。因此球旁细胞可以合成、储存和分泌肾素。

（2）致密斑（macula densa）　位于髓袢升支粗段与远曲小管接壤部位。此处的上皮细胞变为高柱状细胞，局部呈现斑纹隆起，称为致密斑。致密斑随远曲小管穿过同一肾单位入球小动脉和出球小动脉间的夹角，并与球旁细胞和球外系膜细胞相接触。致密斑可感受小管液中 Na^+ 浓度的变化，并将信息传递至球旁细胞，调节球旁细胞对肾素的分泌。

（3）球外系膜（间质）细胞（extraglomerular mesangial cell）　指入球小动脉、出球小动脉和致密斑之间的一群细胞，具有吞噬和收缩等功能。

（四）肾的神经支配

肾接受交感神经支配。肾交感神经主要从胸12至腰2脊髓节段发出，节前纤维进入腹腔神经节和主动脉、肾动脉部的神经节；节后纤维与肾动脉相伴，由肾门入肾，支配肾动脉、肾小管和释放肾素的球旁细胞。肾交感神经末梢释放去甲肾上腺素，调节肾血流量、肾小球滤过率、肾小管的重吸收和肾素的释放。肾脏各种感受器的感觉信息可经过肾传入神经纤维传入至中枢（包括脊髓以及更高位的中枢），从而调节肾脏功能。一般认为肾脏没有副交感神经末梢的分布。

二、肾的血液循环及其功能特点

（一）肾的血液循环途径

两肾的血液供应来自腹主动脉分出的左、右肾动脉。血液循环途径如下：腹主动脉、肾动脉、叶间动脉、弓形动脉、小叶间动脉、入球小动脉、肾小球毛细血管网、出球小动脉、肾小管周围毛细血管网或直小血管、小叶间静脉、弓形静脉、叶间静脉、肾静脉。

（二）肾血液循环的功能特点

1. 肾血流量大，并且肾内血流分布不均　成人两肾的血流量约占安静时心输出量的1/4。其中肾皮质部的血流灌注最高，为4000～5000ml/(min·kg)。

2. 肾小球毛细血管血压比较高　由于肾动脉直接来自腹主动脉，血管短而粗，阻力消耗较少，加之皮质肾单位的出球小动脉较入球小动脉细，所以肾小球毛细血管血压比较高。这一高压有利于血浆中的水分和其中的溶解物由肾小球滤入肾小囊内。

3. 肾小管周围毛细血管血压较低且血浆胶体渗透压较高　肾小管周围毛细血管来自出球小动脉，血压大为降低。加之在肾小球处大量水分滤出而蛋白质保留，使血管内的血浆胶体渗透压升高，这两者有利于将肾小管中的液体重吸收入毛细血管中。

4. 肾血流量具有自身调节机制　离体灌流肾实验观察到，当肾动脉的灌注压（相当于体内的平均动脉压）由5.3kPa（40mmHg）提高到10.7kPa（80mmHg）的过程中，肾血流量将随肾灌注压的升高而成比例地增加；而当灌注压在10.7～24kPa（80～180mmHg）范围内变动时，肾血流量保持在一个稳定的水平上不变；进一步加大灌注压，肾血流量又将随灌注压的升高而增加。此实验说明，在没有外来神经支配的情况下，当动脉血压在一定范围内波动时，肾血流量能保持相对恒定，这种现象称为肾血流量的自身调节（图9－7）。一般认为，自身调节只涉及肾皮质的血流量。

肾血流量自身调节的生理意义在于，当心血管功能在一定范围内发生变化时，肾小球的滤过功能可保持相对稳定。关于其发生的机制，目前用肌源学说和管－球反馈机制来解释。肌源学说认为，在一定范围内动脉压的升高，使肾小体入球小动脉管壁平滑肌因牵张刺激而紧张性增加，血管口径减小，血流阻力增加，因而肾血流量保持相对稳定。反之，当灌注压减小时则发生相反的变化。由于在灌注压低于10.7kPa时，平滑肌已达舒张的极限；而灌注压高于24kPa时，平滑肌已达收缩的极限，因此，在10.7kPa以下或24kPa以上时，肾血流量的自身调节便不能维持，肾血流量将随血压的变动而变化。

管－球反馈的全称为肾小管－肾小球反馈。当肾血流量和肾小球滤过率增加时，到达远曲小管致密斑小管液的流量增加，Na^+、K^+、Cl^-的转运速率也就增加，致密斑将信息反馈至肾小球，使入球小动脉和出球小动脉收缩，结果是肾血流量和肾小球滤过率减少至正常；反之，当肾血流量和肾小球滤过率减少时，流经致密斑的小管液流量下降，使肾血流量和肾小球滤过率增加至正常水平。这种小管液流量变化影响肾小球滤过率和肾血流量的现象称为管－球反馈（图9－8）。管－球反馈的机制与肾脏局部的肾素－血管紧张素系统有关；肾脏局部产生的腺苷、一氧化氮和前列腺素等也可能参与球－管反馈的调节过程。

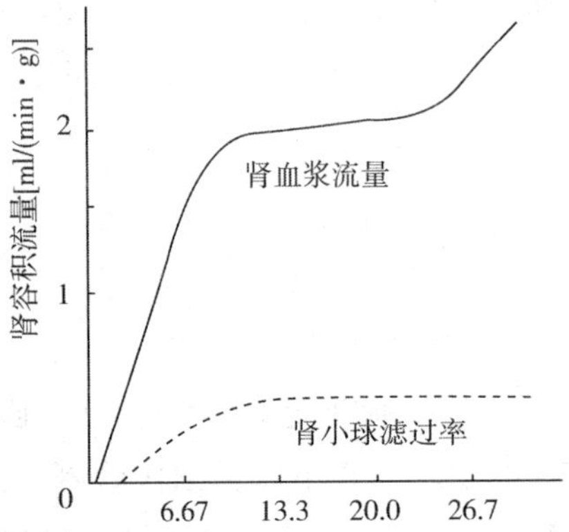

图9－7　肾血流和肾小球滤过率的自身调节

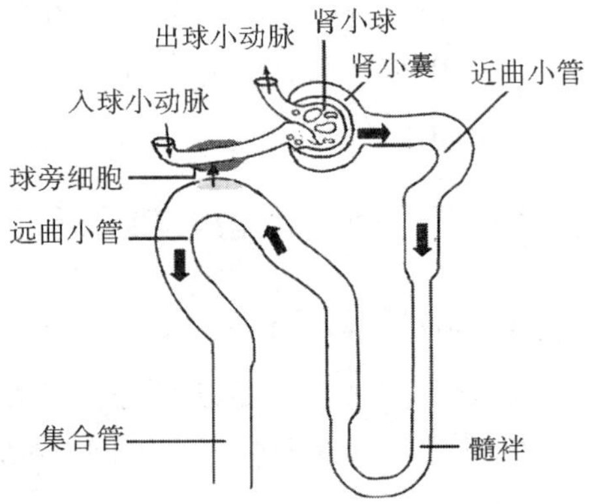

图9－8　管－球反馈示意图

扫码“学一学”

第三节　尿生成的过程

如前所述，肾单位和集合管是肾内尿的生成部位。当血液随入球小动脉流经肾小球的毛细血管时，血浆中的水和小分子溶质，包括少量分子量较小的血浆蛋白，可以滤入至肾小球囊腔，此过程称为肾小球的滤过，进入肾小囊的成分称为原尿。原尿继续流经肾小管和集合管，此时原尿中的部分成分可被肾小管和集合管上皮细胞重新转运回血液，此过程称为肾小管和集合管的重吸收；同时，一些血浆成分或上皮细胞本身产生的物质可由肾小管和集合管上皮细胞转运至小管腔内，此过程称为肾小管和集合管的分泌。经过这些转运过程后，肾小管液的量和成分发生了很大的变化，最终离开集合管的液体称为终尿，即为最后排出体外的尿液。可见，尿的生成包括三个基本过程：肾小球的滤过，肾小管和集合管的重吸收，肾小管和集合管的分泌。

一、肾小球的滤过功能

肾小球的滤过是尿液生成的第一步。为了明确此过程的发生机制，采用微穿刺的方法抽取肾小囊内液并进行微量化学分析，发现囊内液具有以下特点。①只含有极微量的蛋白质。②主要含有小分子或离子，如：葡萄糖、氨基酸、尿素、肌酐、钠、钾、氯等，并且这些物质在囊内液中的浓度和去掉蛋白质的血浆中的浓度完全一样。③分子量小于一定限度的物质，不论大小，都以同样的速度出现于囊腔中，这一点只能用滤过来解释，而不能用弥散说明。这些特点表明，肾小囊内液是一种血浆超滤液，也就是说，血液流经肾小球毛细血管时，血浆成分（包括水、小分子溶质及少量小分子蛋白）超滤入肾小球囊腔内，形成了肾小囊内的超滤液，即原尿。

（一）肾小球滤过膜的解剖学

肾小球滤过膜是肾小球滤过的结构基础，血浆就是经过这层膜的滤过进入肾小囊内的。其包括：肾小球毛细血管的内皮细胞（内层）、非细胞性基膜（中层）、肾小囊脏层上皮细胞层（包在肾小球毛细血管外层）（图 9－9）。三层结构上均有极细小的小孔，可以滤过相关物质。

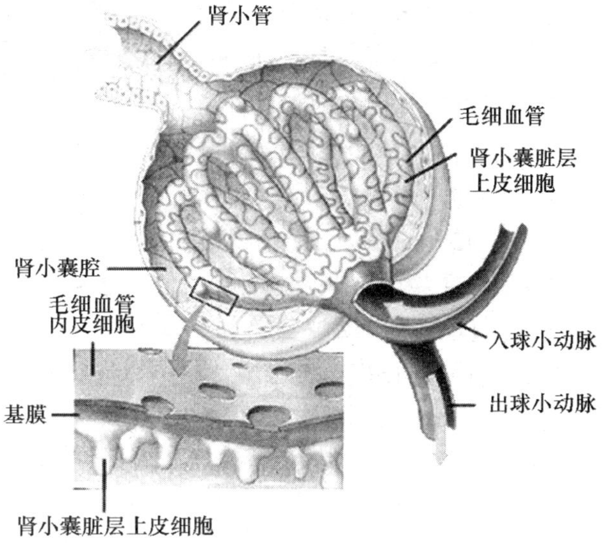

图 9－9　滤过膜示意图

1. 肾小球毛细血管内皮细胞层　电子显微镜下可见，内皮细胞上有许多直径为 50～100nm 的小孔，称为窗孔。小分子溶质以及小分子量的蛋白质可以自由通过，但血细胞不能通过；内皮细胞表面有唾液酸蛋白等带负电荷的糖蛋白，可阻碍带负电荷的蛋白质通过。

2. 基膜层　基膜是由水合凝胶构成的微纤维网结构，膜上有直径为 4～8nm 的多角形网孔，是决定何种大小的溶质分子可以通过，并阻止血浆蛋白滤过的重要屏障。其内含有的一些带负电荷的蛋白形成此层的电荷选择性屏障。

3. 肾小囊脏层上皮细胞层　肾小囊脏层上皮细胞又称足细胞，有很长的突起，相互交错对插，并且在突起之间形成滤过裂隙，裂隙上覆盖一层薄膜称为滤过裂隙膜，膜上有 4～14nm 的小孔，是滤过膜的最后一道屏障。

（二）肾小球滤过膜的分子通透性

不同物质通过肾小球滤过膜的能力取决于被滤过物质的分子大小及其所带的电荷。

1. 物质分子大小　一般来说，有效半径小于 2.0nm 的中性物质能自由通过滤过膜，如葡萄糖分子的有效半径为 0.36 nm，它可被完全滤过；有效半径介于 2.0～4.2 nm 之间的各种物质，随着有效半径的增加，被滤过的量逐渐降低。有效半径大于 4.2 nm 的大分子物质，则几乎完全不能滤过。若尿中发现大量高分子量的蛋白质，提示滤过膜受损，通透性增大。

2. 物质分子所带的电荷 滤过膜各层含有许多带负电荷的物质，主要为糖蛋白。这些带负电荷的物质可限制带负电荷的分子滤过。如血浆白蛋白（分子量约69000）虽然其有效半径为3.6nm，由于其带负电荷，因此，难于通过滤过膜而不会出现在尿中。若肾在病理情况下，滤过膜上带负电荷的糖蛋白减少或者消失，就会导致带负电荷的血浆蛋白滤过量比正常时明显增加，从而出现蛋白尿。

（三）滤过的动力——有效滤过压

血浆成分流经肾小球毛细血管时能否被滤过，取决于滤过膜两侧的压力差。滤过膜两侧决定滤过的压力主要有三个：肾小球毛细血管血压、血浆胶体渗透压和囊内压。其中，肾小球毛细血管血压是促进滤过的力量，而血浆胶体渗透压和囊内压构成了滤过的阻力。有效滤过压（effective filtration pressure）是指促进超滤的动力与对抗超滤的阻力之间的差值（图9－10）。即有效滤过压＝滤过的动力－滤过的阻力＝肾小球毛细血管血压－（血浆胶体渗透压＋囊内压）。

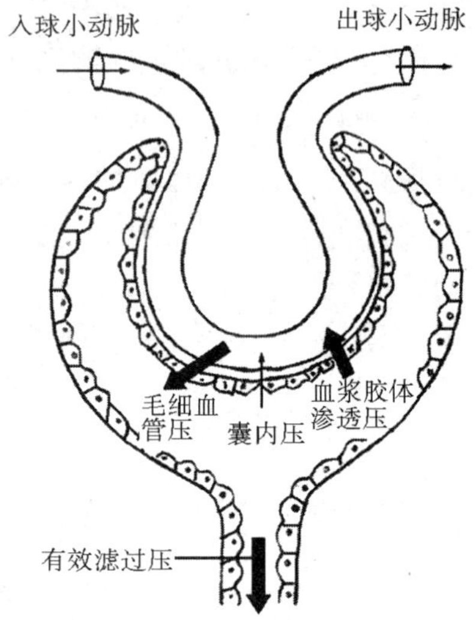

图9－10 有效滤过压示意图

对有效滤过压分析发现，从入球小动脉到出球小动脉，肾小球毛细血管全段的有效滤过压是逐渐变小的。这是因为在血液流经肾小球毛细血管时，血压下降不多，入球端和出球端的血压几乎相等。但由于不断生成滤过液，血液中血浆蛋白浓度会逐渐增加，血浆胶体渗透压也随之升高，因此，有效滤过压逐渐下降。当滤过阻力等于滤过动力时，有效滤过压下降到零，滤过停止，称为滤过平衡（filtration equilibrium）。

入球端：有效滤过压＝6.0 －（2.67＋1.33）＝2.0kPa（15mmHg）＞0（有滤液生成）

出球端：有效滤过压＝6.0 －（4.67＋1.33）＝0kPa（0mmHg）≤0（无滤液生成）

正常情况下肾小球毛细血管并非全长都有超滤液形成，这取决于滤过平衡点的位置。滤过平衡点越靠近入球小动脉端，肾小球毛细血管滤过的有效长度就越短，所生成的超滤液的量就越低；相反，滤过平衡点越靠近出球小动脉端，肾小球毛细血管滤过的有效长度就越长，所生成的超滤液的量就越高。如果至出球小动脉端仍达不到滤过平衡，则全段毛细血管都有滤过作用。

（四）肾小球滤过率和滤过分数的概念

肾小球滤过率和滤过分数是评价肾小球滤过能力的常用指标。肾小球滤过率（glomerular filtration rate，GFR）是指单位时间内（每分钟）经两肾所生成的原尿量。正常成人约为125ml/min左右。

滤过分数（filtration fraction，FF）是指GFR和每分钟肾血浆流量之比的百分数。若肾血浆流量为660ml/min，那么FF＝（125/660）×100%＝19%，即流经肾的血浆中约1/5成为滤液滤过到肾小囊囊腔中去。

（五）影响肾小球滤过的因素

1. 滤过膜的面积和通透性　当滤过膜面积减少时，肾小球滤过率将降低。如急性肾小球肾炎时，由于肾小球毛细血管管腔变窄或完全阻塞，导致有滤过功能的肾小球数量减少，有效滤过面积也因而减少，引起肾小球滤过率降低，出现少尿甚至无尿。滤过膜通透性的增加则会引起血浆蛋白和红细胞进入超滤液中，导致蛋白尿和血尿。

2. 有效滤过压　有效滤过压 = 肾小球毛细血管血压 -（囊内压 + 血浆胶体渗透压），三者任何一个发生改变，都会影响肾小球滤过率。在动脉血压为 80 ~ 180mmHg 时，通过肾血流量的自身调节，肾小球毛细血管血压不会发生明显变化，使肾小球滤过率也保持相对稳定。只有在特殊情况下，如大失血使血压降到 80mmHg 以下时，它才会明显降低，导致有效滤过压降低，使滤过率降低而发生少尿。血浆胶体渗透压降低，如低蛋白血症时，有效滤过压升高而发生滤过率增加，尿量增多。囊内压会因尿路阻塞而升高，使有效滤过压降低，滤过率减少而出现少尿。

3. 肾血浆流量　肾血浆流量主要通过影响滤过平衡点的位置而影响肾小球滤过率。如果肾血浆流量加大，肾小球毛细血管内血浆胶体渗透压的上升速度减慢，肾小球毛细血管滤过的有效长度增加，肾小球滤过率将随之增加。相反，肾血浆流量减少时，肾小球毛细血管滤过的有效长度减少，肾小球滤过率将减少。在严重缺氧、中毒性休克等病理情况下，由于交感神经兴奋，肾血流量和肾血浆流量将显著减少，肾小球滤过率也因而显著减少。

二、肾小管、集合管的转运功能

每天经肾小球滤过所生成的超滤液（原尿）约有 180L，但是排出体外的终尿不超过 1.5L，这表明超滤液经过肾小管和集合管时，约有 99% 的水被重新吸收回血液。此外，将原尿和终尿的成分进行比较发现，原尿中的葡萄糖在终尿中没有出现，而 Na^+、尿素等发生不同程度的浓度降低；肌酐、尿酸和 K^+ 等则发生不同程度的浓度升高。这表明原尿在流经肾小管和集合管时，肾小管和集合管上皮细胞对其成分进行了不同程度的重吸收和分泌。重吸收是指肾小管上皮细胞将原尿中某些成分重新摄取入血液的过程。分泌是指肾小管上皮细胞将自身代谢产物或肾小管周围血液里的物质排入管腔的过程，二者都是由肾小管上皮细胞完成的物质转运过程。

（一）肾小管和集合管的物质转运方式和途径

各种物质通过肾小管上皮细胞的转运方式包括被动转运和主动转运。

1. 被动转运（passive transport）　包括单纯扩散、易化扩散和渗透等。该转运方式不需要代谢供能，溶质顺电化学梯度通过肾小管上皮细胞。如水的渗透压之差是水的转运动力，使水从渗透压低的一侧通过细胞膜进入渗透压高的一侧。此外，当水分子通过渗透被重吸收时，有些溶剂分子可随水分子一起转运，称为溶剂拖曳（solvent drag），也属于被动转运。

2. 主动转运（active transport）　指溶质逆电化学梯度通过肾小管上皮细胞的过程。主动转运需要细胞代谢提供能量，根据能量的来源不同，分原发性主动转运和继发性主动转运。原发性主动转运所需要的能量由 ATP 水解直接提供。如 Na^+ 和 K^+ 的主动转运是靠细胞膜上的 Na^+ 泵水解 ATP 直接提供能量；继发性主动转运所需的能量不是直接来自 ATP，而是来自某一溶质（通常为 Na^+）顺电化学梯度转运时释放的能量，如上皮细胞基侧膜上的 Na^+ 泵利用 ATP 水解供能，将细胞内的 Na^+ 泵至细胞外，造成细胞内的 Na^+ 浓度明显低于细胞外；这样，肾小管液中的 Na^+ 便顺电化学梯度通过管腔膜进入细胞，并释放能量提供其他物质如葡萄糖、氨基酸等的转运。可见，这种能量归根结底也是来自 ATP。

物质通过上皮细胞转运的途径有二：跨细胞途径和细胞旁路途径。跨细胞转运途径首先是小管液的溶质通过小管上皮细胞管腔膜进入上皮细胞内，然后再跨过基侧膜进入细胞周围的组织间隙而入血。细胞旁路途径是指小管液中的物质直接通过小管上皮细胞间的紧密连接进入细胞周围的组织间隙。

（二）各段肾小管和集合管的物质转运

肾小管平均长约 30～50mm，与形态结构相适应，各段肾小管和集合管的物质转运特点不同。

1. 近端小管 近端小管包括近曲小管和髓袢的降支粗段。近曲小管上皮细胞的管腔膜上有大量密集的微绒毛，形成刷毛状的刷状缘，这种结构极大地增加了重吸收的面积。据估计，人两肾近曲小管微绒毛的总面积可达 50～60m^2。所以，与其他各段小管相比，近端小管的重吸收在质和量上是居于首位的，成为肾小管重吸收功能的主要部位。

正常情况下，近端小管重吸收全部或几乎全部的葡萄糖、氨基酸、蛋白质、K^+、磷酸盐、维生素（如维生素 C）、Ca^{2+}、Mg^{2+} 等，大部分的 Na^+ 及水（约为滤过量的 65%～70%）、Cl^-、HCO_3^-（为 80%～85%）及部分尿素。此外，近端小管还有主动排泄异物（如对氨基马尿酸、含碘的 X 线造影剂、青霉素、酚红等）的能力。如服用一些物质阻滞这种功能，就可延缓青霉素等药物的排泄，使血液中该药物有效浓度的维持时间延长。

（1）Na^+、Cl^- 和水的重吸收 在近端小管的前半段，Na^+ 为主动重吸收，主要有如下两种吸收方式（图 9－11）。

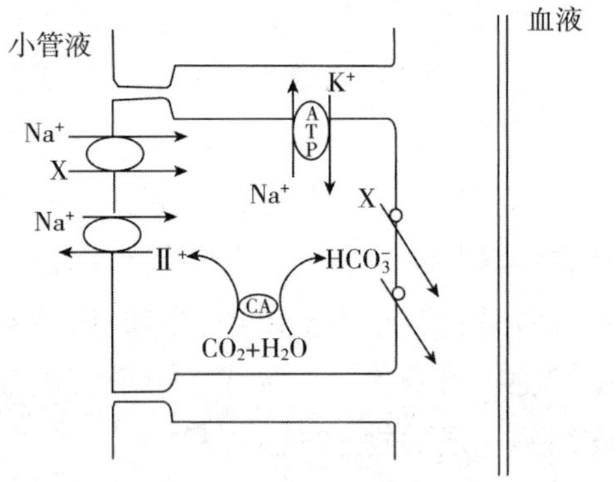

X：代表葡萄糖，氨基酸，磷酸盐等
CA：代表碳酸酐酶

图 9－11 近端小管前半段重吸收 Na^+ 示意图

Na^+－葡萄糖（氨基酸）的同向转运：由于上皮细胞基侧膜 Na^+ 泵的作用，Na^+ 被泵入细胞间隙，使细胞内 Na^+ 浓度降低。因此，小管液中的 Na^+ 和葡萄糖与管腔膜上的同向转运体结合后，Na^+ 顺电化学梯度通过管腔膜进入细胞内，同时释放能量使葡萄糖同向转运入细胞内。进入细胞内的 Na^+ 随即被细胞基侧膜上的 Na^+ 泵泵至细胞间隙，以保持细胞内 Na^+ 的低浓度水平，这样小管液中的 Na^+、葡萄糖即可不断地转运入细胞内。进入细胞内的葡萄糖以易化扩散的方式经由细胞基侧膜离开细胞回到血液中。

Na^+－H^+ 的逆向交换：小管液中的 Na^+ 和细胞内生成的 H^+ 与管腔膜上的逆向转运体结合后，小管液中的 Na^+ 顺浓度梯度经由管腔膜进入细胞，同时释放能量，将细胞内的 H^+ 分泌入小管液中；进入细胞内的 Na^+ 随即被基侧膜上的 Na^+ 泵泵出至细胞间隙而主动重吸收。分泌到小管液中的 H^+ 将有利于小管液中 HCO_3^- 的重吸收。

在近端小管后半段，NaCl 主要通过细胞旁路途径被动重吸收。由于近端小管前半段 Cl^- 不被重吸收，且 HCO_3^- 重吸收速率较大，Cl^- 留在小管液内，造成近端小管后半段的 Cl^- 浓度比管周组织间液高 20%～40%。因此，Cl^- 顺浓度梯度经细胞旁路（即通过紧密连接进入细胞间隙）而重吸收回血。由于 Cl^- 的被动重吸收是生电性的，使小管液中正离子相对较多，造成管腔内带正电，管外带负电，在这种电位差作用下，Na^+ 顺电位差通过细胞旁途径而被动重吸收。因此，NaCl 的重吸收都是被动的。

近端小管对水的通透性高，水与溶质一起被重吸收。当溶质中 Na^+、葡萄糖、氨基酸、Cl^- 和 HCO_3^- 被重吸收时，小管液渗透压降低而细胞间液的渗透压增高，水在渗透压差作用下，通过跨细胞途径和细胞旁路途径进入细胞间隙。水的跨细胞转运方式有二：①约 10% 的水以单纯扩散方式通过脂质双分子层；②约 85% 的水通过细胞膜上的水孔蛋白（aquaporin，AQP）转运。水孔蛋白又称为水通道（water channel），有多种亚型，在近端小管上皮细胞的水孔蛋白为 AQP－1。在近端小管，水的重吸收又以溶剂拖曳形式携带一些溶质（Ca^{2+} 和 K^+）一起重吸收。

吸收入细胞间隙中的水和溶质使细胞间隙的静水压增加。较高的静水压有利于促进水和溶质经过基膜进入周围毛细血管而被重吸收；由于近端小管上皮细胞间的紧密连接对水和 Na^+ 有通透性，致使少量 Na^+ 和水也可在静水压的作用下，通过紧密连接回漏至小管腔内（称为回漏现象）。

（2）HCO_3^- 的重吸收与 H^+ 的分泌　肾小球滤过的 HCO_3^- 有 80%～85% 在近端小管重吸收。HCO_3^- 的重吸收与小管上皮细胞 H^+ 的分泌有密切关系。血浆中 $NaHCO_3$ 滤入囊腔进入肾小管后，解离成 Na^+ 和 HCO_3^-。HCO_3^- 和肾小管各段细胞分泌的 H^+ 结合而成 H_2CO_3，H_2CO_3 再在上皮细胞表面的碳酸酐酶作用下分解成 H_2O 和 CO_2。CO_2 是高度脂溶性物质，能迅速通过管腔膜进入细胞内，在细胞内碳酸酐酶的作用下与水结合生成 H_2CO_3。H_2CO_3 进而又解离成 H^+ 和 HCO_3^-。H^+ 通过 $Na^+－H^+$ 交换或 H^+ 泵（远曲小管和集合管）分泌入管腔；而 HCO_3^- 则与重吸收的 Na^+ 一起被转运回血液（图 9－12）。因此，肾小管重吸收 HCO_3^- 是以 CO_2 的形式，而不是直接以 HCO_3^- 的形式进行的。CO_2 透过管腔膜的速度明显高于 Cl^-，因此，HCO_3^- 的重吸收率明显大于 Cl^- 的重吸收率。碳酸酐酶在重吸收中起重要作用。碳酸酐酶抑制剂乙酰唑胺可因抑制 Na^+ 和 HCO_3^- 的重吸收，促进 $NaHCO_3$、NaCl 和水的排出，从而引起利尿。

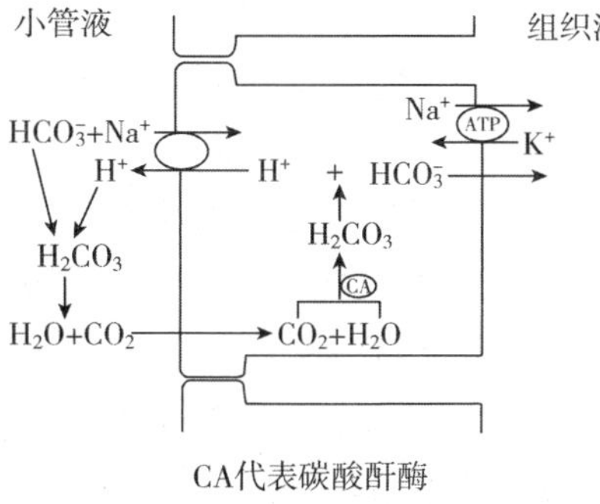

图 9－12　HCO_3^- 重吸收的示意图

（3）K^+ 的重吸收　大约有 35g 的钾每天从肾小球滤过，而仅有 2～4g 的钾经终尿排出，大致相当于滤过量的 7%。实验表明，在近端小管处，滤过的钾绝大部分被重吸收，并且属于主动重吸收，具体机制仍不明确。余下的小部分是在其后各段的肾小管内被重吸收。排出的钾则是由肾小管分泌的。

（4）葡萄糖的重吸收　肾小球滤过液中的葡萄糖浓度与血糖浓度相同，但终尿中几乎不含葡萄糖，这说明葡萄糖全部被重吸收回血。肾小管重吸收葡萄糖的部位十分局限，仅限于近端小管（主要在近曲小管），其他各段肾小管都没有重吸收葡萄糖的能力。因此，如果近端小管以后的小管液中仍含有葡萄糖，则终尿中将出现葡萄糖。

正常情况下，近端小管对葡萄糖的重吸收是主动性的，是和 Na^+ 的重吸收相伴联的继发性主动转运。目前认为在近端小管的刷状缘中，具有能与 Na^+ 和葡萄糖同时结合的载体蛋白，称为 Na^+－葡萄糖同向转运体。当该转运体与葡萄糖、Na^+ 结合而形成复合体后，它就能迅速利用 Na^+ 顺电化学梯度进入细胞内所释放的能量，将葡萄糖同向转运入细胞。

进入细胞内的葡萄糖以易化扩散的方式进入组织间液后入血。

近端小管对葡萄糖的重吸收是有一定限度的。当血中葡萄糖的浓度超过一定数值时，滤液中葡萄糖的含量就会超过肾小管重吸收的限度，此时尿中即出现葡萄糖。尿中不出现葡萄糖时的最高血糖浓度称为肾糖阈，其因人而异，一般为160～180mg/dl。当血糖浓度超过160～180mg/dl，部分肾单位的近端小管重吸收葡萄糖的能力已达到饱和，此时尿中开始出现葡萄糖；当血糖浓度进一步升高，葡萄糖的滤过量进一步增多时，更多肾单位的近端小管重吸收葡萄糖的能力达到饱和，因此，尿中排出的葡萄糖量更多。当血糖浓度升高致使肾所有近端小管重吸收葡萄糖的能力都达到饱和时，此时肾小管对葡萄糖的重吸收达到它的最大限度，称为肾小管葡萄糖重吸收极限量（或称葡萄糖转运极限量，TMG）。在体表面积为1.73m^2的个体，男性为375mg/min，女性为300mg/min。超过TMG的血糖将全部出现在尿中而不被重吸收。

（5）其他物质的重吸收　小管液中氨基酸的重吸收与葡萄糖的重吸收机制相同，也需要Na^+的伴随吸收，只是载体蛋白不同。SO_4^{2-}、HPO_4^{2-}的重吸收也与Na^+重吸收相伴联。滤液中的少量蛋白质则是通过肾小管上皮细胞的吞饮作用而被重吸收的。

2. 髓袢降支细段和升支　髓袢为一U字形小管，由三段组成：第一段为降支粗段，与近曲小管合称为近端小管；第二段为细段呈U形；第三段为升支粗段。第一段及第二段的降支部分又统称为降支，第二段的升支及第三段又统称为升支。

（1）髓袢的重吸收功能　髓袢重吸收滤液中约25%的溶质（包括Na^+、Cl^-和K^+等）和20%的水。其中，溶质的重吸收主要发生在髓袢升支粗段，升支细段仅被动重吸收少量NaCl，升支对水不通透；降支细段对溶质不通透，主要重吸收水。

（2）水和溶质重吸收的方式　髓袢降支细段对溶质不易通透，对水有通透性，水主要以渗透方式通过上皮细胞的水孔蛋白AQP－1重吸收。水的重吸收使小管液浓缩，其中的NaCl浓度逐步增高；当小管液流至髓袢升支细段时，升支细段对NaCl具有通透性，对水没有通透性，此时高浓度的NaCl可扩散到组织间液而被动重吸收，同时小管液中的NaCl浓度又逐步降低。髓袢降支细段与升支细段的重吸收特性与肾的浓缩和稀释功能密切相关。

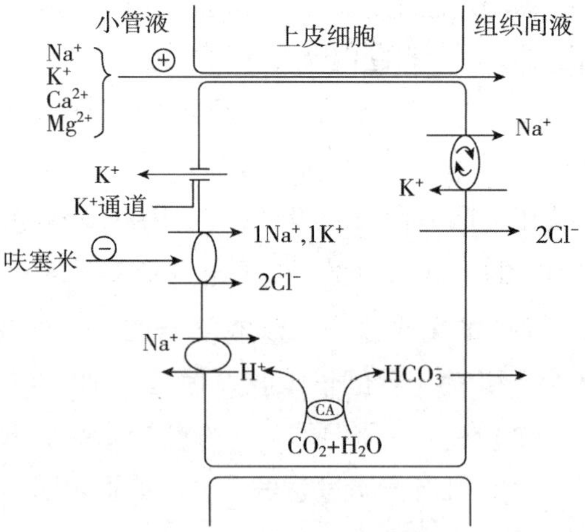

图9－13　髓袢升支粗段主要溶质吸收的示意图

髓袢升支粗段是溶质的主要吸收部位。此处溶质的重吸收方式有三。①Na^+、K^+和Cl^-以同向转运形式重吸收，是一种经细胞途径的继发性主动转运。过程如下（图9－13）：上皮细胞内Na^+通过细胞基侧膜的钠泵泵入管周组织液，以建立小管腔与细胞内Na^+的电化学梯度。在上皮细胞的管腔膜上存在一种同向转运体，其能与小管腔中Na^+－K^+－$2Cl^-$结合，利用Na^+顺电化学梯度进入细胞内所释放的能量，同时将K^+和$2Cl^-$转运入胞内。进入胞内的Na^+通过钠泵进入管周组织液，以保持细胞内的低Na^+水平；Cl^-则顺浓度梯度经基侧膜上的Cl^-通道进入管周组织液；而由于管腔膜对K^+的通透性很高，进入细胞内的大部分K^+经管腔膜上的K^+通道扩散回小管液中，再次参与转运。②由于K^+返回小管中造成管腔正电位，这一电位差又使小管中Na^+、K^+和Ca^{2+}等正离子经细胞旁路途径被动重吸收。③管腔膜上的Na^+-H^+交换体也介导Na^+的重吸收和H^+的分泌（HCO_3^-的重吸收）。髓袢升支粗段重吸收NaCl而对水不通透，从而造成小管液低渗，而管周组织液高渗，这对尿液稀释和浓缩具有重要意义（详见后述）。

3. 远曲小管和集合管　远曲小管和集合管重吸收大约9%滤过的Na^+和Cl^-，分泌不同量的K^+和H^+及重吸收不同量的水。远曲小管和集合管对水和盐的转运是可被调节的。水的重吸收主要受抗利尿激素的调节，而Na^+和K^+的转运主要受醛固酮的调节。当机体缺水或缺盐时，远曲小管和集合管可增加水、盐的重吸收；反之，当机体水、盐过剩时，则此处水、盐的重吸收明显减少，从而促进水和盐从尿中排出。

（1）Na^+和Cl^-的重吸收　远曲小管始段对水的通透性很低，但仍主动重吸收NaCl，继续产生低渗小管液。Na^+和Cl^-是由管腔膜上的Na^+-Cl^-同向转运体转运入细胞的。进入细胞的Na^+由Na^+泵泵入管周组织液，Cl^-则由基底侧膜上的Cl^-通道弥散入细胞间隙。Na^+-Cl^-同向转运体可被噻嗪类利尿药所抑制。

远曲小管后段和集合管含有两类不同的上皮细胞，即主细胞和闰细胞。主细胞重吸收Na^+和水，分泌K^+。闰细胞主要分泌H^+（重吸收HCO_3^-）。主细胞的管腔膜上有Na^+通道，由于其基底侧膜上的Na^+泵可维持细胞内较低的Na^+浓度，小管液中的Na^+便经管腔膜上的Na^+通道进入细胞。而Na^+的重吸收又造成小管液呈负电位，此负电位可以驱使小管液中的Cl^-经细胞旁途径被动重吸收，也成为K^+从细胞内分泌入小管腔的动力（图9－14）。

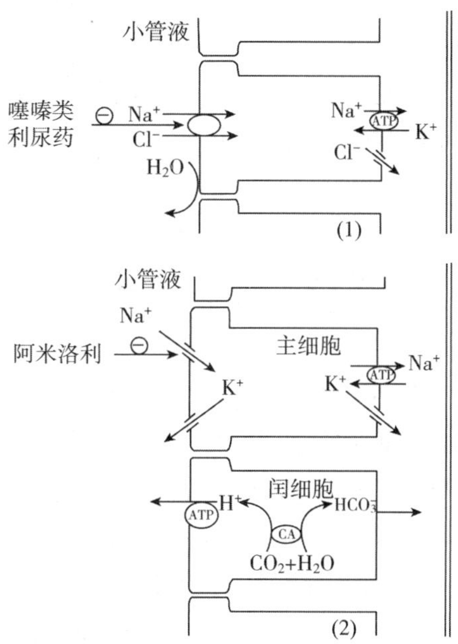

图9－14　远曲小管和集合管重吸收Na^+、Cl^-示意图

（1）远曲小管始段，（2）远曲小管后段和集合管

（2）水的重吸收　远曲小管初段同髓袢升支一样，对水仍不通透。远曲小管后段和集合管对水的重吸收主要取决于主细胞管腔膜对水的通透性。主细胞基底侧膜有AQP－3和AQP－4分布，管腔膜侧胞质内的囊泡含水孔蛋白AQP－2。血管升压素可通过控制此含有AQP－2的囊泡镶嵌到管腔膜上的数目，调节主细胞管腔膜对水的通透性，进而调节此处水的重吸收。

（3）K^+的分泌　主细胞分泌K^+的过程是与Na^+主动重吸收相伴随的，称为Na^+-K^+交换。其过程如下。①主细胞基侧膜上的Na^+，K^+－ATP酶将细胞内的Na^+泵至细胞间隙，同时将细胞外液中的K^+泵入细胞，从而形成细胞内的低钠浓度和高钾浓度。②由于主细胞管腔膜上有Na^+通道开放，小管液中的Na^+顺电化学梯度通过Na^+通道进入细胞内，同时造成管腔内呈负电位，这又构成K^+扩散入小管液的电位梯度。③主细胞管腔膜上存在K^+通道并有通透性，细胞内的K^+便顺电化学梯度通过K^+通道进入小管液，即K^+的分泌。④进入主细胞的Na^+，可刺激基侧膜上Na^+泵的转运功能，进而促进K^+的分泌。可见，K^+的分泌与Na^+的重吸收有密切关系。

由于肾脏对钾的排出量主要取决于远曲小管和集合管主细胞钾的分泌量，故凡能影响

主细胞基底侧膜上 Na^+，K^+ - ATP 酶活性及管腔膜对 Na^+ 和 K^+ 通透性的因素均可影响钾的分泌量。如 Na^+ - K^+ 交换与 Na^+ - H^+ 交换的动力均来源于细胞基侧膜上 Na^+ 泵的转运，因此，二者之间存在竞争性抑制作用。若 Na^+ - K^+ 交换作用增强，则 Na^+ - H^+ 交换就会减弱，反之则相反。当某些原因引起机体高 K^+ 血症时，血 K^+ 的增高促进了肾小管的 Na^+ - K^+ 交换，使 Na^+ - H^+ 交换受到抑制，引起 H^+ 分泌量减少，血液 pH 降低，发生酸中毒。反之低 K^+ 血症则造成碱中毒。同样，代谢性酸中毒伴随高 K^+ 血症，而代谢性碱中毒伴随低 K^+ 血症。再如，阿米洛利可抑制远曲小管和集合管上皮细胞管腔膜上的 Na^+ 通道，既减少了 Na^+ 和 Cl^- 的重吸收，也抑制了 K^+ 的分泌，称为保 K^+ 利尿剂。

（4）H^+ 的分泌　远曲小管和集合管的闰细胞可主动分泌 H^+。此处，H^+ 的分泌是通过闰细胞管腔膜上的质子泵，即 H^+ - ATP 酶进行的主动转运过程。远曲小管和集合管仍存在 Na^+ - H^+ 交换，且与 Na^+ - K^+ 交换相互抑制。H^+ 的分泌在体内酸碱平衡中具有重要的生理意义。① 排酸保碱：肾小管每分泌一个 H^+，可重吸收一个 HCO_3^- 和一个 Na^+，对保持酸碱平衡，保持血浆碱储备起重要作用。② 酸化尿液：在远曲小管，分泌 H^+ 主要与 HPO_4^{2-} 结合生成 $H_2PO_4^-$（酸性），增加尿液中可滴定酸的浓度。③ 促进 NH_3/ NH_4^+ 的分泌。

（5）NH_3/ NH_4^+ 的分泌　尿液中排出的 NH_3 主要是由近端小管、髓袢升支粗段和远端小管上皮细胞内的谷氨酰胺脱氨而来的。在近端小管，NH_3/ NH_4^+ 可通过两种机制分泌入小管。①NH_3 脂溶性很高，可通过单纯扩散进入小管腔，或经基底膜进入细胞间隙。②细胞内 NH_4^+ 可通过管腔膜上的 Na^+ - H^+（NH_4^+ 替代 H^+）逆向转运体，将 NH_4^+ 分泌入小管液，同时转运 Na^+ 入细胞内。在髓袢升支粗段，NH_4^+ 可替代 K^+，由 Na^+ - K^+ - $2Cl^-$ 同向转运体从小管液中被重吸收。重吸收的 NH_4^+ 在髓质的组织间隙中与 NH_3 处于动态平衡。集合管上皮细胞膜对 NH_3 高度通透，对 NH_4^+ 的通透性差，且管腔内液体呈酸性，因此髓质组织间隙中的 NH_3 能扩散进入集合管腔内，在小管液中 NH_3 与 H^+ 结合又生成 NH_4^+，随尿排出（图 9 - 15）。

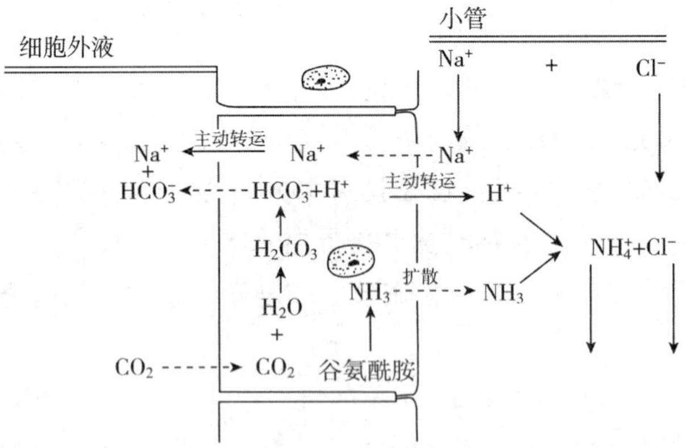

图 9 - 15　肾小管上皮细胞生成和分泌 NH_3 示意图

NH_3/NH_4^+ 的分泌在体内酸碱平衡中起重要作用。肾小管分泌的 NH_3 与 H^+ 结合生成 NH_4^+，一方面降低了小管液中的 NH_3 浓度，从而加速 NH_3 的分泌；另一方面，也降低了小管液中 H^+ 的浓度，有利于 H^+ 的进一步分泌。可见，NH_3 与 H^+ 的分泌是相互促进、密切相关的；同时，NH_3 的分泌也促进 HCO_3^- 的生成和重吸收，以补充血液中的碱储备。慢性酸中毒时，上皮细胞谷氨酰胺代谢增加，引起泌 NH_3/NH_4^+ 的增高，重吸收的 HCO_3^- 也增加。

（三）影响肾小管功能的因素

1. 肾小管液的溶质浓度　肾小管液的渗透压随着小管液中溶质浓度的增加而升高，从而阻碍水分的重吸收，使较多的水由终尿排出，此现象称为渗透性利尿（osmotic diuresis）。某些药物如甘露醇（可由肾小球滤过但不被肾小管重吸收）可产生渗透性利尿；糖尿病患者的多尿也是由于尿中葡萄糖含量增高而引起的渗透性利尿。

2. 肾小球滤过率对肾小管功能的影响　当肾小球滤过率由于某些原因而增加时，肾小管（主要是近端小管）中溶质和水的重吸收也会相应地增加；反之亦然。也就是说，通常肾小球滤过量和肾小管（主要是近端小管）的重吸收量之间保持着一定的平衡状态，这个现象称为球管平衡（glomerulotubular balance）。其生理意义在于使尿钠的排出量和尿量不会因 GFR 的变化发生大的变化。

球管平衡现象的发生与近端小管对 Na^+、水有相对恒定的重吸收比例（占 GFR 的65%～70%）相关。在肾血流量不变的情况下，当 GFR 增加时，进入近端小管旁毛细血管的血量就减少，而血浆蛋白浓度相对增高，致使毛细血管内血压下降而胶体渗透压升高。在这种情况下，小管旁组织间液就加速进入了毛细血管，组织间隙内静水压随之下降，后者则使重吸收入小管上皮细胞间隙内的 Na^+ 和水加速经过基膜，进入小管旁的组织间隙随后入血，回漏的量则因此减少，最后导致 Na^+ 和水重吸收量的增加，使重吸收百分率仍然可以达到 GFR 的65%～70%。GFR 减少时发生相反的变化，重吸收百分率仍保持65%～70%。

3. 肾小管上皮功能的变化　肾小管上皮细胞重吸收水和电解质的功能受神经体液因素的调节，详见肾对机体水盐代谢的调节部分内容。

第四节　尿液的浓缩和稀释

扫码"学一学"

肾在生成尿液的过程中，可根据体内液体量的不同对尿液进行稀释或浓缩，这主要反映在终尿的渗透压变化上。将终尿的渗透压与血浆渗透压相比较，高于血浆渗透压的尿称为高渗尿（hypertonic urine），有时渗透压可达到血浆渗透压的4～5倍，见于体内缺水时；低于血浆渗透压的尿称为低渗尿（hypotonic urine），有时渗透压仅是血浆渗透压的1/10，见于体内液体量过多时；等于血浆渗透压的尿称为等渗尿（isosthenuria）。由于原尿的渗透压接近于血浆，高渗尿或低渗尿的出现提示原尿在流经肾小管和集合管时进行了浓缩或稀释。肾的这种浓缩和稀释功能在维持体内液体量的平衡和渗透压的稳定方面发挥十分重要的作用。

尿液浓缩和稀释的发生前提是肾髓质组织间液中存在一个由外髓部向内髓部逐步增高的渗透浓度梯度。在此基础上，血浆中血管升压素（vasopressin，VP）通过调节肾远曲小管和集合管上皮细胞对水通透性，进而影响此处水的重吸收，控制着尿液得以浓缩抑或稀释。

一、肾髓质渗透浓度梯度及其形成

用冰点降低法测定鼠肾组织间液（包括细胞内液和细胞外液）的渗透浓度，并与血浆的渗透浓度相比较，发现肾皮质部组织间液的渗透浓度与血浆渗透浓度之比为1.0，说明皮质部组织间液是等渗的。而髓质部组织间液与血浆渗透浓度之比随着由髓质外层向乳头部深入而逐渐升高，分别为2.0、3.0、4.0，这表明肾髓质组织间液是高渗的，且由髓质外层向内层存在逐步升高的渗透浓度梯度。这个存在于髓质内的渗透浓度梯度是尿液浓缩的前提和关键，其建立与髓袢的形态和功能特性密切相关。

（一）外髓部渗透浓度梯度的形成

髓袢升支粗段位于外髓部。由于髓袢升支粗段能通过 $Na^+-K^+-2Cl^-$ 协同转运体重吸收 NaCl（图 9－16），而对水不通透使水不能随之重吸收，故转运至小管周围组织中的 NaCl 使组织液的渗透浓度升高；当升支粗段内小管液向皮质方向流动时，管内 NaCl 浓度逐渐降低，渗透浓度也逐渐下降；而小管外周组织间液 NaCl 的渗透浓度也呈梯度分布，愈靠近皮质部，渗透浓度越低；愈靠近内髓部，渗透浓度越高。可见，外髓部的渗透浓度梯度主要是由升支粗段 NaCl 的重吸收所形成。

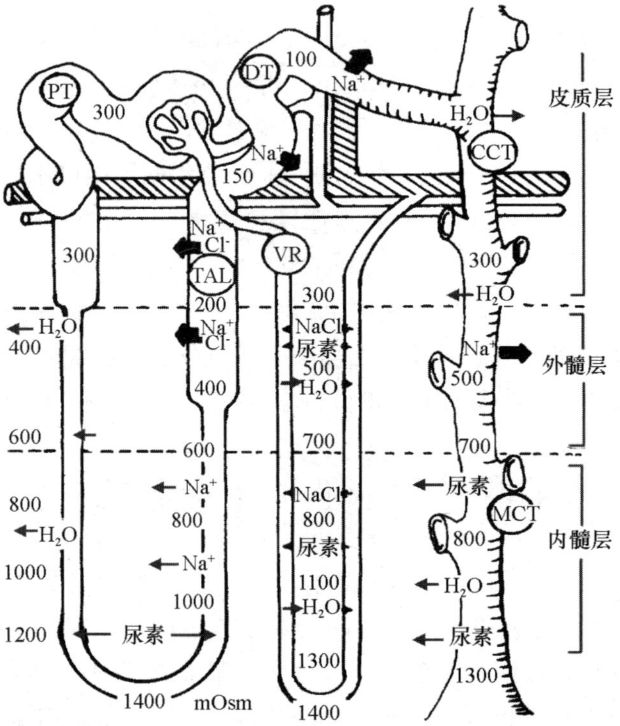

图 9－16　髓质浓缩机制示意图

（二）内髓部渗透浓度梯度的形成

内髓部渗透浓度梯度的形成与尿素再循环和髓袢升支细段对 NaCl 的重吸收密切相关。

1. 尿素再循环　过程如下。① 尿素浓缩过程：髓袢升支粗段、远曲小管、皮质和外髓部集合管对尿素都不通透，在 VP 的参与下，远曲小管、皮质和外髓部集合管对水的通透性增加。在外髓高渗透浓度的作用下，小管液中的水不断重吸收，致使小管内的尿素浓度不断升高，当小管液流到内髓部集合管时，尿素浓度已达到很高水平。② 尿素扩散过程：内髓部集合管对尿素有高通透性，因此高浓度的尿素顺电化学浓度梯度从集合管内扩散到内髓组织间液，形成内髓部高渗透浓度。此外，VP 可通过提高内髓部集合管对尿素的通透性而促进此过程。③ 尿素的再循环：髓袢升支细段对尿素具有中等程度的通透，从内髓质集合管透出的尿素可以进入升支细段，随小管液流经升支粗段、远曲小管等，回到内髓部集合管时又重复上述过程，形成了尿素的再循环。

2. 髓袢降支细段和髓袢升支细段的逆流倍增系统　过程如下。①髓袢降支细段对水高度通透，但对 NaCl 等溶质不易通透。当降支细段进入内髓部后，在周围组织间液渗透浓度梯度（由尿素重吸收形成）的作用下，小管液中的水不断向外渗透，小管液的 NaCl 浓度逐渐升高，渗透浓度也逐渐升高，到髓袢顶端达最大值。② 当小管液绕过髓袢顶端折返而逆向流入髓袢升支细段后，与降支细段相反，升支细段对水不通透，而对 NaCl 有较大的通透性。故小管液内高浓度的 NaCl 顺电化学梯度不断扩散至管周，水则留在管内。随着升支细段上行，小管液渗透浓度逐渐降低，产生逆流倍增现象，而扩散至小管周围组织间液中的 NaCl 则参与内髓部渗透浓度梯度的形成。

综上，内髓部组织间液的渗透浓度梯度，是由髓袢升支细段扩散出来的 NaCl 以及内髓部集合管扩散出来的尿素两个因素造成的。

二、尿液浓缩和稀释的过程

在上述肾髓质组织间液高渗透浓度的基础上，尿液浓缩抑或稀释主要取决于血浆中 VP 的水平。VP 由下丘脑视上核和室旁核合成，在神经垂体处释放入血，其主要功能是增加远曲小管和集合管对水的通透性，从而促进此处水的重吸收。当机体缺水或水过剩时，可反射性地引起 VP 的释放增加或减少，进而改变远曲小管和集合管处水的重吸收量，引起尿量和尿渗透压的变化（图 9 – 17）。

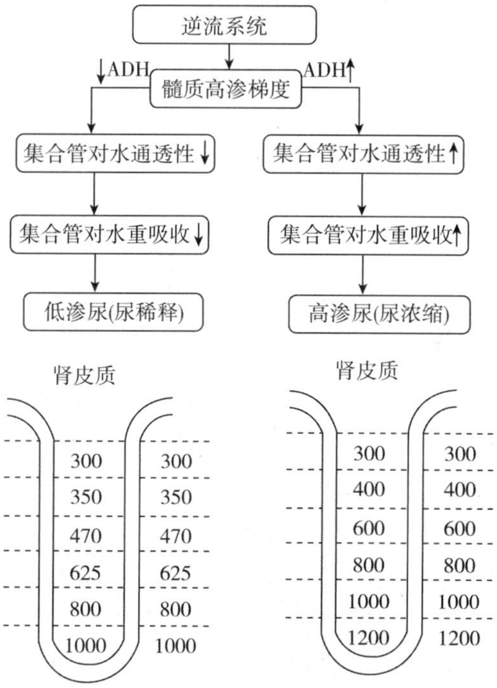

图 9 – 17　VP 的存在对尿浓缩的影响

尿液浓缩的过程如下：当机体缺水引起血浆 VP 水平升高时，在 VP 的作用下，远曲小管和集合管上皮细胞对水的通透性增加。由于集合管和髓袢平行，恰好走行于肾髓质的高渗透浓度梯度中，因此当小管液由外髓部集合管向内髓部集合管流动时，小管液中的水便不断进入高渗的组织间液，使小管液逐步被浓缩而变成高渗液，最后尿液的渗透浓度可高达 1200mOsm /（kg · H_2O），形成浓缩尿。

尿液稀释的过程如下：当机体内水过多时，VP 释放减少，使远曲小管和集合管上皮细胞对水的通透性降低。由于髓袢升支对水不通透，使流经髓袢升支的小管液仅有溶质的重吸收而无水的相伴吸收，小管液的渗透浓度逐渐下降，至升支粗段末端，小管液已为低渗液。当低渗的小管液继续流经远曲小管和集合管时，小管液中的 NaCl 继续被主动重吸收而水不被重吸收，小管液渗透浓度将进一步下降，最终形成低渗尿，同时尿量增多。

三、直小血管在保持髓质渗透浓度梯度中的作用

在尿液的生成过程中，大量的溶质和水被重吸收入小管周围的组织间隙；在髓质渗透浓度梯度的建立过程中，在溶质的重吸收同时，也伴有水的重吸收，这些均会改变髓质的渗透浓度梯度。但事实上，髓质渗透浓度梯度可以很好地维持，这主要依赖于髓质内直小血管的作用。

直小血管是 U 形血管袢，其伸入髓质内部，与髓袢平行走行。直小血管管壁对水和溶质的通透性高，其降支和升支也位于肾髓质高渗透浓度梯度的环境中，二者间形成了一个逆流交换系统，即伴随血液由降支流向升支，血液中的水不断从降支渗透到组织间液，再进入到升支中而被升支的血液带走；而血液中的 NaCl 和尿素等溶质则由升支扩散至组织间液，再进入降支，这样，NaCl 和尿素在组织间液和直小血管的升、降支之间形成循环，从而保持了肾髓质的高渗环境。可见，通过直小血管的逆流交换作用，既可将肾小管重吸收的一部分溶质和水带回血液，又维持了肾髓质中渗透浓度的稳态，保证了肾浓缩和稀释尿液功能的正常进行。

四、影响尿液浓缩和稀释的因素

尿液的浓缩和稀释，是在建立肾髓质组织间液的高渗透浓度梯度的基础上，通过 VP 调节远曲小管和集合管的水的重吸收量而实现的。直小血管在维持渗透浓度梯度方面具有重要作用。在整个过程中，任何一个环节出了问题，都将影响到尿的浓缩或稀释。

（一）影响髓质渗透浓度梯度形成的因素

首先，髓袢结构与功能的完整是形成髓质渗透浓度梯度所必需的。婴儿由于髓袢尚未发育成熟，髓袢很短，不能很好地形成肾髓质渗透浓度梯度，故常排出低渗尿。慢性肾盂肾炎导致肾髓质萎缩，也使肾髓质渗透浓度梯度遭到破坏，使肾对尿的浓缩能力降低。

其次，髓袢升支粗段主动重吸收 NaCl 是形成渗透浓度梯度的主要动力。临床上使用的强效利尿剂（呋塞米、依他尼酸等），能抑制髓袢升支粗段 $Na^{+}-K^{+}-2Cl^{-}$ 同向转运体的功能，使此处 NaCl 的重吸收受到抑制，导致外髓渗透浓度梯度的形成障碍，内髓的渗透浓度梯度也无法正常形成，从而干扰了尿的浓缩机制而导致利尿作用。

再次，直小血管的血流速度影响其维持渗透浓度梯度的作用。过快的直小血管血流，可从肾髓质组织间液中带走较多的溶质，使高渗梯度不易保持；反之过慢的血流，则水分不能及时被血液带走，高渗梯度也不易保持。这两种情况均可使肾的浓缩能力降低。

此外，血浆尿素浓度也可影响渗透浓度梯度的形成。尿素是蛋白质代谢分解产物，在低蛋白血症时，由于体内尿素生成减少，影响了肾髓质高渗浓度梯度的建立，所以尿的浓缩能力减弱。

（二）血管升压素分泌的调节

血浆中 VP 通过改变远曲小管和集合管对水的通透性，控制着尿液的浓缩和稀释。而

VP 的分泌则主要受血浆晶体渗透压和血容量的调节（见后述）。

扫码“学一学”

第五节　肾功能的评价

在肾功能评价的各种方法中，清除率是其中最为重要的概念。早在 20 世纪初，有人观察到人每小时尿中排出的尿素量与血浆中尿素的浓度有一定的比例关系，在此基础上，逐步形成了清除率的概念。目前，清除率测定已经成为研究肾脏生理的一种重要的方法。

一、清除率的概念和计算方法

清除率（clearance，C）指肾在单位时间（一般指每分钟）内能将多少毫升血浆中所含的某物质完全清除出去，这个被完全清除了某种物质的血浆毫升数就称作是该物质的清除率（ml/min）。由于肾在排泄某一物质时，并不一定能把该物质从血浆中完全清除，而常常只是清除其中的一部分，因此，所谓某物质的清除率是一个理论上的概念。在实际工作中，常常需要从肾每分钟所清除该物质的量来推算这些物质相当于多少毫升血浆中所含的该物质的量。也就是说，清除率是一个推算的血浆相当量，推算方法如下：

$$U \cdot V = P \cdot C\text{，也即 } C\text{（清除率）} = U \cdot V/P$$

式中，U 为尿中所含某物质的浓度，mg/100ml；

V 为每分钟尿量，ml/min；

P 为血浆中某物质的浓度，mg/100ml。

现以菊粉（菊糖，I）为例说明清除率的计算过程。菊粉是一种多糖，分子量约为 5200，对人无害，由于它分子量并不大，故可被肾小球滤过，但在肾小管既不被重吸收也不被分泌。测定菊粉的清除率时，给机体缓慢静脉滴注菊粉溶液，使其在血浆中的浓度保持在 1mg/100ml，然后开始收集受试者的尿若干分钟，再计算每分钟的尿量（V，ml/min），并测定此尿中菊粉的浓度（U，mg/100ml）。

如测得 V 为 1ml/min，U 为 125mg/100ml，P 为 1mg/100ml

则 $C_I = 125 \times 1/1 = 125$ml/min，即菊粉的清除率 C_I 为 125ml/min。

二、测定清除率的意义

通过测定不同物质的清除率，可分别获得肾小球滤过率、肾血流量和推测肾小管转运功能等，从而了解和评价肾脏的功能。

（一）测定肾小球滤过率

肾小球滤过率是评价肾脏滤过功能的一个很重要的指标，但它很难直接测量。从尿生成的过程可知，肾每分钟排出某物质的总量（$U \cdot V$）应等于肾小球滤过量与肾小管、集合管的重吸收量和分泌量的代数和。如下列公式所示：

$$U \cdot V = F \cdot P - R + S$$

F 代表每分钟肾小球滤过的血浆量，即 GFR；肾小囊囊腔超滤液中能自由滤过的物质浓度，应与其血浆中的浓度一致，即等于 P；R 代表重吸收量；S 代表分泌量。

如果某一物质可自由滤过，但既不被重吸收也不被分泌，那么此物质的血浆清除率就是 GFR。如下列公式：

如果 R 和 S 均为 0，则 $U \cdot V = F \cdot P$，即 $F = U \cdot V/P = C$（清除率）。

菊粉就是符合这个条件的一种物质，所以测定菊粉清除率（C_I），就可以获得肾小球滤过率（GFR）。前文提到的肾小球滤过率平均约为125ml/min，就是根据菊粉的清除率测得的数值。

（二）对肾小管功能的推测

通过测定其他物质的血浆清除率，与菊粉的清除率（即代表GFR）相比较，可以推测哪些物质能被肾小管重吸收，哪些能被肾小管分泌。当然，这些物质必须是能够自由通过滤过膜的。如尿素和葡萄糖的血浆清除率均小于C_I，尿素为70ml/min，葡萄糖为0，说明尿素部分被重吸收，而葡萄糖全部被重吸收。但是，不能由此推断该物质不存在分泌，只要重吸收量超过分泌量，其血浆清除率仍可以小于125ml/min；倘若重吸收量等于分泌量，其血浆清除率也可等于125ml/min；如果某物质重吸收量小于分泌量或者无重吸收时该物质的血浆清除率大于125ml/min。

（三）肾血流量的测定

如果血浆中某一物质（其血浆浓度为P），在经过一周肾循环后，即通过滤过和分泌两个过程后，可以完全被清除掉，即该物质在肾静脉血中的浓度接近于0，该物质每分钟从尿排出的量（$U \cdot V$），应该等于该物质在每分钟通过肾的血浆中所含有的量，即：

$$U \cdot V = X \cdot P \text{ 即 } X = U \cdot V/P = C \text{（清除率）}$$

X代表肾的血浆流量。

如碘锐特和对氨基马尿酸就是符合这个条件的物质。因此，这两种物质的血浆清除率可以代表血浆流量。据此计算出人体肾血浆流量约为660ml/min，并得到了滤过分数，即滤过分数 = 125/660 = 19%。

从肾血浆流量，再根据红细胞比容，就可以计算出肾血流量。即肾血流量 = 肾血浆流量（ml/min）/（1－红细胞比容）。

肾血流量约1200ml/min，约占心输出量的1/5～1/4。

第六节　尿的排放

扫码“学一学”

正常人尿量为1000～2000ml/24h，一般为1500ml/24h。当尿量长期保持在2500ml/24h以上时称为多尿；若24小时尿量介于100～500ml，称为少尿；若24小时尿量少于100ml称为无尿。正常尿液比重为1.015～1.025，pH为5.0～7.0，呈弱酸性，最大变动范围为4.5～8.0。

肾生成尿液的过程是连续不断的，但尿液排出体外的过程却是间断的。将持续的尿生成转变为间断的尿排放，是通过膀胱的功能实现的。

一、膀胱与尿道的神经支配

膀胱的逼尿肌和尿道内括约肌接受交感和副交感神经双重支配。副交感神经纤维来自从骶髓（S_2～S_4）发出的盆神经，兴奋时使逼尿肌收缩、内括约肌舒张，促进排尿；交感神经纤维来自腰髓（L_2～L_5），经腹下神经到达膀胱，此神经纤维在排尿功能中所起的作用并不明显。

尿道外括约肌受阴部神经（躯体神经）的支配，它的兴奋可使外括约肌收缩，这一作用受意识控制。

上述诸神经中也含有传入纤维。膀胱充胀感觉引起排尿反射的传入纤维在盆神经中，传导膀胱痛觉的纤维在腹下神经中，传导尿道感觉的纤维在阴部神经中。膀胱的神经支配如图9－18所示。

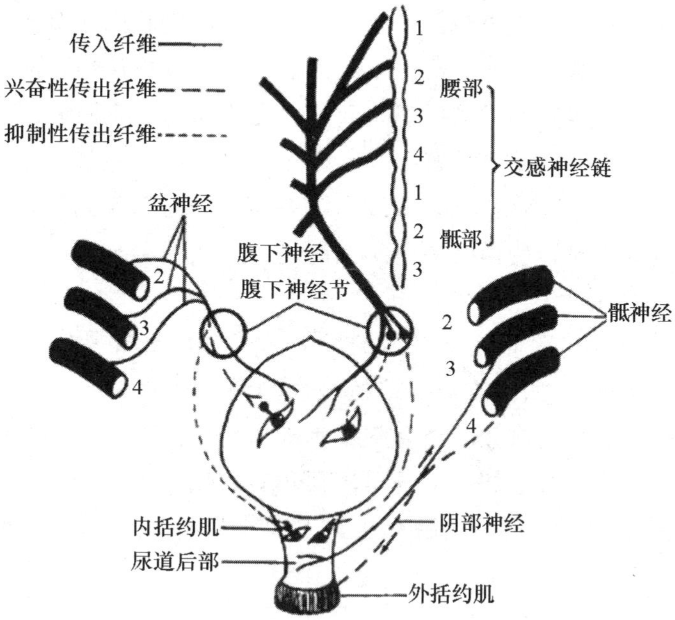

图9－18 膀胱与尿道的神经支配

二、排尿过程

由肾生成的尿持续不断地进入肾盂，由于压力差以及肾盂的收缩而进入输尿管。通过输尿管的周期性蠕动，尿被送入膀胱并暂时贮存。当膀胱内贮存的尿液达到一定量时，可引起排尿反射，将尿液经尿道排出体外。

（一）输尿管的运动

肾生成的尿液，由开口于肾乳头的乳头管流出，进入肾盂内。当肾盂收缩时，一方面把尿送入输尿管腔，另一方面肾盂的收缩波可传递给输尿管壁，成为输尿管的蠕动运动（1～5次/分钟），推动尿液进入膀胱。

（二）排尿反射及其障碍

排尿是一个反射过程。排尿反射（micturition reflex）是一种脊髓反射，脑的高级中枢可抑制或加强其反射过程。

在正常情况下，膀胱逼尿肌在副交感神经紧张性冲动的影响下，处于轻度收缩状态，使膀胱内压经常保持在10cmH_2O以下。由于膀胱具有较大的伸展性，当它的内容物增加时，膀胱内仍可保持较低的压力。当膀胱内容物容量达到400～500ml时，膀胱内压才较急剧地上升，并可超过10～15cmH_2O；当其中容量再增多时（如700ml），膀胱内压可达到35cmH_2O，此时逼尿肌便发生有力的节律性收缩，并伴有痛觉，不过此时还可以有意识地加以抑制；当膀胱内压达到70cmH_2O以上时，便出现明显的痛觉以致不得不排尿。

当膀胱尿量充盈到一定程度时（400～500ml），膀胱充胀会刺激膀胱壁上的牵张感受器，冲动沿盆神经的传入纤维传入，到达脊髓的腰骶部排尿反射初级中枢；同时，冲动上传至脑桥和大脑皮质的排尿反射高位中枢，并产生尿意。如果条件允许，则启动排尿反射。初级中枢的传出冲动沿盆神经传出，引起膀胱逼尿肌收缩、尿道内括约肌松弛；同时阴部神经的传出活动抑制，尿道外括约肌舒张，产生排尿。进入后尿道的尿液还可以刺激尿道感受器，通过阴部神经冲动再次传到脊髓排尿中枢，这是一个正反馈过程，可进一步加强膀胱逼尿肌收缩和尿道外括约肌松弛，于是尿液被强大的膀胱内压驱出。正反馈过程反复进行，直至尿液排空。在排尿末期，残留于尿道的尿液，在男性通过尿道海绵体肌肉收缩将其排尽；在女性则依靠尿液的重力排尽。此外，在排尿时，腹肌和膈肌的强力收缩也产生较高的腹内压，协助克服排尿的阻力。

如果条件不允许，人可以有意识地通过高级中枢抑制排尿反射。在婴幼儿阶段，由于大脑皮质尚未发育完善，对脊髓初级中枢的控制能力较弱，故排尿次数多而不能由意识控制，且易发生夜间遗尿现象。

排尿是一个反射活动，因此该反射弧的任何一部分出现异常时，都可引起排尿异常（abnormality of micturition）。如膀胱炎症或机械性刺激（如膀胱结石）可引起排尿反射亢进，导致排尿次数过多，称为尿频。当脊髓腰骶部损伤使排尿反射初级中枢的活动发生障碍时，反射无法进行导致膀胱中尿液充盈过多而不能排出，称为尿潴留。当脊髓由于急性外伤造成完全横断后，初级中枢与大脑皮质失去功能联系，此时排尿便失去了意识控制，可出现尿失禁。

扫码“学一学”

第七节　肾对机体水盐代谢的调节

机体内水盐种类及其含量的相对稳定，是内环境稳态的重要因素之一，对机体生命活动的正常进行亦具有重要的意义。但实际生活中，体内水和盐的含量常因饮食或异常情况的发生（如失血、腹泻等）而出现波动。肾是体内水盐的主要排泄器官，其在神经、体液及自身调节下，通过控制机体内水盐的排出量，参与维持机体水盐代谢的平衡，进而维持了体液渗透压的平衡和酸碱平衡。本节主要介绍肾对水和主要电解质（钠和钾）平衡的调节功能。

一、肾在保持水平衡中的作用

体内含有大量的水，分布于细胞内、细胞间隙和血液等部位。各部分水经常进行交换以保持动态平衡。机体的水平衡包括摄入和排出两个方面：摄入的水来源于食物和饮料以及体内物质氧化所产生。水的排出主要是通过肾，其次是皮肤、肺和肠管。肾对机体水平衡的保持及血浆量的恒定起着重要的作用。当机体水分减少时，肾的排水量随即减少，尿量减少；反之，当体内水分增加时则尿量增加。大量饮水后引起排尿量增加，称为水利尿。

肾对水排出量的控制主要受血管升压素（VP）的调节。血管升压素，又称抗利尿素（antidiuretic hormone，ADH），是由下丘脑视上核、室旁核的一些神经元合成的一种九肽激素，经下丘脑－垂体束运输到神经垂体储存，在受到特异性的刺激后释放入血。

体内引起 VP 释放的有效刺激主要包括血浆晶体渗透压和细胞外液量的变化。

1. 血浆晶体渗透压的变化　哺乳类动物下丘脑第三脑室前部有渗透压感受器（osmoreceptor），其通过感受血浆晶体渗透压的变化来调节 VP 的分泌。当大量发汗、严重呕吐或腹泻等情况使机体失水时，血浆晶体渗透压的升高（上升1%～2%）刺激下丘脑渗透压感受器，引起VP分泌增多。相反，大量饮清水后，血液被稀释，血浆晶体渗透压降低，引起VP分泌减少。

2. 细胞外液量的改变　心房（主要是左心房）和胸腔内的大静脉处存在容量感受器。当循环血量过多时，心房和静脉扩张，牵拉其壁，使容量感受器受到刺激而兴奋，传入冲动沿迷走神经进入中枢，上传至下丘脑，反射性地抑制VP的合成和释放。相反，由于失血而造成循环血量减少时，容量感受器所受的牵拉减少，则反射性地促进VP的合成和释放。

此外，疼痛刺激、情绪紧张、恶心、呕吐等都能促进VP的释放；心房钠尿肽和乙醇可抑制VP的分泌；而血管紧张素Ⅱ则可刺激VP分泌。

VP对肾的作用有：① 提高远曲小管和集合管上皮细胞对水的通透性，从而增加水的重吸收，使尿液浓缩，尿量减少，这是VP的主要作用；② 增加髓袢升支粗段对NaCl的主动重吸收和内髓部集合管对尿素的通透性，从而增加髓质组织间液的溶质浓度，提高髓质组织间液的渗透浓度，有利于尿液浓缩。若下丘脑或下丘脑－垂体束发生病变，引起VP合成和释放障碍，则将出现多尿现象，每日尿量可达10L以上，临床上称为尿崩症（diabetes insipidus）。

VP提高肾远曲小管和集合管上皮细胞对水的通透性的机制如下：VP随血液分布到远曲小管和集合管上皮细胞周围，首先与管周膜上的V_2受体结合，激活膜内的腺苷酸环化酶，使上皮细胞中cAMP的生成增加；cAMP生成的增加激活上皮细胞中的蛋白激酶A，后者使位于管腔膜附近的含有水通道的囊泡镶嵌在管腔膜上，增加管腔膜上的水通道含量，从而增加对水的通透性。当VP移去后，细胞内cAMP的浓度下降，管腔膜上含有水通道的胞膜向内凹陷，形成吞饮小泡移入细胞内，故管腔膜又变得对水不通透（图9－19）。小管上皮细胞基侧膜对水可自由通过，因此，在VP存在下，水通过管腔膜进入细胞后可自由经过基侧膜进入毛细血管而被重吸收。

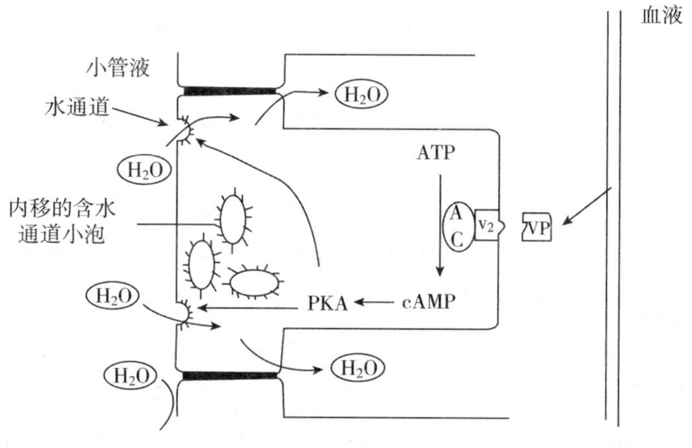

图9－19　VP作用机制示意图

除VP外，体内还存在其他调节肾排水量的机制，如动脉血压升高时，刺激颈动脉窦压力感受器，可反射性地引起肾交感神经活动的抑制，引起尿量和尿钠排出量的增多；再如，血容量增多时，肾素的分泌量减少，使肾素－血管紧张素－醛固酮系统的活动减弱，从而促进Na^+、水的排出。可见，机体对肾排水功能的调节是复杂而多方面的。

二、肾在保持体内电解质平衡中的作用

体内的重要盐类均以电解质形式存在于体液中，其中，Na^+、K^+是体内最重要的电解质，对维持细胞内、外液的相对稳定及细胞的正常功能都是极其重要的。

（一）Na^+的平衡

原尿中的Na^+在流经肾小管各段时，其重吸收的百分比是不同的，约99.4%的滤过Na^+都被重吸收回到血液。每日从正常饮食中摄入Na^+约155mmol，而每日由尿中排出Na^+量约150mmol，加上其他途径排出少量Na^+，摄入与排出之间保持相对平衡。

下面介绍在两种异常情况下，肾对Na^+重吸收的调节。

1. 肾小球滤过率（GFR）的改变 理论上讲，GFR若增加2%，Na^+的排出量就要增加3倍，结果会使机体大量丧失Na^+而危及生命。相反，GFR减少，就会使机体Na^+的排出量减少而导致体内Na^+过剩。然而正常情况下，GFR总是保持相对稳定，即使GFR稍有增加，滤出的Na^+增多时，又可因球管平衡的调节，使Na^+的排出并不明显增加，从而仍然保持体内Na^+的相对平衡。

（1）GFR的自身调节 GFR具有自身调节机制。如前所述，当动脉血压变动于10.6～24kPa范围时，入球小动脉的口径能发生相应的变化，使肾小球毛细血管血压维持相对稳定，进而使GFR保持不变。

（2）球管平衡 这一机制可以保证在肾血流量不变的前提下，不论GFR增加或减少，均能保持近端小管对Na^+重吸收率达到67%左右，从而使因GFR改变引起的Na^+排出量的变化减少到最低，从终尿中排出的Na^+并不明显增加或减少。

2. 摄入Na^+量的改变 机体摄入Na^+量增加时，除非其排Na^+量也随之增加，否则将会造成机体细胞外液中Na^+浓度升高，体液量也相应增加。反之，若摄入Na^+量减少，排Na^+量也应减少。

现只讨论摄入Na^+量增加时，机体对肾排Na^+量的主要调节过程。摄入Na^+量减少时，将发生相反的过程。

（1）摄入Na^+量增加时 细胞外液量会随之增加，血容量相应增加；此外，还常伴有动脉压的升高（其机制尚不清楚）。这些变化会引起体内一系列的继发性效应。①神经调节：血容量的增多可刺激容量感受器；动脉血压的升高则可刺激颈动脉窦和主动脉弓压力感受器；细胞外液晶体渗透压的升高会刺激下丘脑第三脑室前部渗透压感受器；这些机制均可反射性地引起交感神经活动的抑制，其中肾交感神经活动减弱，会通过作用于α受体，引起肾排钠排水量的增加。②GFR增加：血容量的增加，引起血浆胶体渗透压下降，使有效滤过压增大，GFR增加。肾小球滤过Na^+量增加，即使重吸收Na^+的比例不变，排出Na^+量也有所增加。③心房钠尿肽的合成和释放增加：心房钠尿肽（atrial natriuretic peptide，ANP）是由心房肌细胞合成与释放的多肽类激素。当体内血容量增加时，心房壁因血量过多，中心静脉压增高等因素受到牵拉刺激，引起ANP合成和释放的增加。ANP具有明显的促进肾排Na^+和排水的作用。上述所有过程均可引起Na^+的排出增加，有利于使体内Na^+量恢复平衡。

（2）肾素-血管紧张素-醛固酮系统活动减弱 肾素-血管紧张素-醛固酮系统在肾功能的调节中具有重要作用。肾素主要由近球小体中的颗粒细胞分泌。调节肾素分泌的因素很多。①当动脉血压下降，循环血量减少时，肾内入球小动脉的压力也下降，血流量减

少，对小动脉壁的牵张刺激减弱，激活了牵张感受器，使肾素释放量增加；同时，肾小球滤过率将减少，滤过的 Na^+ 量也减少，到达致密斑的 Na^+ 流量也减少，激活了致密斑感受器，引起肾素释放量的增加。② 近球小体中的近球细胞受交感神经支配，肾交感神经兴奋时，其末梢释放的去甲肾上腺素作用于近球细胞受体，引致肾素的释放量增加。③ 体液中的前列腺素、肾上腺素和去甲肾上腺素等也可直接刺激颗粒细胞，促使肾素释放增加。血管紧张素Ⅱ、VP 和一氧化氮等可抑制肾素的释放。

肾素能催化一系列血管紧张素（Ⅰ、Ⅱ、Ⅲ）的生成，其中血管紧张素Ⅱ除可直接刺激近端小管对 NaCl 的重吸收而减少尿中 NaCl 的排出外，还可刺激肾上腺皮质球状带合成和释放醛固酮。血管紧张素Ⅲ也具有促进醛固酮合成和释放的作用。醛固酮可促进远曲小管和集合管的主细胞对 Na^+ 的重吸收，同时促进 K^+ 的分泌，即醛固酮有保 Na^+ 排 K^+ 作用。其作用机制包括：增加上皮细胞管腔膜 Na^+ 通道的数量，促进小管液中 Na^+ 进入细胞；Na^+ 重吸收的增加，可引起小管腔内负电位（绝对值）加大，间接促进 K^+ 的分泌和 Cl^- 的重吸收；增加基侧膜的 Na^+ 泵的活性，增加线粒体中 ATP 的合成量，为 Na^+ 泵的转运功能提供更多的能量，从而促进细胞内 Na^+ 的泵出和 K^+ 的泵入，有利于 Na^+ 的重吸收和 K^+ 分泌；促进管腔膜上 K^+ 通道开放，增强 K^+ 分泌；也增加管腔膜 H^+ - ATP 酶的活性，促进分泌 H^+ 等（图 9 - 20）。

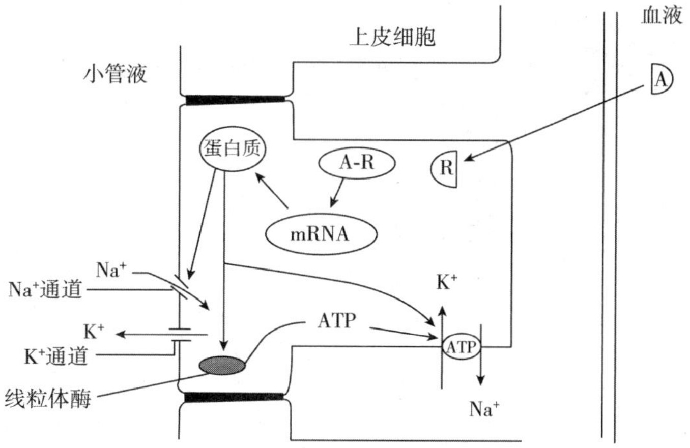

图 9 - 20　醛固酮作用机制示意图

A：醛固酮 R：醛固酮受体

醛固酮的分泌除了受血管紧张素Ⅱ调节外，血 K^+ 浓度升高和血 Na^+ 浓度降低，可直接刺激肾上腺皮质球状带增加醛固酮的分泌，导致保 Na^+ 排 K^+，从而维持了血 K^+ 和血 Na^+ 浓度的平衡；反之，血 K^+ 浓度降低，或血 Na^+ 浓度升高，则醛固酮分泌减少。

摄入 Na^+ 量增加时，可因血容量的增加、动脉压的升高及交感神经抑制等因素，引起肾素 - 血管紧张素 - 醛固酮系统活动减弱，醛固酮分泌减少；同时血 Na^+ 浓度的升高亦可直接引起醛固酮分泌减少，从而使保 Na^+ 排 K^+ 作用减弱，Na^+ 排出量增多。

（二）K^+ 的平衡

肾小管液中的 K^+ 可双向转运，既可被重吸收，又可被分泌。当肾小球滤过液在流经近曲小管、髓袢时，绝大部分滤液中的 K^+ 已被重吸收。远曲小管和集合管同时有重吸收和分泌 K^+ 的功能，但正常情况下是以净分泌为主，在机体缺乏 K^+ 时，重吸收量可增加。因此，正常情况下尿中的钾主要来自于远曲小管和集合管上皮细胞的分泌，故尿中的排 K^+ 量主要

取决于此处 K^+ 的分泌功能。K^+ 在远曲小管和集合管的分泌受醛固酮的调节。醛固酮除能够促进 Na^+ 的重吸收外，还通过对 Na^+ 泵的激活增加主细胞内 K^+ 的浓度，以及促进管腔膜上 K^+ 通道的开放等，增加 K^+ 的分泌。值得注意的是，由于醛固酮的分泌和调节，即使完全没有 K^+ 的补充，K^+ 的分泌仍在进行，从而使机体 K^+ 的排泄持续存在。血 K^+ 浓度增高时可促进醛固酮分泌量增加；反之则抑制。醛固酮的分泌对血 K^+ 浓度升高十分敏感，血 K^+ 仅增加 0.5mmol/L 就能引起醛固酮分泌。Na^+ 浓度必须降低很多才能引起同样的反应。

扫码“练一练”

很多利尿剂的药理作用机制是通过抑制肾对 Na^+ 或（和）Cl^- 的重吸收，而造成 NaCl 及水的大量排出。有些利尿剂在利尿的同时可使 K^+ 排出增加，因此，使用利尿剂时，常需要补充钾盐，以防止并发低 K^+ 血症。

（卢　娜　郭青龙）

第十章　神经系统解剖与生理

扫码"看一看"

神经系统是人体内起主导作用的调节系统，通过其基本的活动方式——反射，控制和协调体内器官系统间的活动，使之成为有机的整体，以适应内、外环境的不断变化，保证生命活动的正常进行。神经系统的基本功能简单来说是协调、适应和思维，包括：①协调人体内各系统器官的功能活动，保证人体内部的完整统一；②使人体活动能随时适应外界环境的变化，保证人体与不断变化的外界环境之间的相对平衡；③参与学习、记忆和智力活动，认识客观世界，改造客观世界。

第一节　神经系统基础解剖

扫码"学一学"

神经系统根据结构特点，可分为中枢神经系统（central nervous system，CNS）和周围神经系统（peripheral nervous system，PNS）两部分。但在结构和功能上这两部分是密不可分的整体（图 10－1）。CNS 包括位于颅腔中的脑和椎管中的脊髓，脑和脊髓位于人体的中轴位，它们的周围有头颅骨和脊椎骨包绕。这些骨头质地很硬，在人年龄小时还富有弹性，因此可以使脑和脊髓得到很好的保护，脑分为端脑、间脑、小脑和脑干四部分。脊髓是主要的传导通路，能把外界的刺激及时传送到脑，然后再把脑发出的命令及时传送到周围器官，起到了上通下达的桥梁作用。PNS 包括与脑相连的脑神经、与脊髓相连的脊神经、自主神经以及神经节和神经丛。它们各自都含有感觉和运动两种部分。脑神经共有 12 对，主要支配头面部器官的感觉和运动。人能看到周围事物，听见声音，闻出香臭，尝出滋味，以及有喜怒哀乐的表情等，都必须依靠这 12 对脑神经的功能。

脊神经共有 31 对，脊神经由脊髓发出，主要支配身体和四肢的感觉、运动和反射。脑与脊髓通过脑神经、脊神经、自主神经与身体所有各器官相联系。自主神经是指分布于内脏、心肌、平滑肌、腺体的神经，而支配体表、骨、关节和骨骼肌的神经称为躯体神经。

表 10－1　神经系统的分类和组成

分类结构	特点与分布	功能
中枢神经系统（CNS）	分布于颅腔中的脑和椎管内的脊髓	机体调控中心，对感觉神经冲动做出反应
周围神经系统（PNS）	包括感觉、运动和混合性神经三种	传递神经冲动进出中枢神经系统
自主神经系统（ANS）	包括 CNS 中的某些结构和 PNS 中的某些神经，可分为交感和副交感两类	不随意的（自主的）调节机体的重要的功能，如：心率、血压、呼吸频率、体温等
脑	位于颅腔内，可分为白质和皮质两部分	主司神经系统的中枢调节
脊髓	位于椎管内，分为白质和灰质两部分	传递信息进出脑，是机体的低级反射中枢
神经元	神经组织中的细胞	对刺激做出反应，传导神经冲动
感觉（传入）神经元	PNS 中的感觉神经或混合性神经	将神经冲动从感受器传导到 CNS
运动（传出）神经元	PNS 中的运动神经或混合性神经	将神经冲动从 CNS 传导到效应器
神经胶质细胞	神经组织中的细胞	支持神经元
神经	PNS 中一束神经纤维	传导冲动
传导束	CNS 中一束神经纤维	CNS 中的联络结构，传导冲动
神经节	PNS 中的神经元的胞体的聚集	主司一丛神经元的控制中心
神经核	CNS 中的神经元的胞体的聚集	主司一丛神经元的控制中心
神经丛	PNS 中的神经网络	使机体某部位受神经支配

在中枢神经系统，神经元胞体及树突集中处色泽灰暗，称灰质；被覆于大、小脑表面的灰质，神经元呈分层排列，称为皮质；形态和功能相似的神经元胞体集合成团或柱称为神经核；神经纤维（轴突）集中处，因髓鞘含有类脂质而色泽亮白，称为白质；位于大、小脑深面的白质又称为髓质；起止、行程和功能基本相同的神经纤维集合在一起称为纤维束。在周围神经系统，形态和功能相似的神经元胞体聚集称神经节；神经纤维聚集而成粗细不等的神经。

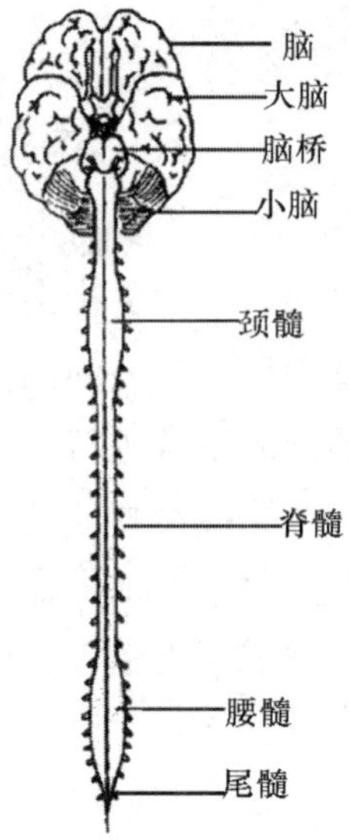

图 10－1　中枢神经系统全貌

一、内脏神经系统

内脏神经系统是神经系统中分布于内脏、心血管和腺体的部分，包括内脏感觉和内脏运动两种纤维成分。

（一）内脏感觉神经

内脏感觉神经如躯体感觉神经，其初级感觉神经元位于脑神经节和脊神经节内，周围支分布于内脏和心血管等处的感受器，把感受到的刺激传递到各级内脏感觉中枢，中枢整合后做出反应，通过内脏运动神经调节相应器官的活动，以维持机体内、外环境的动态平衡，保持机体生命活动的正常进行。

（二）内脏运动神经（植物性神经系统）

内脏运动神经主要功能是调节内脏、心血管的运动及腺体的分泌。通常不受人的意志控制，不是随意的，故又称自主神经系统；同时由于其主要控制和调节动、植物所共有的物质代谢活动，并不支配动物所特有的骨骼肌的运动，故也称为植物神经系统，是外周传出神经系统的一部分，能调节内脏和血管平滑肌、心肌和腺体的活动。但是这一系统并不是完全独立的，还要接受中枢神经系统的控制。一般来说，植物性神经系统仅指支配内脏器官的传出神经，而不包括传入神经。它主要分布于平滑肌、心肌和腺体，在中枢系统的控制下，调节内脏器官的活动，对于机体生命活动过程起着重要作用（图 10－2）。

依形态、功能等特点，植物性神经系统可分为交感神经和副交感神经两部分，两者之间相互拮抗又相互协调，组成一个配合默契的有机整体，使内脏活动能适应内外环境的需要。

1. 交感神经　交感神经是植物性神经的一部分。由中枢部、交感干、神经节、神经和神经丛组成。交感神经的低级中枢位于脊髓第 1～12 胸节及第 1～3 腰节的侧角内，节前纤维起自侧角细胞，其周围部分包括交感干神经节、椎前神经节和神经丛等（图 10－3）。

交感干神经节位于脊柱两侧，上自颅底，下至尾骨，由节间支连成两条交感干，两干在尾骨前合为一个尾节。交感干通过交通支与相应的脊神经相连。交通支分为白交通支与灰交通支两种。白交通支内含有脊髓侧角细胞发出的具有髓鞘的节前纤维，髓鞘反光发亮，故呈白色。节前纤维从侧角发出，经脊神经前根加入脊神经，随脊神经穿出椎间孔以后，即离开脊神经并以白交通支进入交感干。灰交通支由椎旁节细胞发出的节后纤维组成。由于多数为无髓鞘纤维，故颜色灰暗。

椎前神经节位于脊柱的前方，外形为不规则的节状团块，其中有腹腔神经节，肠系膜上神经节和肠系膜下神经节等。节后纤维从椎前神经节发出，攀附在动脉外面，形成神经丛（如腹主动脉丛、腹下丛等），随动脉分布至腹腔、盆腔各脏器。

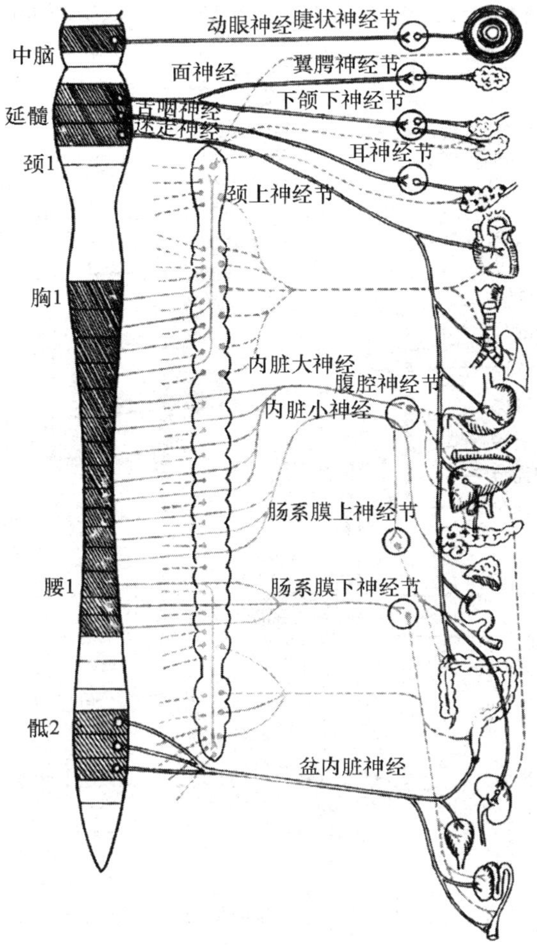

图 10－2　内脏运动神经分部示意图

交感神经节前纤维经前根、脊神经、白交通支进入交感干后有三种走向：①在节内换元后，其节后纤维分布至头、颈、胸腔各器官；②在节内换元后，其节后纤维经灰交通支返回脊神经，随脊神经分布至体壁和四肢的血管、汗腺和竖毛肌等；③不在节内换元，而是穿过交感干到达椎前神经节内换元，其节后纤维形成神经丛，分布在腹、盆腔各脏器，例如：由脊髓第 5～12 胸节的侧角细胞发出的节前纤维，穿过交感神经节后，组成内脏大、小神经，下行至腹腔神经节，肠系膜上神经节换元后，发出节后纤维分布于结肠左曲以上消化道及盆腔脏器。

2. 副交感神经　副交感神经中枢位于脑干和脊髓第 2～4 骶节。副交感神经节有器官旁神经节（睫状神经节、下颌下神经节等）。脑干的内脏运动核发出的节前纤维随同脑神经离开脑，至副交感神经节更换神经元，节后纤维到达所支配的器官。它们的分布如下。①节前纤维起自中脑动眼神经副交感核（缩瞳核），随动眼神经行走，进入视神经外侧的副交感神经节（睫状神经节），在节内更换神经元；其节后纤维至眼球的瞳孔括约肌和睫状肌。②起自脑桥和延髓上部的副交感神经节前纤维分别沿着面神经和舌咽神经行走，行至器官附近的副交感神经节（蝶腭神经节、下颌下神经节和耳神经节），于节内更换神经元，节后纤维分布至泪腺、鼻腔、口腔黏膜腺体和舌下腺、颌下腺等。③起自延髓的副交感神经的节前纤维来自于迷走神经背核，是组成迷走神经的主要成分，分布于心脏、气管、肺、肝、胰、食管、小肠和横结肠左曲以上

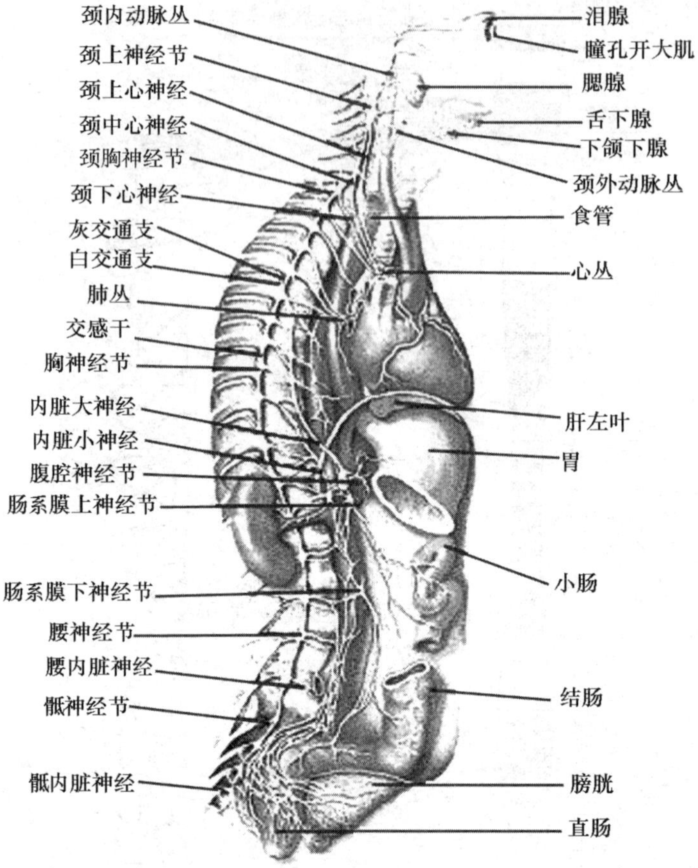

图 10－3　交感神经系统模式图

的大肠，并在这些器官壁内或附近的副交感神经节内更换神经元；其节后神经纤维支配上述器官的平滑肌、心肌和腺体。④起自脊髓骶部的副交感节前纤维随骶 2～4 脊神经出中枢，然后离开骶神经形成盆内脏神经，加入盆丛，并随该丛的分支至器官壁内副交感神经节更换神经元，其节后纤维分布于横结肠左曲以下的大肠、盆腔内各器官及生殖器官的平滑肌和腺体。

3. 交感与副交感神经系统的比较　内脏一般都接受神经即交感与副交感神经的双重支配，但少数器官只有交感神经支配。在双重神经支配的器官中，交感神经与副交感神经的作用往往是拮抗的。例如，对于心脏，迷走神经起抑制作用，而交感神经起兴奋作用；对于小肠平滑肌，迷走神经增强其运动，而交感神经却抑制其运动。这种拮抗作用在中枢神经的支配下是对立统一的，保持动态的平衡，使机体更好地适应内外环境的变化。人体在正常情况下，功能相反的交感和副交感神经处于相互平衡制约中。当机体处于紧张活动状态时，交感神经活动起着主要作用。

形态结构上，交感神经与副交感神经也具有明显的不同：因为大多数交感干神经节离开效应器官较远，所以其节前纤维短而节后纤维长；一根交感神经节前纤维往往接替多个交感神经节内的几十个神经元，所以一根节前纤维兴奋时可引起广泛的节后纤维兴奋。而副交感神经节都位于所支配器官的附近或器官的壁内，所以节前纤维长而节后纤维短；一根副交感神经节前纤维接替副交感神经节内一个神经元，所以一根节前纤维兴奋只引起较局限的节后纤维兴奋。

二、脊髓和脊神经

（一）脊髓

脊髓位于椎管内（比椎管短），上端与枕骨大孔相平，和脑相续，下端为圆锥状，呈前后略扁的圆柱形。临床上做腰椎穿刺或腰椎麻醉时，多在第3～4或第4～5腰椎之间进行，因为在此处穿刺不会损伤脊髓。在脊髓两侧，前后方各有一排神经根，神经根是由神经纤维组成的，前方的称前根，后方的称后根。后根上有一膨大的脊神经节。前根与后根在椎间孔处合成脊神经，与每一对脊神经相连的一段脊髓，称为一个脊髓节。脊髓有颈段8节，胸段12节，腰段5节，骶段5节，尾段1节，总共31个脊髓节（图10－4）。

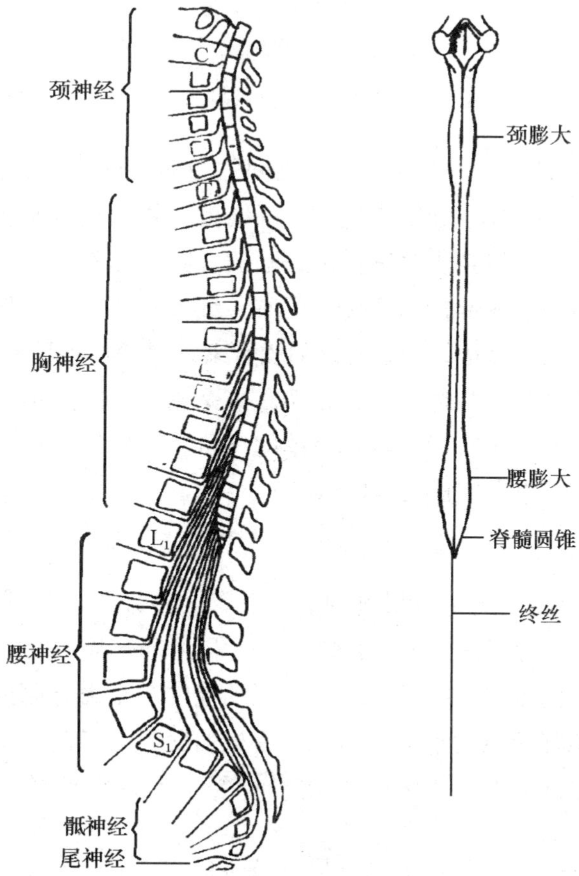

图10－4　脊髓与椎管的相应位置关系

脊髓的横切面上（图10－5），中央为灰质，灰质周围称为白质。

灰质呈蝴蝶形或“H”状，是脊髓内神经细胞体集中的地方。灰质纵贯脊髓全长，中间有中央管。灰质前端膨大，称前角；后端窄细，称后角；在脊髓的胸段和上腰段，前后角之间还有向外突出的侧角。

前角内有运动神经元的胞体，其轴突组成前根，支配骨骼肌；后角内主要聚集着联络神经元，它与传导感觉有关，接受由后根传入的躯体和内脏的感觉冲动，侧角内为交感神经节前纤维的胞体所在处，其轴突加入前根，支配平滑肌、心肌和腺体。另外，骶中段（第2～4骶节）相当于侧角的部位为副交感节前纤维的胞体所在处。

白质是神经纤维集中的地方，位于灰质的周围。每侧白质又被前、后根分为三索。前

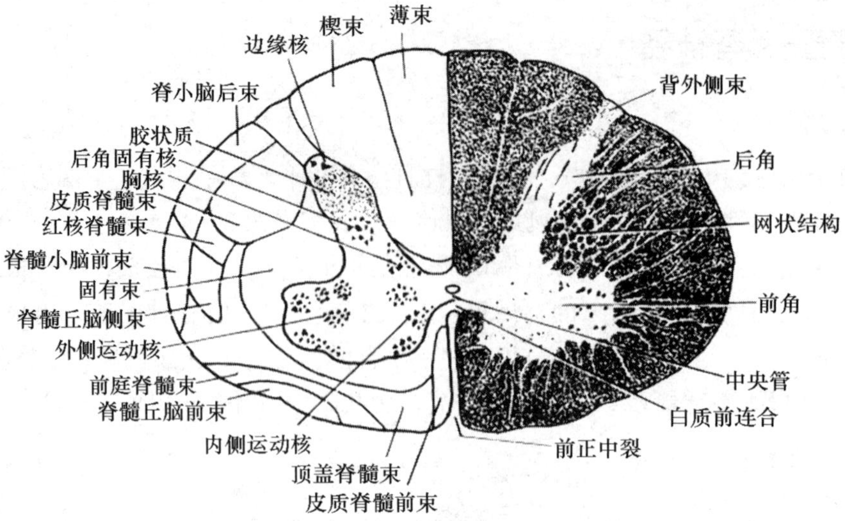

图 10－5　脊髓的内部结构（横断面）

根腹侧为前索，后根背侧为后索；前、后根之间的白质为侧索。索是由具有起始、终止、行程和功能相同的上、下行神经纤维束组成。纤维束一般均按其起止而命名。例如由脊髓上行的传导束有：在侧索内传导浅表感觉至丘脑的脊髓丘脑侧束和在脊髓后索内传导深部感觉的薄束和楔束，由脑的各部位向下传导的有：红核脊髓束、皮质脊髓束、网状脊髓束以及前庭脊髓束等。紧贴灰质边缘的是脊髓的固有束，后者具有联系脊髓不同节段的作用。

脊髓通过脊神经前、后根，脊髓灰质和固有束完成脊髓的反射，即脊髓节段反射和节段间的反射，例如腱反射、屈肌反射等较简单的反射。此外脊髓在脑的各级中枢控制和调节下，通过上、下行纤维束来完成其功能。

（二）脊神经

人体共有 31 对脊神经，其中包括颈神经 8 对，胸神经 12 对，腰神经 5 对，骶神经 5 对，尾神经 1 对。每对脊神经都是由与脊髓相连前根（anterior root）和后根（posterior root）在椎间孔处合并而成，前根神经纤维的功能是运动性的，是由脊髓前角运动神经元的轴突及侧角的交感或副交感神经元的轴突所组成。后根的功能是感觉性的，由脊神经节内的感觉神经元的轴突组成。由前根和后根合成的脊神经是混合性神经，含有 4 种不同性质的纤维。

（1）躯体感觉纤维　始于脊神经节的假单极神经元，其中枢突经后根入脊髓，周围突加入脊神经，分布于皮肤、肌、关节，将躯体感觉冲动传向中枢。

（2）内脏感觉纤维　始于脊神经节的假单极神经元，其中枢突经后根入脊髓，周围突分布于心血管、内脏和腺体感受器等，将内脏感觉冲动传向中枢。

（3）躯体运动纤维　起自脊髓灰质前角运动神经元，分布于骨骼肌。

（4）内脏运动纤维　起自胸、腰段脊髓侧角和骶副交感核运动神经元，分布于心血管、内脏平滑肌和腺体。

脊神经出椎间孔后立即分为 4 支，即前支、后支、脊膜支和交通支。其中，前支粗大，分布于躯干前外侧和四肢的肌肉和皮肤。在人类，胸神经前支保持着明显的节段性走行和分布。

其余各部的前支则分别交织成丛，即颈丛、臂丛、腰丛和骶丛等，由丛再发出分支分布于相应的区域（图 10－6、图 10－7）。

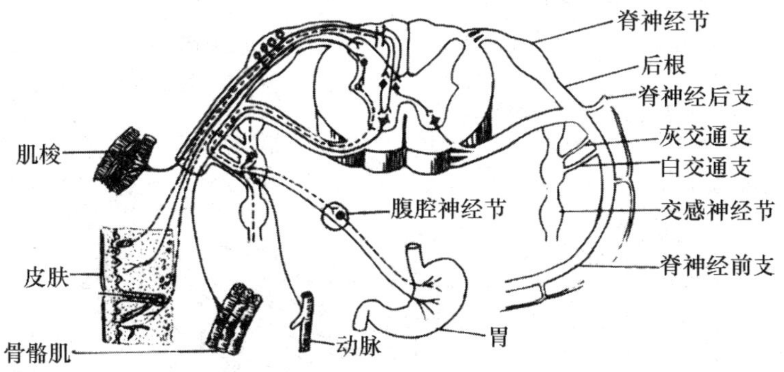

图 10－6　脊神经纤维成分

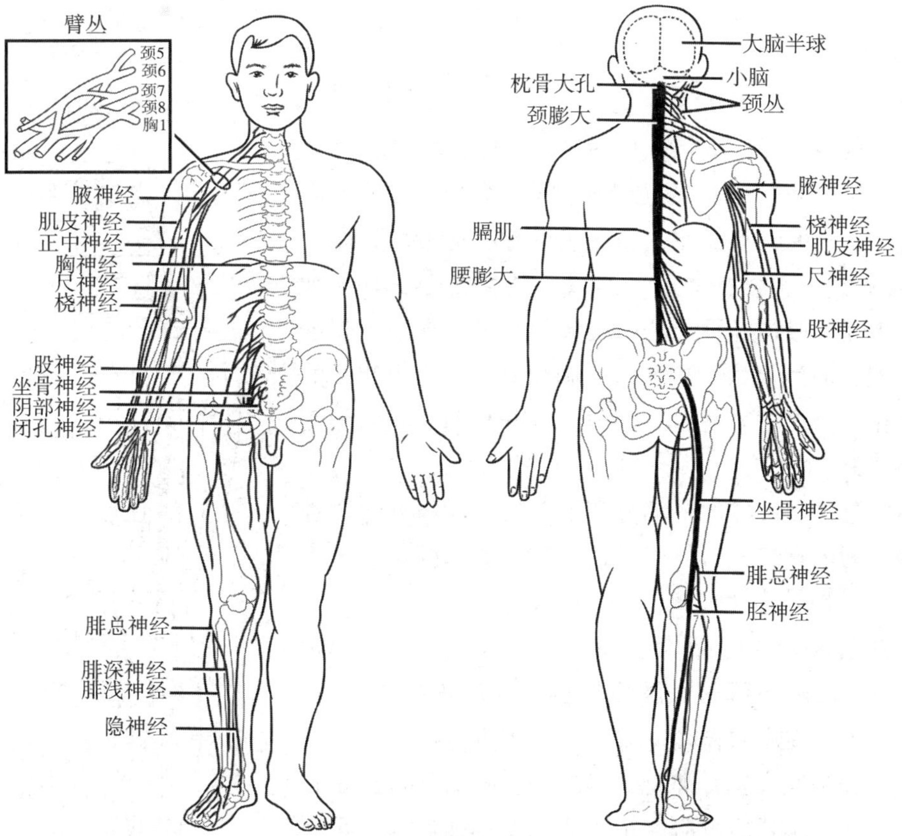

图 10－7　全身的主要神经

神经丛包括：颈丛、臂丛（图 10－8）、腰丛和骶丛（图 10－9）。

颈丛由第 1～4 颈神经的前支组成，位于胸锁乳突肌的深面，发出肌支与皮支。肌支主要有膈神经，由第 3～5 颈神经前支组成，为混合神经。分布至膈、胸膜、心包和一部分腹膜（例如肝被膜）。皮支在胸锁乳突肌后缘中点处穿出，其分支主要分布至颈前部、肩部、胸上部以及头的后外侧部皮肤。

臂丛由第 5～8 颈神经的前支和第 1 胸神经前支的大部分组成。各神经在锁骨后方互相交织成丛，在腋腔内形成三束，紧贴于腋动脉周围。臂丛的主要分支有尺神经和正中神经支配前臂屈肌、手肌及皮肤。桡神经支配上臂（肱三头肌）和前臂的全部伸肌及皮肤。

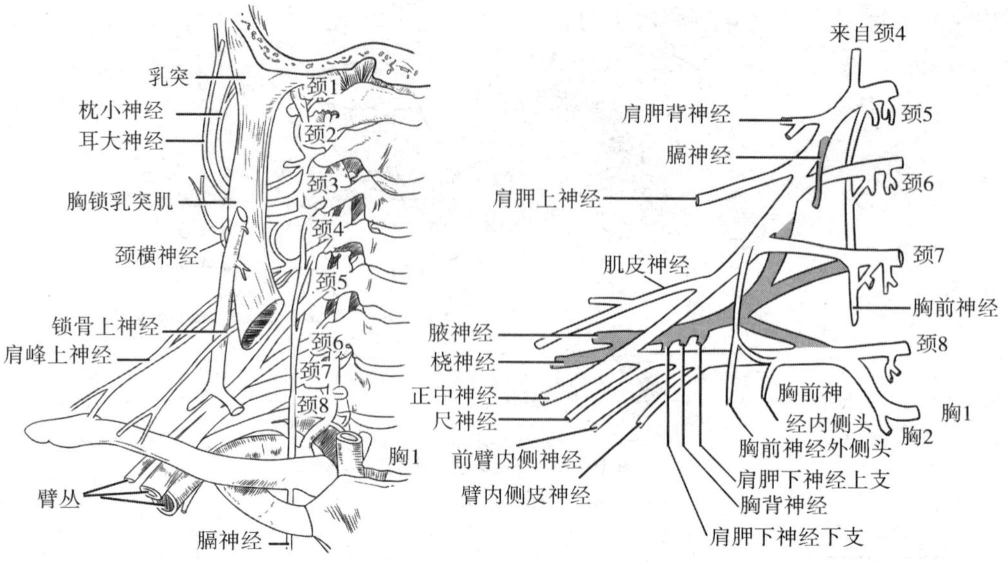

图 10－8　颈丛和臂丛

胸神经前支共 12 对，第 1～11 对各自走行于相邻两肋骨之间，故名肋间神经。肋间神经除支配胸壁皮肤及肋间肌外，下 6 对的胸神经前支还支配腹壁皮肤和腹壁肌。

腰丛由第 1～4 腰神经前支组成。其主要分支有股神经和闭孔神经。股神经是腰丛中最大的神经，支配大腿前群肌（股四头肌）及大腿前面、小腿内侧面和足内侧缘的皮肤。闭孔神经支配大腿内收肌群，且分布到大腿内侧面的皮肤。

骶丛由第 4 腰神经的一部分，第 5 腰神经与全部骶神经及尾神经的前支组成，位于骨盆侧壁。骶丛的主要分支如下。

（1）坐骨神经位于臀大肌深面，为全身最粗大的神经，经股骨上端后方降至大腿后肌群深面沿正中线下行，分出肌支支配大腿后肌群，一般在腘窝上方分为胫神经和腓总神经。胫神经为坐骨神经的延续，在腘窝下行至小腿后部，分支支配小腿后群肌、足底肌以及小腿后面、足底和足背外侧的皮肤。腓总神经沿腘窝外侧壁绕过腓骨颈下行至小腿前区，支配小腿前群肌、外侧群肌以及小腿外侧面、足背和趾背的皮肤。

（2）阴部神经分布至肛门外括约肌、会阴部肌肉及皮肤。

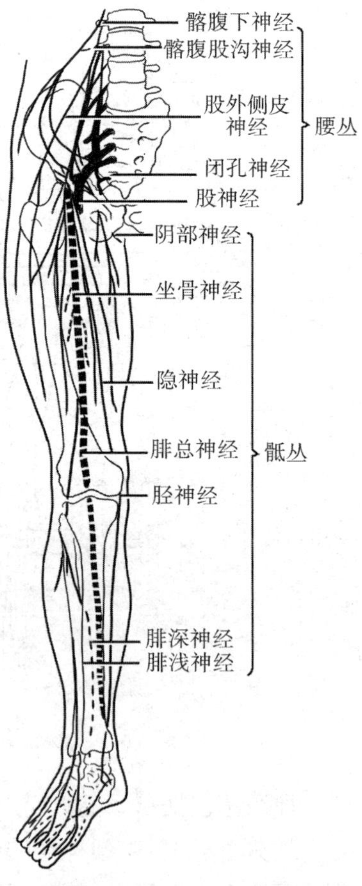

图 10－9　腰丛和骶丛

（3）脊神经在皮肤上的分布有一定的节段性，即一个节段的脊神经的后（感觉）根和前（运动）根，支配着身体一定部位的皮肤感觉和肌肉运动，这在躯干部较为明显。例如，第 4 胸神经分布于乳头平面的皮肤和肌肉；第 10 胸神经分布于脐平面的皮肤和肌肉。临床上根据出现感觉障碍的皮肤部位，可做出脊神经或脊髓损伤的定位诊断。另外，上、下两节段脊神经支配的范围互相重合，即某一肌群可同时接受上下两条脊神经根的支配。所以一条脊神经根的损伤，并不至于使它所支配的皮肤感觉或肌肉运动完全丧失。

三、脑和脑神经

（一）脑

脑位于颅腔内，由脑干、间脑、小脑及端脑（左右大脑半球）组成(图 10－10)。

1. 脑干　脑干是脊髓向颅腔内延伸的部分。它下端在枕骨大孔处与脊髓相连，上端与间脑相接被大脑两半球所覆盖，其背侧与小脑相连。脑干自下而上又分为延髓、脑桥、中脑三段（也有人主张将间脑也列入脑干的范围）。脑干的功能主要是维持个体生命，包括心跳、呼吸、消化、体温、睡眠等重要生理功能。

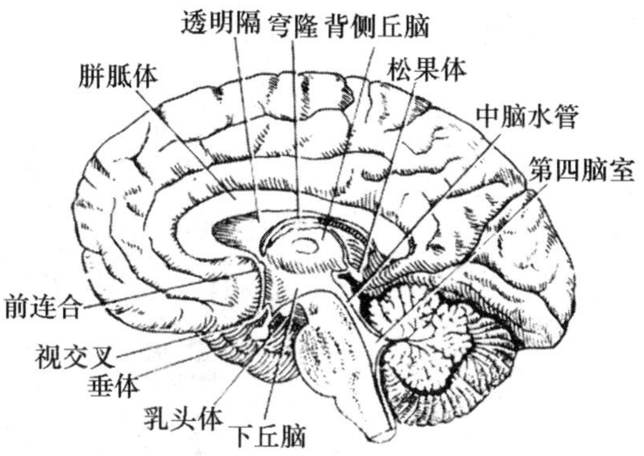

图 10－10　脑的构造

（1）脑干的外形　呈不规则的柱状形，见图 10－11、图 10－12。

延髓居于脑的最下部，与脊髓相连；其主要功能为控制呼吸、心跳、消化等。延髓腹面的上方以一横沟与脑桥为界，它的下半部与脊髓外形相似，沿中线两旁有一对纵行隆起，称为锥体。锥体外侧有橄榄体，内有下橄榄核。锥体和橄榄体之间，有舌下神经从这里出脑。在延髓的侧面、橄榄体的背侧，自上而下有舌咽神经、迷走神经和副神经。延髓的背面，下部与脊髓相似。其上部，中央管开放为第四脑室，它与脑桥背面共同形成宽大的第四脑室底，第四脑室向下通脊髓中央管，向上通中脑水管。

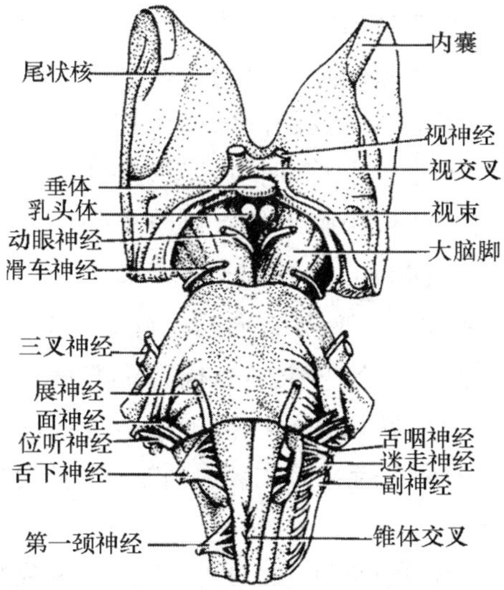

图 10－11　脑干的腹侧面

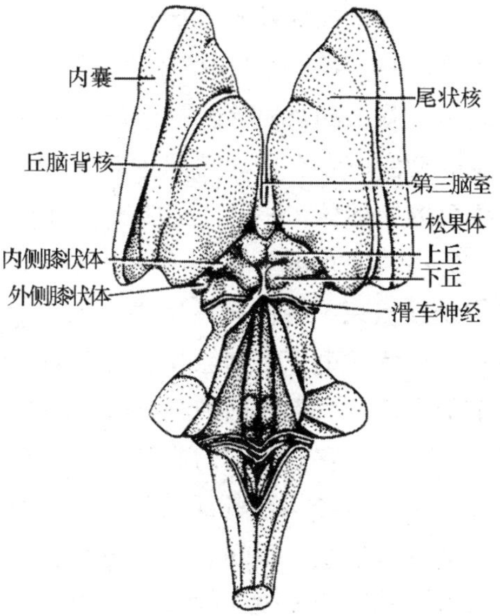

图 10－12　脑干的背侧面

脑桥位于中脑与延髓之间。脑桥的白质神经纤维，通到小脑皮质，可将神经冲动自小脑一半球传至另一半球，使之发挥协调身体两侧肌肉活动的功能。脑桥的腹侧面是宽阔的隆起，称为基底部，脑桥基底部向外逐渐变窄，称为脑桥臂。背面与小脑相连。脑桥臂与基底部之间有三叉神经根。脑桥与延髓交界处，由内到外有外展神经、面神经和位听神经根。

中脑位于脑桥之上，恰好是整个脑的中点。中脑是视觉与听觉的反射中枢，凡是瞳孔、眼球、肌肉等活动，均受中脑的控制。中脑腹侧有一对纵行隆起，叫作大脑脚，里面有粗大的纵行纤维通过。动眼神经从大脑脚内侧发出。中脑背面有两对丘形隆起，称为四叠体，上方一对称为上丘，下方一对称为下丘。滑车神经在四叠体下方发出。中脑内的管腔为中脑水管，与上方的第三脑室和下方的第四脑室连通。

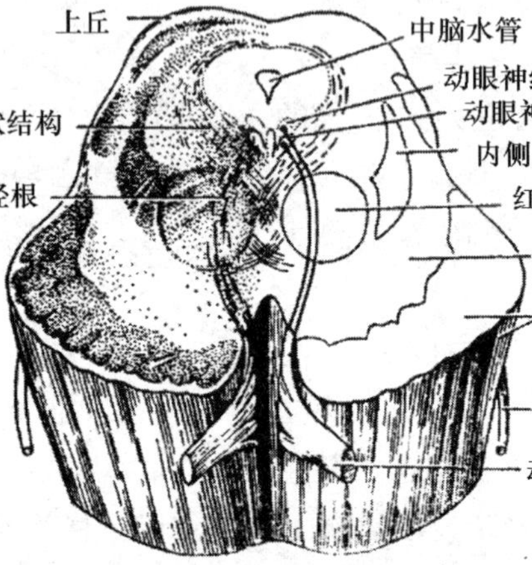

图 10－13　中脑切面（平上丘）

（2）脑干的内部结构　与脊髓相似（图 10－13、图 10－14），也是由灰质和白质组成。但脑干中的灰质被纵横的纤维所贯穿，从而形成团状或柱状，称为脑神经核，分散在白质中。脑神经核一般位于中脑水管和第四脑室的腹侧，按其功能，可分为：躯体感觉核、内脏感觉核、内脏运动核及躯体运动核。脑神经运动核发出运动纤维，脑神经感觉核接受感觉纤维。第 3～4 对脑神经核位于中脑，第 5～8 对脑神经核位于脑桥，第 9～12 对脑神经核位于延髓。脑干的灰质除脑神经核还有很多与上、下行的传导束相关联的神经核，它们具有特定的功能或者在传导通路中起到中继的作用。例如，延髓内的薄束核与楔束核，为薄束与楔束的中继核。中脑还有上丘核和下丘核，分别为视觉和听觉的反射中枢。

脑干的白质中有重要的上行、下行传导束，白质多位于脑干的腹侧与外侧。上行传导束（如脊髓丘脑束、内侧丘系）将传入（感觉）神经冲动自脊髓向上传至脑干、小脑和大脑皮质；下行传导束，将神经冲动由上向下传至效应器，其传导方向与上行传导束相反。

在脑干内，除了上述脑神经核、中继核和传导束外，还有很多纵横交错的神经纤维和散在的神经核团，它们共同构成了网状结构。脑干的网状结构和中枢神经系统各部有广泛的联系（有关网状结构与各部的联系见下面的感觉投射系统部分内容）。网状系统的主要功能是控制觉醒、注意、睡眠等不同层次的意识状态。

2. 间脑　间脑位于中脑之上，尾状核和内囊的内侧，两大脑半球之间，大部分被大脑半球所覆盖，并与两半球紧密连接。在两侧间脑之间，有一狭小的腔隙，称为第三脑室，第三脑室下通中脑水管，其前上方两侧借室间孔与左右大脑半球内的侧脑室相通。间脑主要分为丘脑与下丘脑。

（1）丘脑　位于间脑的背部，是间脑中最大的卵圆形灰质核团，位于第三脑室的两侧，

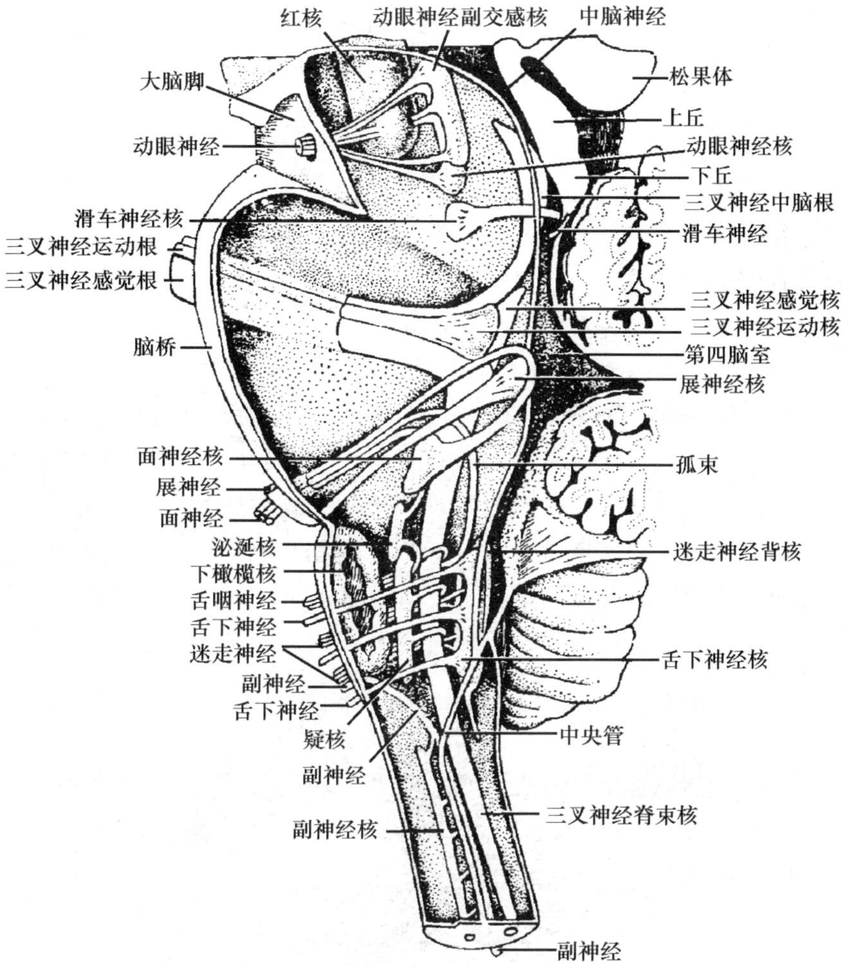

图 10－14　脑神经核在脑干内的安排（正中矢状面）

左、右丘脑借灰质团块（称中间块）相连，被“Y”形的白质纤维分为前核群（与内脏活动有关）、内侧核群和外侧核群（全身的浅、深感觉的上行传导束终止于此核的腹后部分）。在丘脑的后下方有一个小突起，称为内侧膝状体，为听觉的皮层下中枢。在其外侧另有一个突起，称为外侧膝状体，为视觉的皮层下中枢。除嗅觉外，各种感觉传导束都在丘脑内更换神经元后，才能投射到大脑皮质的一定部位，所以丘脑是皮层下感觉中枢。若一侧丘脑受到刺激，对侧半身就会出现感觉过敏或疼痛。若一侧丘脑损伤，对侧半身可出现感觉消失。丘脑不仅是除嗅觉外一切感觉冲动传向大脑皮质的转换站，而且是重要的感觉整合机构之一。丘脑在维持和调节意识状态、警觉和注意力方面也起重要作用。丘脑不仅与一般和特殊形式的激醒有关，而且和情绪联想有关。

（2）下丘脑（即丘脑下部）　位于大脑腹面、丘脑的下方（包括第三脑室侧壁下部和底部的一些灰质核团）。下丘脑的前下方有视神经汇合而成的视交叉，后方有一对小突起，叫作乳头体。视交叉与乳头体之间的灰结节向下以漏斗与脑垂体连接。垂体外观为一圆形小体，是重要的内分泌腺。通常将下丘脑由前向后分为 3 个区，各区都包含许多核团，其中大多数并无明显的界线。

下丘脑核团可概括如下。

- 下丘脑
  - 视上区
    - 视上核
    - 室旁核
  - 结节区
    - 腹内侧核
    - 背内侧核
  - 乳头体区
    - 下丘髓后
    - 乳头体核

视上区位于视交叉的上方，结节区位于漏斗的后方，乳头体区位于乳头体部。下丘脑是皮层下植物性神经的高级中枢，它把内脏活动与其他生理活动联系起来，调节着体温、摄食、水平衡和内分泌腺活动等重要的生理功能。

3. 小脑 小脑（图10－15）位于延髓与脑桥的背侧，大脑的后下方。小脑由灰质（皮层）、白质和深部三对小脑核（顶核、间置核和齿状核）组成。皮层部分可按原裂及后外侧裂横向分为前叶、后叶和绒球小结叶；也可按正中及外侧纵向分为蚓部和半球部，后者再分为中间部及外侧部。小脑接受来自脊髓、脑干和大脑皮质的传入投射，经过小脑深部核发出传出纤维向脑干有关核团及大脑皮质投射。根据小脑的传入、传出纤维联系，可将小脑分为前庭小脑、脊髓小脑和皮层小脑三个功能部分。

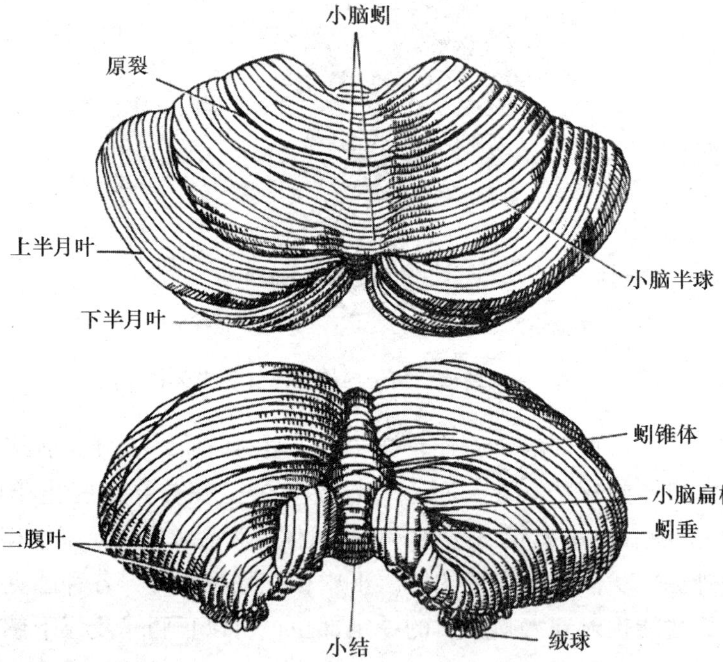

图10－15 小脑外形

（1）前庭小脑 前庭小脑（vestibulocerebellum）主要由绒球小结叶构成，与之邻近的小部分蚓垂也可归入此区。前庭小脑主要接受前庭器官的传入，其中部分纤维直接从两侧囊斑和半规管传入，部分纤维由前庭核中继后到达小脑。传出纤维均在前庭核换元，再经前庭脊髓束抵达脊髓前角内侧部分的运动神经元。

（2）脊髓小脑 脊髓小脑（spinocerebellum）由蚓部和半球中间部组成。这部分小脑主要接受脊髓小脑束和三叉小脑束传入纤维的投射，也接受视觉和听觉的纤维投射。蚓部的传出纤维向顶核投射，经前庭核和脑干网状结构下行至脊髓前角内侧部分，也经丘脑外侧腹核上行至运动皮层的躯体近端代表区；半球中间部的传出纤维向间置核投射，经红核大细胞部，下行至脊髓前角外侧部分，也经丘脑外侧腹核上行至运动皮层的躯体远端代表区。

（3）皮层小脑　皮层小脑（corticocerebellum）是指半球外侧部，它不接受外周感觉的传入，而主要与大脑皮质感觉区、运动区和联络区构成回路。大脑皮质的一部分传出纤维在脑桥核换元后，投射到对侧皮层小脑，后者发出的纤维经齿状核换元后，直接投射或经红核小细胞部换元后投射到丘脑外侧腹核，再回到大脑皮质。另有一类纤维投射到红核小细胞部，经换元后发出纤维投射到下橄榄核的主核和脑干网状结构。投射到下橄榄核主核的纤维，换元后经橄榄小脑束返回皮层小脑，形成小脑皮层的自身回路；而投射到脑干网状结构的纤维，换元后经网状脊髓束下达脊髓。

由于小脑皮层没有像大脑皮质中的连合纤维和联络纤维，小脑内外侧各部之间并不相互联系。因此从功能学角度看，小脑的纵向分区更为合理。

4. 大脑　大脑（图 10－16）主要包括左、右大脑半球，是中枢神经系统最高级的部分。人类的大脑作为产生思维和意识的器官，是在长期进化过程中发展起来的。

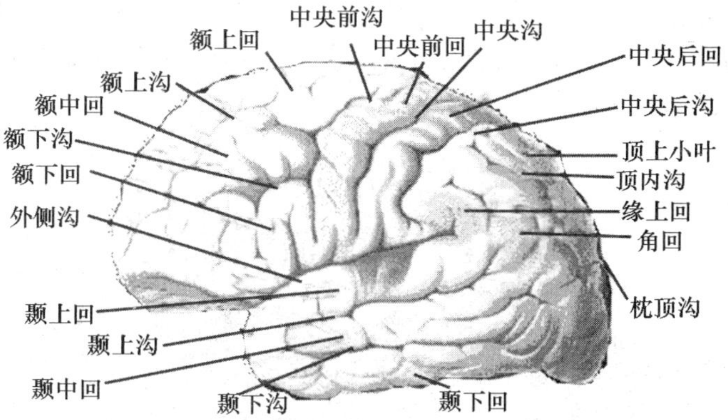

图 10－16　大脑半球背外侧面

左、右大脑半球由胼胝体相连。半球内的腔隙叫作侧脑室，它们借室间孔与第三脑室相通。每个半球有三个面：膨隆的背外侧面、垂直的内侧面和凹凸不平的底面。背外侧面与内侧面以上缘为界，背外侧面与底面以下缘为界。半球表面凹凸不平，布满深浅不同的沟和裂，沟裂之间的隆起称为脑回。背外侧面的主要沟裂包括：中央沟从上缘近中点斜向前下方；大脑外侧裂起自半球底面，转至外侧面由前下方斜向后上方。在半球的内侧面，有顶枕裂从后上方斜向前下方；距状裂由后部向前连顶枕裂，向后达枕极附近。这些沟裂将大脑半球分为五个叶：即中央沟以前、外侧裂以上的额叶；外侧裂以下的颞叶；顶枕裂后方的枕叶；外侧裂上方、中央沟与顶枕裂之间的顶叶以及深藏在外侧裂里的脑岛。另外，以中央沟为界，在中央沟与中央前沟之间为中央前回；中央沟与中央后沟之间为中央后回。

大脑半球的内部结构如下。

（1）灰质　覆盖在大脑半球表面的一层灰质称为大脑皮质，神经元胞体集中于此。这些神经元在皮层中按照严格的层次分布，大脑半球内侧面的古皮层分化较简单，一般有三层：①分子层；②锥体细胞层；③多形细胞层。在大脑半球外侧面的新皮层则分化程度较高，共有六层：①分子层（又称带状层）；②外颗粒层；③外锥体细胞层；④内颗粒层；⑤内锥体细胞层（又称节细胞层）；⑥多形细胞层。

皮层的深面为白质，白质内还有灰质核，由于这些核靠近脑底，故称为基底核（或称基底神经节）。基底核中主要为纹状体。纹状体由尾状核和豆状核组成。尾状核前端粗、尾端细，弯曲并环绕丘脑；豆状核位于尾状核与丘脑的外侧，又分为苍白球与壳核。尾状核

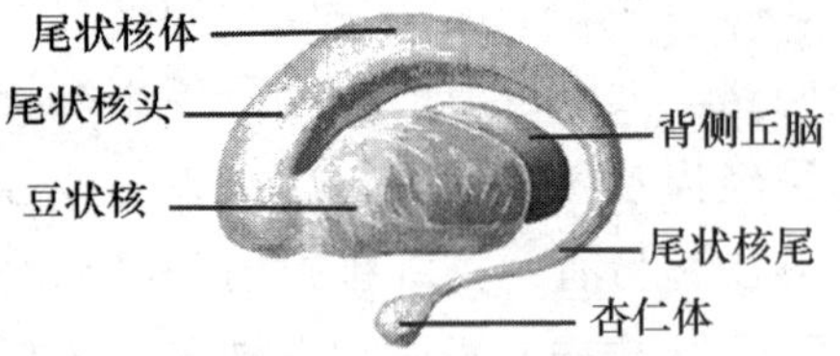

图 10－17　基底核

与壳核在种系发生（即动物进化）上出现较迟，称为新纹状体，而苍白球在种系发生上出现较早，称为旧纹状体。纹状体的主要功能是使肌肉的运动协调，维持躯体一定的姿势（图10－17）。

（2）白质　在大脑皮质的深面，由大量神经纤维组成，包括大脑半球内的回与回之间、叶与叶之间、两半球之间以及皮层与皮层下各级脑区之间的上下联系的神经纤维。脑就是通过这些神经纤维的联系来完成其重要功能的。

主要的白质联系纤维有2种。①胼胝体：位于两半球间的底部，是联系左、右半球的大量横行连合纤维（图10－18）。②内囊：是位于丘脑、尾状核与豆状核之间的上、下行纤维，含有皮质延髓束、皮质脊髓束、丘脑皮质束和视觉、听觉传导束（即视反射与听反射）等。因此内囊是大脑皮质与下级中枢联系的“交通要道”。当一侧内囊出血，血块压迫内囊纤维束时，就会出现严重的功能障碍，如压迫皮质脊髓束及丘脑皮质束时，可引起对侧半身的肢体运动和对侧半身感觉障碍。

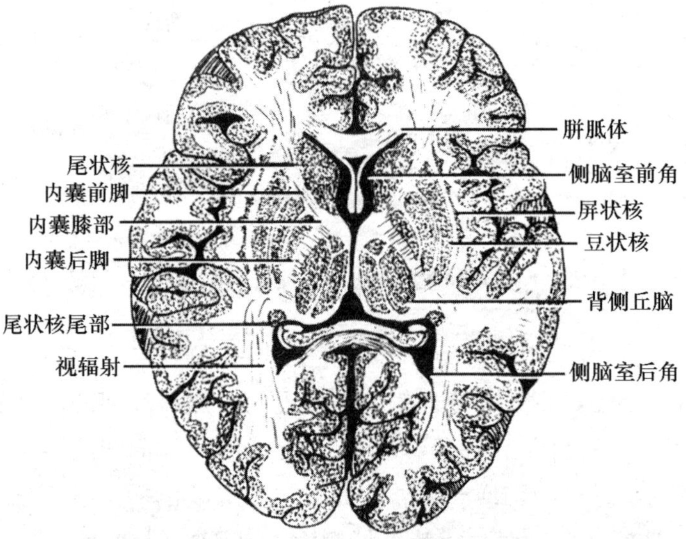

图 10－18　大脑半球水平切面

（二）脑神经

脑神经共12对，与脑相连（图10－19），主要分布于头面部，其中第10对迷走神经还分布到胸、腹腔脏器。在12对脑神经中，第Ⅰ、Ⅱ、Ⅷ对脑神经是感觉神经；第Ⅲ、Ⅳ、Ⅵ、Ⅺ、Ⅻ对脑神经是运动神经；第Ⅴ、Ⅶ、Ⅸ、Ⅹ对脑神经是混合神经。

脑神经的运动纤维，是由脑干内的脑神经运动核发出的轴突构成；感觉纤维是由脑神经节内的感觉神经元的周围支构成，其中央支与脑干内的脑神经感觉核相连。凡是具有感觉纤维成分的脑神经，都有与脊神经相类似的神经节。脑神经节的位置就在相应的脑神经所穿过的颅底骨的孔、裂附近。节的大小、形态和名称各不相同。

脑神经与脊神经基本上相同，但也有一些具体差别。①每一对脊神经都是混合性的，但脑神经有感觉性、运动性和混合性三种。②头部分化出特殊的感觉器，随之也出现了与之相联系的Ⅰ、Ⅱ、Ⅷ对脑神经。③脑神经中的内脏运动纤维，属于副交感成分，且仅Ⅲ、

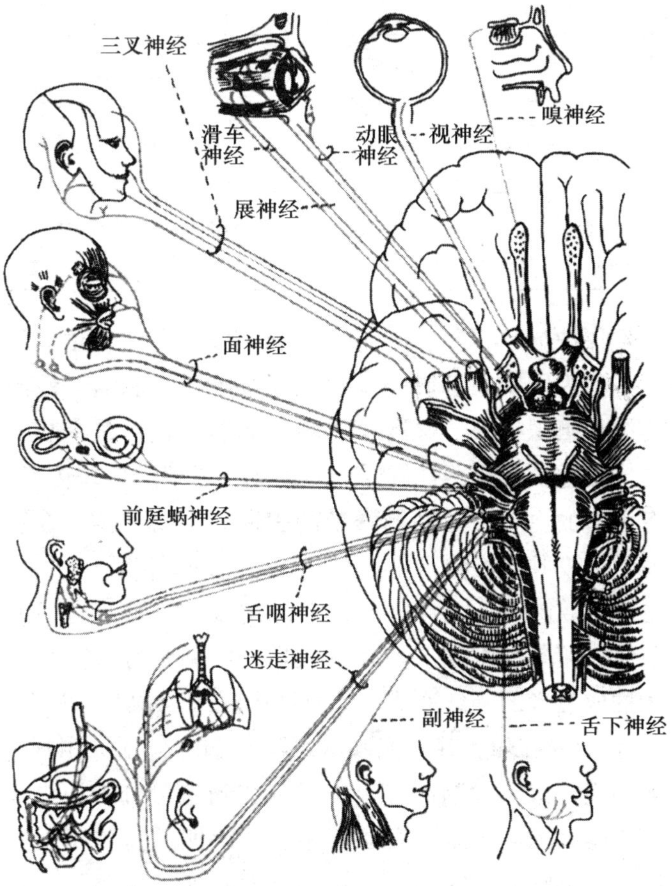

图 10－19　脑神经示意图

Ⅶ、Ⅸ、Ⅹ四对脑神经中含有。而脊神经所含有的内脏运动纤维，主要是交感成分，且每对脊神经中都有，仅在第 2～4 对骶神经中含有副交感成分。

12 对脑神经的分布区及其主要功能见表 10－2。

（三）脑、脊髓被膜、脑室、脑脊液和脑屏障

1. 脑和脊髓的被膜　脑和脊髓的被膜共有三层。由外向内，依次为硬膜、蛛网膜和软膜。三层膜在脑和脊髓互相连续。包在脊髓外的三层膜分别为硬脊膜、蛛网膜和软脊膜；包在脑外的三层膜分别为硬脑膜、蛛网膜和软脑膜。它们具有保护和支持脑、脊髓的作用。

表 10－2　12 对脑神经的分布区及其主要功能

脑神经	性质	走行	功能
Ⅰ嗅神经	感觉性	嗅上皮到嗅球	嗅觉
Ⅱ视神经	感觉性	视网膜到丘脑	视觉
Ⅲ动眼神经	运动性；本体感觉	中脑到四条眼外肌；睫状体到中脑	眼球及眼睑的运动；内视；调节瞳孔；眼肌的深感觉
Ⅳ滑车神经	运动性；本体感觉	中脑到斜上肌；眼肌到中脑	眼肌运动及深感觉
Ⅴ三叉神经	混合性	脑桥到咀嚼肌；角膜、面部皮肤、唇、舌及牙齿到脑桥	咀嚼食物；面部各器官的感觉
Ⅵ展神经	运动性；本体感觉	脑桥到外直肌；眼肌到脑桥	眼球运动及深感觉
Ⅶ面神经	混合性	脑桥到面肌；面肌、味蕾到脑桥	面肌运动；唾液腺及泪腺的分泌；深感觉；味觉

续表

脑神经	性质	走行	功能
Ⅷ前庭蜗神经	感觉性	听器和平衡器到脑桥	听觉；体姿平衡
Ⅸ舌咽神经	混合性	延髓到咽喉肌；咽喉肌及味蕾到延髓	吞咽；唾液腺分泌；深感觉；味觉
Ⅹ迷走神经	混合性	延髓到内脏器官；内脏器官到延髓	内脏运动及感觉
Ⅺ副神经	运动性；本体感觉	延髓到咽喉、颈部肌肉；颈肌到延髓	吞咽和头部运动；深感觉
Ⅻ舌下神经	运动性；本体感觉	延髓到舌肌；舌肌到延髓	构音，吞咽，深感觉

硬膜厚而坚韧，可保护脑和脊髓并防止细菌的入侵。有些部位的硬脑膜分成二层，形成含有静脉血的管道，称为硬脑膜静脉窦，它能收集脑的静脉血。蛛网膜是一层无血管的透明薄膜，由很薄的结缔组织构成。蛛网膜在颅顶部形成颗粒状突起并伸入硬脑膜静脉窦内，称为蛛网膜颗粒。脑脊液主要经蛛网膜颗粒回到硬脑膜静脉窦内而进入血液循环。

软膜很薄且具有丰富的血管，紧贴脑脊髓的表面，不易分离。在脑室的某些部位，软脑膜上的血管与脑室管上皮共同突向脑室形成丛，产生脑脊液。

硬脊膜与椎管之间的腔隙称为硬膜外腔；在蛛网膜与软脑膜之间的腔隙称为蛛网膜下隙。各腔内均含有液体，尤其蛛网膜下隙含有大量透明的脑脊液。处于脊髓末端的蛛网膜下隙较为扩大，临床抽取患者的脑脊液或向脑脊液内注入药物时，常在此处作腰椎穿刺。

2. 脑室 脑室是脑内的腔隙，其中充满脑脊液。脑室包括：侧脑室、第三脑室、第四脑室和中脑水管。侧脑室，位于大脑两个半球内。侧脑室可分为中央部、前角、后角和下角四部；第三脑室位于间脑内；中脑水管位于中脑；第四脑室位于延髓、脑桥背面和小脑之间。各脑室互相通连。侧脑室以室间孔与第三脑室相通，第四脑室有三个孔（正中孔与两旁的外侧孔）与蛛网膜下隙相通（图 10－20）。脑脊液在各脑室与蛛网膜下隙之间循环，如果脑室的通道发生阻塞，则脑室中的脑脊液越来越多，并扩大形成脑积水。某些脑部疾病，常常需要作脑室造影检查，以助诊断。

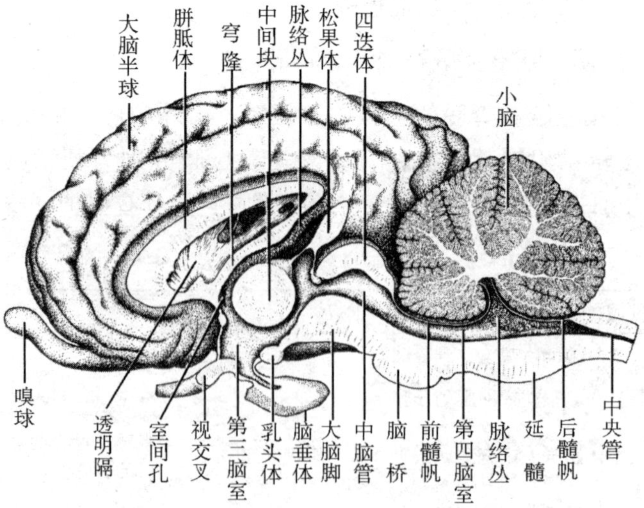

图 10－20　脑室及其在脑表面的投影

3. 脑脊液 脑脊液是无色透明的液体，充满于蛛网膜下隙、脑室和脊髓中央管内，形成水垫起保护脑的作用，以免震动时脑组织与颅骨直接接触。脑脊液由脑室中的脉络丛产生，与血浆和淋巴液的性质相似，略带黏性，有营养脑和脊髓的作用，并运走代谢产物。

正常脑脊液具有一定的压力，对维持颅内压的相对稳定有重要作用。脑脊液中的化学物质还能起缓冲作用。正常成年人的脑脊液有 100～150ml，不含红细胞，但每立方毫米中约含 5 个淋巴细胞。

一般认为，脑脊液主要从侧脑室和第三、四脑室脉络丛产生。由侧脑室产生的脑脊液，经左、右室间孔流入第三脑室，再向下流入中脑水管和第四脑室，然后经过第四脑室的三个孔流入蛛网膜下隙，再由蛛网膜颗粒汇入硬脑膜静脉窦，最后经颈内静脉返回心脏。如果由于某种原因使上述脑脊液循环途径受阻时，将引起脑室积水。如果脑脊液产生过多，或循环通路受阻，均可导致颅内压升高。脑脊液的循环途径见图 10－21。

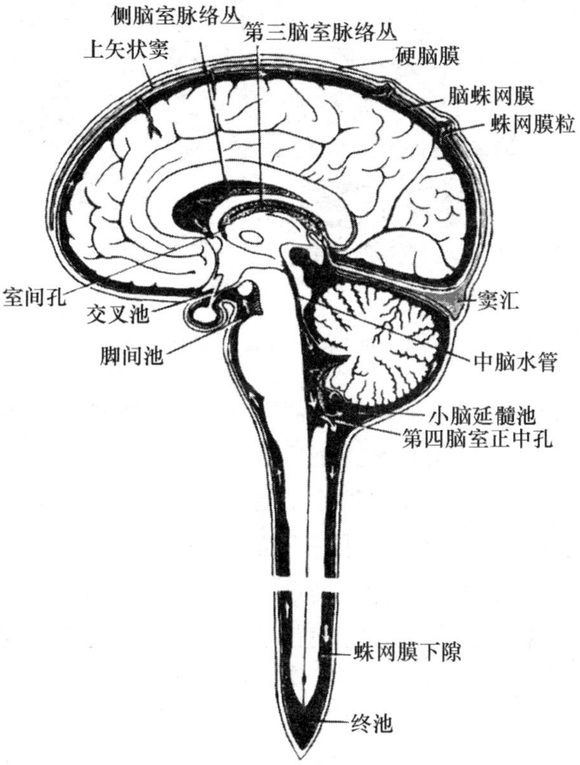

图 10－21　脑脊液循环示意图

4. 脑血管

（1）脑的动脉　脑的动脉来自颈内动脉（系）和椎动脉（系）（图 10－22）。颈内动脉（系）供应大脑半球的前 2/3 和部分间脑；椎动脉（系）供应大脑半球的后 1/3 及部分间脑、脑干和小脑。此二系动脉的分支可分为两类：皮质支和中央支，前者营养大脑皮质及深部的髓质；后者营养基底核、内囊和间脑等。

大脑动脉环（Willis 环）位于脑底下方，由前交通动脉、两侧大脑前动脉起始段、两侧颈内动脉末端、后交通动脉连通而成。当此环的某处血流阻碍时，可在一定程度上通过此环使血液重新分配和代偿，以维持脑的血供。

（2）脑的静脉　脑的静脉分为深、浅两组。浅静脉收集皮质和皮质下髓质的静脉血，直接注入邻近的静脉窦；深静脉收集大脑深部的髓质、基底核等处的静脉血，最后汇入大脑大静脉。

5. 脑屏障　脑脊液与脑组织的细胞周围间隙内的化学成分相同，但与血浆不同，脑脊液中含有的蛋白质量极少（20～30mg/100ml），葡萄糖、胆固醇与钾离子浓度较血浆低，

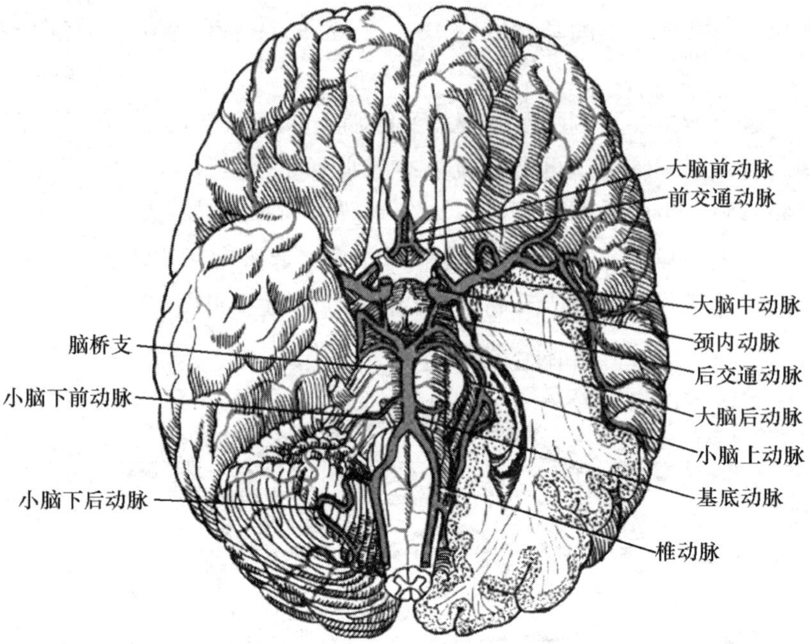

图 10－22　脑底的动脉

镁与氯离子浓度较血浆高。如果将少量台盼蓝（一种半胶质的活性染料）注入静脉内，则可观察到体内所有的组织，包括脉络丛，都染上了蓝色，只有脑组织不着色。但若将少量台盼蓝直接注入脑脊液内，则脑组织也被染上蓝色。这些事实说明，在毛细血管与脑组织周围间隙和脑脊液之间可能存在着一种可进行物质交换的屏障，称为“脑屏障”，它能选择性地让某些物质透过，而另一些物质却不易透过。这种有选择性的通透现象暗示可能有限制溶质透过的某种结构存在，这种结构可使脑组织少受甚至不受循环血液中有害物质的损害，从而保持脑组织内环境的基本稳定，对维持中枢神经系统正常生理状态具有重要的生物学意义。

血－脑屏障（blood－brain barrier，BBB）由脑毛细血管内皮细胞（brain capillary endothelial cell，BCEC）单层组成，对物质有选择通透性。BCEC 被细胞外基质、周细胞和星形胶质细胞终足包绕。P2 糖蛋白是 ATP 结合盒转运超家族成员之一，在体内许多部位均有表达，与多药耐药性有关。作为一种外排泵，血－脑屏障内的 P2 糖蛋白能排出内源性底物和外源性化学物质以保持脑内环境的稳定，但同时也限制了治疗性药物在脑内的浓度，从而使治疗效果减弱。

近年来应用组织化学、同位素示踪、荧光染料和电子显微镜等方法研究脑组织的结构与功能，以及根据物质通过脑与血管之间界面的弥散速度和物质在脑组织中的含量等，进一步将脑屏障分成了三个部分：①血－脑脊液屏障；②血－脑屏障；③脑脊液－脑屏障。

这三种屏障的相互关系可见图 10－23。

四、神经系统中的传导通路

（一）感觉传导通路

1. 浅感觉传导通路　浅感觉是指皮肤与黏膜的痛、温、触、压等感觉。由于它们的感受器位置较浅，因此由这些感受器上行的感觉传导系统称为浅感觉传导通路。

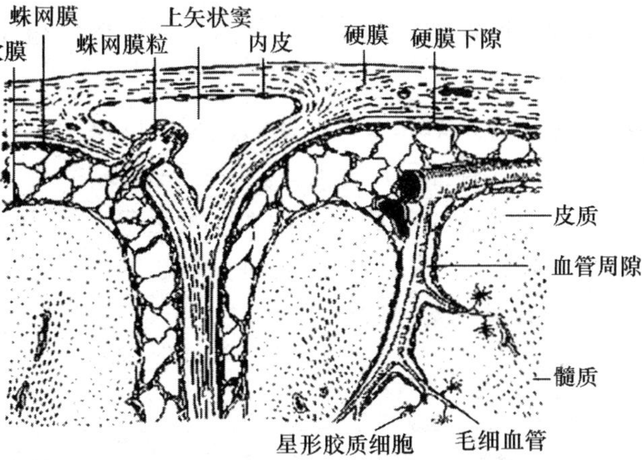

图 10－23　脑屏障

(1) 躯干、四肢的痛、温、触觉传导通路　第一级感觉神经元位于脊神经节内，其树突构成脊神经中的感觉纤维，分布在皮肤内，其轴突形成脊神经后根。后根进入脊髓后，在脊髓灰质后角更换神经元（即第二级神级元）。其纤维立即斜越到对边，痛觉与温觉在脊髓侧索上行，触觉和压觉在脊髓前索上行，二者共同组成脊髓丘脑束，上行至丘脑。在丘脑外侧核的腹后部再次更换神经元（第三级神经元），换元后发出纤维参与组成丘脑皮质束，再上行经内囊，投射至大脑皮质中央后回的上 2/3 躯干和下肢的感觉区（图 10－24）。

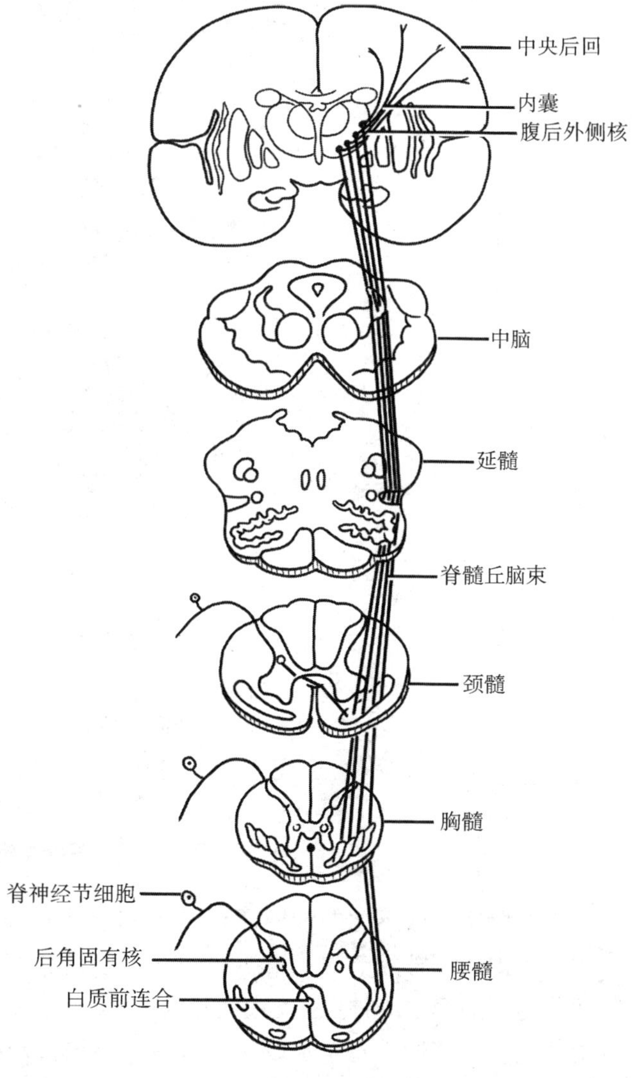

图 10－24　浅感觉传导通路

(2) 头面部痛、温、触觉传导通路　头面部的浅感觉是经三叉神经传入的，第一级感觉神经元位于三叉神经半月节内，其树突构成三叉神经内的感觉纤维，分布至头面部皮肤感觉；轴突经三叉神经根进入脑桥后，其中传导触觉的纤维止于三叉神经感觉主核，而传导痛、温觉的纤维止于三叉神经脊束核，二者均为第二级神经元，换元后的纤维交叉至对边上行，组成三叉丘系，经脑干各部止于丘脑外侧核的腹后部（第三级神经元），更换神经元后的纤维参与组成丘脑皮质束经内囊投射至中央后回下 1/3 的感觉区。

2. 深感觉（本体感觉）传导通路　深感觉是指感受肌肉、肌腱、关节和韧带等深部结构的本体感觉。如：肌肉是处于收缩或舒张状态；肌腱和韧带是否被牵拉以及关节是处于屈曲还是伸直的状态等感觉。所谓精细触觉是指能辨别物体形状和性质，以及两点之间距离的感觉等。

躯干、肢体的深感觉传导通路第一级神经元的细胞体也位于脊神经节内，其树突分布于肌肉、肌腱及关节内，轴突随脊神经根进入脊髓后，在同侧后索内上行组成薄束和楔束，终止于延髓的薄束核和楔束核，在这里更换第二级神经元后，纤维交叉到对侧，组成内侧丘系。再上行经脑干到达丘脑，并在丘脑外侧核的腹后部更换第三级神经元，换元后的纤维参与组成丘脑皮质束，经内囊投射至中央后回、中央前回上 2/3 处和下肢运动感觉区（图 10－25）。

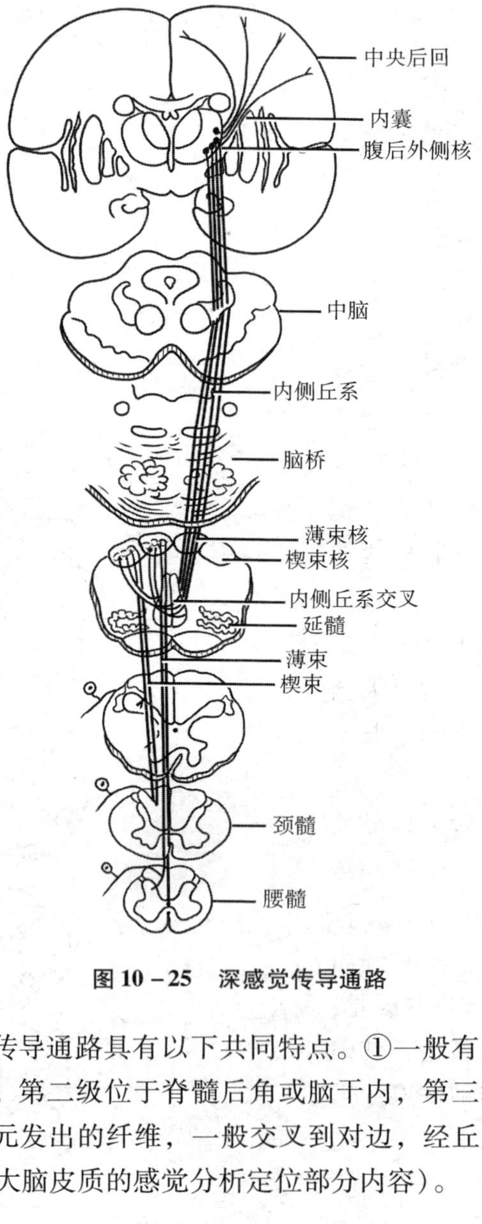

图 10－25　深感觉传导通路

上述躯体一般感觉的传导通路具有以下共同特点。①一般有三个神经元。第一级位于脊神经节内或脑神经节内；第二级位于脊髓后角或脑干内，第三级位于丘脑内。②各种感觉传导通路的第二级神经元发出的纤维，一般交叉到对边，经丘脑和内囊，最后投射到大脑皮质的相应区域（详见大脑皮质的感觉分析定位部分内容）。

（二）运动传导通路

大脑皮质对躯体运动的调节是通过锥体系和锥体外系下传而实现的。

1. 锥体系　锥体系是大脑皮质下行控制躯体运动的最直接路径。主要是管理骨骼肌的随意运动。锥体系主要由中央前回的锥体细胞的轴突所组成。这些纤维下行经内囊、大脑脚底、脑桥基底、延髓锥体等结构，其中，中途终止于脑干者称为皮层延髓束，继续下降进入脊髓者称为皮层脊髓束（图 10－26）。因此，锥体系包括皮层脊髓束和皮层延髓束两部分。

在锥体束中位于大脑皮质的中央前回的神经元称为上运动神经元，位于脊髓前角和脑神经运动核的神经元称为下运动神经元。80%～90%的锥体束纤维与下运动神经元之间有一个以上的中间神经元接替，即多突触的联系。只有 10%～20%的纤维与下运动神经元发生直接的单突触联系。研究指出，这种单突触联系在支配前肢的运动神经元比支配后肢的运动神经元多，而且支配肢体远端的肌肉的运动神经元又比支配近端肌肉的运动神经元多。由此可见，运动愈精细的肌肉，受大脑皮质单突触联系支配也愈多。锥体系对躯体运动的调节作用是发动随意运动，调节精细动作，保持运动的协调性。

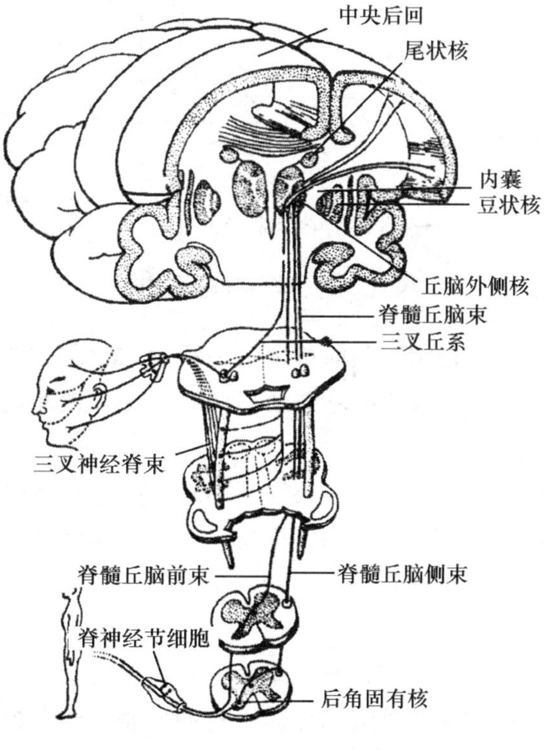

图 10－26　锥体系传导通路

2. 锥体外系　是指除锥体系以外的一切调节躯体运动的下行传导系。锥体外系主要的功能是协调肌群的运动、调节肌张力和调整姿势等。其包括大脑皮质（主要是额叶）、纹状体、红核、黑质、小脑、网状结构和前庭神经核等。锥体外系发自大脑皮质之后，在下行途中它们先与纹状体发生联系，然后经过多次换元，才抵达脊髓前角运动神经元。大脑皮质也与小脑皮层之间形成大脑、小脑环路，对于调节和影响大脑皮质发动的随意运动十分重要。

锥体外系的主要传导通路有两条。

（1）皮层纹状体通路　由大脑皮质（主要来自额叶和顶叶）发出的纤维到纹状体，由它发出纤维到中脑的红核、黑质等处，黑质发出纤维到脑桥、延髓的网状结构，最后抵达脊髓前角运动神经元。

（2）皮层、脑桥、小脑通路　从各大脑皮质（额叶、颞叶、枕叶）发出的纤维到脑桥核，换元后发出纤维交叉到对边，经脑桥臂止于小脑皮层，然后由小脑皮层发出纤维经齿状核（小脑深部的核团）、红核下行至脊髓前角运动神经元。

上述两条通路见图 10－27。

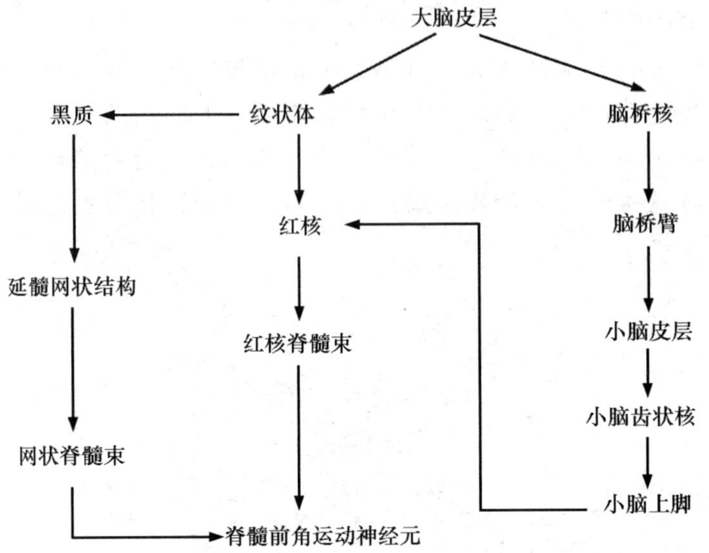

图 10－27　锥体外系示意图

从图中可看出，锥体外系控制脊髓前角运动神经元主要通过两条下行途径，即皮层→红核→脊髓束和皮层→网状→脊髓束。这些通路都经过多次换元后才抵达脊髓前角运动神经元。

大脑皮质在控制躯体运动的过程中，还得不断从下级中枢接受反馈信息，经常调整其传出冲动，才能使机体具有适宜的肌张力，维持一定的姿势体态，同时使随意运动在力量和方向上达到预期效果。在这些联系中，大脑、小脑环路、纹状体和小脑功能的完善具有重要作用。

小脑的主要功能是维持躯体平衡、调节肌张力和协调运动。小脑半球与大脑皮质之间有双向性的联系，即小脑一方面接受大脑皮质下行的控制，同时也发出纤维返回到大脑皮质。小脑的传出纤维主要发自齿状核，它们一部分止于红核，经红核脊髓束到达脊髓前角；而大部分纤维止于丘脑，由此发出纤维返回大脑皮质，对大脑皮质发动的随意运动起调节作用。小脑损伤后的患者，随意动作的力量、方向、速度和范围均不能控制得很好，表现为乏力、乏平衡、乏协调的症状。即四肢乏力，行走摇晃不稳；当患者闭双目、两脚并拢站立时，就无法维持自身的平衡；协调动作也发生障碍，拮抗肌做轮替动作时，协调障碍明显，这称为意向性协调障碍，也称为小脑性共济失调。

纹状体其功能尚不完全清楚。临床上该系统病理损伤的主要表现分为两大类：一类是具有运动过多而肌紧张不全的综合征，如舞蹈病和手足搐动症；另一类为具有运动过少而肌紧张过强的综合征，如帕金森病（震颤麻痹）。

震颤麻痹的患者，全身肌紧张增高，肌肉强直，随意运动减少，动作缓慢，面部表情呆板，常伴有静止性震颤。这种震颤在静止时出现，情绪激动时加强，进行随意运动时减少，入睡后停止。临床病理研究显示震颤麻痹的病变部位在中脑黑质。

第二节　神经系统活动的基本规律

扫码“学一学”

一、神经元活动的基本规律

（一）神经元与神经纤维

神经系统的基本结构单位是神经元，它具有感受刺激和传导兴奋的功能。神经细胞主要包括神经元（neuron）与神经胶质细胞（neuroglia）（图 10－28、图 10－29）。神经元的形态多种多样，其结构包括胞体（soma）（物质合成部位，代谢中心）和突起（cytoplasic process），胞体的中央有细胞核，核的周围为细胞质，胞质内除有一般细胞所具有的细胞器如线粒体、内质网等外，还含有特有的神经原纤维及尼氏体；突起又可分为：树突（dendrite）、轴突（axon）、轴丘（axon hillock）、突触小体（synaptic knob，末梢膨大的部分）和始段（initial segment，轴突起始的部位）。神经元的胞体主要位于中枢神经系统内，神经元胞体集中处色泽灰暗，称灰质，而被覆于大、小脑表面的灰质又称为皮质。在中枢内功能相同的神经元胞体集中形成的团块称为神经核。在周围神经中，神经元胞体集中形成神经节。典型的神经元树突多而短，多分支；轴突则往往很长，在其离开细胞体若干距离后始获得髓鞘，成为神经纤维（图 10－30）。施万细胞是周围神经系统的髓鞘形成的细胞，它们排列成串，一个接一个地包裹着周围神经纤维的轴突。大量证据证明，施万细胞能合成并分泌许多细胞因子来作为免疫调节剂。神经纤维对其所支配的组织能发挥两个方面的作用。①功能性作用，即是通过神经冲动传导再通过突触化学传递，从而改变所支配组织的功能活动。②营养性作用，是神经纤维末梢经常释放某些化学物质，持续地调整被支配组织的内在代谢活动，影响其持久性的结构、生化和生理的变化，这一作用与神经冲动无关。

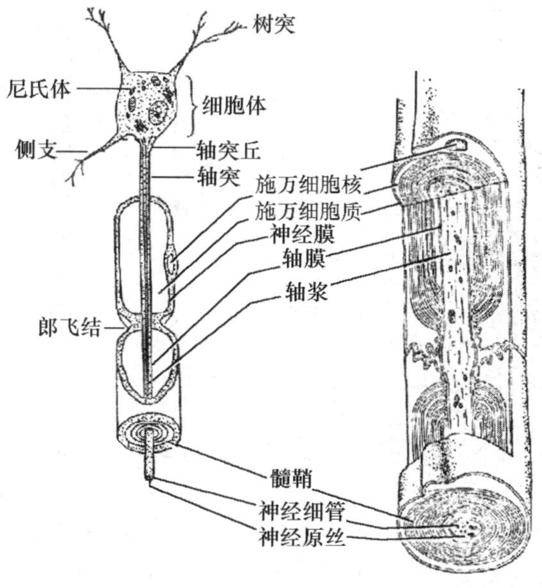

图 10－28　神经元结构

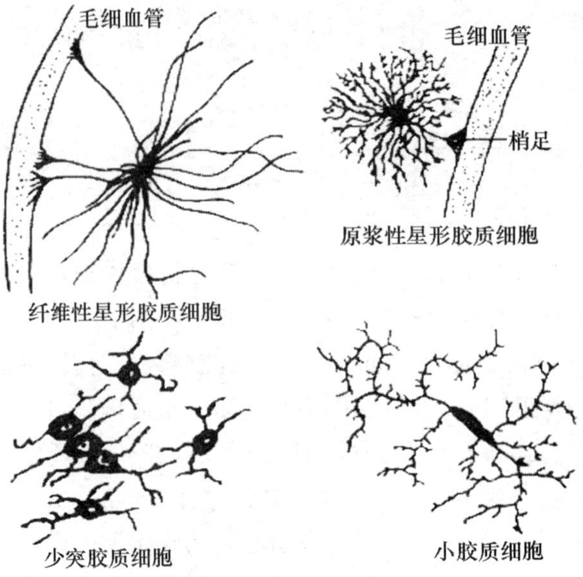

图 10－29　神经胶质细胞

神经元的基本功能是：①接受信息、整合信息、传递信息；②神经－内分泌功能。神经元的分类如下。

按突起数目分类：假单极、双极、多极。假单极神经元由细胞体发出一个突起，在一定距离又分为两支，其中的一支相当于树突，另一支相当于轴突。如脊神经节的神经元是假单极神经元。双极神经元由细胞体发出两个突起，一个是树突，另一个是轴突。如耳蜗神经节的神经元为双极神经元。多极神经元由细胞体发出多个树突和一个轴突。如脊髓等中枢神经系统内的神经元大多属于多极神经元（图10－31）。

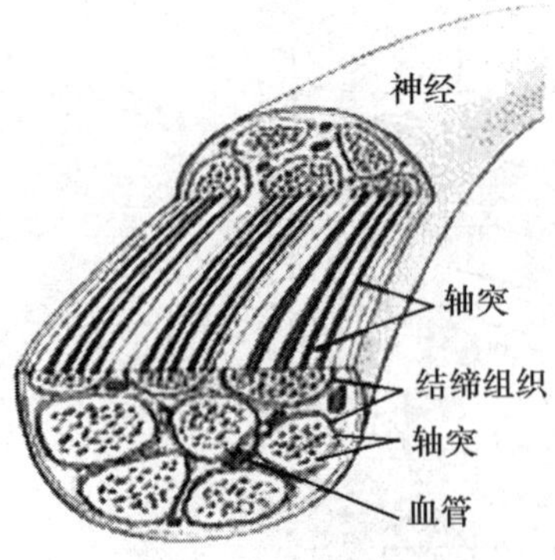

图 10－30　神经纤维

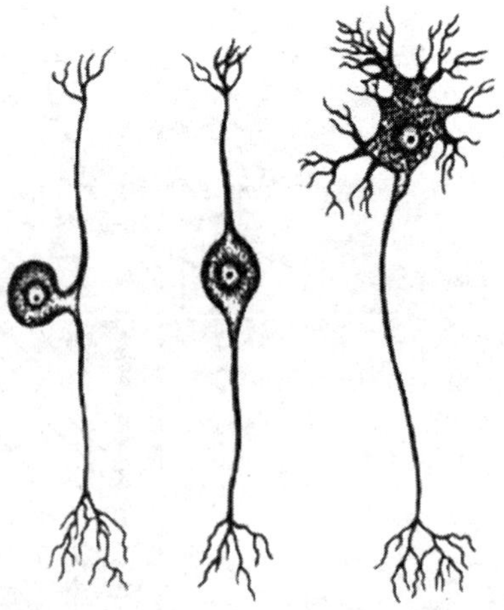

图 10－31　单极、双极、多极神经元

按所含递质分类：包括含有多巴胺（DA）、乙酰胆碱（ACh）、去甲肾上腺素（NE）、5－羟色胺（5－HT）等的神经元。

根据神经元在神经活动中所处的位置和功能特点，可将它们分为三种。①感觉（传入）神经元：接受刺激，并将神经冲动传入中枢。②运动（传出）神经元：把神经冲动从中枢传至效应器（肌肉或腺体）。③联络神经元或中间神经元：介于感觉和运动神经元之间起联络作用。感觉神经元胞体位于神经节内；运动和联络神经元胞体均位于中枢神经内。

按对下一级神经元所产生的效应可分为兴奋性神经元和抑制性神经元。

（二）神经元之间相互作用的方式

1. 突触传递　神经元相互的接触部位称为突触。突触主要可分为三类：①轴突－胞体式突触；②轴突－树突式突触；③轴突－轴突式突触（图 10－32）。

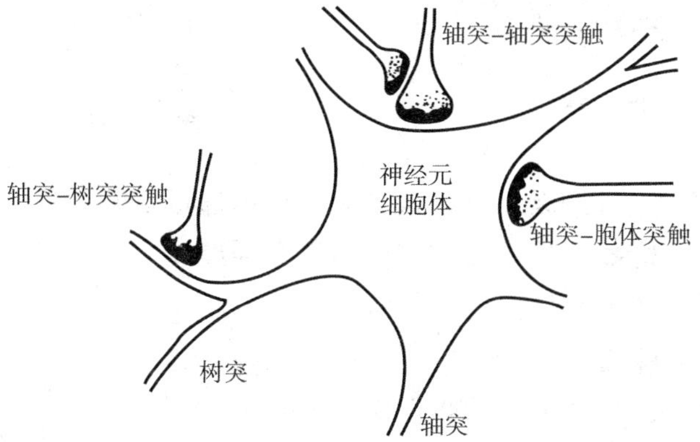

图 10－32　突触类型

另外，中枢内还存在三类化学性突触：树突－树突，树突－胞体，胞体－胞体。突触有特殊的微细结构，一个神经元的轴突末梢首先分成许多小支，每个小支的末梢部分膨大呈球状，称为突触小体，贴附在下一个神经元的胞体或树突表面。一个突触前神经元可与许多突触后神经元形成突触，一个突触后神经元也可与许多突触前神经元的轴突末梢形成突触。

突触的结构：突触小体、突触前膜、突触后膜、突触小泡（化学递质）、突触间隙。前膜和后膜的厚度一般只有 7nm 左右，间隙为 20nm 左右。突触小泡的直径为20～80nm，其中含有化学递质。在前膜的内侧有致密突起和网格形成的囊泡栏栅，其空隙处正好容纳一个突触小泡，它可能有引导突触小泡与前膜接触的作用，促进突触小泡内递质的释放（图 10－33）。

2. 非突触性化学传递　除经典的突触传递外，单胺类神经元有另一种化学传递方式。这类神经元的轴突末梢有许多分支，在分支上，存在大量的结节状曲张体。曲张体内含有大量的小泡，是贮存递质的部位。但是，曲张体并不与突触后神经元或效应细胞直接接触，而是处在它们的附近。当神经冲动抵达曲张体时，递质从曲张体释放出来，通过弥散作用到突触后细胞膜的受体，产生传递效应。这种传递方式在中枢神经系统内和交感神经节后纤维上都存在，称为非突触性化学传递（图 10－34）。

它与经典的突触相比，具有以下特点。

（1）不存在突触前、后膜的特化结构。

（2）不存在 1∶1 支配关系，一个曲张体能支配多个效应器细胞。

（3）曲张体与效应器细胞间隔大于 20nm，距离大的可达几十微米。

（4）递质弥散的距离大，传递耽误时间长，常超过 1 秒。

（5）递质弥散至效应器细胞，能否产生传递效应决定于效应器细胞上有无相应的受体。

（6）除轴突末梢外，树突和轴突膜均可释放递质。

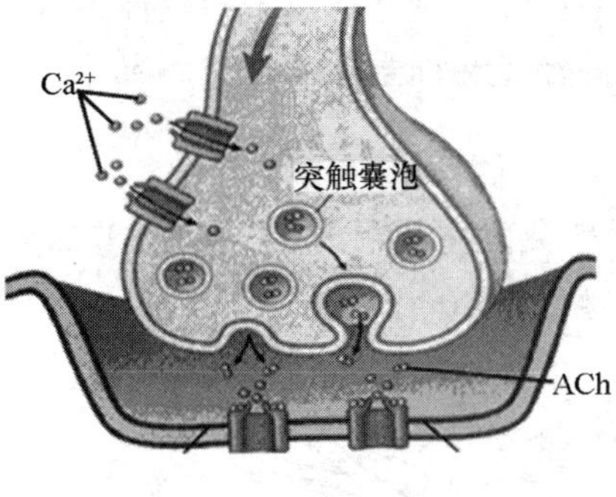

图 10－33　突触结构

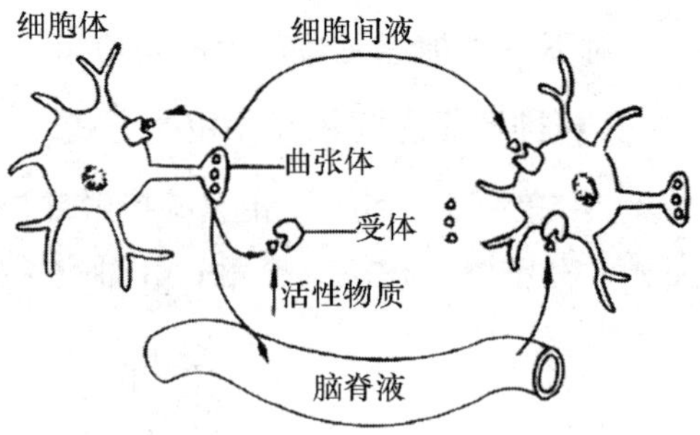

图 10－34　非突触性化学传递

3. 电突触　高等动物神经元之间的信息联系还可通过电突触来完成。它的结构基础是缝隙连接，即两个神经元膜紧密接触的部位。例如，大脑皮质的星状细胞、小脑皮质的篮状细胞等都有缝隙连接。局部电流可以通过缝隙连接，当一侧膜去极化时，可由于电紧张性作用导致另一侧膜也去极化，所以，这种联系方式也称为电突触（图 10－35）。电突触的功能可能是促进不同神经元产生同步性放电。电传递的速度快，几乎不存在潜伏期。电突触可存在于树突与树突、胞体与胞体、轴突与胞体、轴突与树突之间。

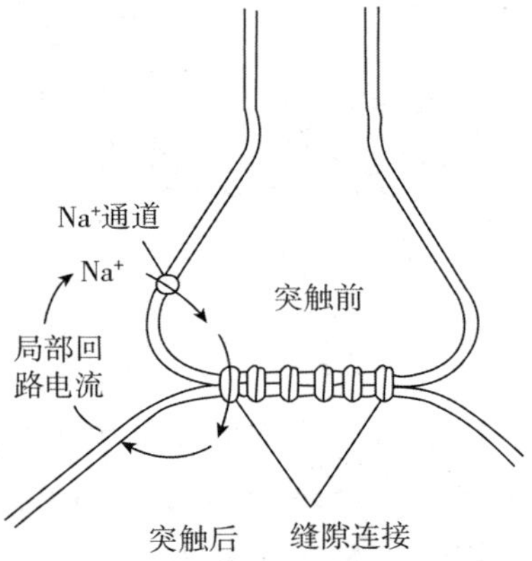

图 10－35　电突触

（三）神经递质与受体

中枢突触部位的信息传递由突触前膜释放递质来完成，在外周神经节内以及神经末梢与效应器之间的传递也是由释放递质来完成的。以上部位释放的递质称为神经递质，确认某化学物质为递质的条件如下：在突触前神经元内含有合成递质的前体物质和合成酶系，能够合成这一递质；递质贮存在神经末梢内突触小泡，以免被胞浆内其他酶系所破坏，当冲动抵达末梢时，小泡内的递质被释放入突触间隙；递质在突触间隙内弥散，作用于突触后膜的受体而发挥其生理效应；突触部位有使该递质失活的酶或摄取回收的环节；用递质拟似剂或受体阻断剂能加强或阻断该递质的作用。

神经递质可分为外周神经递质与中枢神经递质两类。

1. 外周神经递质　外周神经的递质主要有两种：乙酰胆碱（ACh）和去甲肾上腺素（NA 或 NE）。多数交感神经节后纤维释放的递质是去甲肾上腺素（支配汗腺和骨骼肌舒血管的交感节后纤维除外）。副交感节后纤维和交感或副交感节前纤维是释放乙酰胆碱作为递质的；躯体运动神经元也以释放乙酰胆碱为递质。一小部分交感神经节后纤维释放乙酰胆碱（支配汗腺和骨骼肌舒血管的交感节后纤维）。凡是释放乙酰胆碱为递质的纤维称为胆碱能纤维，而释放去甲肾上腺素为递质的纤维称为肾上腺素能纤维。

2. 中枢神经递质　中枢神经系统内的递质包括四类，即乙酰胆碱、单胺类、氨基酸类和肽类（表 10－3）。

乙酰胆碱在脑内为兴奋性递质，主要对神经元有兴奋作用。其主要存在于：脊髓前角运动神经元（包括支配闰绍细胞产生回返性抑制的递质）、丘脑后腹侧核的特异感觉投射神经元与大脑皮质感觉区之间的突触传递、脑干网状结构中某些神经元之间、边缘系统的海马以及大脑皮质内部、尾核、壳核和苍白球内有许多对乙酰胆碱敏感的神经元。

单胺类包括多巴胺、去甲肾上腺素和5－羟色胺。多巴胺主要由中脑黑质的神经元合成，沿黑质－纹状体纤维上行到纹状体，具有调节躯体运动的功能。去甲肾上腺素能神经元主要位于脑桥的蓝斑以及延髓网状结构的腹外侧部分；它的上行纤维投射到大脑皮质等部位，对大脑皮质的神经元起兴奋作用，维持皮质的觉醒状态。5－羟色胺能神经元位于中缝核内，其上行纤维投射到边缘前脑、大脑皮质等部位；它的功能与情绪生理反应、睡眠的发生有关。

表10－3　脑内主要神经递质

	神经递质	功能
兴奋性	乙酰胆碱	促进神经冲动在突触的传导
	肾上腺素，去甲肾上腺素	使脑保持觉醒
	5－羟色胺	调节温度，感觉整合，促进睡眠
	多巴胺	运动控制
	谷氨酸	学习、记忆、中枢神经系统疼痛
抑制性	γ－氨基丁酸（GABA）	通过抑制某些神经元调节运动
	甘氨酸	抑制某些脊髓传导束的传导
神经肽（短链氨基酸）	脑啡肽，内啡肽	阻断疼痛的传导和接收
	P物质	促进痛觉效应器冲动的传导

氨基酸类主要有谷氨酸、甘氨酸与γ－氨基丁酸（GABA）。谷氨酸在大脑皮质和脊髓背侧部分含量较高。它可使突触后膜产生兴奋性突触后电位，因此是兴奋性递质。谷氨酸可能是感觉传入粗纤维的神经递质，也是大脑皮质神经元的兴奋性递质。甘氨酸能够使突触后膜产生抑制性突触后电位，因此是抑制性递质。脊髓前角内闰绍细胞的轴突末梢可能就是释放甘氨酸从而对前角运动神经元起抑制作用的。γ－氨基丁酸在大脑皮质与小脑皮质中含量较高，也是抑制性递质，而纹状体－黑质的投射纤维也是释放γ－氨基丁酸的。

神经元能分泌肽类物质，例如升压素、催产素、调节腺垂体活动的多肽等。这些肽类物质要通过血液循环才作用于效应细胞，因此称为神经激素。

3. 递质的共存　一个神经元内可以同时存在两种递质，称为递质的共存。如5－羟色胺和P物质可以共存，去甲肾上腺素和脑啡肽可以共存，肽类递质可能也常与其他递质同时存在。

4. 递质的释放　传导到轴突末梢的神经冲动是递质释放的触发因素。当冲动抵达末梢时，末梢的去极化使突触前膜对Ca^{2+}的通透性增加，使Ca^{2+}由膜外进入膜内。轴浆内Ca^{2+}浓度升高，可促进突触小泡与突触前膜融合并破裂，从而使小泡内递质释放出来。Ca^{2+}可能具有两方面作用：①使轴浆的黏滞性减小；②可中和前膜内的负电荷，从而使突触小泡易于向突触前膜移动而融合。

5. 递质的失活　进入突触间隙的乙酰胆碱作用于突触后膜发挥生理作用后，就被胆碱酯酶水解，生成胆碱和乙酸。这样乙酰胆碱就被破坏而失去了作用，这一过程称为失活。去甲肾上腺素进入突触间隙并发挥生理作用后，一部分被血液循环带走，再在肝脏中被破坏失活。另一部分在效应细胞内由儿茶酚胺氧位甲基移位酶和单胺氧化酶破坏失活。绝大部分是由突触前膜将去甲肾上腺素重摄取，回收到前膜处的轴浆内并重新加以利用。

6. **受体学说** 递质必须与相应的受体结合才能发挥作用（图 10－36）。

（1）基本概念

1）受体：是指神经元和效应细胞膜上可以识别并特异地与有生物活性的化学信号物质（配体）结合，从而激活或启动一系列生物化学反应，最后导致该信号物质特定的生物效应的特殊结构（这里所说的受体是狭义的神经受体）。

受体的主要特征如下：①受体与配体结合的特异性。这是受体的最基本特点，保证了信号传导的正确性。例如肾上腺素作用于皮肤黏膜血管上的 α 受体使血管平滑肌收缩，作用于支气管平滑肌的 β 受体等使其舒张。②高度的亲和力。③配体与受体结合的饱和性。

2）突触后受体：位于突触后膜与效应细胞膜上的受体。

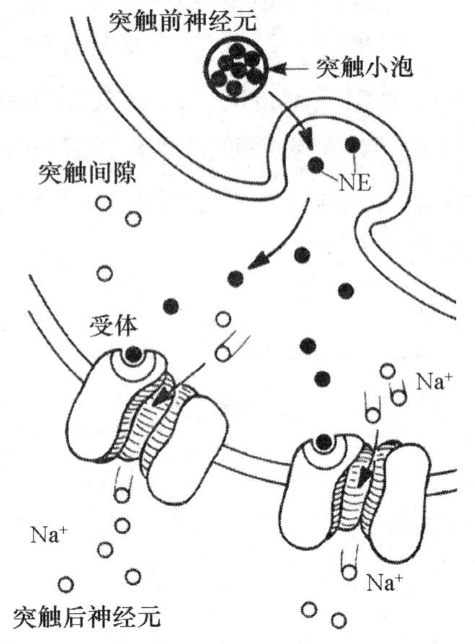

图 10－36　神经递质与受体

3）突触前受体：位于突触前轴突末梢上的受体。

4）受体激动剂：某些药物能与受体结合并产生与递质类似的生理效应，称为受体激动剂（或递质拟似剂）。

5）受体阻断剂：如果一些药物，其化学结构与递质相似，也能与受体结合但不能产生递质的效应，而是占据受体或改变受体的空间构型，从而使递质不能发挥作用，这些药物称为受体阻断剂（或递质拮抗剂）。

（2）主要受体

1）胆碱能受体：主要可分成两种类型，毒蕈碱样受体（M 型受体）和烟碱样受体（N 型受体）。M 型受体广泛存在于副交感神经节后纤维支配的效应细胞膜上，当乙酰胆碱与这类受体结合后就产生一系列副交感神经末梢兴奋的效应（心脏活动的抑制、支气管平滑肌的收缩、胃肠道平滑肌的收缩、膀胱逼尿肌的收缩、虹膜环形肌的收缩、消化腺分泌的增加等）。也存在于汗腺及骨骼肌内血管上，接受其交感神经节后纤维的支配（支配汗腺的交感神经及交感舒血管纤维）。这类受体也能与毒蕈碱相结合，产生相似的效应。故乙酰胆碱与之结合所产生的效应称为毒蕈碱样作用（M 样作用）。阿托品是 M 型受体阻断剂；M 受体可进一步分为 M_1、M_2、M_3、M_4、M_5 五种亚型。

N 型受体存在于交感和副交感神经节神经元的突触后膜和神经肌接头的终板膜上，乙酰胆碱与这类受体结合后就产生兴奋性突触后电位和终板电位，导致节后神经元和骨骼肌的兴奋。这类受体也能与烟碱相结合产生相似的效应，故乙酰胆碱与之结合所产生的效应称为烟碱样作用（N 样作用）。N 型受体还可分成两个亚型：N_1（神经节神经元突触后膜上和肾上腺髓质细胞上的受体）；N_2（骨骼肌终板膜上的受体）。

筒箭毒能阻断 N_1 和 N_2 受体的功能，六烃季铵主要阻断 N_1 受体的功能，十烃季铵主要阻断 N_2 受体的功能。中枢神经系统内的胆碱能受体也有 N 型和 M 型两种，但主要是 M 型受体，乙酰胆碱作用于神经元的 M 型受体，主要表现为放电增多的兴奋效应。

2）肾上腺素能受体：多数交感神经节后纤维的递质是去甲肾上腺素，有两类受体：α 受体和 β 受体（表 10－4）。儿茶酚胺（去甲肾上腺素、肾上腺素等）与 α 受体结合后产生的平滑肌效应主要是兴奋性的，包括血管收缩、子宫收缩、虹膜辐散状肌收缩等；但也有抑制性的，如小肠舒张。α 受体可分为 α_1 和 α_2 两类，α_1 存在于突触后膜上，阻断剂有哌唑嗪；而 α_2 存在于突触前膜上，阻断剂有育亨宾。儿茶酚胺与 β 受体结合后产生的平滑肌效应是抑制性的，包括血管舒张、子宫舒张、小肠舒张、支气管舒张等；但产生的心肌效应却是兴奋性的。有的效应器仅有 α 受体，有的仅有 β 受体，有的 α 和 β 受体均有。β 受体还可分为三个亚型，即 β_1，β_2 和 β_3 受体。使心肌兴奋的 β 受体属 β_1 型，使支气管平滑肌等舒张的 β 受体属 β_2 型。β_1 受体阻断剂有普萘洛尔、阿替洛尔；β_2 受体阻断剂有纳多洛尔。去甲肾上腺素对 α 受体的作用强，而对 β 受体的作用较弱；肾上腺素对 α 和 β 受体的作用都强；异丙肾上腺素主要对 β 受体有强烈作用。三者对血压的影响也不同。α 受体阻断剂有酚妥拉明；β 受体阻断剂有普萘洛尔。中枢神经系统内的肾上腺素能受体也有 α 型和 β 型两类。1996 年 Gauthier 等研究发现，人类心脏同时还存在 β_3 受体。β_3 受体激动后可产生负性肌力作用，其表达在衰竭心脏比非衰竭心脏高 2 ~ 3 倍，可能参与了心衰的病理生理过程。目前认为 β_3 受体通过抑制型 G 蛋白引起负性变力效应，也可能是通过一氧化氮途径介导。

表 10 - 4　去甲肾上腺素受体的类型

受体类型	分布	兴奋的表现
α_1	平滑肌	血管收缩，子宫收缩，瞳孔扩大，肠括约肌收缩，立毛肌收缩
α_2	后根节肾上腺素能神经元轴突末梢	负反馈；去甲肾上腺素能抑制自身的进一步分泌
β_1	心脏	改变心率和心肌收缩力
β_2	平滑肌	血管舒张，子宫舒张，肠平滑肌舒张，糖原分解

3）其他递质的受体：中枢神经系统内递质种类较多，相应受体也较多。除有胆碱能和肾上腺素能受体以外，还有多巴胺受体、5 - 羟色胺受体、γ - 氨基丁酸受体、甘氨酸受体、阿片受体等。这些受体还可分成多种亚型，也分别有其受体阻断剂，例如荷包牡丹碱能阻断 γ - 氨基丁酸 A 受体，纳洛酮能阻断阿片受体等。

4）突触前受体：以上讨论的受体主要位于突触后膜与效应细胞膜上，属于突触后受体。而位于突触前轴突末梢上的突触前受体也有重要的功能，其作用在于调节突触前膜的递质释放量。突触前肾上腺素能受体包括 α 型和 β 型两种。α 受体激活时使递质释放量减少，β 受体激活时则使递质释放量增加。当神经冲动到达末梢引起去甲肾上腺素释放时，如果释放量较少，则低浓度的去甲肾上腺素可激活突触前的 β 受体，使递质释放量增加；如果释放量较多，去甲肾上腺素浓度增高，则能激活突触前的 α 受体，使递质释放量下降。突触前膜上胆碱能受体——M 受体，由于其受体阻断剂和突触后 M 受体的受体阻断剂不完全一样，因此将突触前 M 受体定为 M_2 型，突触后 M 受体定为 M_1 型。

二、反射中枢活动的一般规律

（一）反射中枢

1. 反射　反射是机体在中枢神经系统的参与下，对内外环境刺激所发生的规律性的反应。

2. 反射弧　反射活动的途径可简单表示如下：感受器→传入纤维→神经中枢→传出纤维→效应器，又称反射弧（图 10 - 37）。如果反射弧中任何一环被中断，反射活动将不能发生。在反射活动过程中，神经中枢的活动是个关键，它决定了反射的性质、形式与强度。

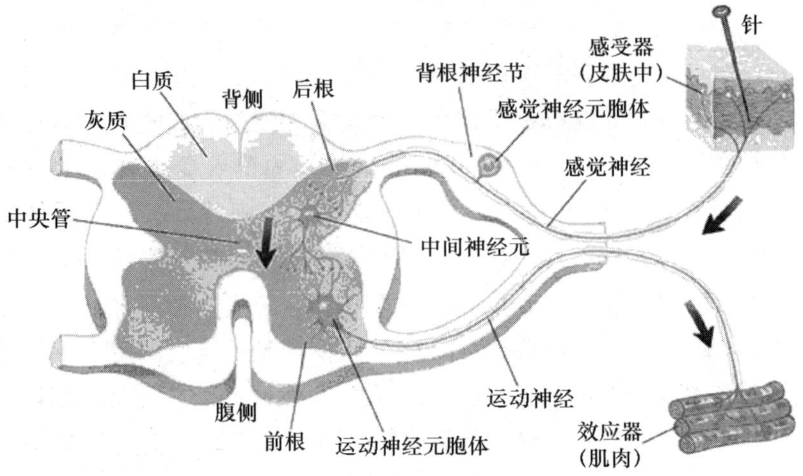

图 10－37　反射弧

3. 神经中枢　是指调节某一特定生理功能的神经元群，如呼吸中枢、血管运动中枢等。

4. 反射中枢　参与某一反射活动的神经中枢也称为该反射的反射中枢，如角膜反射中枢、吞咽反射中枢等。简单的反射一般其反射中枢的范围较窄，如膝反射的中枢在腰脊髓；而调节复杂生命活动的反射中枢，其范围则较广泛，如呼吸中枢分布于延髓、脑桥、下丘脑以至大脑皮质等部位。

5. 神经内分泌反射　神经中枢的活动除可以通过传出神经直接影响效应器外，有时也可经体液途径间接影响效应器。有体液途径参与的反射活动（有时称神经内分泌反射），其效应比较缓慢、广泛而持久。

（二）中枢神经元的联系方式

神经元按照其在反射弧中的不同地位可分为传入神经元、中间神经元和传出神经元。中间神经元只存在于中枢，人体中枢神经系统内有亿万个神经元，其中传出神经元的数目总计为数十万，传入神经元较传出神经元多 1～3 倍，中间神经元的数目最大。自然条件下，机体被淹没在总是彼此联系着的各种刺激中，故任何反射都是对综合刺激成分的反应。如进食，会同时感受到色、香、味的刺激作用。同样，参加反应活动的效应器也并非单一。在大多数效应活动中，许多反射成分被组合在一起，可有拮抗与协同，兴奋与抑制、主要与辅助之分别。总之，反射弧既是多信息的传入通道，也是多效应的传出机构。

1. 单线联系　一个突触前神经元仅与一个突触后神经元发生突触联系的方式，如视网膜中央凹的视锥细胞—双极细胞—神经节细胞就常采用这种单线式联系，可以使视锥系统具有较高的分辨能力。

2. 辐散　一个神经元的轴突可以通过分支与许多神经元形成突触联系，称为辐散。辐散是传入神经元与其他神经元的主要联系方式。这种联系方式可使一个神经元的兴奋引起许多神经元同时兴奋或抑制，形成兴奋或抑制的扩散（图 10－38）。例如，传入脊髓的感觉神经元，既有分支与脊髓的运动神经元及中间神经元发生联系，又有侧支上传至延髓或丘脑与其他神经元发生突触联系。

3. 聚合　一个神经元的胞体与树突表面可接受许多来自不同神经元的突触联系，称为聚合。这种联系方式可使许多神经元的兴奋作用聚合在一个神经元上，引起后者的兴奋；也可使来自许多不同神经元的兴奋和抑制作用在同一种神经元上而发生拮抗。传出神经元是各种来源的突触联系的最后通路，由它传出冲动产生反射活动效应，通过各种来源的拮抗作用使效应在强度上更为协调。在中枢神经系统内，传出神经元接受其他神经元的突触联系，主要是聚合方式；例如脊髓前角运动神经元，它接受许多不同来源的突触联系，其最终表现为兴奋还是抑制，以及程度大小，均取决于不同来源的兴奋和抑制作用相互拮抗和整合的结果（图 10－39）。

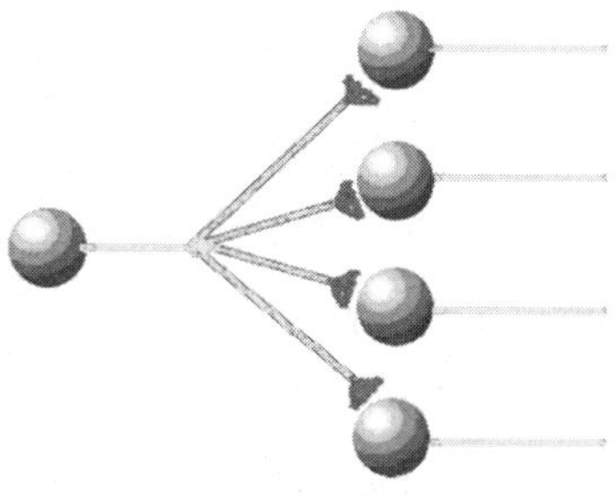

图 10－38　辐散

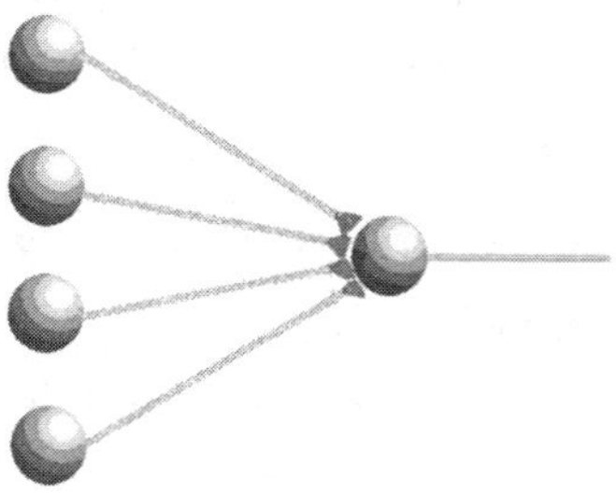

图 10－39　聚合

4. 链锁状与环状联系　与传入、传出神经元相比较，中间神经元之间的联系更为复杂且形式多样，有的形成链锁状，有的呈环状。在这些联系中，辐散和聚合同时存在。兴奋通过链锁状联系，在空间上扩大其作用范围。兴奋通过环状联系时，由于环路中神经元的性质不同而表现出不同的效应。如果环路中各种神经元的生理效应都是兴奋性的，则兴奋反复在环路中传导，导致兴奋活动时间延长。如果环路中存在抑制性中间神经元，则兴奋经过环状联系导致原来的神经元活动减弱或及时终止。前者是正反馈，而后者是负反馈（图 10－40）。

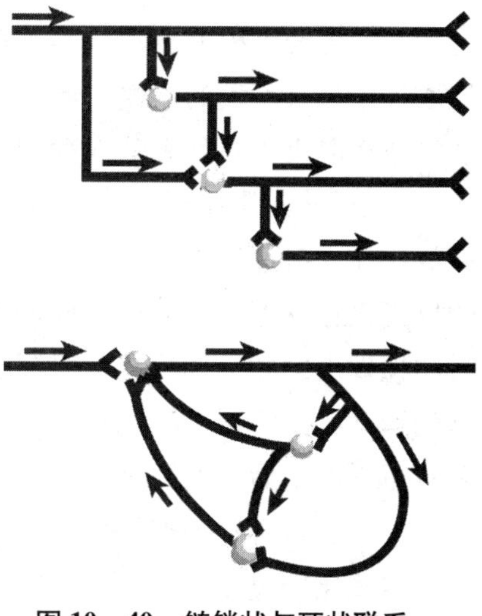

图 10－40　链锁状与环状联系

（三）中枢兴奋和中枢抑制

1. 中枢兴奋　反射活动中，兴奋必须通过反射弧的中枢部分。反射弧中枢部分兴奋的传布不同于神经纤维上的冲动传导，原因在于反射弧中枢部分兴奋传布必须经过一次以上的突触接替，而突触传递比冲动传导要复杂得多。

（1）兴奋性突触后电位

1）兴奋性突触后电位（EPSP）：当突触前神经元发生兴奋时，突触前膜释放兴奋性递质，递质作用于突触后膜，使后膜发生去极化，这种去极化电位称为 EPSP。

2）产生原理：突触前膜释放的兴奋性递质，弥散跨越突触间隙，并与突触后膜上的受体相结合，提高了后膜对小离子（包括 Na^+、K^+、Cl^-，尤其是 Na^+）的通透性，使 Na^+ 的内流比 K^+ 的外流速度快，从而引起后膜的去极化，出现 EPSP。如：突触后神经元—脊髓前角运动细胞的静息电位约为 －70mV，产生 EPSP 后，膜电位上升到 －52mV 左右，即达到了阈电位水平，此处随即爆发动作电位，并沿轴突向外传导，完成突触部位的兴奋传递。应该说神经肌接头传递所产生的终板电位是兴奋性突触后电位的特例，两者的产生原理完全相同。

（2）反射中枢兴奋传布的特征

1）单向传布：突触传递的单向性（突触小泡仅存在于突触前膜内）决定了反射活动进行时兴奋只能由传入神经元传向传出神经元，而不能逆向传布。

2）中枢延搁：从刺激感受器起至效应器开始出现反射活动为止，所需的全部时间称为反射时，兴奋通过一个突触所需要的时间约为0.3～0.5ms。兴奋通过中枢部分比较缓慢，称为中枢延搁。这主要是因为兴奋越过突触要耗费比较长的时间。在反射活动的途径中通过的突触数愈多，则中枢延搁的时间就愈长，所以中枢延搁就是突触延搁。

3）兴奋的总和：在反射活动中，单根纤维传入的一次冲动所释放的递质，一般不能引起反射的传出效应。这是因为一次冲动往往只能引起突触后膜的阈下兴奋，即产生较小的兴奋性突触后电位，而不发生扩布性兴奋。如果同时或差不多同时有较多的传入纤维兴奋，则各自产生的兴奋性突触后电位就能总和起来，使兴奋性突触后电位加大。若达到始段部位的阈电位水平，则可诱发始段处暴发扩布性兴奋，产生传出效应；若总和未达到阈电位，此时突触后神经元虽未出现兴奋，但其兴奋性有所提高，即表现为易化。这种局部电位总和起来的现象称为兴奋的总和。

4）兴奋节律的改变：在反射活动中，传入神经与传出神经的冲动频率不相同，也就是说，经过神经中枢的活动，其兴奋的节律会发生改变。这是由于传出神经元的兴奋节律不但取决于传入冲动的节律，还与其本身及中间神经元的功能状态有关。因此，最后传出冲动的节律取决于各种影响因素的综合效应。

5）后放：当作用于感受器的刺激停止后，传出冲动仍可延续一段时间，这种现象称为后放。在反射途径中，中间神经元的环状联系是后放的结构基础。传入冲动经过环状联系的反复兴奋反馈，可使传出冲动的发放延长。此外，在各种神经反馈活动中，如随意运动时中枢发出的冲动到达骨骼肌引起肌肉收缩后，骨骼肌内的肌梭不断发出传入冲动，将肌肉的运动状态和被牵拉的信息传入中枢，这些反馈信息用于纠正和维持原先的反射活动，并且也是产生后放的原因之一。

6）对内环境变化的敏感性和易疲劳性：在反射弧中、突触部位对内环境变化敏感。缺氧、二氧化碳过多、麻醉、细胞外液Ca^{2+}浓度的变化等均可改变突触部位的兴奋性及传递能力。同时，突触部位也是反射弧中最易疲劳的环节。

2. 中枢抑制 和中枢兴奋一样，中枢抑制也是主动的过程。在任何反射活动中，中枢内总是既有兴奋活动，又有抑制活动，有的是因为外在因素引起，有的是中枢控制。由中枢本身引起的抑制称为中枢抑制。中枢抑制也能总和，也有后放作用，因此它和中枢兴奋一样也是神经的活动过程。中枢抑制可分为突触后抑制与突触前抑制两种。

（1）突触后抑制

1）基本概念及产生原理：在反射活动中，由于突触后神经元出现抑制性突触后电位而产生的中枢抑制，称为突触后抑制。突触后抑制产生原理：一个兴奋性神经元兴奋时，兴奋性神经元必须先引起一个抑制性中间神经元兴奋，才能转而抑制其他神经元。抑制性中间神经元兴奋时，其末梢释放抑制性递质，使所有与其联系的其他神经元的突触后膜产生抑制性突触后电位，从而使突触后神经元的活动发生抑制。抑制性突触后电位（IPSP）抑制性中间神经元兴奋时，突触前膜释放抑制性递质，递质作用于突触后膜，使后膜发生超极化，膜电位由－70mV向－80mV靠近。这种超极化电位称为抑制性突触后电位。在超极化时就不易发生去极化，即不易发生兴奋，也就表现为抑制。突触前膜释放的抑制性递质，能使突触后膜对 K^+ 和 Cl^- 的通透性升高，Cl^- 的内流和 K^+ 的外流导致突触后膜发生超极化，出现抑制性突触后电位。

2）突触后抑制的分类：根据抑制性神经元的功能和联系方式的不同，突触后抑制可分为传入侧支性抑制和回返性抑制两种形式。①传入侧支性抑制：是指一个感觉神经元兴奋时，冲动沿传入纤维进入脊髓后，一方面直接兴奋某一中枢的神经元，另一方面经其侧支兴奋一个抑制性中间神经元，转而引起另一中枢的抑制。这种抑制曾被称为交互抑制，它可使不同中枢（尤其是功能上拮抗的中枢）之间的活动协调起来，即当一个中枢（如屈肌中枢）兴奋时，与之拮抗的中枢（如伸肌中枢）即发生抑制，两者互相配合，使反射活动更为协调。生理意义：使不同中枢之间的活动相协调（图 10－41）。②回返性抑制：回返性抑制是由于在反射的传出途径中，有抑制性神经元与原先发动兴奋的神经元建立环状联系的缘故。这样，某一中枢的神经元兴奋时，一方面经其轴突外传，另一方面经轴突侧支去兴奋一个抑制性中间神经元，由它返回抑制原来神经元及同一中枢的其他神经元的活动，使其活动及时终止（图 10－42）。如脊髓前角运动神经元与闰绍细胞之间的功能联系就是回返性抑制的典型。士的宁和破伤风毒素可破坏闰绍细胞的功能，阻断了回返性抑制，导致骨骼肌发生痉挛。生理意义：使神经元活动及时终止。

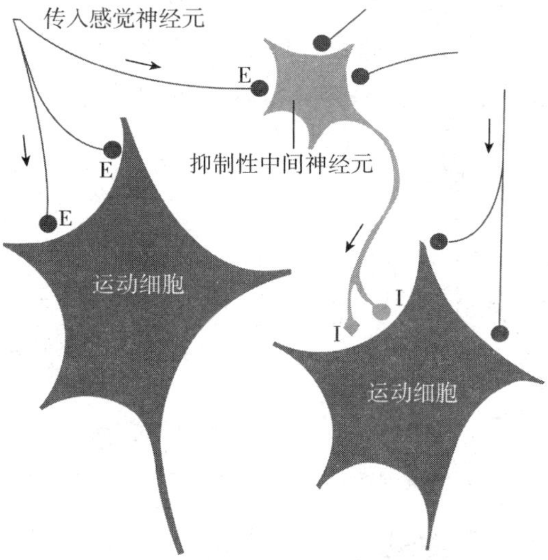

图 10－41　传入侧支性抑制模式图（黑色神经元代表抑制性神经元）

（2）突触前抑制

1）概念：突触前抑制不同于突触后抑制，它不引起抑制性突触后电位，而是由于突触前膜去极化幅度变小而造成的抑制，所以称为突触前抑制。

2）产生原理：突触前抑制的发生与轴突－轴突型突触的功能有关。如图 10－43 所示，神经元 1 的轴突与神经元 2 的轴突形成轴突－轴突型突触联系；神经元 1 的轴突又与神经元 3 的胞体形成轴突－胞体型突触，而神经元 2 与神经元 3 无直接接触。神经元 2 单独兴奋可引起神经元 1 的轴突末梢产生去极化，但对神经元 3 无直接影响，而神经元 1 兴奋时，可引起神经元 3 的突触后膜发生一个 10mV 左右的兴奋性突触后电位。如果在活动过程中神经元 2 先兴奋，引起神经元 1 的轴突末梢去极化。在此基础上神经元 1 发生兴奋，这样当冲动传到末梢时，由于末梢去极化而膜电位变小，末梢的动作电位幅度也变小。末梢的动

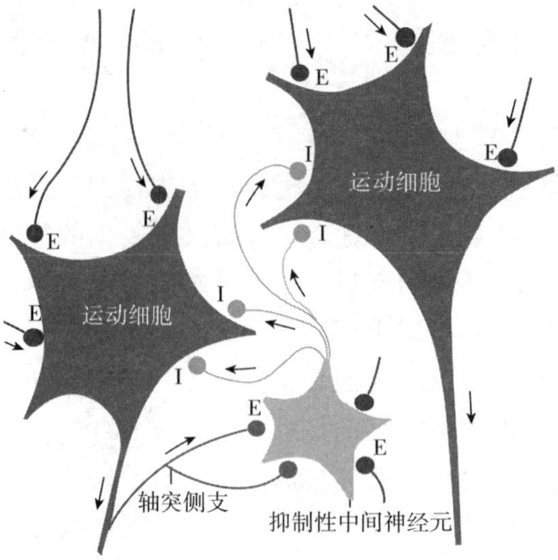

图 10－42　回返性抑制

作电位是触发递质释放的因素，动作电位幅度大，则动作电位期间内流到胞内的 Ca^{2+} 多，递质释放量多；动作电位幅度变小，则动作电位幅度变小、时程缩短，内流到胞内的 Ca^{2+} 减少，递质释放量也相应减少。上述神经元 1 的末梢由于先发生去极化而使动作电位幅度变小，从而使递质释放量减少，导致神经元 3 的兴奋性突触后电位明显变小（仅为 5mV 左右），导致神经元 3 不易甚至不能发生兴奋，呈现了抑制效应。

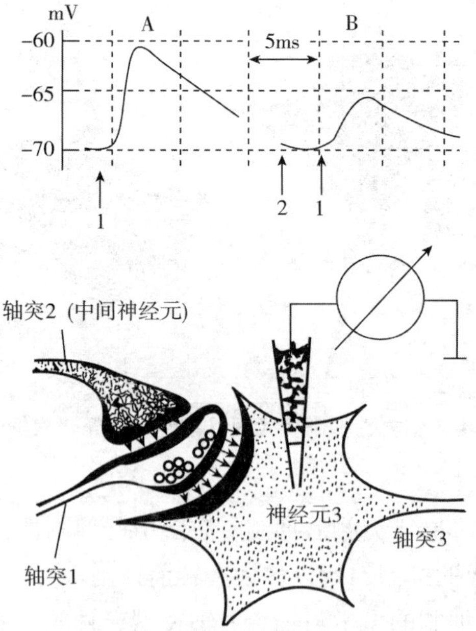

图 10－43　突触前抑制模式图

3）意义：突触前抑制广泛存在于中枢神经系统内，尤其多见于感觉传入途径中，对调节感觉传入活动有重要作用。当一个感觉传入纤维兴奋时，冲动传入脊髓后沿特定的途径传向高位中枢，同时由侧支通过多个神经元的接替，转而对其近旁的感觉传入纤维的活动发生突触前抑制，限制其他感觉的传入。

第三节　神经系统的感觉和运动功能

扫码“学一学”

一、神经系统的感觉功能

反射活动进行时，首先要通过各种感受器接受内、外环境的刺激，再转换成神经冲动由感觉神经传入中枢，除了直接产生各种反射效应外，有的冲动还上达大脑皮质，经过大脑的分析与综合，产生相应的意识感觉。这里仅对丘脑和大脑皮质的感觉分析功能进行讨论。

（一）丘脑的感觉分析功能

丘脑是感觉传导的换元接替站，除嗅觉外，各种感觉的传导通路均在丘脑内更换神经元，而后投射到大脑皮质。丘脑对感觉进行粗糙的分析与综合，大脑皮质对感觉进行精细的分析与综合。丘脑向大脑皮质的投射分为两大系统，即特异投射系统与非特异投射系统。

1. 特异投射系统　特异性投射系统的功能是传导特定的感觉。所有这些感觉的投射纤维分别在丘脑外侧核、外侧膝状体、内侧膝状体换元后，投射到大脑皮质的特定感觉区，产生特定的感觉。可见，经典的感觉传入通路是通过特异投射系统而最终到达大脑皮质的。包括经典感觉传导道和特殊感官传导道。经典的感觉传导通路传导体表感觉：冷、温、痛觉、触觉及内脏、本体感觉。由三级神经元接替而完成：第一级在脊神经节，第二级在脊髓或延髓，第三级位于丘脑。并且，经典感觉传导道在第二级神经元必然要进行交叉。特殊感官（传导位听觉及视觉）传导通路较复杂，要通过四级或四级以上神经元接替。特异投射系统由丘脑感觉接替核发出的纤维点对点地投射到大脑皮质的特定感觉区，每种感觉的传导都有其专一的途径。

2. 非特异投射系统　非特异投射系统是指由丘脑内侧核群弥散地投射到大脑皮质广泛区域的纤维联系，主要是维持大脑皮质的兴奋状态。实验证明，刺激中脑网状结构，能使处于睡眠状态的动物觉醒；而在中脑头端切断网状结构时，则可使动物呈现类似睡眠状态。在临床上观察到，中脑网状结构损害的患者，也呈现昏睡状态。由此可见，在脑干网状结构内存在着对大脑皮质具有上行唤醒作用的功能系统，称为脑干网状结构上行激活系统。

（二）大脑皮质的感觉分析定位

各种感觉传入冲动最后到达大脑皮质，通过分析和综合，产生感觉。因此，人类大脑皮质是中枢神经系统感觉功能的最高级部位。通过引导皮质诱发电位的方法，可以研究大脑皮质的功能定位。

1. 体表感觉区　全身体表感觉的投射区域在中央后回，称为第一体表感觉区。中央后回的感觉投射规律如下。①交叉性投射，即一侧体表的感觉传入投射到对侧大脑皮质的相应区域，但头面部感觉的投射为双侧性。②投射区域有一定的分布，其安排大致像一个倒置的躯体，但头面部代表区内部的安排是正立的。③投射区的大小与不同体表部位感觉分辨的精细度有关。例如，手指和嘴唇的代表区很大，而躯干的代表区则很小，说明感觉分辨精细的部位具有较大量的感受装置，皮质上与其相联系的神经元数量也必然较多，这种结构特点有利于精细的感觉分析。脑外科手术过程中，在不损害患者且取得合作的前提下，用适宜强度的电刺激来刺激大脑皮质，观察到刺激中央后回顶部可以产生似乎来自下肢的主观感觉，刺激中央后回的底部，则可以产生似乎来自面部的主观感觉。

2. 本体感觉区 肌肉和关节本体感觉的投射区主要位于中央沟的前壁，与中央前回非常靠近。

3. 内脏感觉区 内脏感觉在大脑皮质也有代表区。内脏感觉区与相应体表的感觉区投射重叠。研究观察到，刺激内脏大神经的粗传入纤维，可以在相应的躯干部位的体表感觉代表区引出诱发电位；刺激盆神经的传入纤维可以在下肢体表感觉代表区引出诱发电位。但是，内脏感觉传入主要向边缘系统皮质部位投射。

4. 视觉区 枕叶皮质的距状裂上、下缘是视觉的投射区域。一侧枕叶皮质接受同侧眼的颞侧视网膜和对侧眼的鼻侧视网膜传入纤维的投射。电刺激人脑距状裂上、下缘，则可使被试者产生主观的光感觉。

5. 听觉区 颞叶皮质的一定区域是听觉投射区域，听觉的投射是双侧性的。电刺激人的颞叶皮质，会引起被试者产生铃声样或吹风样的主观感觉。

6. 嗅觉和味觉区 嗅觉在大脑皮质的投射区，随着动物的进化而越来越缩小。高等动物只有边缘叶的前底部区域与嗅觉功能有关。在人脑的电刺激研究中观察到，刺激这些相应的结构，可引起特殊的主观感觉，如闻到臭橡皮气味。味觉投射区在大脑皮质中央后回头面部感觉投射区下侧。

（三）内脏感觉与痛觉

1. 内脏感觉的特点 由内脏感受器的传入冲动所产生的感觉称为内脏感觉。内脏感觉的投射区位于第二体表感觉区、运动辅助区和边缘系统等皮质部位。内脏感受器感受人体内环境的变化，按其适宜刺激性质的不同，可分为化学的、机械的、温度的、痛觉的感受器等类型。

内脏感觉神经纤维的数目比一般体表感觉神经纤维的数目少，它混在交感和副交感神经中，传入冲动沿这些神经从背根进入脊髓或沿脑神经进入脑干，从而引起相应的反射活动。内脏传入冲动还能进一步经丘脑上行到大脑皮质及边缘叶，再通过下丘脑等处，调节内脏的活动。

内脏感受器的适宜刺激是体内的自然刺激（如血压的升降、肺的牵张、血液的酸度等）。由心血管、肺、消化管等组织器官来的内脏感受器传入冲动，能引起多种反射活动，对内脏功能的调节起重要的作用。

内脏感受器的传入冲动一般不产生意识感觉，但传入冲动强烈时也可引起意识感觉。例如，胃发生强烈饥饿收缩时可伴有饥饿感觉，直肠、膀胱一定程度的充盈可引起便意、尿意。但是内脏传入冲动引起的意识感觉是比较模糊、弥散且不易精确定位的。

2. 痛觉 机体受到伤害性刺激时往往产生痛觉并发生一定的防卫反应，这对于机体有很大的保护意义。疼痛常常是许多疾病的一种症状而被临床医生所重视。长期而剧烈的疼痛还伴有不愉快的情绪反应，并影响食欲和睡眠，因此必须及时使之缓解。下面简单介绍皮肤痛、内脏痛和牵涉痛。

（1）皮肤痛 当伤害性刺激作用于皮肤时，可先后出现快痛与慢痛两种性质不同的痛觉。快痛是一种尖锐而定位清楚的“刺痛”，在刺激时很快产生，刺激撤除后很快消失。慢痛是一种定位不明确、强烈而又难忍受的“烧灼痛”，在刺激作用后0.5～1.0秒产生，刺激撤除后还会持续几秒钟，并伴有情绪、心血管与呼吸等方面的反应。临床上可用普鲁卡因等局部麻醉药封闭神经来阻断痛觉冲动传入中枢，也可用吗啡等镇痛药作用于中枢达到镇痛的效果。

（2）内脏痛与牵涉痛　内脏痛的感受器也是游离神经末梢，其传入纤维走行在自主性神经干中，即迷走神经、交感神经和盆神经中。某些内脏疾病往往可引起身体的一定部位发生疼痛或痛觉过敏，这种现象称为牵涉痛。例如心绞痛患者常感到左肩、左臂内侧、左侧颈部疼痛和心前区疼痛；胆囊炎症时常感到右肩部疼痛；阑尾炎早期感到上腹部或脐周区疼痛等。了解牵涉痛的发生规律对于临床诊断有一定意义（表10－5）。

表10－5　常见内脏疾病牵涉痛的部位

患病脏器	体表疼痛部位
心脏（心肌缺血）	心前区，左臂内侧区
胃（溃疡）、胰（胰腺炎）	左上腹部，肩胛间区
胆（胆囊炎、胆结石）	右肩胛区
肾（肾结石）	腹股沟区
阑尾（阑尾炎）	上腹部，脐周区

内脏痛与皮肤痛相比较，有下列特征。①由内脏传入所产生的感觉比较模糊、弥散、定位不精确，有时甚至不引起主观感觉。产生内脏痛时，也不易明确指出疼痛的确切部位，而且内脏痛比较缓慢而持久。②引起皮肤痛的刺激（如刀割、烧灼等），一般不会引起内脏痛，而脏器的过度膨胀、牵拉、缺血、痉挛、炎症等刺激则能产生内脏痛。

牵涉痛产生的原因有两种学说，一是会聚学说，二是易化学说。会聚学说认为由于内脏和体表的痛觉传入纤维在脊髓同一水平的同一个神经元会聚后再上传至大脑皮质，由于平时疼痛刺激多来源于体表，因此，大脑习惯性的将内脏疼痛误认为是体表疼痛，于是产生牵涉痛。易化学说认为，内脏传入纤维的侧支在脊髓与接受体表痛觉传入的同一后角神经元构成突触联系，从患者内脏来的冲动可提高该神经元的兴奋性，从而对体表传入冲动产生易化作用，使微弱的体表刺激成为致痛刺激，从而产生牵涉痛。

二、神经系统的躯体运动功能

（一）脊髓的躯体运动功能

1. 脊休克

（1）脊动物　为研究脊髓的单独功能，在动物颈脊髓第5节段下横切（保留膈肌的呼吸运动），使脊髓与延髓以上的中枢离断，这种动物称为脊动物。

（2）脊休克　脊动物手术后暂时丧失反射活动的能力，进入无反应状态，这种现象称为脊休克。

（3）脊休克的主要表现　在横断面以下的脊髓所支配的骨骼肌紧张性减低甚至消失，外周血管扩张，血压下降，发汗反射不出现，直肠和膀胱中粪和尿积聚，说明动物躯体与内脏反射活动均减退以至消失。以后，脊髓反射活动可以逐渐恢复，恢复的迅速与否与动物种类有着密切关系；低等动物如蛙在脊髓离断后数分钟内反射即恢复，犬则需几天，而在人类则需数周以至数月（人类由于外伤等原因也可出现脊髓休克。反射恢复过程中，首先是一些比较简单、原始的反射先恢复，如屈肌反射、腱反射等；然后才是比较复杂的反射逐渐恢复，如对侧伸肌反射等。反射恢复后的动物，血压也逐渐上升到一定水平，动物可具有一定的排粪与排尿反射，发汗反射甚至亢进）。脊休克的产生与恢复，说明脊髓能够完成某些简单的反射活动，但正常时它们是在高位中枢调节下进行活动的。

2. 屈肌反射和对侧伸肌反射

（1）屈肌反射　脊动物肢体的皮肤受到伤害性刺激时，该侧肢体出现屈曲运动，关节的屈肌收缩而伸肌弛缓，称为屈肌反射。如火烫、针刺皮肤时，该肢体立即缩回，其目的在于避开刺激，因而屈肌反射具有保护性意义。屈肌反射的强度与刺激强度有关，例如足部较弱的刺激只引起踝关节的屈曲；刺激强度加大，则膝关节和髋关节也可发生屈曲。

（2）对侧伸肌反射　如刺激强度更大，则可在同侧肢体发生屈肌反射的基础上，出现对侧肢体伸直的反射活动，称为对侧伸肌反射。动物的一侧肢体屈曲，对侧肢体伸直，以利于支持体重，维持姿势。屈肌反射与对侧伸肌反射的中枢均在脊髓。

3. 牵张反射　当有神经支配的骨骼肌受到外力牵拉而伸长时，能反射性地引起受牵拉的同一块肌肉发生收缩，称为牵张反射。牵张反射的类型：腱反射和肌紧张。

（1）腱反射　腱反射是快速牵拉肌腱时发生的牵张反射，表现为被牵拉肌肉迅速而明显地缩短。例如，叩击膝关节以下的股四头肌肌腱，使该肌受到牵拉，则股四头肌发生一次快速收缩，称为膝反射；叩击跟腱使小腿腓肠肌受到牵拉，则该肌发生一次快速收缩，称为跟腱反射。

腱反射的特点是：叩击肌腱时，肌肉内的肌梭（一种本体感受器）几乎同时受到牵拉，其传入冲动进入中枢后又几乎同时使该肌的运动神经元发生兴奋，于是该肌的肌纤维几乎发生一次同步性收缩。临床上常检查腱反射来了解脊髓的功能状态，如果某一腱反射减弱或消失，则说明相应节段的脊髓功能受损；如果腱反射亢进，则提示相应节段的脊髓失去高位中枢的制约。

（2）肌紧张　脊动物的骨骼肌保持一定的肌肉张力，称为肌紧张，它也是一种由缓慢而持续地牵拉肌腱所引起的牵张反射，整个肌肉处于持续的、微弱的收缩状态，以阻止肌肉被拉长。肌紧张的意义在于维持身体的姿势，而不表现明显的动作。在肌紧张发生过程中，同一肌肉内的不同肌纤维轮换地进行收缩，因而能持久维持着肌紧张而不易疲劳。直立姿势时，伸肌紧张处于主要地位，其刺激为重力。

（二）低位脑干对肌紧张的调节

正常情况下，脊髓的牵张反射要受高位中枢调控。网状结构某些部位具有抑制肌紧张及运动的作用，这些部位称为抑制区；一些部位则具有加强肌紧张及运动的作用，称为易化区。刺激这些部位可增强牵张反射，也可增强刺激运动皮质而引起的运动反应。脑干网状结构的腹内侧部分是抑制区的所在部位，而脑干网状结构的背外侧部分、脑桥的被盖、中脑的中央灰质及被盖是易化区所在部位。此外，下丘脑和丘脑的内侧部分也具有对肌紧张及运动的易化作用，易化区的面积大活动比较强，抑制区的活动比较弱；因此在肌紧张的平衡调节中易化区略占优势。但平常情况时，脑干易化区要受到更高级抑制区的抑制，而脑干抑制区要受到高级抑制区的兴奋，因此不会出现肌紧张过大的状态。

脑干以外抑制区：大脑皮质运动区、纹状体、小脑前叶蚓部等部位，这些部位的抑制功能是通过脑干抑制区来实现的。

脑干以外易化区：前庭核、小脑前叶两侧部等部位，而这些部位的易化功能是通过脑干网状结构易化区来实现的。

如果在动物中脑上、下丘之间横切脑干，对抑制肌紧张的功能区和联系通路损害较大，高级抑制区对抑制区的兴奋作用及对易化区的抑制作用解除，抑制肌紧张的活动减弱，而易化肌紧张的活动便占有相对优势，从而出现肌紧张的明显亢进——去大脑僵直，表现为四肢僵直、脊柱后挺、头尾昂起（图 10－44）。

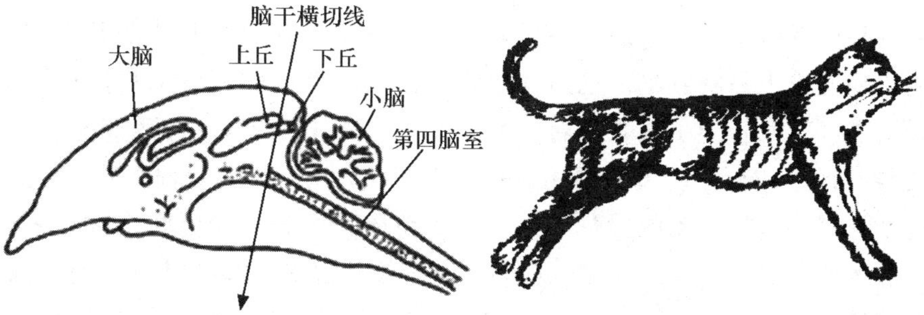

图 10－44　去大脑僵直示意图

（三）小脑的躯体运动功能

小脑对调节肌紧张、维持身体平衡、协调和形成随意运动均起重要作用。

（1）前庭小脑　前庭小脑的主要功能是控制躯体的平衡和眼球的运动。由于前庭小脑主要接受前庭器官传入的有关头部位置改变和直线或旋转加速度运动情况的平衡感觉信息，而传出冲动主要影响躯干和四肢近端肌肉的活动，因而具有控制躯体平衡的作用。在切除绒球小结时的猴，或第四脑室附近患肿瘤而压迫绒球小结叶的患者，都有步基宽（站立时两脚之间的距离增宽）、站立不稳、步态蹒跚和容易跌倒等症状，但在躯体得到支持物扶持时，其随意运动仍能协调进行。实验还观察到，犬在切除绒球小结叶后不再出现运动病。

此外，前庭小脑也接受经脑桥核中转的来自外侧膝状体、上丘和视皮层等处的视觉传入，并通过对眼外肌的调节而控制眼球的运动，从而协调头部运动时眼的凝视运动。在切除绒球小结叶的猫，可出现位置性眼震颤（positional nystagmus），即当头部固定于某一特定位置时出现眼震颤。这种小脑性眼震颤常发生在眼凝视头部一侧的某一场景时。

（2）脊髓小脑　脊髓小脑与脊髓及脑干有大量的纤维联系，其主要功能是调节正在进行过程中的运动，协助大脑皮质对随意运动进行适时的控制。目前认为，当运动皮层向脊髓发出运动指令时，还通过皮层脊髓束的侧支向脊髓小脑传递有关运动指令的“副本”；另外，运动过程中来自肌肉与关节等处的本体感觉传入以及视、听觉传入等也到达脊髓小脑。脊髓小脑将来自这两方面的反馈信息加以比较和整合，察觉运动执行情况和运动指令之间的误差，一方面向大脑皮质发出矫正信号，修正运动皮层的活动，使其符合当时运动的实际情况；另一方面通过脑干—脊髓下传途径调节肌肉的活动，纠正运动的偏差，使运动能按运动皮层预定的目标和轨道准确进行。脊髓小脑受损后，由于不能有效利用来自大脑皮质和外周感觉的反馈信息来协调运动，故运动变得笨拙而不准确，表现为随意运动的力量、方向及限度不能得到很好的控制。如患者不能完成精巧的动作，在动作进行过程中肌肉发生抖动而把握不住方向，特别在精细动作的终末出现震颤，故称为意向性震颤（intention-tremor）；行走时跨步过大而躯干落后，以致容易发生倾倒，或走路摇晃呈酩酊蹒跚状，沿直线行走则更不平稳；不能进行拮抗肌轮替快复动作（如上臂不断交替进行内旋与外旋），动作越迅速，则协调障碍越明显；但在静止时则无异常的肌肉运动出现。以上这些动作协调障碍称为小脑性共济失调（cerebellar ataxia）。

此外，脊髓小脑还具有调节肌紧张的功能。小脑对肌紧张的调节具有抑制和易化双重作用，分别通过脑干网状结构抑制区和易化区而发挥作用。抑制肌紧张的区域是小脑前叶蚓部，其空间分布是倒置的，即其前端与抑制动物尾部及下肢肌紧张有关，后端及单小叶与抑制上肢及头面部肌紧张有关。加强肌紧张的区域是小脑前叶两侧部和半球中间部，前叶两侧部的空间安排也是倒置的。在进化过程中，小脑抑制肌紧张的作用逐渐减退，而易化作用逐渐增强。所以脊髓小脑受损后可出现肌张力减退、四肢乏力等情况。

（3）皮层小脑　皮层小脑的主要功能是参与随意运动的设计和程序的编制。如前所述，一个随意运动的产生包括运动的设计和执行两个阶段。作为从皮层联络区到运动皮层信息流主要通路上的两个回路，皮层小脑与基底神经节参与随意运动的设计过程，而脊髓小脑则参与运动的执行过程（图 10－45）。要完成一个随意运动，通常需要组织多个不同关节同时执行相应的动作，这种协调性动作需要脑的设计，并需要脑在设计和执行之间进行反复的比较，使动作能完成得协调流畅。这个系统是通过“做”来“学习”的。例如，在学习某种精巧运动（如打字、体操动作或乐器演奏）的开始阶段，动作往往不甚协调。在学习过程中，大脑皮质与小脑之间不断进行联合活动，同时脊髓小脑不断接受感觉传入信息，不断纠正运动过程中发生的偏差，使运动逐步协调起来。在此过程中，皮层小脑参与了运动计划的形成和运动程序的编制。待运动熟练后，皮层小脑内就储存了一整套程序。当大脑皮质发动精巧运动时，首先通过大脑—小脑回路从皮层小脑提取程序，并将它回输到运动皮层，再通过皮层脊髓束发动运动。这样，运动就变得非常协调、精巧和快速。但在切除小脑外侧部的犬或猴，并不出现明显的运动缺陷；小脑外侧部受损的患者也无特殊临床表现。但也有报道，小脑外侧部损伤后可出现运动起始延缓和已形成的快速而熟练动作的缺失等表现。

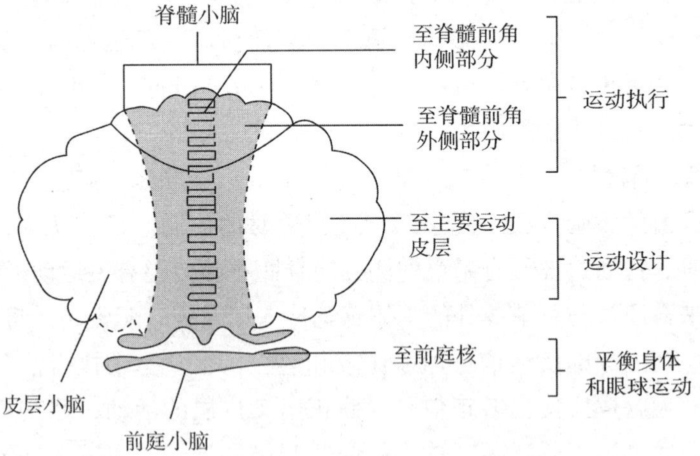

图 10－45　小脑的功能分区示意图

（四）基底神经节的躯体运动功能

基底神经节包括尾核、壳核、苍白球、丘脑底核、黑质和红核。尾核、壳核和苍白球统称为纹状体。基底神经节内存在纹状体－黑质－纹状体环路，正常时该环路对肌紧张的控制和随意运动的稳定起着重要的作用。黑质的多巴胺能上行系统能抑制纹状体内胆碱能和 γ－氨基丁酸能系统活动；而纹状体的 γ－氨基丁酸下行系统反馈抑制黑质的多巴胺能系统的活动。黑质上行抵达纹状体的多巴胺递质系统的功能，在于抑制纹状体内乙酰胆碱递质系统的功能。

基底神经节接受大脑皮质的纤维投射，其传出纤维经丘脑前腹核和外侧腹核接替后，又回到大脑皮质，从而构成基底神经节与大脑皮质之间的回路。这一回路可分为直接通路和间接通路两条途径（图 10－46、图 10－47）。黑质多巴胺投射系统作用于新纹状体内的一些中型多棘神经元上的 D1 受体，增强直接通路（实线箭头所示）的活动；黑质多巴胺投射系统作用于新纹状体内的另一些中型多棘神经元上的 D2 受体，抑制间接通路（与直接通路不同之处用虚线箭头所示）的活动。直接通路（direct pathway）是指从大脑皮质的广泛区域到新纹状体，再由新纹状体发出纤维经苍白球内侧部接替后，到达丘脑前腹核和外侧腹核，最后返回大脑皮质运动前区和前额叶的通路。大脑皮质对新纹状体的作用是兴奋性的；而从新纹状体到苍白球内侧部以及从苍白球内侧部再到丘脑的纤维都是抑制性的，即新纹状体抑制苍白球内侧部，而苍白球内侧部又抑制丘脑。因此，当新纹状体活动增加时，丘脑和大脑皮质的活动增加，这种现象称为去抑制（disinhibition）。

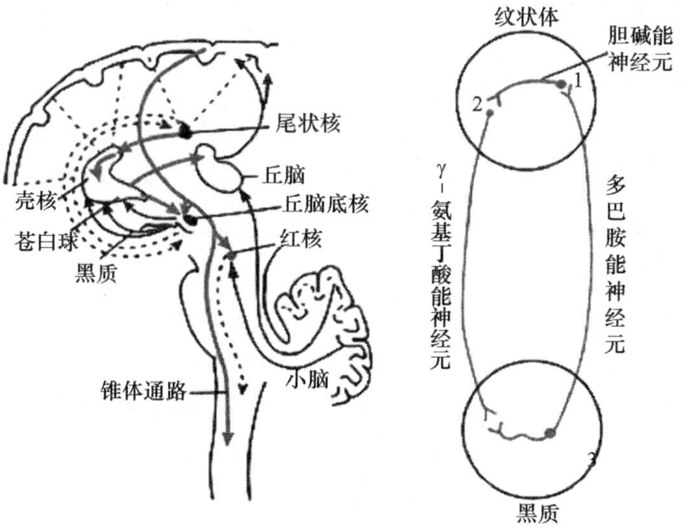

图 10－46　基底神经节及其纤维联系示意图

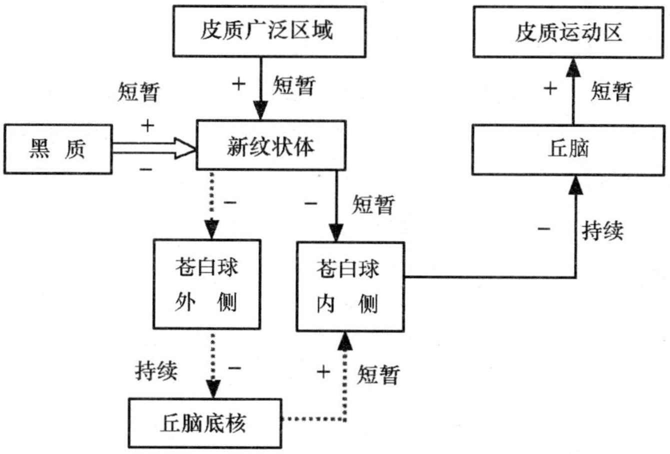

图 10－47　基底神经节与大脑皮质之间直接和间接通路示意图

间接通路（indirect pathway）是指在上述直接通路中的新纹状体与苍白球内侧部之间插入苍白球外侧部和丘脑底核两个中间接替过程的通路。这条通路中同样存在去抑制现象，即新纹状体到苍白球外侧部和苍白球外侧部到丘脑底核的投射纤维都是抑制性的。因此，当新纹状体活动增加时，丘脑底核的活动增加。而丘脑底核到达苍白球内侧部的纤维则为兴奋性的，递质是谷氨酸，结果使丘脑前腹核和外侧腹核以及大脑皮质的活动减少。可见，间接通路的作用可部分抵消直接通路对丘脑和大脑皮质的兴奋作用。

基底神经节与小脑均参与运动的设计和程序编制、运动的协调、肌紧张的调节，以及本体感受传入冲动信息的处理等活动。但二者在功能上有一定的差异。基底神经节主要在运动的准备和发动阶段起作用，而小脑则主要在运动进行过程中起作用。另外，基底神经节主要与大脑皮质之间构成回路，而小脑除与大脑皮质形成回路外，还与脑干及脊髓有大量的纤维联系。因此，基底神经节可能主要参与运动的设计，而小脑除了参与运动的设计外，还参与运动的执行。鉴于基底神经节与随意运动的稳定、肌紧张的控制、本体感觉传入冲动的处理等有关，临床上，基底神经节损害的主要表现可分为两大类：一类是具有运动过多而肌紧张不全的综合征（如舞蹈病），另一类是具有运动过少而肌紧张过强的综合征（如震颤麻痹病）。

临床上基底神经节损害的主要表现如下。

1. 震颤麻痹病（帕金森病） 患者的症状是：全身肌紧张增高、肌肉强直、随意运动减少、动作延缓、面部表情呆板。患者常伴有静止性震颤，此种震颤多见于上肢（尤其是手部），其次是下肢及头部；震颤静止时出现，情绪激动时增强，进行自主运动时减少，入睡后停止，节律每秒4～6次。

中脑黑质的多巴胺能神经元功能被破坏，是震颤麻痹的主要原因。患者由于多巴胺递质系统功能受损，导致乙酰胆碱递质系统功能的亢进，才出现一系列症状。所以应用左旋多巴以增强多巴胺的合成，或应用M型受体阻断剂以阻断乙酰胆碱的作用，均能缓解震颤麻痹症状，但是属于对症治疗，并不能根除黑质的多巴胺能神经元受损伤的原因或者补充受损的神经元。神经干细胞（neural stem cell，NSC）具有自我增殖和分化的生物学特性。近年来，通过移植神经干细胞替代因疾病或损伤而丢失的神经细胞，进而修复神经系统的功能引起了神经科学家的极大兴趣。植入的NSC补充并替代因外伤或病变导致缺失的神经元和胶质细胞，促进神经环路重建，用以治疗神经系统疾病（如帕金森病、亨廷顿病、脑缺血性疾病）以及中枢神经系统（CNS）损伤等。

2. 舞蹈病 患者的主要临床表现为：不自主的上肢和头部的舞蹈样动作，并伴有肌张力降低等。病理研究证明，患者纹状体严重萎缩，而黑质－纹状体通路是完好的。舞蹈病病变主要是纹状体内胆碱能和γ－氨基丁酸能神经元功能减退，而黑质多巴胺能神经元功能相对亢进，这和震颤麻痹的功能变化正好相反。

（五）大脑皮质对躯体运动的调节

中央前回是大脑皮质运动区。运动区也有一些与大脑皮质体表感觉区相似的特点。①对躯体运动的调节为交叉性支配；在头面部，除下部面肌和舌肌主要受对侧支配外，其余部分均为双侧性支配。②有精细的功能定位，其安排大体呈身体的倒影，即下肢的代表区在皮层顶部，膝关节以下肌肉的代表区在半球内侧面；上肢肌肉的代表区在中间部；头面部肌肉的代表区在底部，但头面代表区内部的安排是正立的。③运动愈精细复杂的部位其代表区也愈大，例如手和五指的代表区很大，几乎与整个下肢所占的区域同等大小（图

10－48）。刺激所得的肌肉运动反应单纯，主要为少数个别肌肉的收缩。此外，在猴与人的大脑皮质，用电刺激法还可以找到运动辅助区；该区在皮质内侧面（两半球纵裂的侧壁）下肢运动代表区的前面，刺激该区可引起肢体运动和发声，反应一般为双侧性。破坏该区可使双手协调性动作难以完成，复杂动作变得笨拙。

大脑皮质运动区对躯体运动的调节，是通过锥体系和锥体外系下传而实现的（图 10－49）。

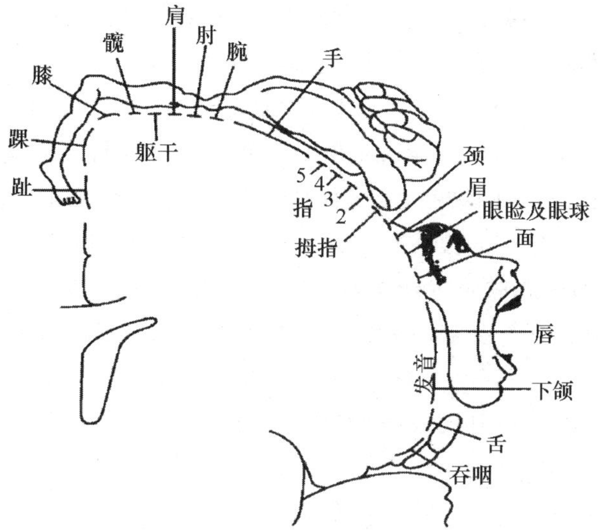

图 10－48　大脑皮质运动区定位

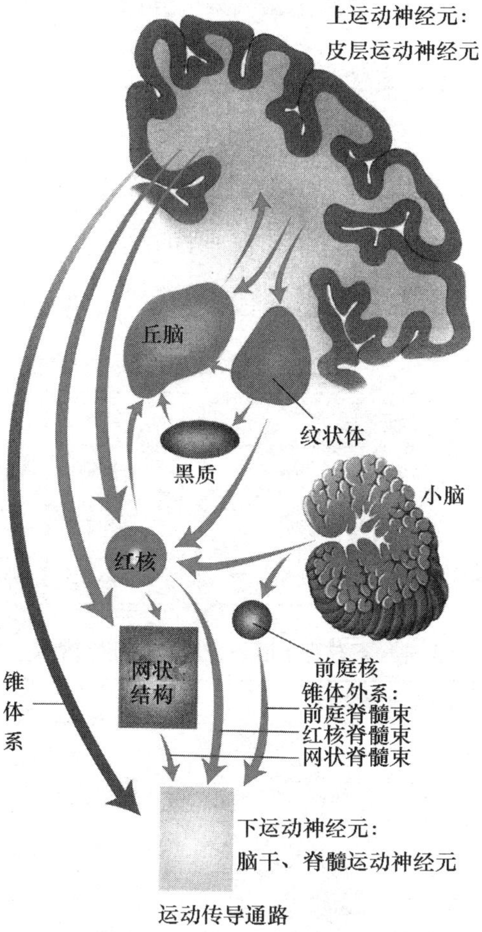

图 10－49　锥体系和锥体外系

1. 锥体系 锥体系包括皮质脊髓束（锥体束，大脑皮质发出经延髓锥体而后下达脊髓的传导系）和皮质脑干束或皮质延髓束（皮质发出抵达脑神经运动核的纤维），后者与前者在功能上是相似的，都是由皮质运动神经元（上运动神经元）下传抵达支配肌肉的下运动神经元（脊髓前角运动神经元和脑神经核运动神经元）的最直接通路。皮质延髓束下行支配头面部肌肉运动，锥体束下行则支配躯体除头面部以外的所有全身肌肉。锥体束下传的纤维有10% ~20%上、下运动神经元之间的联系是直接的、单突触性的。电生理研究显示，这种单突触直接联系在前肢运动神经元比后肢运动神经元多，而且肢体远端肌肉的运动神经元又比近端肌肉的运动神经元多。由此可见，运动愈精细的肌肉，大脑皮质对其运动神经元的支配就具有愈多的单突触直接联系。锥体系的大脑皮质起源广泛，中央前回运动区是锥体系的主要起源，但中央后回以及其他区域也是锥体系的起源部位。锥体系的功能是发动肌肉收缩，完成精细的技巧性运动。

2. 锥体外系 把由大脑皮质下行并通过皮质下核团（主要指基底神经节）换元接替转而控制脊髓运动神经元的传导系统，称为皮质起源的锥体外系。另外，上述皮质下核团还接受锥体束下行纤维的侧支支配，由锥体束侧支进入皮质下核团转而控制脊髓运动神经元的传导系统称旁锥体系。锥体外系对脊髓运动神经元的控制常是双侧性的，其功能主要与调节肌紧张、肌群的协调性运动有关。

扫码“学一学”

第四节 神经系统对内脏活动的调节

一、交感与副交感神经系统的功能

（一）交感神经和副交感神经活动的支配部位

调节内脏功能的自主神经系统，分交感和副交感神经系统两部分。内脏器官一般都接受交感神经和副交感神经双重支配，但少数器官只有交感神经支配。例如，皮肤和肌肉内的血管、竖毛肌、一般的汗腺和肾上腺髓质就只有交感神经支配（表10－6、表10－7）。

表10－6 交感和副交感神经系统的比较

特点	交感神经	副交感神经
节前纤维的起源	胸腰神经	头骶神经
神经节的位置	远离内脏效应器	靠近内脏效应器或效应器壁内
神经递质	神经节为乙酰胆碱；效应器为去甲肾上腺素	神经节为乙酰胆碱；效应器也为乙酰胆碱

表10－7 自主神经系统肾上腺素能和胆碱能受体的分布及其功能

效 应 器	肾上腺素能系统		胆碱能系统	
	受体	效应	受体	效应
眼				
虹膜环形肌			M	收缩（缩瞳）
虹膜辐射状肌	α_1	收缩（扩瞳）		
睫状体肌	β_2	舒张（视远物）	M	收缩（视近物）

续表

效应器	肾上腺素能系统		胆碱能系统	
	受体	效应	受体	效应
心脏				
窦房结	β_1	心率加快	M	心率减慢
传导系统	β_1	传导加快	M	传导减慢
心肌	β_1	收缩力增强	M	收缩力减弱
血管				
冠状血管	α_1	收缩	M	舒张
	β_2	舒张（为主）		
脑血管	α_1	收缩	M	舒张
皮肤黏膜血管	α_1	收缩	M	舒张
腹腔内脏血管	α_1	收缩（为主）		
	β_2	舒张		
骨骼肌血管	α_1	收缩	M	舒张（交感胆碱能纤维）
	β_2	舒张（为主）		
支气管				
平滑肌	β_2	舒张	M	收缩
腺体	α_1	抑制分泌	M	促进分泌
	β_2	促进分泌		
胃肠道				
胃平滑肌	β_2	舒张	M	收缩
小肠平滑肌	α_2	舒张	M	收缩
	β_2	舒张		
括约肌	α_1	收缩	M	舒张
腺体	α_2	抑制分泌	M	促进分泌
胆囊和胆道	β_2	舒张	M	收缩
膀胱				
逼尿肌	β_2	舒张	M	收缩
括约肌	α_1	收缩	M	舒张
输尿管平滑肌	α_1	收缩	M	收缩（?）
子宫平滑肌	α_1	收缩（有孕）	M	可变*
	β_2	舒张（无孕）		
皮肤				
汗腺	α_1	促进精神性发汗	M	促进温热性发汗（交感胆碱能纤维）
竖毛肌	α_1	收缩		
唾液腺	α_1	分泌少量黏稠唾液	M	分泌大量稀薄唾液

注：*因月经周期、雌孕激素、妊娠以及其他因素而发生变动。

（二）交感神经和副交感神经活动的功能特点

（1）交感中枢与副交感中枢的活动常表现为相互对立，即一个中枢活动增强时，另一个中枢活动就减退，这样在外周作用方面就表现为协调一致。在具有双重神经支配的器官中，交感神经和副交感神经的作用往往具有拮抗的性质。这种拮抗性使神经系统能从正反两个方面调节内脏的活动。例如，对于心脏，迷走神经具有抑制作用，而交感神经具有兴奋作用。但是，在某些情况下，也可出现交感和副交感神经系统活动都增强或都减退，而两者间必有一个占优势。

（2）对外周效应器的支配，一般具有持久的紧张性作用。正常情况下，交感神经和副交感神经不断有一定频率的冲动传出，二者保持平衡，使所支配器官的功能活动处于一定的活动水平，称为自主神经的紧张性作用。

（3）交感神经系统的活动一般比较广泛，往往不会只涉及个别的神经及其支配的效应器官，而常以整个系统来参加反应，其主要作用在于促使机体适应环境的急骤变化。交感神经系统（SNS）激活是最快速最早期的代偿机制之一，引起心血管一系列反应，包括心率加快，心肌收缩力增强，外周血管收缩，借以维持一定的心输出量和组织器官的血流灌注。但长时间 SNS 的高度激活对心脏本身和心功能均产生不利影响，是心室重构和病情恶化的重要促进因子。当交感神经系统发生反射性兴奋时，除心血管功能亢进外，还伴有瞳孔散大、支气管扩张、胃肠道活动抑制等反应。交感神经系统在环境急骤变化的条件下，可以动员机体许多器官的潜在力量，以适应环境的急变，这种反应称为应急反应。在交感神经系统活动增强时，常伴有肾上腺髓质分泌的增加。肾上腺髓质直接接受交感神经节前纤维的支配，其末梢释放乙酰胆碱递质；肾上腺髓质细胞的受体为 N 型胆碱能受体，分泌的激素为肾上腺素和去甲肾上腺素。这些激素可以增强交感神经兴奋的效应，因此常称这一活动系统为交感－肾上腺素系统。

（4）副交感神经系统的活动是比较局限的，不如交感神经系统的活动那样广泛；其作用主要在于保护机体、休整恢复、促进消化、积蓄能量以及加强排泄和生殖功能等方面。心脏活动的抑制、瞳孔收缩避免强光的损害、消化道功能增强、促进营养物质吸收和能量补给等，都是副交感神经系统保护机体和积蓄能量的例子。由于副交感节后纤维和支配汗腺的交感节后纤维的递质均为乙酰胆碱，属于 M 样作用。有机磷农药可使胆碱酯酶失去活性，乙酰胆碱不能被水解而失活，所以当有机磷中毒时，就会出现广泛的副交感神经系统兴奋的症状（支气管痉挛、瞳孔缩小、流涎、大小便失禁，同时大汗淋漓）。以上症状均可被大剂量 M 受体阻断剂阿托品所解除，起到抢救作用，还要联合使用胆碱酯酶复活剂（解磷定、氯解磷定）恢复胆碱酯酶的活性。

二、脊髓对内脏活动的调节

由于交感神经和部分副交感神经发源于脊髓外侧柱和相当于外侧柱的部位，因此脊髓是部分内脏反射活动的初级中枢。脊动物在脊休克过去后，血压可恢复到一定水平，说明脊髓中枢可以完成血管张力反射，以维持血管紧张性，保持一定的外周阻力；也能完成基本的排便反射、排尿反射及发汗反射等。但是，这些都是初级的反射调节功能，并不能很好适应生理功能的需要，例如基本的排尿反射可以进行，但排尿不受意识控制，而且排尿也不完全。因此，内脏活动更完善的调节必须有较高级中枢的参与。

三、低位脑干对内脏活动的调节

由延髓发出的自主性神经传出纤维支配头部的所有腺体、心脏、支气管、喉头、食管、胃、胰、肝和小肠等；同时，脑干网状结构中存在许多与内脏活动功能有关的神经元，其下行纤维支配脊髓，调节着脊髓的自主性神经功能。因此许多基本生命活动（如循环、呼吸等）的反射调节在延髓水平就能初步完成。临床观察和动物实验证明，由于受压、穿刺等原因而造成延髓受伤时，可迅速导致死亡，以致有人称延髓为基本生命中枢。延髓中的心血管功能、呼吸功能、消化功能等反射调节中枢，已分别在有关章节作了讨论，这里不再重复。此外，中脑是瞳孔对光反射中枢的所在部位。中脑和下丘脑、边缘前脑对自主神经功能的调节是不可分割的。

四、下丘脑对内脏活动的调节

下丘脑是大脑皮质下调节内脏活动的高级中枢，它把内脏活动与其他生理活动联系起来，调节着体温、摄食、水平衡和内分泌腺活动等重要的生理功能。

（一）体温调节

动物实验表明，在下丘脑以下横切脑干后，体温就不能保持相对稳定；若在间脑以上切除大脑后，体温调节仍能维持相对稳定。现已肯定体温调节中枢在下丘脑，包括温度感受部分和控制产热及散热功能的整合作用部分。当血液温度超过或低于一定水平（这水平称为调定点，正常时约为36.8℃）时，体温调节中枢即可通过调节产热和散热活动使体温保持相对稳定。

（二）摄食行为调节

下丘脑外侧区存在摄食中枢；下丘脑腹内侧核存在饱中枢。后者可以抑制前者的活动。这些神经元对血糖敏感，血糖水平的高低可能调节着摄食中枢和饱中枢的活动。

（三）水平衡调节

水平衡包括水的摄入与水的排出两个方面，人体通过渴感引起摄水，而排水则主要取决于肾的活动。下丘脑控制摄水的区域与上述摄食中枢极为靠近。破坏下丘脑外侧区后，动物除拒食外，饮水也明显减少。刺激下丘脑外侧区某些部位，则可引致动物饮水增多，说明下丘脑对水的摄入与排出调节均有关系。

下丘脑通过改变抗利尿激素的分泌来控制排水。下丘脑内存在着渗透压感受器，它能感受血液的晶体渗透压变化来调节抗利尿激素的分泌；渗透压感受器和合成抗利尿激素的神经元均在视上核和室旁核内。一般认为下丘脑控制摄水的区域与控制抗利尿激素分泌的核团有功能上的联系，两者协同调节水平衡。

（四）对腺垂体激素分泌的调节

下丘脑的神经分泌小细胞能合成调节腺垂体激素分泌的肽类化学物质，称为下丘脑调节肽。这些调节肽在合成后即经轴突运输并分泌到正中隆起，由此经垂体门脉系统到达腺垂体，促进或抑制某种腺垂体激素的分泌。下丘脑调节肽已知的有九种：促甲状腺激素释放激素、促性腺激素释放激素、生长素释放抑制激素、生长素释放激素、促肾上腺皮质激素释放激素、促黑素细胞激素释放因子、促黑色细胞激素释放抑制因子、催乳素释放因子、催乳素释放抑制因子（详见第十二章）。

（五）对情绪反应的影响

伴随情绪活动出现的一系列生理变化为情绪反应。下丘脑内存在所谓防御反应区，它主要位于下丘脑近中线两旁的腹内侧区。在动物麻醉条件下，电刺激该区可获得骨骼肌的舒血管效应（通过交感胆碱能舒血管纤维），同时伴有血压上升、皮肤及小肠血管收缩、心率加速和其他交感神经性反应；在动物清醒条件下，电刺激该区还可出现防御性行为。在人类，下丘脑的疾病也往往伴随着不正常的情绪反应。

（六）对生物节律的控制

机体内的各种活动常按一定的时间顺序发生变化，这种变化的节律称为生物节律（biorhythm）。下丘脑视交叉上核的神经元具有周期节律活动，这个核团是体内日周期节律活动的控制中心。破坏动物的视交叉上核，原有的一些日周期节律性活动，如饮水、排尿等日周期即丧失。视交叉上核可能通过视网膜——视交叉上核束来感受外界环境光暗信号的变化，使机体的生物节律与环境的光暗变化同步，如果这条神经通路被切断，视交叉上核的节律活动就不再与外界环境的光暗变化发生同步。

扫码“学一学”

第五节　脑的高级功能和脑电图

一、条件反射

反射可分为非条件反射与条件反射。非条件反射是机体先天固有的反射，这些反射通路与生俱来，反射弧固定。引起非条件反射的刺激称为非条件刺激。条件反射是机体后天获得，它是在个体的生活过程中，在非条件反射的基础上建立起来的反射活动。它们的反射通路是非固定的，因而具有更大的易变性和适应性。

（一）条件反射的建立

条件反射建立的基本条件是在时间上把某一无关刺激与非条件刺激多次结合（称为强化），并且前者的出现要先于后者。一般来说，任何一个能为机体所感觉的动因均可作为条件刺激，而且在所有的非条件刺激的基础上都可建立条件反射，例如进食引起唾液分泌是非条件反射，食物是非条件刺激。铃声与唾液分泌无关，是无关刺激，若在每次给动物进食前，先给听铃声，多次结合后，当铃声一出现，动物就有唾液分泌，此时铃声已成为条件刺激，建立的反射也成为条件反射。

有的条件反射较复杂，它要求动物完成一定的操作。例如，大鼠在实验箱内由于偶然踩在杠杆上而得到食物，如此重复多次，则大鼠学会自动踩杠杆而得食。在此基础上，进一步训练，只有当某种信号（如灯光）出现时踩杠杆而得食。这种条件反射称为操作式条件反射。它的特点是，动物必须通过自己的某种运动或操作才能得到强化。

在条件反射建立之后，如果反复应用条件刺激，而不给予非条件刺激强化，条件反射就会逐渐减弱直至完全不出现，这称为条件反射的消退。例如，铃声与食物多次结合应用，使狗建立了条件反射；然后，反复单独应用铃声而不给予食物（不强化）则铃声引起的唾液分泌量会逐渐减少，最后完全不能引起分泌。条件反射的消退是在不强化的条件下，原来引起反射效应的条件刺激转化成了引起大脑皮质发生抑制的刺激。条件反射的消退并不是条件反射的丧失，而是从原先引起兴奋（有唾液分泌）的条件反射转化成为引起抑制（无唾液分泌）的条件反射；前者称为阳性条件反射，后者称为阴性条件反射。

（二）条件反射的生物学意义

人和高等动物对内、外环境的适应，都是通过非条件反射和条件反射来实现的。条件反射与非条件反射相比前者的数目是无限的，后者是有限的。非条件反射只能对恒定的环境变化进行适应，而条件反射可以随着环境的变化而不断地构建，使人和高等动物对于环境的变化能够更精确地适应，使机体能够识别还在远方的刺激物的性质，预先做出不同的反应。因此，条件反射使机体具备了更大的预见性、灵活性和适应性。

二、学习与记忆

学习与记忆是脑的重要功能之一，学习和记忆是两个相联系的神经活动过程。学习是指人和动物依赖于经验来改变自身行为以适应环境的神经活动过程，而记忆则是对学得的信息进行“贮存”和“读出”的神经活动过程。条件反射的建立就是最简单的学习和记忆过程。

（一）人类的学习及记忆过程

外界环境中常有大量的信息通过感觉进入大脑。然而，据估计只有1%的信息能较长期地被贮存起来，大部分都被遗忘了。能被长期贮存的信息都是反复作用于大脑，并且对个体具有重要意义的信息。大脑对于信息的贮存可分为短时记忆与长时记忆两个阶段。在短时记忆中，信息的贮存是不牢固的。例如，刚刚看过的一个电话号码很快就会忘记，只有通过反复运用，才能转入牢固的长时记忆。

短时记忆与长时记忆可以进一步分成四个连续的阶段：感觉性记忆、第一级记忆、第二级记忆和第三级记忆。前两个阶段相当于短时记忆，后两个阶段相当于长时记忆。感觉性记忆是指信息通过感觉器官进入大脑感觉区内贮存的阶段，贮存的时间不超过1秒钟。经过处理，把那些不连续的、先后进入的信息整合成新的连续的印象，则由感觉性记忆转化为第一级记忆。信号在第一级记忆中贮存的时间也只有几秒钟的时间。如果进一步反复学习运用，信息便在第一级记忆中循环，延长第一级记忆的时间，这样便可转入第二级记忆，记忆持续时间可达几分钟到几年。有些记忆的痕迹，如自己的名字，每天都在进行的操作手艺等，通过长年累月的运用，是不容易遗忘的，这类记忆属于第三级记忆。

（二）学习和记忆的机制

1. 神经生理方面　神经元活动的后作用是感觉性记忆的基础。在神经系统中，神经元之间形成许多环路联系，可能是第一级记忆的基础。前文已提到的海马环路与第一级记忆的保持以及第一级记忆转入第二级记忆有关。

2. 神经生化方面　较长时的记忆必然与脑内的物质代谢有关，尤其是与脑内蛋白质的合成有关。在金鱼建立条件反射的过程中，如果用嘌呤霉素抑制脑内蛋白质的合成，则动物不能建立条件反射，学习记忆能力发生明显障碍。

3. 神经解剖方面　永久性的记忆可能与新突触的建立有关。实验中观察到，生活在复杂环境中的大鼠大脑皮质较厚，而生活在简单环境中的大鼠大脑皮质较薄。这说明学习记忆活动多的大鼠，其大脑皮质发达，突触联系也多。人类的第三级记忆的机制可能属于这一类。

（三）影响学习和记忆的神经递质

中枢的胆碱能递质系统与学习和记忆有关。脑干网状结构上行激动系统和大脑皮质内部均有乙酰胆碱递质，它对大脑皮质起兴奋作用，为学习和记忆提供基础性活动背景。海马环路中也有较多的乙酰胆碱递质，它的活动可促进第一级记忆的保持，并促使第一级记忆转入第二级记忆。实验观察到，正常青年受试者长期服用阿托品后，可引起记忆减退；动物中也观察到，注射抗胆碱药东莨菪碱可使学习记忆减退。其作用机制可能是阻断了海马环路的功能，影响了由第一级记忆向第二级记忆转移的过程。老年人的健忘症可能是由于中枢胆碱能递质系统功能减退而造成的。给予胆碱药可使老年人的记忆功能改善。但是，应用胆碱药过量反而使记忆力减退，因此用药必须慎重。

此外，神经垂体的升压素（抗利尿激素）也与学习和记忆有关。动物训练后，将升压素注入海马齿状回，可增强记忆。临床研究发现，老年人血液中神经垂体素含量减少，用升压素喷鼻可使记忆效率提高；用升压素治疗遗忘症能收到一定效果。

三、睡眠

睡眠是每人每天都必需的。成人一般每天需要睡眠 7 ~ 9 小时，婴儿需要 18 ~ 20 小时，小儿需要 12 ~ 14 小时，而老人仅需 5 ~ 7 小时。

（一）睡眠时生理活动的变化

睡眠是一种重要的生理现象和必要的生理过程。通过睡眠能使机体消除疲劳，恢复体力和精力，然后保持良好的觉醒状态，从而提高工作效率。睡眠时有许多生理功能发生了变化，表现为：①嗅、视、听、触等感觉功能减退；②骨骼肌的肌紧张降低，腱反射减弱；③自主神经系统功能出现一系列的变化。如瞳孔缩小、心率减慢、血压降低、呼吸变慢、尿量减少、代谢率降低、体温下降、发汗增多而唾液分泌减少等。

（二）睡眠的时相

睡眠有两种不同的时相状态：慢波睡眠和快波睡眠。

1. 慢波睡眠　又称非快速眼动睡眠，慢波睡眠时脑电波呈现慢波（即 δ 波）。

2. 快波睡眠　又称快速眼动睡眠或异相睡眠，快波睡眠时脑电波呈现快波。快波睡眠时各种感觉功能进一步减退而更难唤醒，肌肉紧张性进一步降低，处于几乎完全松弛的状态；但不时可出现间断的阵发性表现，如眼球快速运动、部分肢体抽动、心率和血压升高、呼吸加快而不规则、做梦。由于这种阵发性表现，快波睡眠常可促使心绞痛发作或呼吸衰竭发作，因此临床上对此应引起重视。

3. 相互转换　慢波睡眠与快波睡眠是两个能相互转化的时相。睡眠一开始，一般先进入慢波睡眠，持续 80 ~ 120 分钟后就转入快波睡眠，快波睡眠持续 20 ~ 30 分钟后又转入慢波睡眠，如此反复进行。在整个睡眠过程中，这种反复转化约进行 4 ~ 5 次，越接近睡眠后期，快波睡眠持续时间逐渐加长。在成年人，慢波睡眠和快波睡眠均可直接转为觉醒状态，但入睡时一般只能进入慢波睡眠再转化成快波睡眠。

有人认为慢波睡眠有利于体力恢复和促进生长；快波睡眠有利于精力恢复并能促进记忆功能。

（三）睡眠发生的机制

目前认为睡眠是由于中枢神经系统内部发生了一个主动过程而造成的，中枢内存在着产生睡眠的中枢。有人认为，在脑干尾端存在能引起睡眠和脑电波出现慢波的中枢；这一中枢向上传导可以作用于大脑皮质，与脑干网状结构上行激动系统的作用相对抗，从而调节着睡眠与觉醒之间的相互转化。

由于中枢神经递质研究工作的进展，已经有人把睡眠的发生机制与不同的中枢递质系统功能联系了起来。实验结果表明：慢波睡眠主要与脑干 5 - 羟色胺递质系统有关，异相睡眠主要与脑干 5 - 羟色胺和去甲肾上腺素递质系统功能有关。选择性破坏中缝核上部（5 -

羟色胺递质系统），慢波睡眠就明显减少；选择性破坏中缝核下部（5－羟色胺递质系统），则异相睡眠受到严重抑制，但慢波睡眠所受影响较少；选择性破坏蓝斑下部（去甲肾上腺素递质系统），则异相睡眠减少。

四、大脑皮质的电活动

大量皮质神经元的电活动形成脑电波。因为皮质的锥体细胞排列整齐，其顶树突相互平行并垂直于皮质表面，因此其同步产生的突触后电位易总和而形成较强的电场，从而改变皮质表面的电位。这种在无明显刺激情况下经常自发的产生节律性的电位变化，称为自发脑电活动（spontaneous electric activity of the brain），应用电极在头皮表面记录到的自发脑电活动称为脑电图（electroencephalogram，EEG）（图 10－50）。脑电图的幅度反映了在一定时间内记录电极下相似类型的电活动数目的多寡，即高幅度的脑电波表示许多神经元同步活动，低幅度脑电波则表示较少的神经元活动或神经元非同步化活动；脑电图的频率反映了脑电波形周期性变化的快慢，一般认为，低频代表了皮质的反应状态较低（如睡眠），而高频则代表了皮质警觉程度增高。一些脑疾患发生时，如癫痫或皮质占位病变（如肿瘤等），脑电波也会发生改变。因此在临床上，脑电图检测可作为辅助手段用于脑疾病的诊断。

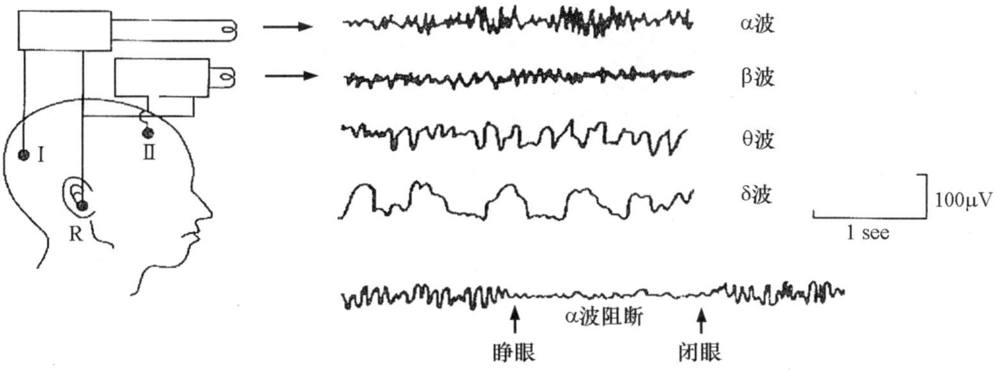

图 10－50 脑电图记录方法与正常脑电图波形

引导电极Ⅰ和Ⅱ分别放置在枕叶和额叶，无关电极 R 放置在耳郭

脑电图的波形在不同条件下（如激动、困倦、睡眠等）表现不同，根据其频率的不同可以划分为 α、β、θ 和 δ 等波型（图 10－50）。

α 波：频率为 8～13Hz，幅度为 20～100μV，是成年人安静时的主要脑电波，在枕叶皮质最为显著。正常人在清醒、安静、闭眼时出现，其波幅由小变大、再由大变小反复出现，形成 α 梭形波。当受试者睁开眼睛或接收其他刺激时（如令其心算），α 波立即消失转为快波，这一现象称为 α 波阻断。α 波被认为是大脑皮质处于清醒安静状态时电活动的表现。

β 波：频率为 14～30Hz，幅度为 5～20μV，β 波在受试者睁眼视物，进行思考时出现，在额叶和顶叶较显著。β 波被认为是大脑皮质处于紧张活动状态时脑电活动的主要表现。

θ 波：频率为 4～7Hz，幅度为 20～150μV，可见于成年人困倦时，在枕叶皮质和顶叶显著。幼儿时期的脑电波频率较低，一般常见到 θ 波，到青春期开始时才出现成人型 α 波。

δ 波：频率为 0.5～3Hz，幅度为 20～200μV，常见于成年人睡眠时，以及极度疲劳或麻醉状态下。婴儿期脑电波频率比幼儿还慢，常可见到 δ 波。一般认为，高幅度的慢波（δ

波或 θ 波）可能是大脑皮质处于抑制状态时电活动的主要表现。

扫码“学一学”

第六节　神经干细胞与神经再生

一、神经干细胞

长期以来，医学界一直认为，神经细胞是一种永久细胞，缺乏再生能力，神经损伤是不可逆转的。因此，对脑卒中、脑肿瘤、严重脑外伤、脑缺血、帕金森病、小脑萎缩等引起的神经性功能障碍无能为力。但自 1992 年 Reynolds 等从鼠纹状体首次分离出神经干细胞（neural stem cells，NSCs）以来，有关 NSCs 的研究成为国内外神经科学领域研究的一个热点，并取得了可喜的研究成果，为人类神经系统疾病的治疗带来希望。

（一）神经干细胞的来源

神经干细胞是一种具有分化潜能的原始细胞，具备自我更新和增殖的能力，并在特定因素影响或诱导下向神经元或胶质细胞（星形胶质细胞和少突胶质细胞）分化（图 10－51）。目前研究发现神经干细胞的来源主要包括如下几个方面。

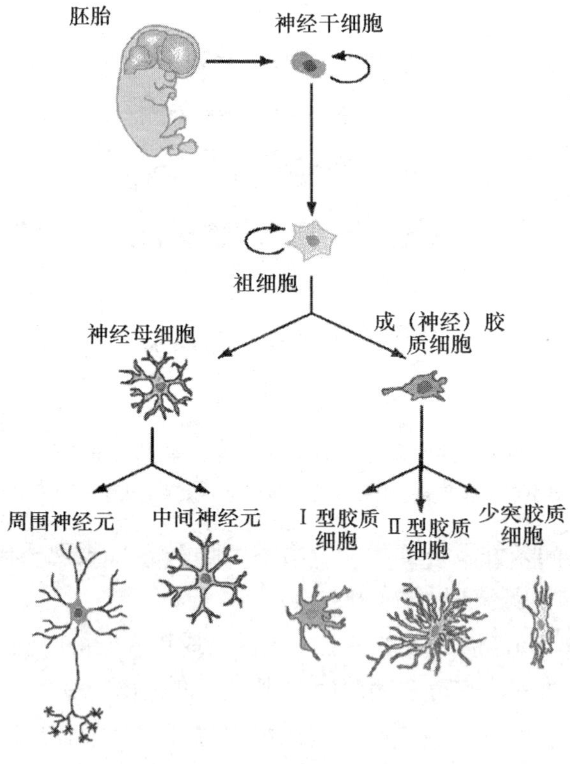

图 10－51　神经干细胞

1. 早期胚胎　自早期胚胎（桑椹胚和胚胞）的细胞具有发育全能性，在合适的条件下能够发育成一个完整的个体，称全能干细胞。从早期胚胎分离得到的全能干细胞在有分化抑制因子存在的条件下能够长期保持增殖和未分化状态并能冻存，在适合的条件下可分化为胎儿或成体组织细胞，包括神经组织细胞。Carpenter 等发现，人类胚胎干细胞具有分化为神经干细胞的能力。

2. 胎儿神经组织　胎脑的发育过程中，越早期的胎脑的神经干细胞的比率越高。直接分离自然流产的人胚新鲜脑组织，可使细胞在体外增殖形成神经球。

3. 脐带血　利用细胞分离液从脐带血中分离出单核细胞，在适当条件下神经干细胞可扩增出神经球亦能分化为神经系统 3 种主要细胞。

除了胚胎组织外，成人脑组织（包括海马回、脑室、室管膜、小脑扁桃体）均存在神经干细胞。近年来，人们通过不懈努力，已能从实施癫痫病灶切除或外伤手术的患者的脑组织中取得神经干细胞，甚至从神经系统外的骨髓中也能获得神经干细胞。

（二）神经干细胞的调控机制

神经干细胞起源于多潜能干细胞，是神经系统内处于较早发育阶段的细胞体，它最突出的特点是具有自我复制和多向分化的能力。神经干细胞的分化受基因调控，基因表达的方式受到其自身固有分子程序的调控和周围环境的影响，不同发育分化阶段的主要调控基因决定神经干细胞向所需功能神经细胞定向分化。现今发现神经干细胞的分化发育受多种基因信号转导途径的调节。

1. Notch 信号途径　Notch 信号转导途径是在果蝇发育研究中发现的一条传导细胞间信号相互作用的途径，主要介导分化抑制信号，通过旁侧抑制机制起局部调控功能，阻止临近细胞的分化。Notch 的受体是一种膜整合性蛋白，当 Notch 受体与配体结合时，Notch 信号途径被激活，抑制干细胞分化，干细胞表现为增殖；反之，当 Notch 信号系统被抑制时，干细胞进入分化程序，发育为功能细胞。一般而言，Notch 信号转导途径的激活维持神经干细胞的稳定状态，抑制定向分化；但另一方面，也有报道表明激活 Notch 信号转导途径可加速、且不可逆地促进神经干细胞向成胶质细胞分化。

2. 螺旋 - 环 - 螺旋（basic helix - loop - helix，bHLH）转录因子家族　bHLH 转录因子家族因在一段近 60 个氨基酸的片段内具有特征性的碱性 bHLH 序列模式而得名，该家族成员参与多种细胞和组织分化发育的调控，在神经发育过程中起重要作用。越来越多研究表明，bHLH 转录因子家族参与了神经干细胞的分化发育。Mash - 1 是 bHLH 家族中的重要一员，为哺乳动物早期神经分化发育的关键基因，其在哺乳动物的神经发生，即从多潜能细胞向神经祖细胞分化并产生神经元的过程中，具有非常重要的作用。Mash - 1 在中枢神经系统发育过程中是通过 Notch 介导的一系列信号来调控转录的，它还可通过 BMPs、*Ras* 基因、Hedgehog 和 Wnt 通路调节神经分化发育。

3. Wnt 信号途径　Wnt 蛋白是一个富含半胱氨酸残基的分泌信号糖蛋白大家族，迄今为止，已在人和鼠的基因组织中发现至少 19 个 Wnt 蛋白家族的成员，在进化上均高度保守。当信号途径激活时，Wnt 蛋白通过自分泌或旁分泌作用与位于细胞膜上的受体相结合，激活细胞内信号通路，调节靶基因的表达，在胚胎的发育过程中对细胞的增殖、分化、迁移、极性化和凋亡均起到重要作用。细胞核内 β - catenin 的出现是 Wnt 信号途径激活的标志，β - catenin 的高表达与 Wnt 下游靶基因的表达相关。Wnt 信号通路在神经组织的发育过程中对神经干细胞有许多不同的作用。产生这种现象可能的机制之一是神经干细胞自身的特点及所处的微环境可能会导致细胞对 Wnt 信号的不同反应，另外一个可能性是 Wnt 信号通路下游的靶基因众多，不同的靶基因产生的作用不尽相同。例如 CyclinD1、C - myc 参与控制细胞周期；Ngn、神经元限制性沉默因子/抑制元素 1 - 沉默转录因子参与神经发生；Ephrins 参与细胞间作用。

总之，神经干细胞的分化发育受多条途径的共同作用，基因水平的调控、局部微环境以及各种生长因子的作用等均对其分化发育有重要影响。

（三）神经干细胞的应用

干细胞疗法近年来已成为治疗多种疾病的新策略，其目的是替代、修复或加强受损的细胞或器官的生物学功能。干细胞具有自我更新与增殖的生物学特性，也是基因疗法的一种理想的靶细胞，可广泛应用于脑外伤、脑血管病后脑功能损伤、脑瘤及其他疾病的治疗。

1. 细胞移植 以往脑内移植或神经组织移植研究进展缓慢，主要受到胚胎脑组织的来源、数量以及社会法律和伦理等方面的限制，而且还存在着异体免疫排斥反应。使用体外培养的神经干细胞可以克服这些问题。首先神经干细胞可以来源于患者本人，经过体外扩增后再移植到患者脑组织，因而可以避免免疫排斥反应的发生。神经干细胞的存在、分离和培养成功，尤其是神经干细胞系的建立可以无限的提供神经元和胶质细胞，解决了胎脑移植数量不足的问题，同时避免了伦理学方面的争论，为损伤后进行替代治疗提供了充足的材料。

2. 基因治疗 由于神经干细胞具有许多优良特性，使其成为基因治疗的良好载体：基因的可操作性，可携带多个外源基因；然后外源基因在体内体外的稳定表达；根据神经干细胞的可塑性和结构完整性，将编码这些递质或因子的基因导入干细胞，移植后可以在局部表达，同时达到细胞替代和基因治疗的作用。

3. 自体干细胞分化诱导 移植免疫至今为止仍是器官或组织移植的首要问题。成年动物或人脑内、脊髓内存在着具有许多分化潜能的干细胞，那么使人们很容易想到通过自体干细胞诱导来完成损伤的修复。

尽管有关神经干细胞的研究还处于初级阶段，但目前的研究成果已经使神经外科医师产生了极大的兴趣。将中枢神经干细胞移植入受损脑组织中不仅可以补充、替代受损的神经元，而且还可以将外源性基因导入神经组织，使其在体内有效的表达。因而神经干细胞不仅对中枢神经系统发育成熟后不可能再生的理论提出了挑战，也为颅脑损伤的修复以及帕金森病、老年性痴呆等神经退行性疾病的治疗带来了希望。

二、神经再生及神经营养因子

（一）神经再生的概念

中枢神经系统的神经元是一群高度分化的细胞，一旦损伤后其修复与再生是非常困难和复杂的。研究发现：中枢神经再生困难主要原因不是神经元本身，而是中枢神经系统微环境不适合神经元轴突再生。越来越多的研究表明：如果把受损中枢神经元置于合适的微环境中是可以再生的。目前促进神经修复与再生的策略主要是通过促进内在的再生能力和消除外在的抑制因素，改善其微环境。

中枢神经系统轴突损伤后，神经元和周围的胶质细胞及其靶器官常出现一系列不利于中枢神经的修复与再生的电生理、形态和生化变化。其主要的原因表现为以下几个方面：①中枢神经元作为高度分化的细胞，在损伤后本身缺乏再生的能力，这是影响中枢神经不能再生的主要原因；②神经营养因子生成不足，包括靶源性营养因子的供给因轴突的断裂而中断，受损的神经细胞得不到营养而渐渐死亡；③细胞外基质不适宜，损伤后神经胶质细胞产生了神经元生长抑制因子，这些抑制因子在一定程度上抑制和排斥神经细胞的生长；④中枢神经损伤后，星形胶质细胞形成的瘢痕组织是阻碍神经再生的另一重要因素。中枢神经损伤后局部发生炎症、水肿，并释放出大量细胞因子和化学因子，引发损伤周围组织中的胶质细胞产生反应，阻碍轴突的生长、穿过等。这些因素在不同程度上影响了中枢神经元的修复与再生。

（二）神经再生的机制

多年来，人们对中枢神经损伤后的再生投入了大量的研究，主要从以下几个方面入手：①提高中枢神经细胞的再生，这主要通过运用神经营养因子；②改变中枢再生的抑制性微环境；③加入有利于轴突再生的细胞。研究也同时发现：同时改变这几个方面因素比仅改变一种因素更为有效。

1. 运用神经营养因子　神经生长因子（nerve growth factor，NGF）是神经营养因子家族成员之一，对神经元的发育和生存、轴突的生长、突触的重构和功能起着重要作用。NGF 的功能和作用机制取决于它的效应细胞。NGF 的效应细胞主要是指那些表达 NGF 受体，并在 NGF 作用下产生某种生物效应的细胞，包括中枢神经系统内的胆碱能神经元、肾上腺素能、肽能和吲哚胺能神经元。NGF 与效应细胞上特异性的膜受体结合后形成复合体，然后沿轴浆逆行转运，经轴突入胞体，再与核受体结合，引起一系列生物学效应，包括：①参与效应细胞某些结构蛋白构成及稳定性的调节；②诱导和增加这些结构蛋白和某些功能蛋白如递质合成酶的合成；③调控效应细胞蛋白质磷酸化和基质的表达。上述作用机制构成了 NGF 保护神经元和促进轴突再生的基础，其具体促进再生机制可能通过以下几方面。

（1）NGF 能促进生长相关蛋白 43（Growth2associated protein，GAP243）的表达　GAP243 是神经组织特有的一种糖蛋白，对神经的生长、发育、再生以及突触功能的维持和递质的释放都起着重要作用。研究表明，NGF 对 GAP243 mRNA 转录影响很小，但能通过调节其稳定性而控制 mRNA 水平，即 mRNA 稳定性增高，降解率降低，并能使 GAP243 mRNA 的半衰期延长大约 5 倍，从而使 GAP243 mRNA 水平升高。

（2）NGF 能促进突触素 p38 的表达　突触素 p38 位于突触囊泡，是一种与突触结构和功能密切相关的膜蛋白，其参与神经递质的释放。突触素 p38 和神经可塑性密切相关，既往文献报道，NGF 能促进老年性痴呆模型鼠海马内胆碱能纤维增生，胆碱能纤维的增加为突触发生提供了物质基础，从而使新突触的形成成为可能。

（3）NGF 抑制中枢神经受损时产生的抑制再生蛋白的抑制作用　中枢神经系统轴突再生的主要障碍之一是存在抑制再生的蛋白。髓磷脂是目前已发现的 3 种重要的轴突再生抑制蛋白之一，另外两种即髓磷脂相关糖蛋白和少突胶质髓磷脂糖蛋白。中枢神经系统损伤之后所有神经营养因子的基因表达都被上调，NGF 可以部分阻断抑制再生蛋白对神经细胞的生长抑制作用，但具体的分子机制有待进一步研究。

（4）其他作用机制　NGF 可间接作用于再生轴突，通过受体介导细胞内信号传导途径，激活各种活化分子。发挥其神经趋化作用，引导和加快轴突生长；调控施万细胞（神经膜细胞）的增殖与分化。FGF、IL26 等能促进施万细胞（神经膜细胞）的有丝分裂，加快迁移速度，NGF 能上调施万细胞（神经膜细胞）低亲和力受体 p75NTR 的表达，促进施万细胞（神经膜细胞）迁移和髓鞘形成，同时 NGF 能促进再生轴突髓鞘化；NGF 等能吸收多型核白细胞、单核细胞、成纤维细胞及巨噬细胞进入神经损伤部位。促进神经愈合，其中由单核细胞转变成的巨噬细胞既为再生轴突清除了变性碎片，还能合成一些促进神经再生的因子 NGF、FGF 等，增加再生神经的血管密度和数量，以满足神经再生的物质代谢需要。

2. 阻断抑制因子 在过去的一段时期，人们一度认为发生损伤的中枢神经轴突不能再生是由于中枢神经组织微环境中缺乏神经营养因子。但后来的实验结果表明，尽管存在神经营养因子，神经元轴突仍然难以再生。因此，一种新的设想应运而生：中枢神经系统组织具有抑制神经轴突再生的活性，而这种活性不能被神经营养因子的刺激所完全克服。这种假设被 Schwab 等发现的抑制性蛋白 Nogo 证实。他们发现在哺乳动物中枢神经系统中表达一些阻止神经生长和再生的分子，而这些分子在外周是不存在的。

3. 细胞及组织移植 应用神经干细胞移植治疗是当前神经损伤修复和神经再生的重要途径之一。同时，为了促进损伤的神经元轴突再生，除了应用外源的神经营养因子和用抗体中和抑制中枢的抑制因子外，近几年来，也有许多的科学家们利用有生长潜能的神经细胞或其微环境因素对损伤的神经组织进行急性替代，提供细胞、因子等功能物质促进神经元的存活和再生；或在损伤神经元与靶细胞之间搭桥，以利于重建神经联系。用于此类移植的细胞和组织主要有三种：施万细胞、嗅球成鞘细胞和胚胎神经组织。

施万细胞的存在是周围神经损伤能够再生的根本原因。它自身分泌多种神经营养因子如 NGF、BDNF、CNTF 及 FNF 等等，这些神经营养因子有促进神经元胞体存活和神经元轴突再生的作用；也能分泌各种细胞粘连分子和细胞外基质起支持和促进轴突生长的作用；它合成的细胞因子，如白细胞介素等可促神经元存活和引发受损轴突出芽再生的生长相关蛋白 - 43（GAP - 43）。而在中枢神经的胶质细胞不但不分泌营养因子，反而分泌抑制因子，所以移植外周的施万细胞主要的目的是发挥施万细胞的功能。大量的研究证明：将体外培养的原代细胞移植导入 CNS，发现原来的受损的轴突长出微导管，而且有些微导管到达另一端的神经组织中。然而人们不满足于施万细胞单纯的移植所发挥的作用，现在人们把施万细胞又作为外源基因的载体，把有利于神经再生的营养因子用施万细胞运输到受损的神经元部位，从而促进神经的再生。

嗅鞘细胞是一种特殊类型的胶质细胞，具有施万细胞和星形胶质细胞的双重性质。可伴随嗅神经由外周神经进入中枢神经。嗅鞘细胞终生具有更新的能力，且其轴突也可以再生长入中枢部位的嗅球，嗅鞘细胞在其膜上表达出许多与细胞粘合和轴突生长相关的分子，并能分泌大量不同种类的神经营养和支持因子，如血小板源性的生长因子、神经肽 - Y、S100、NGF、BDNF，NT - 3、NT - 4 等以及细胞黏连分子和神经粘连素。Li 将嗅神经鞘细胞植入皮质脊髓束的损伤处，发现轴突能生长较长的距离，并恢复良好的功能，效果非常显著。

胚胎神经细胞有较长的存活时间和较强的再生能力，国内外均进行了较多的研究。应用胚胎神经细胞移植具有以下优点：胚胎神经细胞在脑中能根据其周围微环境的诱导而分裂，分化成为相应的细胞类型，其形态和功能与附近的宿主细胞非常类似，胚胎神经细胞能够被诱导生成相应的神经细胞，可替代损伤部位的神经细胞；同时它也可以被诱导生成星形胶质细胞，重建损伤前的微环境；可以诱导生成少突胶质细胞，促进髓鞘的再形成。Bregman 认为，胚胎移植物具有良好的生长潜力，可能起到了轴突生长接力站的作用：宿主轴突先长入胚胎脊髓移植物中并与其神经发生联系，再由胚胎神经细胞的轴突长入远侧脊髓的宿主细胞而发挥功能。

扫码“练一练”

（方伟蓉　李运曼）

第十一章　特殊感觉器官的解剖与生理

扫码“看一看”

扫码“学一学”

感觉器是由感受器及其辅助装置共同组成的，又称感官。感受器是感觉神经末梢的特殊结构，它能接受机体内、外环境各种特定的刺激并把刺激的能量转化为神经冲动，经感觉神经和中枢神经系统的传导通路到达大脑皮质的感觉中枢，从而产生各种感觉。

人体的感觉器主要有视器、前庭蜗器、嗅器、味器等。

第一节　视　器

视觉是由眼、视神经和视觉中枢的共同活动而完成的。人眼的适宜刺激是波长为 370 ~ 740nm 的可见光波。外界物体发出或反射的光，经眼的折光系统，在眼底视网膜上形成物像，视网膜感光细胞感受物像刺激，把光能转变成神经冲动传入视觉中枢，从而产生视觉。据估计，在人脑获得的全部信息中，大约有 95% 以上来自视觉系统，因而眼无疑是人体最重要的感觉器官。

视器由眼球及附属装置构成。

一、眼球

眼球位于眼眶内，眼眶为圆锥形腔，腔壁由脑颅和面颅的骨构成。眼球占眼眶的前五分之一。眼眶的其余部分充有脂肪、筋膜、血管、神经、肌肉和泪腺。眼球形似球形，前部稍凸，后部略扁。后部鼻侧部位发出视神经与脑相连。眼球由球壁与内容物所组成。

（一）眼球壁

眼球壁可分为三层，外层为纤维膜、中层为血管膜、内层为视网膜（图 11 –1）。

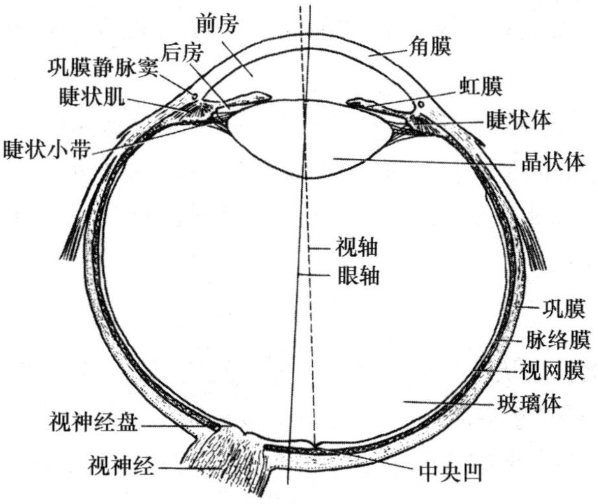

图 11 –1　眼的解剖结构

1. 纤维膜　又可分为角膜和巩膜。

（1）角膜　位于眼球前壁的一层透明膜，约占纤维膜的前1/6，分为五层，具有折光作用。角膜有丰富的神经末梢，感觉灵敏。角膜之所以透明，其重要因素之一是角膜组织内没有血管，血管终止于角膜缘，形成血管网，营养成分由此扩散入角膜。

（2）巩膜　位于纤维膜层后5/6，为白色坚韧不透明的厚膜，表面附有三对眼外肌，后端与视神经表面的硬膜相连，巩膜与角膜交界处的内部有一环形的巩膜静脉窦（又称许氏管），巩膜对眼球内容物具有保护和支持作用。

2. 血管膜　可分为脉络膜、睫状体和虹膜三部分。

（1）脉络膜　位于眼球壁的后部，在睫状体后部。内有丰富的血管和色素，呈棕黑色。其功能是供给眼球营养，吸收眼球内散射后的多余光线。

（2）睫状体　它前方连接虹膜根，后方与脉络膜相连。睫状体的前端较厚，表面有放射状突起称睫状突。由睫状突发出睫状小带（又称悬韧带）和晶状体相连。睫状体内有平滑肌称为睫状肌。睫状肌受副交感神经支配，后者兴奋时睫状肌收缩。睫状肌的收缩和舒张与眼的调节有关。

（3）虹膜　位于睫状体前方，是圆盘状棕褐色（人种不同颜色不同）的薄膜。中央有一圆孔，为光线进入眼球的通道，称为瞳孔。虹膜内有两种平滑肌，其排列方向不同。一种环绕瞳孔周围，称瞳孔括约肌（又称缩瞳肌）；另一种呈放射状排列，称瞳孔散大肌（又称扩瞳肌）。括约肌受动眼神经中副交感神经支配，收缩时使瞳孔缩小；散大肌受交感神经支配，收缩时使瞳孔扩大。

角膜与晶状体间的腔隙，由虹膜分隔为前房和后房，其中充满房水。虹膜与角膜间的夹角称为虹膜角膜角（又称前房角）。

3. 视网膜　由三层细胞组成。最外层（接近脉络膜）为感光细胞层。感光细胞可分为视锥细胞和视杆细胞；中间层为双极细胞层；最内层（接近玻璃体）为神经节细胞层。

神经节细胞的轴突即为视神经纤维，组成视神经。在视神经起始处呈白色圆形隆起，称视神经盘（视神经乳头），此处无感光细胞，故称盲点。视网膜中心有一卵圆形黄色小点称黄斑，在盲点的颞侧，黄斑中央下陷处称中央凹，仅有视锥细胞，是视力（辨色力、分辨力）最敏锐的地点。视网膜的血液供给来自视网膜中央动脉。中央动脉在盲点中心进入眼球分成许多分枝。临床高血压和糖尿病时，视网膜血管发生特殊变化，用眼底镜可以观察。

视网膜脱离是视网膜最外层的色素细胞层与其他层的分离。视网膜脱离后得不到脉络膜的血液供应，色素细胞易游离、萎缩，如不及时重定复原，视力将不易恢复。视网膜脱离多见于40～70岁的人，多数有高度近视。近几年，年轻人患视网膜脱离呈上升趋势。

（二）眼球内容物

眼球内容物有房水、晶状体和玻璃体。三者都是透明的，具有折光作用。

1. 房水　是一种无色透明液体，其成分类似血浆，但蛋白质含量较血浆低得多，而 HCO_3^- 含量超过血浆。房水由睫状体上皮细胞分泌，现在认为房水的形成与睫状体上皮细胞含有大量碳酸酐酶有关。碳酸酐酶可使细胞代谢过程中生成的 CO_2 和 H_2O 合成 H_2CO_3，后者解离成 H^+ 和 HCO_3^-，HCO_3^- 经过细胞膜的主动转运进入房水，从而使房水中 HCO_3^- 浓度升高，然后引起血浆中的 Na^+ 和 H_2O 透过血管壁进入房水。

（1）房水循环　睫状体上皮细胞（分泌）→后房→瞳孔→前房→巩膜静脉窦（虹膜角

膜角）→眼静脉。

（2）房水意义　房水对晶状体、玻璃体及角膜有营养和运走代谢产物的作用。房水的生成与回流之间保持动态平衡，使眼内保持恒定的眼内压和房水量。成人正常的眼内压为2.3～3.2kPa。眼内压的相对恒定，对保证眼球的正常形状和屈光能力具有重要作用。当眼球受外伤刺破时，房水流出，眼内压不能维持，引起眼球变形，角膜不能保持正常的曲率半径，而明显改变眼的屈光能力。又如房水循环发生障碍，房水量积留过多，眼内压过高，严重时可造成视力减退甚至失明（称为青光眼）。由于房水的生成与碳酸酐酶有关，故治疗眼内压升高可用碳酸酐酶抑制剂（如乙酰唑胺）以减少房水的生成。房水的回流是经虹膜角膜角进入巩膜静脉窦，故可用缩瞳药（如毛果芸香碱），扩大虹膜角膜角，以利于房水回流，降低眼内压。反之，瞳孔扩大，虹膜向周围扩开，使虹膜部变厚，堵塞虹膜角膜角，妨碍房水回流，则眼内压升高。故青光眼患者禁用扩瞳药。

2. 晶状体　又称水晶体，位于虹膜后方。晶状体外包有弹性的透明囊，其边缘有很多睫状小带连于睫状体上。水晶体具有弹性和聚光作用，如发生混浊（称为白内障），则影响视力。由于它具有弹性，所以它的凸度可以改变。

3. 玻璃体　呈透明胶胨样，充满于晶状体和视网膜之间，具有填充和折光作用。

二、眼的辅助装置

眼的辅助装置有眼睑、结膜、泪器、眼外肌。

1. 眼睑　即眼皮，可分上，下眼睑。眼睑的游离缘生有睫毛，上下眼睑在两侧端的交角，分别称为内眦和外眦。

2. 结膜　为透明的黏膜，被覆在眼睑内面的称睑结膜，衬在眼球表面的称为球结膜。球结膜在角膜缘移行于角膜上皮。睑结膜为沙眼发病部位。

3. 泪器　由泪腺、泪小管、泪囊、鼻泪管组成。泪腺位于眼眶的上外侧，可分泌泪液，具有湿润角膜、清除灰尘和杀菌作用（图11－2）。

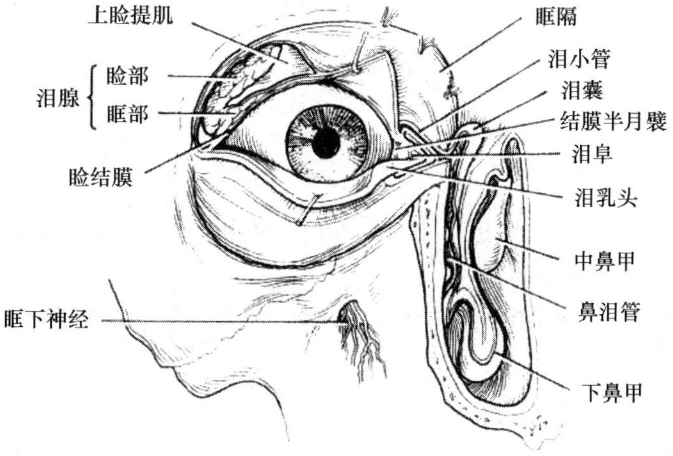

图11－2　结膜与泪器

4. 眼外肌　共六条，即上、下、内、外四条直肌和上、下两条斜肌。眼球的正常转动即由这六条肌肉相互协作完成。眼外肌麻痹可使眼球偏斜。

扫码“学一学”

第二节 眼的基本生理功能

人眼能看清物体是由于物体所发出的光线经过眼内折光系统（包括角膜、房水、晶状体、玻璃体）发生折射，成像于视网膜上，视网膜上的视锥细胞和视杆细胞能将光刺激所包含的视觉信息转变成神经信息，经视神经传入至大脑视觉中枢而产生视觉。因此视觉生理可分为物体在视网膜上成像的过程及视网膜感光细胞如何将物像转变为神经冲动的过程。

一、眼的折光系统及其调节

眼的折光系统的功能，在于使外界物体清晰地在视网膜上成像。

（一）眼的折光系统的成像原理

外界物体发出的光线到达视网膜之前，依次经过角膜、房水、晶状体和玻璃体四个结构。眼的折光系统即由角膜、房水、晶状体和玻璃体组成的复合透镜。如果把复合透镜简化一下，其成像原理类似凸透镜的成像。

透镜的折光能力以屈光度（diopter 或 D）为单位来表示：

折光能力（D）＝1/焦距（m）

通常规定凸透镜的焦距为正值，凹透镜的焦距为负值。如焦距为 10cm 时折光能力为 10D。由于在静息状态时折光系统的后焦点在视网膜上，无穷远的物体（实际上 6m 远就可看作无穷远了）发出的光为平行光，能清晰地成像于视网膜上，故人眼在看 6m 远的物体时不需调节。

（二）眼的调节

注视 6m 内的物体时，如果晶状体仍处于静息状态，清晰的物像就要落在视网膜的后方。人眼的调节主要是通过晶状体变凸以增加其折光能力来进行调节的。

眼的调节（反射）：近物→视网膜上形成模糊像→视神经→视区皮层→下传→动眼神经副交感神经（传出）→睫状肌收缩→悬韧带松弛→晶状体凸起→折光率增大→成像在视网膜上→清晰像。同时伴有瞳孔缩小，眼球会聚现象。

二、瞳孔对光反射

瞳孔随视网膜光照强度的变化而变化的反应称为瞳孔对光反射（光线强时，瞳孔缩小；光线减弱时瞳孔扩大）。特点如下。

（1）双侧性效应　用光照一只眼的视网膜时，同侧瞳孔缩小（直接对光反射），对侧瞳孔也缩小（间接对光反射）。

（2）潜伏期长　约有 0.5 秒 。

（3）瞳孔对光反射有适应现象　用一定强度（不太强）的光照射视网膜，起初可见瞳孔缩小较明显，但持续照射几分钟后，瞳孔缩小的程度就不太明显了。

瞳孔对光反射的反射途径：视网膜感光细胞→视神经→中脑顶盖前区→双侧动眼神经艾－魏氏核→动眼神经副交感纤维→瞳孔括约肌。

由于瞳孔对光反射的中枢在中脑水平，临床通过检查这一反射，可以判断中脑有无损害及麻醉的深浅程度。

三、视网膜感光细胞的换能作用

视网膜是眼的感光系统，其功能是感光和换能，即接受光的刺激，并把光的刺激转变为传入神经冲动。

人类和大多数哺乳动物的感光细胞可分为视杆细胞和视锥细胞两种。这两种细胞都由外段、内段、核部和终足四个部分构成。外段含有对光敏感的物质（感光色素），在感光换能中起重要作用。两种感光细胞的不同主要在于外段。视杆细胞的外段含有视紫红质，视锥细胞的外段含有视锥色素。两种感光细胞的分布也不同。视杆细胞在中央凹处不存在，而在中央凹旁10°～20°视角外最多，愈向视网膜周缘部也愈少；视锥细胞在视网膜中央凹处高度密集，愈向视网膜周缘部愈少。

（一）视杆细胞的功能

视杆细胞对光的敏感度较高，无色觉，在弱光下起的作用较大，人在较暗的环境中视物时，能看到物体，这是视杆细胞的作用。视杆细胞所含的感光物质是视紫红质。

视紫红质是结合蛋白，由视蛋白和视黄醛构成。视黄醛以11－顺型异构体的形式存在，是视紫红质的生色基团。视紫红质在光照时迅速分解为全反型视黄醛和视蛋白，在酶的作用下，视蛋白和视黄醛又可重新合成视紫红质。人在暗处视物时，既有视紫红质的分解，又有它的合成。光线愈暗，合成过程愈超过分解过程，这是在暗处人能不断看到物体的基础。相反，在强光下，视紫红质合成减少，分解增强，视网膜中视紫红质大大减少，因而对光的敏感度降低。故视杆细胞对弱光敏感，与黄昏暗视觉有关。视紫红质在分解和再合成过程中，有一部分视黄醛被消耗，主要靠血液中的维生素A来补充。如维生素A缺乏，将影响人在暗处的视力，称为夜盲症；光照引起的视紫红质的分解，可使细胞内发生连续的生化反应，最后细胞内cGMP浓度下降，视杆细胞Na^+通道关闭，Na^+内流减少，细胞超极化，使递质释放减少，从而引起下一级细胞电位变化，即视杆细胞的换能作用。

（二）视锥细胞的功能

视锥细胞对光的敏感度较低，有色觉，在强光环境中起的作用大。视锥细胞含有感光物质即视锥色素。视锥色素也由视蛋白和视黄醛构成，但其差异在于视蛋白。人的视网膜含有三种不同的视锥细胞，其视锥色素分别为感红色素、感蓝色素和感绿色素，它们分别对波长约为564nm、420nm和534nm的光最为敏感。不同的色觉是这三种视锥细胞按不同比例受到刺激引起的。色盲可能由于缺乏相应的视锥细胞所致。视锥细胞的光化学反应及换能作用与视杆细胞类似。

四、视觉的传入通路

视杆细胞和视锥细胞产生的电位变化，通过双极细胞传递给神经节细胞。视神经主要由神经节细胞发出的轴突组成。来自两侧视网膜鼻侧的视神经纤维在视交叉处交叉到对侧，与来自对侧视网膜的颞侧的视神经纤维组成视束，视束进入丘脑的外侧膝状体，后者发出的纤维形成视放射，投射到同侧的枕叶皮质，从而形成视觉。因此，一侧枕叶皮质接受的信息来自对侧视网膜的鼻侧和同侧视网膜的颞侧。

五、与视觉有关的其他现象

（一）视力

指视觉器官对物体形态的精细辨别能力。

（二）视野

指单眼注视前方一点不动时，该眼能看到的范围。临床检查视野对诊断某些视网膜，视神经方面的病变有一定意义。

（三）暗适应和明适应

当从亮处进入暗室时，最初任何东西都看不清楚，经过一段时间，逐渐恢复了暗处的视力，称为暗适应。相反，从暗处到强光下时，最初感到一片耀眼的光亮，不能视物，只有稍等片刻，才逐渐恢复视觉，这称为明适应。暗适应的产生与视网膜中感光色素绝对量增多、再合成增强有关。从暗处到强光下，所引起的耀眼光感是由于在暗处所蓄积的视紫红质在亮光下迅速分解所致，之后视物的恢复说明视锥细胞恢复了感光功能。

（四）屈光不正

如果眼的折光系统与眼球的前后径不匹配，当眼处于静息状态时，平行光线不能聚焦于视网膜上，此称为屈光不正。屈光不正包括近视、远视和散光。近视眼可用凹透镜矫正；远视眼可用凸透镜矫正；散光眼可用圆柱形透镜矫正。

1. 近视　近视眼（myopia）多数是由于眼球前后径即眼轴过长，也有一部分人系因角膜、晶状体凸度过大以及晶状体屈光力增加，以致折光系统的折光力过强所引起。前者为轴性近视，后者为屈光性近视。近视眼在看远物时，来自远处物体的平行光线聚焦于视网膜的前方，视网膜上的像是模糊的。但近视眼在看近物时则不需或仅需少量调节即能看清。近视眼的远点和近点都比正视眼为近。矫正近视可用凹透镜，使入眼的光线适当分散后，便可容易地聚焦于视网膜上。

2. 远视　绝大多数远视眼（hypermetropia）是由于眼球前后径过短引起的，常见于眼球发育不良，多系遗传因素；少数因屈光系统的屈光力太弱所引起。上述原因均使来自远处物体的平行光线聚焦在视网膜的后方。所以，与正视眼不同，远视眼在看远处物体时，也必须经过眼的调节，才能使平行光线聚焦在视网膜上。当看近物体时，则需更大程度的调节，才能看清，故容易发生调节疲劳。远视眼的近点比正视眼为远，因之名为远视。矫正远视可戴凸透镜，以增加屈光力，使近点移近，远点调至正常。这样看近物时只需一般调节，看远物时不需调节，即可在视网膜上形成清晰的物像。

3. 散光　散光（astigmatism）是由于眼球在不同方位上的折光力不一致引起的。正常眼的屈光表面如同圆球面的一部分，各个方向上的曲率半径都相等，屈光力一致。但散光眼的屈光表面不呈圆球面，不同方向，曲率半径不等。故平行光线不能都在视网膜上形成焦点，导致视物不清。散光眼可佩戴合适的柱镜，是某一方位的曲率异常得到矫正。

随着年龄的增加，晶状体的弹性逐渐下降，所以，老年人看远物时与青年人无异，但看近物时，因调节力低，近点远移，看不清近物，这种现象叫作老视（presbyopia）。需戴凸透镜以补偿调节的不足。

第三节　前庭蜗器的解剖

扫码“学一学”

前庭蜗器包括感受头部位置的位觉器和感受声波刺激的听觉器两部分，所以又称位听器。前庭蜗器包括外耳、中耳和内耳三部分（图 11－3）。

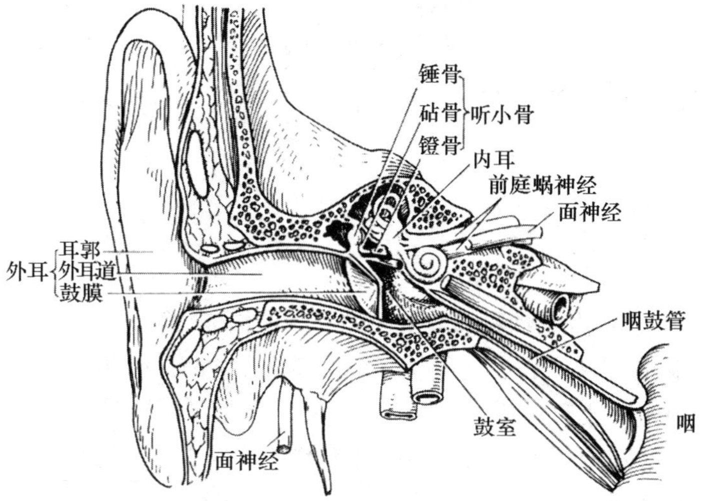

图 11－3　外、中、内耳示意图

一、外耳

外耳包括耳郭、外耳道和鼓膜三部分，具有收集和传导声波的功能。

（一）耳郭

位于头部两侧，以弹性软骨为支架，外面被覆皮肤而构成。皮下组织很少，但血管神经丰富。耳郭下部为耳垂，无软骨，仅含结缔组织和脂肪。

（二）外耳道

为外耳门至鼓膜的“S”形弯曲管道，成人长 2.0～2.5cm，外侧 1/3 为软骨部；内侧 2/3 为骨性部。婴儿外耳道的骨部和软骨部发育尚未完全，短而狭窄。

（三）鼓膜

为椭圆形半透明膜，是外耳道和中耳的分界。其外侧面向前、向下、向外倾斜，与外耳道底成 45°～50°角，因而外耳道的前、下壁较长。婴儿鼓膜更为倾斜，接近于水平。鼓膜的周缘附于颞骨上，中心向内凹陷，叫鼓膜脐。鼓膜上 1/4 薄而松弛，叫松弛部，在活体上呈淡红色；下 3/4 则坚实而紧张，称为紧张部，呈灰白色。鼓膜脐的前下方有一三角形的反光区，叫作光锥。当鼓膜内陷时，此光锥可变形或消失（图11－4）。

二、中耳

中耳位于外耳和内耳之间，包括鼓室、咽鼓管、乳突窦和乳突小房。

（一）鼓室

位于颞骨岩部内一不规则的含气小腔，内有听小骨、听小骨肌、血管和神经等。

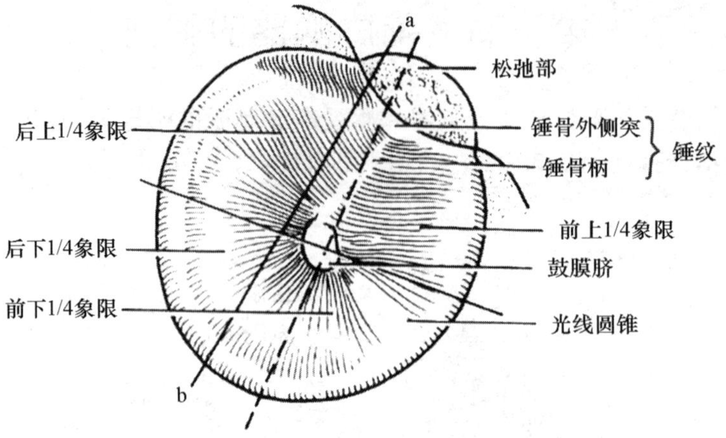

图 11－4　鼓膜

1. 鼓室各壁　上壁：由颞骨岩部前上面的外侧份构成，称盖壁。

下壁：称颈静脉壁，是分隔鼓室和颈内静脉起始部的薄层骨板。

前壁：称颈动脉壁，上部有咽鼓管的开口。

后壁：为乳突壁，上有乳突窦口，通向乳突窦及乳突小房。窦口的下缘处有锥状隆起，称锥隆起，镫骨肌藏于其内。

外侧壁：称鼓膜壁。

内侧壁：又称迷路壁，壁的中部隆凸，称岬。岬的后上方有卵圆形的孔，称前庭窗（卵圆窗）；岬的后下方有较小的圆孔，称蜗窗（圆窗），通耳蜗的基部，在活体有结缔组织膜将之封闭。前庭窗的后上方有弓形的隆起，称面神经管凸，内有面神经走行（图 11－5）。

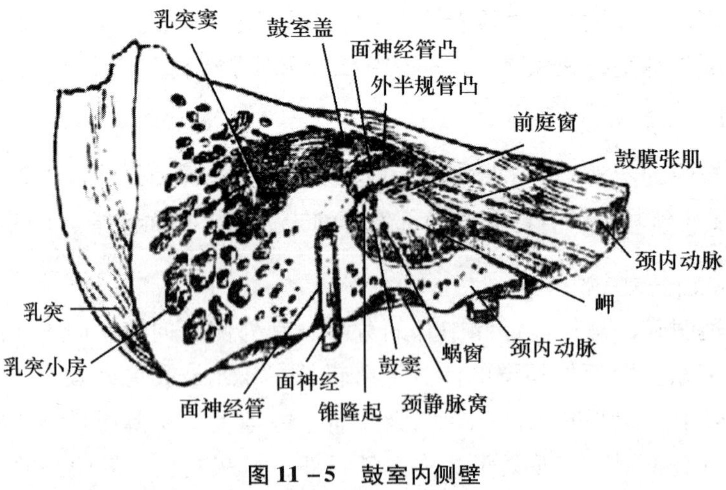

图 11－5　鼓室内侧壁

2. 听小骨　听小骨一侧有三块，即锤骨、砧骨和镫骨，三者以关节和韧带连接成听骨链。当声波振动鼓膜时，经听小骨链的运动，使镫骨底在前庭窗上摆动，将声波的振动传入内耳。

3. 运动听小骨的肌　鼓膜张肌位于鼓膜张肌半管内，肌收缩时牵拉锤骨柄使鼓膜紧张。镫骨肌位于锥状隆起内，收缩时，减小镫骨底对内耳的压力。

（二）咽鼓管

咽鼓管是连通鼻咽部与鼓室的管道，长约4cm，可分为内侧2/3的软骨部和外侧1/3的骨部（即颞骨岩部的咽鼓管半管）。咽鼓管鼓室口开口于鼓室的前壁，咽鼓管咽口开口于鼻咽部侧壁。

（三）乳突窦和乳突小房

乳突窦和乳突小房是鼓室向后方伸延于乳突内的含气腔。乳突窦向前经乳突窦口通鼓室，向后则与乳突小房相连。这些腔内均衬以黏膜，该黏膜与鼓室黏膜、咽鼓管黏膜和咽黏膜相延续。

三、内耳

内耳是前庭蜗器的主要部分，位于颞骨岩部，居于中耳和内耳道底之间；包括骨迷路和膜迷路两部分；是位、听感受器所在部位。膜迷路内充以内淋巴，膜迷路与骨迷路之间的间隙内有外淋巴。内、外淋巴液互不相通（图11－6）。

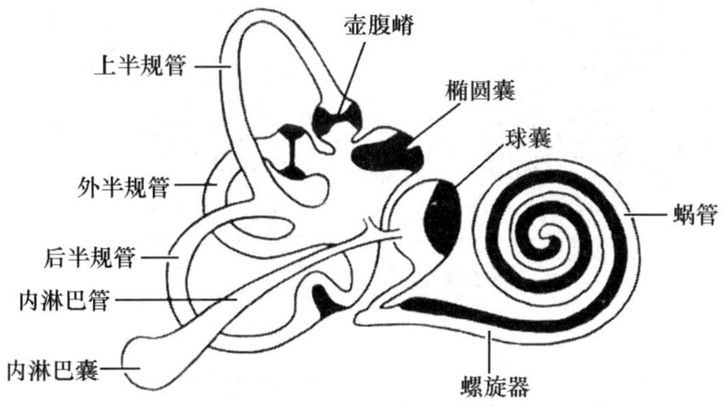

图11－6　内耳模式图

（一）骨迷路

骨迷路为骨密质构成的复杂隧道，在颞骨岩部内，沿岩部长轴从前内向后外依次排列着耳蜗、前庭和骨性半规管三部分（图11－7）。

1. 耳蜗　耳蜗形似蜗牛壳，蜗底对向内耳道底，蜗顶朝向前外方，由蜗螺旋管环绕蜗轴两圈半左右构成。蜗螺旋管起于前庭，终于蜗顶。蜗轴呈圆锥形，位于耳蜗中央，骨质较疏松，有血管、神经穿行其间。蜗螺旋管则由骨密质构成，两者之间质地明显不同。由蜗轴发出骨性螺旋板，突入于蜗螺旋管内，但板的游离缘并未达到蜗螺旋管的对侧壁，空缺处由膜迷路的膜性蜗管填补，从而将蜗螺旋管分为两半，上半称前庭阶，下半叫作鼓阶，二者以蜗孔相通。故耳蜗内实际由蜗管、前庭阶和鼓阶等三条并列的管道系统构成（图11－8）。

2. 前庭　前庭为位于骨迷路中部的近似于椭圆形的腔隙，内藏膜迷路的椭圆囊和球囊，其前部连通耳蜗，后部有5个小孔，与3个骨半规管相通。

3. 骨半规管　骨半规管为3个C字形的弯曲骨管，三者在三维方向互相垂直。其中外半规管位置与水平面一致，凸向外侧，又称水平半规管。前半规管与颞骨岩部的长轴垂直，凸向上方。后半规管与岩部的长轴平行，凸向后方。每个半规管有2个脚与前庭后部相通，

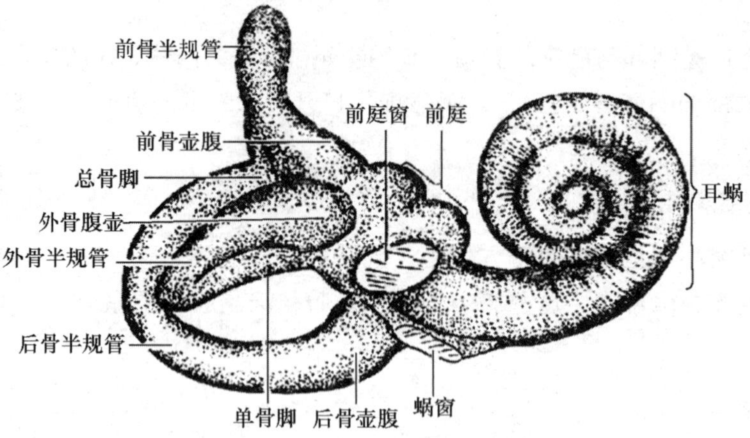

图 11－7　骨迷路

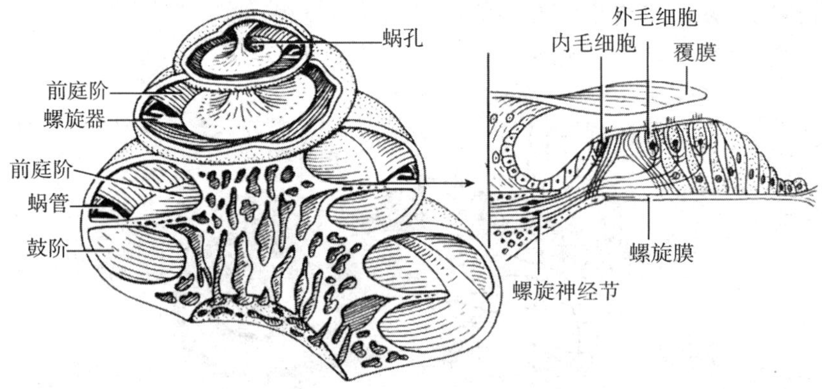

图 11－8　鼓室耳蜗和 Corti 器

一个不膨大叫单脚，一个较膨大，叫壶腹脚。但前半规管与后半规管的单脚合成一个总骨脚，开口于前庭，所以 3 个半规管仅有 5 个口与前庭相通。

（二）膜迷路

膜迷路是骨迷路内封闭的膜性管和囊，可分为位于耳蜗内的蜗管，位于前庭内的球囊和椭圆囊，以及位于骨半规管内的膜半规管三部分。

1. 蜗管　蜗管位于耳蜗内，紧靠耳蜗的外侧壁（以蜗轴为中心），填补了骨性螺旋板与耳蜗外侧之间的空隙，随螺旋板环绕约两圈半，顶端为盲端，起端借连合管通球囊。截面呈三角形，上壁为前庭壁（前庭膜），对向前庭阶，将前庭阶和蜗管隔开；外侧壁紧贴蜗管外侧壁的骨膜，较厚，含有丰富的血管，又名血管纹；下壁由骨性螺旋板和蜗管鼓壁（螺旋膜或基底膜）构成，其上有螺旋器（Corti 器），是听觉的感受器（图11－8）。

2. 球囊和椭圆囊　球囊和椭圆囊位于前庭内，球囊位于前下方，借连合管与蜗管相通；椭圆囊居于后上方，其后壁有 5 个开口，与膜性半规管相连。两囊之间有椭圆球囊管相连。球囊的前壁有球囊斑，椭圆囊的底有椭圆囊斑，两斑能感受直线变速运动的刺激。当这些刺激作用于毛细胞后，耳石膜与毛细胞的相对位置就会发生变化，因为耳石膜的比重大于内淋巴，因此耳石膜就向一个方向牵拉毛细胞的纤毛，使纤毛发生弯曲倒向某一方向，对毛细胞的刺激引起传入纤维发放的神经冲动变化，这些信息传入中枢后，可引起运动觉和位置觉，同时引起姿势反射以保持身体平衡。

3. 膜半规管　膜半规管与骨半规管形态一致，但管径较小。每管有一端膨大称膜壶腹，在壶腹处管壁隆起形成壶腹嵴，嵴与壶腹的长轴相垂直，是位置觉感受器，嵴上的毛细胞能感受旋转运动开始和终止时的刺激。人脑通过对来自两耳水平半规管传入信息的不同来判断旋转运动的方向和状态。三条半规管互相垂直，因此它们可以接受人体在不同平面和不同方向的旋转变速运动的刺激，产生不同的运动觉和位置觉，引起姿势反射，维持身体平衡。

第四节　听觉传导

扫码“学一学”

耳是听觉器官，也是位置和平衡感觉器官，本节仅讨论听觉。与听觉有关的结构是外耳、中耳和内耳的耳蜗。外耳和中耳组成传音应系统，耳蜗为感音系统。听觉感受器是位于蜗管基底膜上螺旋器中的毛细胞，其适宜刺激是 16～200000Hz 的声波。

一、声波的传导

外界的声波可通过气导和骨导两条途径传入内耳。

（一）气导

此为声波传入内耳的主要途径（图 11－9）。声波经外耳的收集和传导至中耳，引起鼓膜的同步振动并传至与其相连的听骨链。听骨链是由锤骨、砧骨和镫骨构成的，锤骨连接鼓膜，镫骨连接卵圆窗，三块听小骨有机地结合成一交角杠杆。此杠杆的作用是将高幅低强的振动变为低幅高强的振动即减幅增压效应，其意义为既可保证声波的有效传导又可避免高幅振动对内耳的损伤。鼓室空气的振动亦可直接引起圆窗振动，在听骨链功能障碍时，有一定的代偿作用。

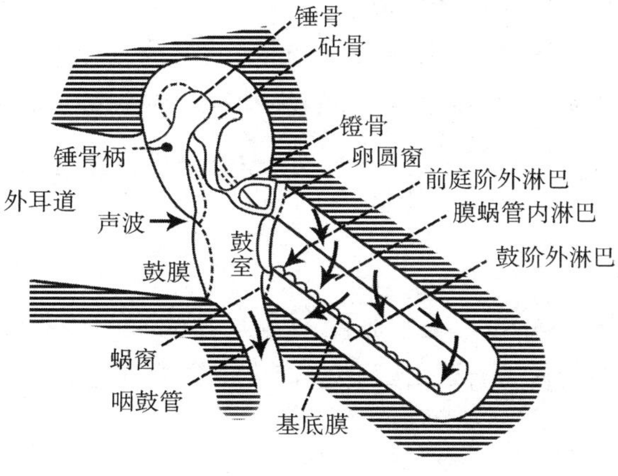

图 11－9　听小骨气导示意图

（二）骨导

声波振动经颅骨传入内耳的过程称为骨导。正常情况下，此途径基本不起作用。

二、耳蜗的感音换能作用

内耳包括耳蜗和前庭器官两部分，与听觉有重要关系的结构是耳蜗，耳蜗是一形似蜗牛壳的骨管，长约30mm，盘曲成螺旋状，其内被前庭膜和基底膜分隔成三个管道，即前庭阶蜗管和鼓阶。前庭阶和鼓阶内充满着外淋巴，蜗管内充满着内淋巴（图11－8）。前庭阶底端有卵圆窗，鼓阶底端有圆窗，两窗均与鼓室相接。声音感受器——螺旋器位于基底膜上，内有支持细胞、漂浮于内淋巴的盖膜及听毛细胞。听毛细胞表面有纤毛，称听毛，其顶端为盖膜并插入其中，底部与耳蜗神经建立突触联系。当声波传到内耳，引起内外淋巴振动，继而基底膜与螺旋器振动，听毛因与盖膜发生相对位移而屈曲，听毛细胞由此兴奋而产生电位变化（感受器电位），最终演变为耳蜗神经上的动作电位，传入大脑听觉中枢产生听觉。

耳蜗的主要功能是把内耳的机械振动转变为蜗神经上的神经冲动。在这一换能过程中，耳蜗基底膜的振动是一个关键因素。当声波经中耳听骨链传递使前庭窗膜内移时，通过外淋巴使前庭膜下移，通过内淋巴使基底膜向下移，最后通过鼓阶的外淋巴压向蜗窗，使蜗窗膜外移；相反，当前庭窗膜外移时，上述结构又作相反方向移动，于是形成振动。在这个振动过程中，蜗窗膜实际起着缓冲耳蜗内压力变化的作用。基底膜的振动又引起螺旋器的振动，从而使毛细胞顶端和盖膜之间相对位移，发生相切运动，引起毛细胞的听纤毛变化。听纤毛的弯曲再引起耳蜗的电位变化，最后引起与毛细胞相联系的耳蜗神经纤维产生神经冲动频率的改变，以不同形式的编码传入中枢。

三、耳蜗对声音的初步分析

（一）频率（音调）

目前用行波学说来解释。该学说认为，声波的振动引起基底膜随之振动，而且这种振动是从耳蜗底部基底膜开始，向蜗顶方向纵向推进，振动幅度逐渐加大，当抵达某一部位基底膜时可达到最大，以后则很快衰减。这种振动就像人在抖动一条绸带时，有行波沿绸带向远端传播一样。同时还认为，不同频率的声波引起基底膜振动的最大部位是不同的，声波频率越低，波长越长，行波传播越远，其基底膜振动幅度最大的部位越靠近蜗顶；相反，声波频率越高，波长越短，行波传播距离越短，其基底膜发生最大振幅的部位，越接近蜗底。行波学说在动物实验得到证实，如破坏动物耳蜗底部时，对高音频的感受发生障碍，破坏耳蜗顶部时，则对低音频的感受发生障碍。临床上对不同性质耳聋原因的研究也得到了类似的结果。

（二）振幅（音强）

振幅取决于被刺激而兴奋的听毛细胞的数量及其受到的刺激强度。振幅大则刺激强，兴奋的听毛细胞多，参与的传入神经纤维多，产生强音的感觉。反之，则引起弱音感觉。

（三）声源

声源取决于声波到达两耳的时间差。声源在左则声波先入左耳，反之则相反，如声波同时到达双耳，则声源在正前或正后方。

扫码“学一学”

第五节　内耳的平衡感觉功能

内耳中前庭器官是人体自身运动状态和头部在空间的位置觉感受器，对调节姿势、维持平衡起着重要作用。前庭器官包括内耳中的椭圆囊、球囊（两者合称前庭）和三个半规管。它们和耳蜗同位于颞骨岩部的骨迷路之中，为膜性管道，管内充满内淋巴，管外与骨迷路的间隙则是外淋巴。

一、前庭器官的感受装置

前庭器官的感受细胞都称为毛细胞，椭圆囊、球囊、三个半规管中的毛细胞结构十分类似。在毛细胞顶部通常有60～100条纤细的毛，按一定的形式排列；其中有一条最长，位于细胞顶端的一侧边缘处，称动毛；其余的毛较短，分布于细胞顶端的大部分区域，称静毛。当静毛和动毛都处于静止状态时，毛细胞膜内外存在着约80mV的静息电位，此时神经纤维上有中等频率的自发持续放电。当外力使静毛倒向动毛一侧时，毛细胞则产生去极化，此时静息电位减小至－60mV左右，同时神经冲动发放的频率明显增加。相反，如外力使动毛倒向静毛一侧时，则产生膜电位的超极化，此时神经冲动频率大大减小。这可能是前庭器官中所有毛细胞感受外界刺激时的一般规律。

在正常条件下，由于各前庭器官中毛细胞所在位置的不同，不同形式的变速运动都能以特定的方式改变毛细胞纤毛的倒向，使相应的神经纤维的冲动发放频率发生改变，把机体运动状态和头在空间位置的信息进行编码处理，最终在皮层中枢引起特殊的运动觉和位置觉，并出现各种躯体和内脏功能的反射性改变。

二、前庭器官的适宜刺激

（一）椭圆囊、球囊的适宜刺激

椭圆囊、球囊内各有一个特殊的结构，分别称为椭圆囊斑和球囊斑，囊斑中含有感受性毛细胞，其顶端的纤毛穿插在耳石膜内。耳石膜是一小块胶质板，内含碳酸钙与蛋白质所形成的耳石，耳石比重大于内淋巴，因而有较大的惯性。人在直立位时，椭圆囊中囊斑平面位置呈水平位，耳石膜在毛细胞顶部纤毛之上方；而球囊中的囊斑平面呈垂直位，毛细胞的纤毛向水平方向伸出，耳石膜悬在纤毛外侧，与囊斑相平行。椭圆囊和球囊的适宜刺激为重力与直线加减变速运动。当头部位置改变时，耳石膜与毛细胞在空间的相对位置也就发生了改变，这样在不同情况下可以发生耳石膜对毛细胞纤毛不同程度的牵拉。由于耳石膜的牵拉作用刺激着毛细胞，因而与毛细胞相连的前庭神经末梢便有相应的冲动发放频率的改变。

研究发现，椭圆囊和球囊的囊斑平面上，纤毛排列的方向几乎都不相同，这种装置的特点是可以感受身体由各方向直线加减变速运动的刺激。例如人体在水平方向以任何角度作直线变速运动时，在椭圆囊的囊斑中总有一些毛细胞的静毛向动毛所在的方位作最大的弯曲，由此产生神经冲动并在相应中枢引起在该方向上的变速运动的感觉。直线加减速度刺激还可反射性引起颈肌及四肢肌肉紧张度改变，以维持身体平衡。人在乘电梯升降变速过程中亦可见到相似反射活动。头在空间的位置和重力作用方向的变化亦可以通过对球囊囊斑上的毛细胞刺激来感受。

（二）半规管及其适宜刺激

人体两侧内耳各有三个相互垂直的半规管，分别称为前、后、外（或水平）半规管，均开口于前庭。每管各有一端膨大，称为壶腹。各半规管的壶腹内各有一个隆起，称为壶腹嵴。壶腹嵴上竖有毛细胞，面对管腔，毛细胞顶部的纤毛较长，包埋于圆顶形胶质结构的终帽之中。前庭神经分布在嵴的底部，连接毛细胞。

半规管的适宜刺激是旋转变速运动，即正负角加速度运动。以水平半规管为例，当人体向左侧旋转时，开始由于内淋巴的惯性作用，左侧半规管中内淋巴压向壶腹，而右侧半规管中内淋巴则离开壶腹，结果使得左侧水平半规管内的终帽弯曲而牵拉毛细胞的纤毛，引起毛细胞兴奋性的改变。而右侧壶腹嵴毛细胞传向中枢的神经冲动减少。如果旋转以匀速持续进行下去，内淋巴惯性运动即逐渐停止，终帽也逐渐复位，对毛细胞的刺激也消失。而旋转停止时，内淋巴会产生与旋转开始时相反的惯性移动，终帽出现相反方向弯曲位移，右侧半规管毛细胞又受到新的刺激。因此，在旋转过程中，旋转开始和停止时的变速运动会因内淋巴的惯性作用而使终帽弯曲刺激毛细胞。毛细胞的兴奋不仅会引起相应中枢产生旋转运动感觉，而且还引起躯干、四肢肌紧张改变，以调节身体平衡，同时伴有一系列自主性功能反应。

三、前庭反应

来自前庭器官的传入冲动到达有关中枢后，除引起运动觉和位置觉外，还引起各种姿势调节反射和自主神经功能的改变，这种现象称为前庭反应。

（一）前庭自主神经反射

人类前庭器官受到过强或过长时间的刺激会引起自主神经反应，如恶心、呕吐、眩晕和皮肤苍白等现象，称作前庭自主神经反射（vestibular autonomic nervous reflex）。在有些人，前庭器官的功能过于敏感，会出现晕车、晕船、航空病等。

（二）眼球震颤

当前庭迷路受刺激时，特别是在躯体做旋转运动时，反射性地改变了眼肌的活动而引起眼球不随意的规律性的往返运动，称为眼球震颤（nystagmus）。旋转、温水或冷水注入外耳道或以电刺激乳突以及前庭迷路的各种疾病都能引起眼球震颤。现以水平眼震颤为例，说明其产生原理。

受试者坐在旋转椅上，头前倾30°使水平半规管完全处于水平位，这时受试者若绕垂直轴向左旋转，则可见两侧眼球先是向右缓慢转动，这称为眼球震颤的慢动相；当慢动相眼球移动到眼裂右侧端时，又快速返回眼裂正中，这称为眼球震颤的快动相。之后再出现新的慢动相和快动相。如此反复出现。在向左旋转开始时，两侧水平半规管中的内淋巴因惯性向右冲击两侧壶腹嵴的毛细胞，使毛细胞向右弯曲，左侧前庭神经纤维冲动增加，右侧减少。通过前庭－眼球运动反射，使左眼的内直肌紧张度增强，外直肌紧张度减弱；右眼则相反。因此两眼球便都向右缓慢偏转（慢动相）；偏转到一定程度后，由视觉中枢进行矫正，使眼球迅速复位（快动相）。临床上，为了便于观察，把快动相规定为眼球震颤的方向。眼球震颤仅在旋转开始和停止阶段出现。检查眼球震颤情况，可以帮助判断前庭器官的功能状态。

扫码“学一学”

第六节　感受器、感觉器官的定义和一般生理

一、感受器

是指分布于体表或组织内部的一些感受机体内、外环境变化的结构和装置。有些感受

器就是感觉神经末梢，有些感受器在裸露的神经末梢周围包绕一些细胞或数层结构，共同形成一个特殊结构，如与触压觉有关的触觉小体和环层小体等。

二、感觉器官

一些在结构上和功能上都高度分化了的感受细胞，它们以类似突触形式与神经末梢相联系，这些感受细胞连同一些特殊分化了的组织结构，构成一个特定器官，完成一种特定的感觉功能。这种器官即叫感觉器官。

三、特殊感官

眼、耳、前庭、鼻等器官分布在头部，常称为特殊感官。

四、感受器的一般生理

（一）感受器的适宜刺激

只需要极小的强度就能引起相应的感觉，这种刺激形式就称为该感受器的适宜刺激。

（二）感受器的换能作用

感受器接受刺激后，能将各种刺激形式转变为相应传入神经纤维上的动作电位，这种作用称为感受器的换能作用。感受器接受刺激后先产生一个静息膜电位的小幅度变化，称感受器电位。感受器电位是局部电位，其大小在一定范围内与刺激强度成正比，即其反应有等级性，并有总和现象。

（三）感受器的适应

当刺激持续作用于感受器时，传入神经纤维上的动作电位频率会逐渐下降，这种现象称为适应。适应是所有感受器所具有的一个特点，它出现的快慢有很大的差别，通常其可分为快适应和慢适应感受器两类。快适应感受器如皮肤触觉感受器；慢适应感受器如肌梭牵张感受器、颈动脉窦感受器和痛觉感受器等。

扫码“练一练”

（邢德刚　李卫东）

第十二章　内分泌系统解剖与生理

扫码“学一学”

扫码“看一看”

第一节　内分泌系统解剖

一、内分泌系统的组成

内分泌系统是神经系统以外的另一重要调节系统，由内分泌腺和内分泌组织组成，对机体的新陈代谢、生长发育、生殖活动等进行调节，保持机体内环境的平衡和稳定。内分泌腺为无管腺，其分泌物质称激素。内分泌腺散在分布于体内。内分泌腺血供丰富，分泌物通过血液运输到远处效应器细胞。

内分泌系统与神经系统关系密切。一方面内分泌系统受神经系统的控制和调节，神经系统通过对内分泌腺的作用，间接地调节人体各器官的功能，这种调节称神经体液调节；另一方面内分泌系统也可影响神经系统的功能，如甲状腺分泌的甲状腺素可影响脑的发育。

人体的内分泌腺有垂体、甲状腺、甲状旁腺、肾上腺、松果体、胸腺等（图 12 – 1）。

内分泌组织有胰岛、胸腺网状上皮细胞、睾丸间质细胞、卵巢卵泡细胞及黄体。

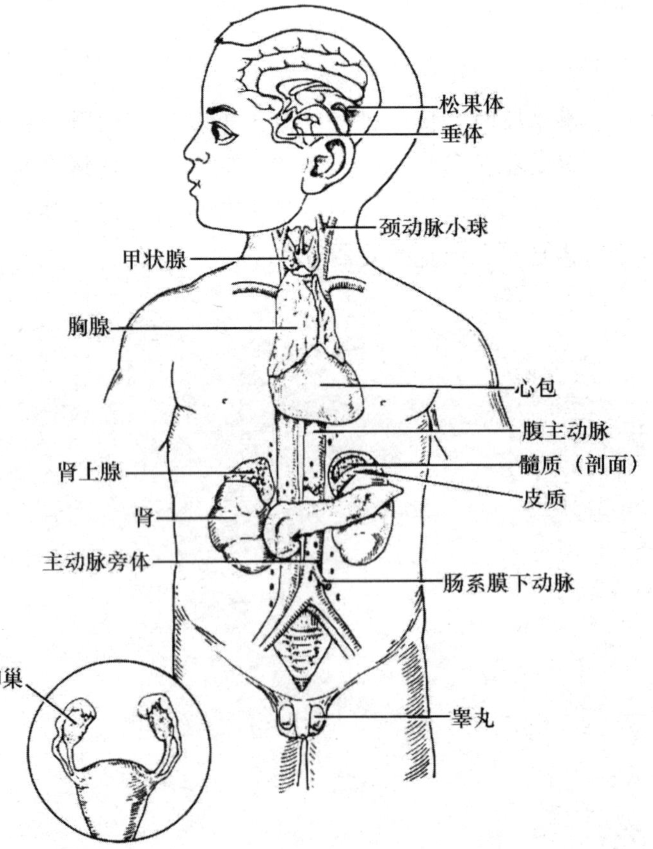

图 12 – 1　内分泌腺分布概况

二、内分泌腺解剖

（一）垂体

垂体（pituitary gland）是体内最复杂、最重要的内分泌腺，不但与身体骨骼和软组织的生长有关，还可影响其他内分泌腺的作用。

1. 解剖　垂体位于颅底部蝶骨的蝶鞍内，重量不到1g。垂体在第三脑室底部通过垂体柄（漏斗）与下丘脑相连。

垂体的组成如下。腺垂体包括：前部（远侧部），结节部和中间部。神经垂体包括：神经部和漏斗（图12－2）。

垂体的血供来自于颈内动脉和大脑前动脉的分支。垂体前叶经下丘脑—垂体门脉系统静脉接受来自下丘脑的静脉血流，静脉血将下丘脑释放的激素从下丘脑的下端传递至垂体。垂体静脉回流至海绵窦。

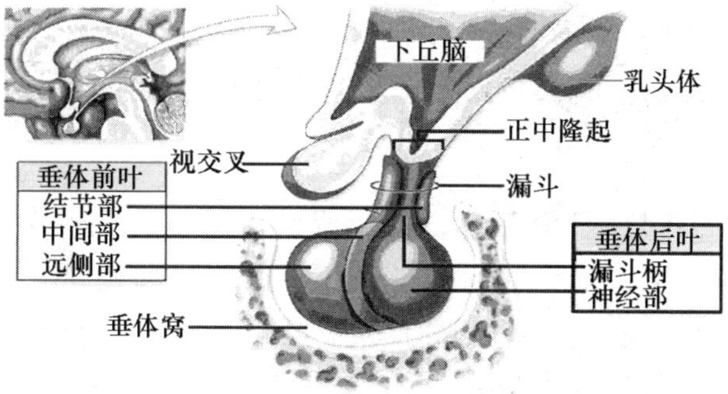

图12－2　垂体解剖图

2. 组成与功能联系　传统上根据细胞染色不同将人的垂体前叶细胞分为：显色细胞、嗜酸细胞和嗜碱细胞。随着免疫化学和电子显微镜等现代技术的出现，目前分辨出5类细胞：分泌生长激素（GH）的生长激素细胞、分泌泌乳素的泌乳细胞、分泌促甲状腺激素的促甲状腺细胞（TSH）、分泌黄体生成素（LH）和卵泡刺激素（FSH）的促性腺激素细胞，以及分泌促肾上腺皮质激素（ACTH）的促皮质激素细胞。这些激素广泛控制着机体的多种功能。在腺体内也存在无活性细胞。

垂体后叶（神经垂体）是由神经纤维和神经垂体细胞（后者是一种神经胶质细胞）构成的，其神经纤维就是下丘脑视上核和室旁核神经元的轴突。这些轴突末梢内储存着两种激素即抗利尿激素和催产素，当受到适宜刺激时就释放出来。

（二）甲状腺和甲状旁腺

1. 甲状腺　人的甲状腺（thyroid gland）重20～30g，是人体内最大的内分泌腺。位于喉下部、气管上部的两侧和前面。甲状腺外观像蝴蝶形，或称H形。包括甲状腺侧叶和甲状腺峡部，有的个体会出现锥状叶，腺体由于血供丰富，呈现棕红色（图12－3、图12－4）。

组织学结构：甲状腺由许多大小不等的圆形或椭圆形腺泡组成。显微镜下所见，腺泡由单层立方腺上皮细胞环绕而成，中心为腺泡腔。腺上皮细胞是甲状腺激素合成和释放的部位，腺泡腔内充满均匀的胶性物质，是甲状腺激素的贮存库。腺体活动减弱时，腺上皮细胞呈扁平状，腺泡腔内贮存物增加；如果活动亢进，腺泡上皮呈柱状，腺泡腔内贮存物减少。在腺泡之间的结缔组织内存在着一种细胞称为腺泡旁细胞（甲状腺C细胞），后者分泌降钙素。

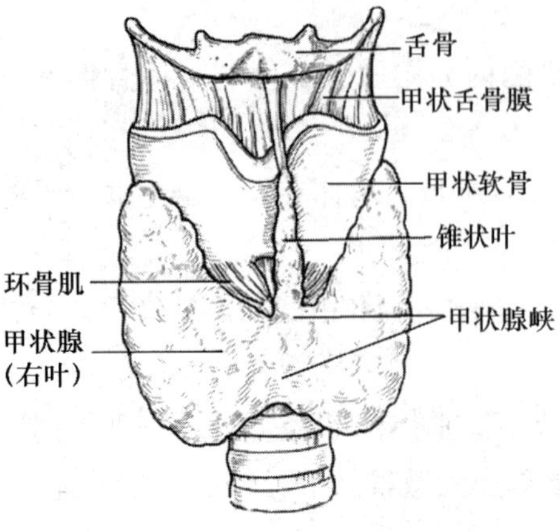

图 12－3　甲状腺正面观

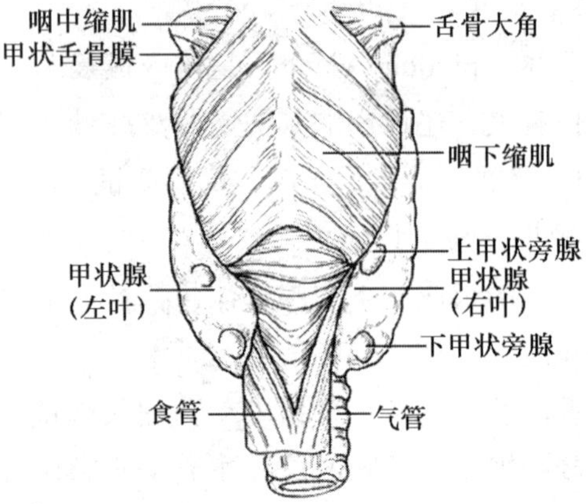

图 12－4　甲状腺反面观

2. **甲状旁腺**　扁椭圆形，黄豆大小，呈棕黄色，有上下两对，位于甲状腺侧叶后面的被囊上，甲状旁腺（parathyroid gland）的作用是分泌甲状旁腺素。

（三）肾上腺

肾上腺（adrenal gland）呈橙黄色，位于肾脏的上方，左侧为半月形，右侧似三角形或椭圆形。肾上腺分为皮质和髓质两部分。肾上腺皮质由外向内可分为三层带即球状带、束状带和网状带。肾上腺髓质位于肾上腺中心。从胚胎发生来看，髓质与交感神经同一来源，相当于一个交感神经节，受内脏神经节前纤维支配（属交感神经）。肾上腺髓质的腺细胞较大，呈多边形，围绕血窦排列成团或不规则的索网状。细胞内含有细小颗粒，一些颗粒与铬盐呈棕色反应，称为嗜铬细胞。这些颗粒内的物质可能就是肾上腺髓质激素的前体。嗜铬细胞可以分泌肾上腺素和去甲肾上腺素，前者与后者的比例为2∶1（图12－5）。肾上腺分泌激素如下：肾上腺皮质球状带分泌盐皮质激素，束状带分泌糖皮质激素，网状带分泌糖皮质激素和少量性激素；肾上腺髓质分泌肾上腺素和去甲肾上腺素。

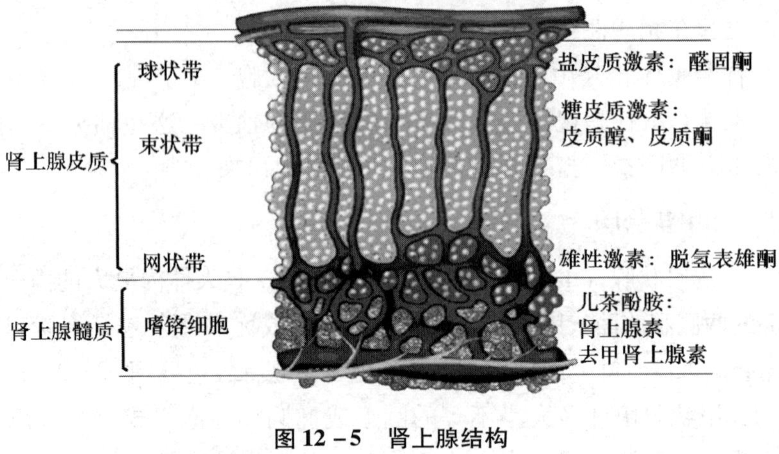

图 12－5　肾上腺结构

（四）胰岛

胰岛（islands of pancreas）是存在于胰体内的一些特殊的细胞团，它们不均匀地散布在胰腺内，大小不等、形状不定，形如浮于海洋上的小岛屿，通常称为胰岛。主要分布在胰尾，构成胰岛的细胞数目不定，少的只有数个细胞，多至数百个细胞，大小在0.1～0.3mm，总数为10万～100万个，但也只占胰腺总重量的1/35～1/100，重量仅1～2g（图12－6）。

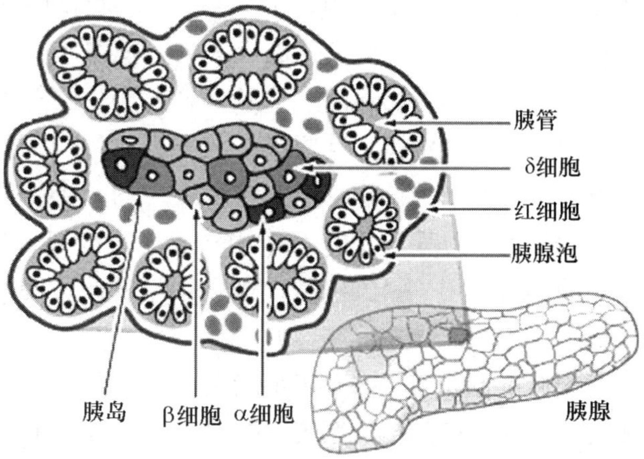

图12－6　胰岛

（五）胸腺

胸腺（thymus）位于胸骨后面，呈灰白色，扁平椭圆形，分左、右两叶，由淋巴组织构成。2岁时相对体积最大，青春期前发育良好，青春期后逐渐退化，为脂肪组织所代替。胸腺是造血器官，能产生淋巴细胞，并运送到淋巴结和脾脏等处。这种淋巴细胞对机体的细胞免疫具有重要作用。生长激素和甲状腺素能刺激胸腺生长，而性激素则促使胸腺退化。胸腺可分泌多种肽类物质，如胸腺素和胸腺生长素等。

（六）松果体

松果体（pineal body）位于背侧丘脑的后上方，以柄附于第三脑室顶的后部。儿童时发达，7岁开始退化，17岁后有钙盐沉着，称“脑砂”（图12－7）。

松果体分泌褪黑素，后者可抑制腺垂体分泌促性腺激素，有防止性早熟的作用，此腺体遭到破坏后可出现性早熟或生殖器官过度发育。

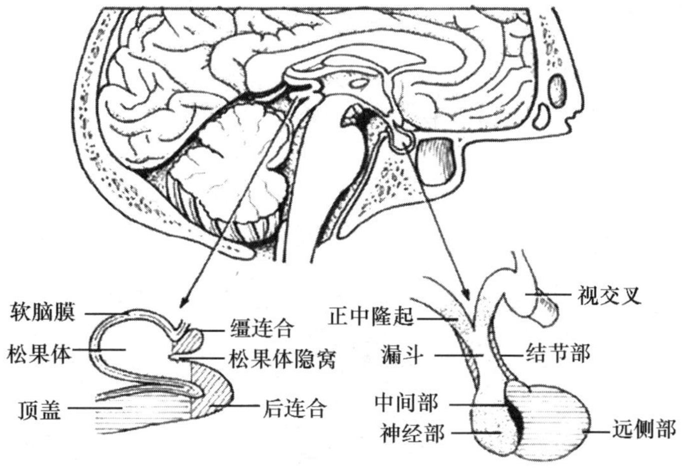

图12－7　垂体和松果体

扫码“学一学”

第二节　激　素

内分泌细胞分泌的高效能的生物化学物质称为激素，经过血液循环或组织间液传递化学信息到其靶细胞、靶组织或靶器官，发挥兴奋或抑制作用。值得注意的是，它只能增强或减弱原有的生理学作用，而不能产生的新作用。

随着内分泌学研究的进展，对内分泌系统产生了新的认识。除了上述内分泌腺外，在身体其他部分如胃肠道黏膜、脑、肾、心、肺等处都分布有散在的内分泌组织，或存在兼有内分泌功能的细胞，这些散在的内分泌组织也属于或包括在内分泌系统内。此外，对激素的概念也有新的认识。经典的激素从内分泌细胞分泌出来后要经过血液循环运输到远距离的靶细胞（远距分泌）起作用，现在发现有一些内分泌细胞所分泌的化学物质可通过细胞间隙弥散作用于邻近细胞，这类化学物质称为局部激素，分泌方式称近距离分泌（旁分泌）。

因此可重新定义内分泌系统为，由内分泌腺和存在于某些组织器官中的内分泌细胞组成的一个体内信息传递系统，与中枢神经系统在生理功能上紧密联系，密切配合，相互作用，调节机体的各种功能，维持内环境的相对稳定，以适应体内外环境的各种变化及需要。此外，内分泌系统间接地或直接地接受中枢神经系统的调节，也可以把内分泌系统看成是中枢神经系统的一个环节。内分泌系统也影响中枢神经系统的活动。因此，现在有专门研究中枢神经系统与内分泌系统功能联系的学科，称为神经内分泌学。

一、激素的传递方式

远距分泌：激素释放后入血液，经血液循环运输到远距离的靶细胞发挥作用。

旁分泌：激素被释放入细胞间隙，通过组织液扩散作用于邻近的靶细胞。

神经分泌：具有内分泌功能的神经细胞的胞体合成的激素，沿轴浆运输到神经末梢，释放后直接作用于或进入血液运输后作用于靶细胞。

自分泌：激素分泌后在局部组织液扩散又返回作用于自身细胞，对自身细胞分泌激素起反馈调节作用（图 12－8）。

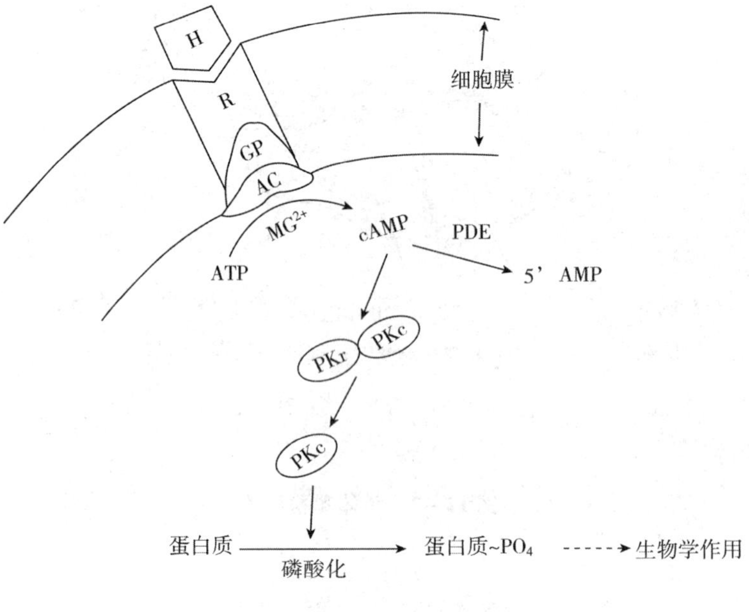

图 12－8　激素的作用途径

二、激素的功能

激素的生理作用可以归纳为五个方面。①通过调节蛋白质、糖和脂肪等三大营养物质和水、盐等代谢，为生命活动供给能量，维持代谢的动态平衡。②促进细胞的增殖与分化，影响细胞的衰老，确保各组织、各器官的正常生长、发育，以及细胞的更新与衰老。例如生长激素、甲状腺激素、性激素等都是促进生长发育的激素。③促进生殖器官的发育成熟、生殖功能，以及性激素的分泌和调节，包括生卵、排卵、生精、受精、着床、妊娠及泌乳等一系列生殖过程。④影响中枢神经系统和植物性神经系统的发育及其活动，与学习、记忆及行为的关系。⑤与神经系统密切配合调节机体对环境的适应。上述五方面的作用很难截然分开，而且不论哪一种作用，激素只是起着信使作用，传递某些生理过程的信息，对生理过程起着加速或减慢的作用，不能引起任何新的生理活动。

三、激素的分类

按化学结构分两类：含氮类激素，可分为肽、胺、蛋白质等，如下丘脑分泌的调节肽、腺垂体分泌的促激素、胰岛素、甲状腺素等；类固醇激素，如肾上腺皮质激素和性腺激素。

四、激素作用的一般特性

激素虽然种类很多，作用复杂，但它们在对靶组织发挥调节作用的过程中，具有某些共同的特点。

1. 信息传递作用 内分泌系统与神经系统一样，是机体的生物信息传递系统，但两者的信息传递形式有所不同。神经信息在神经纤维上传输时，以电信号为信息的携带者，在突触或神经-效应器接头处，电信号要转变为化学信号，而激素只是作为一种化学信使，在细胞与细胞之间进行信息传递，不论是哪种激素，它对靶组织的生理生化过程只能起到加强（兴奋）或减弱（抑制）的调节作用。而在这些作用中，激素既不提供热量，也不增添成分。例如生长素促进生长发育；甲状腺激素增强代谢过程。

2. 激素作用的相对特异性 激素释放进入血液被运送到全身各个部位，虽然它们与各处的组织、细胞有广泛接触，但只选择性地作用于相应的靶器官、靶组织和靶细胞。这种选择性作用与靶细胞上存在能与该激素发生特异性结合的受体有关。有些激素作用的特异性很强，如促性腺激素只作用于性腺；如促甲状腺激素只作用于甲状腺等。有些激素没有特异的靶细胞，作用广泛，如甲状腺激素、生长激素等，但是它们也是要与细胞上相应受体结合而起作用的。

3. 高效能生物放大作用 激素在血中浓度甚低，一般在纳摩尔（nmol/L），甚至在皮摩尔（pmol/L）数量级，虽然激素的含量甚微，但其作用显著。激素与受体结合后，在细胞内发生一系列酶促放大作用，一个接一个，逐级放大效果，形成一个效能极高的生物放大系统。如一个分子的促甲状腺激素释放激素，可使腺垂体释放十万个分子的甲状腺素。一个分子的胰高血糖素使一个分子的腺苷酸环化酶激活后，通过cAMP-蛋白激酶，可激活10000个分子的磷酸化酶。据此不难理解血中的激素浓度虽低，但其作用却非常明显，所以体液中激素浓度维持相对的稳定，对发挥激素的正常调节作用极为重要。

4. 相互作用 当多种激素共同调节着某一生理活动时，它们之间往往存在着协同作用或拮抗作用，对维持该生理过程的相对稳定起重要作用。例如生长激素、糖皮质激素、胰高血糖素都有升高血糖的协同作用；相反胰岛素则能降低血糖，起到拮抗效应。

另外，有的激素本身并不能直接对某些器官、组织或细胞产生作用，然而在它存在的条件下，可使另一种激素的作用明显增强，这一现象称为允许作用（permissive action）。如糖皮质激素对心肌和血管平滑肌无收缩作用，即无升血压效应，但儿茶酚胺与糖皮质激素合用时，可使儿茶酚胺更好地发挥对心血管的调节作用，使血压升高效应明显。允许作用的机制尚不完全清楚。过去认为，允许作用是由于糖皮质激素抑制儿茶酚 - *O* - 甲基转移酶，使儿茶酚胺降解速率减慢，导致儿茶酚胺作用增强。现在通过对受体和受体后水平的研究，认识到糖皮质激素既可调节细胞表面的肾上腺素能受体的数量，也可以调节受体介导的细胞内传递过程，如影响腺苷酸环化酶的活性以及 cAMP 的生成等。另外激素间还存在着一种竞争作用：如高浓度的孕酮能与醛固酮竞争同一受体，减弱醛固酮的效应。

五、激素的作用机制

激素作为信息物质与靶细胞上的受体结合后，如何把信息传递到细胞内，并经过怎样的错综复杂的反应过程，最终产生细胞生物效应的机制，一直是内分泌学基础理论研究的重要领域。近一二十年来，随着分子生物学的发展，关于激素作用机制的研究，获得了迅速进展。含氮激素和类固醇激素的作用机制完全不同，现分别叙述如下。

1. 含氮激素的作用机制——第二信使学说 第二信使学说是 1965 年 Sutherland 等根据一系列实验而提出的：研究糖原酵解第一步所需限速酶—磷酸化酶的活性时，发现胰高血糖素与肾上腺素可使肝匀浆在 ATP、Mg^{2+} 与腺苷酸环化酶（adenylate cyclase，AC）的作用下产生一种新物质，这种物质具有激活磷酸化酶从而催化糖原酵解的作用。实验证明，它是环 - 磷酸腺苷（cyclic AMP，cAMP），在 Mg^{2+} 存在的条件下，腺苷酸环化酶促进 ATP 转变为 cAMP。cAMP 在磷酸二酯酶（phosphodiesterase）的作用下，降解为 5′ - AMP。随后，进一步发现 cAMP 之所以能激活磷酸化酶，是由于 cAMP 激活了另一种酶，即依赖 cAMP 的蛋白激酶（cAMP - dependent protein kinase，cAMP - PK，PKA）而完成的（图 12 - 9）。

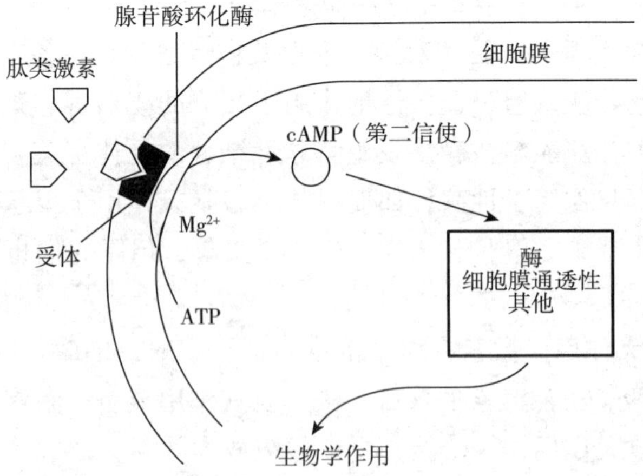

图 12 - 9 含氮激素的作用机制

以 cAMP 为第二信使学说的指出，推动了激素作用机制的研究工作迅速深入发展。近年来的研究资料表明，cAMP 并不是唯一的第二信使，可能作为第二信使的化学物质还有 cGMP、三磷酸肌醇、二酰甘油、Ca^{2+} 等。另外，关于细胞表面受体调节、腺苷酸环化酶活化机制、蛋白激酶 C 的作用等方面的研究都取得了很大进展，现概述如下。

激素膜受体多为糖蛋白，其结构一般分为三部分：细胞膜外区段、质膜部分和细胞膜内区段。细胞膜外区段含有许多糖基，是识别激素并与之结合的部位。激素分子和靶细胞受体均由许多不对称的功能基团构成极为复杂而又可变的立体构型。激素和受体可以相互诱导而改变本身的构型以适应对方的构型，这就为激素与受体发生专一性结合提供了物质基础。

激素与受体的结合力称为亲和力（affinity）。一般来说，由于相互结合是激素作用的第一步，所以亲和力与激素的生物学作用往往一致，但激素的类似物可与受体结合而不表现激素的作用，相反却阻断激素与受体相结合。实验证明，亲和力可以随生理条件的变化而发生改变，如动物性周期的不同阶段，卵巢颗粒细胞上的卵泡刺激素（FSH）受体的亲和力是不相同的。某一激素与受体结合时，其邻近受体的亲和力也可出现增高或降低的现象。

受体除表现亲和力改变外，其数量也可发生变化。有人用淋巴细胞膜上胰岛素受体进行观察发现，如长期使用大剂量的胰岛素，将出现胰岛素受体数量减少，亲和力也降低；当把胰岛素的量降低后，受体的数量和亲和力可恢复正常。许多种激素（如促甲状腺激素、绒毛膜促性腺激素、黄体生成素、卵泡刺激素等）都会出现上述情况。这种激素使其特异性受体数量减少的现象，称为减衰调节或简称下调（down regulation）。下调发生的机制可能与激素—受体复合物内移入胞有关。相反，有些激素（多在剂量较小时）可使其特异性受体数量增多，称为上增调节或简称上调（up regulation），如催乳素、卵泡刺激素、血管紧张素等都可以出现上调现象。下调或上调现象说明，受体的合成与降解处于动态平衡之中，其数量是这一平衡的结果，它的多少与激素的量相适应，以调节靶细胞对激素的敏感性与反应强度。

以 G 蛋白（guanine nuecleotide – bingding regulatory protein，G protein）偶联受体介导的信号转导模式包括两条通路，一条为 G 蛋白耦联受体介导的 cAMP 为第二信使的信号转导通路；另一条为 G 蛋白偶联受体介导的 IP_3/DG 为第二信使的信号转导通路。

（1）G 蛋白耦联受体介导的 cAMP 为第二信使的信号转导通路　cAMP 第二信使学说提出后，人们发现有的多肽激素并不使 cAMP 增加，而是降低 cAMP 合成。研究表明，在细胞膜还有另一种叫作 GTP 结合蛋白，简称 G 蛋白。

G 蛋白有 α、β、γ 三个亚单位。当激素与受体接触时，活化的受体便与 G 蛋白的 α 亚单位结合而与 β、γ 分离，对腺苷酸环化酶起激活或抑制作用。G 蛋白种类很多，起激活作用的叫兴奋性 G 蛋白（Gs），起抑制作用的叫抑制性 G 蛋白（Gi）。G 蛋白与腺苷酸环化酶作用后，G 蛋白中的 GTP 水解为 GDP 而失去活性，G 蛋白的 β、γ 亚单位重新与 α 亚单位结合，进入另一次循环。腺苷酸环化酶被 Gs 激活时 cAMP 增加；当它被 Gi 抑制时，cAMP 减少（图 12 – 10）。

（2）G 蛋白耦联受体介导的 IP_3/DG 为第二信使的信号转导通路　许多含氮激素是以 cAMP 为第二信使调节细胞功能活动的，但有些含氮激素的作用信息并不以 cAMP 为媒介进行传递，如胰岛素、催产素、催乳素、某些下丘脑调节肽和生长因子等。这些激素作用于膜 G 蛋白偶联受体后，在磷脂酶 C 的催化下，往往引起细胞膜磷脂酰肌醇转变为三磷酸肌醇（IP_3）和二酰甘油（DG），并导致胞浆中 Ca^{2+} 浓度增高。Ca^{2+} 与细胞内的钙调蛋白结合后，可激活蛋白激酶，促进蛋白质磷酸化，从而调节细胞的功能活动（图 12 – 11）。

DG 的作用主要是它能特异性激活蛋白激酶 C（protein kinase C，PKC），PKC 的激活依赖于 Ca^{2+} 的存在。激活的 PKC 与 PKA 一样可使多种蛋白质或蛋白酶发生磷酸化反应，进

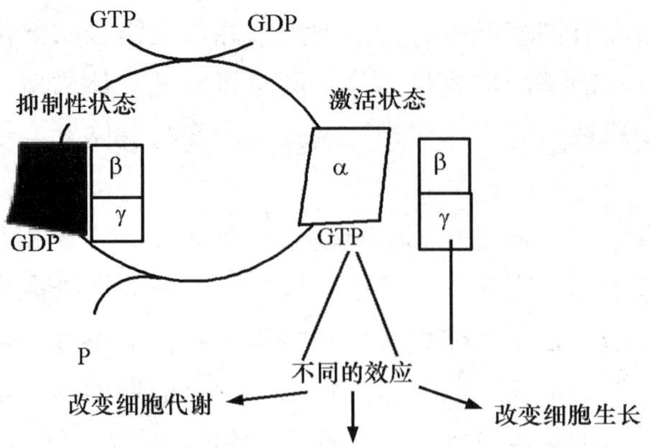

图 12－10　G 蛋白偶联受体介导的 cAMP 第二信使模式

而调节细胞的生物效应。另外，DG 的降解产物花生四烯酸是合成前列腺素的原料，花生四烯酸与前列腺素的过氧化物又参与鸟苷酸环化酶的激活，促进 cGMP 的生成。cGMP 作为另一种可能的第二信使，通过激活蛋白激酶 G（PKG）而改变细胞的功能。

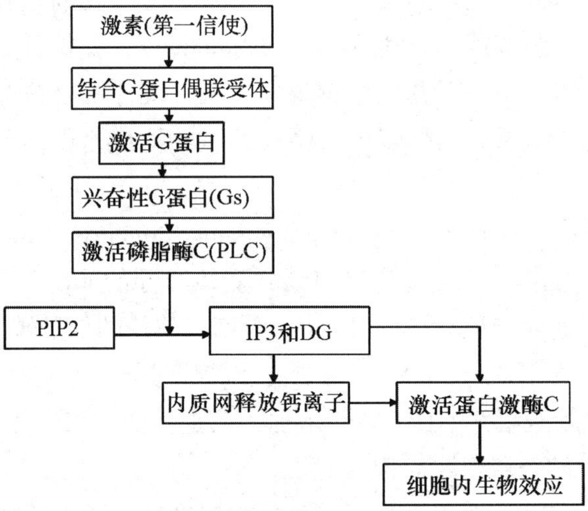

图 12－11　G 蛋白偶联受体介导的 IP_3/DG 第二信使模式

2. 类固醇激素作用机制——基因表达学说　类固醇激素的分子小、呈脂溶性，可透过细胞膜进入细胞。在进入细胞之后，第一步是激素与胞质受体结合，形成激素－胞质受体复合物。受体蛋白发生构型变化，获得进入核内的能力，由胞质转移至核内。第二步是与核内受体相互结合，形成激素－核受体复合物，从而激发 DNA 的转录过程，生成新的 mRNA，诱导蛋白质合成，引起相应的生物效应（图 12－12）。

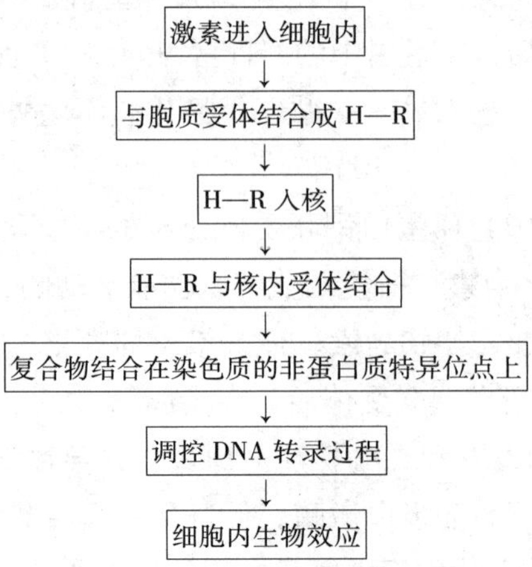

图 12－12　类固醇激素作用机制

甲状腺激素虽属含氮激素，但其作用机制却与类固醇激素相似，它可进入细胞内，但不经过与胞浆受体结合即进入核内，与核受体结合调节基因表达。

应该指出，含氮激素可作用于转录与翻译阶段而影响蛋白质的合成；反过来，类固醇激素也可以作用于细胞膜引起基因表达学说难以解释的某些现象。

六、激素的分泌及其调节

激素的分泌有一定的规律，既受机体内部的调节，也受外界环境信息的影响。激素分泌量的多少，对机体的功能有着重要影响。

1. 激素分泌的周期性和阶段性　由于机体对地球物理环境周期性变化以及对社会生活环境长期适应的结果，使激素的分泌表现出明显的时间节律性，血中激素浓度也就呈现了以日、月或年为周期的波动。这种周期性波动与其他刺激引起的波动毫无关系，可能受中枢神经的“生物钟”控制（图 12－13）。

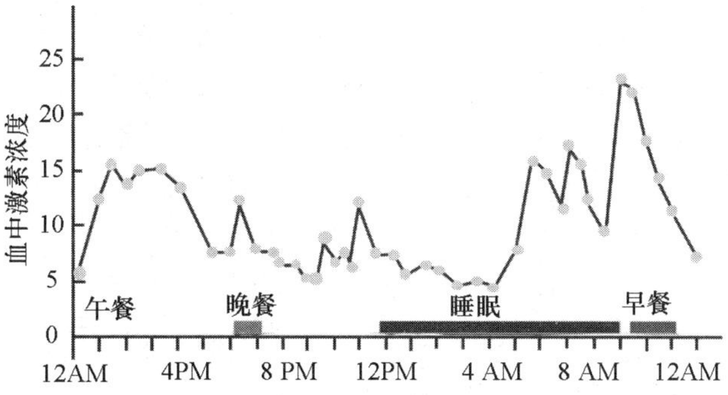

图 12－13　ACTH 分泌的日节律

2. 激素在血液中的形式、代谢和浓度　激素分泌入血液后，部分以游离形式随血液循环运行称为游离型，另一部分则与血浆中蛋白质结合称为结合型。游离型和结合型可以互相转换，但只有游离型才具有生物活性。结合型激素在肝代谢与由肾排出的过程均比游离型慢，所以结合型可以延长激素的作用时间。可以把结合型看作是激素在血中的临时储蓄库。

激素分泌入血液后，经过代谢、排泄而不断减少，或其生物活性也不断丧失。因此腺体要继续分泌，这称为激素的更新。为衡量激素更新得快、慢，常用激素的半衰期作为指标。半衰期是指激素从分泌入血后其在血液中的浓度降低一半所需的时间。

3. 激素分泌的调节——闭环和开环调节　已如前述，激素分泌的适量是维持机体正常功能的一个重要因素，故机体在接受信息后，相应的内分泌腺是否能及时分泌或停止分泌。这就需要机体的调节，即使激素的分泌能保证机体的需要，也不至分泌过多而对机体有损害。引起各种激素分泌的刺激可以多种多样，涉及的方面也很多，但是在调节的机制方面有许多共同的特点，简述如下。

当一个信息引起某一激素开始分泌时，往往调整或停止其分泌的信息也反馈回来。即分泌激素的内分泌细胞随时收到靶细胞及血中该激素浓度的信息，或使其分泌减少（负反馈），或使其分泌再增加（正反馈）、常常以负反馈效应为常见。丘脑－腺垂体－靶腺功能轴，形成一个闭合回路，这种调节称闭环调节，按照调节距离的长短，又可分长反馈、短反馈和超短反馈。要指出的是，在某些情况下，后一级内分泌细胞分泌的激素也可促进前一级腺体的分泌，呈正反馈效应，但较为少见。

在闭合回路的基础上，中枢神经系统可接受外环境中的各种应激性、光及温度等刺激，通过下丘脑把内分泌系统与外环境联系起来形成开口环路，促进各相应内分泌腺分泌，使机体能适应于外环境的变化。此时闭合环路暂时失效。这种调节称为开环调节（图 12－14）。

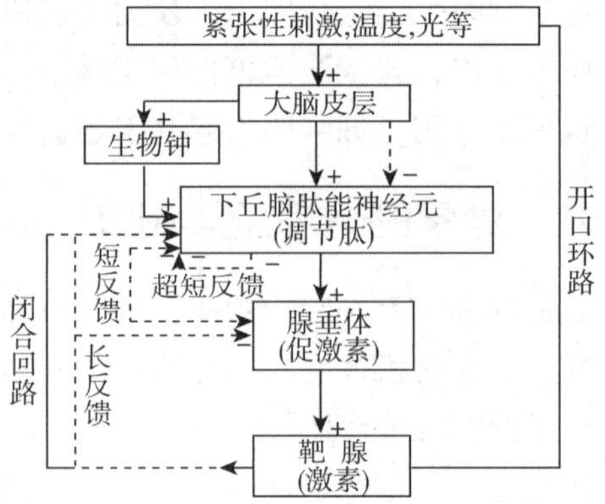

图 12－14　下丘脑—腺垂体—靶腺轴调节示意图

七、环境激素

环境激素（environmental hormone），又称环境内分泌干扰物（environmental endocrine disruption chemicals，EDCs），是指具有干扰体内正常分泌物质的合成、释放、运转、代谢、结合等过程，激活或抑制内分泌系统功能，从而破坏其维持机体稳定性和调控作用的物质。包括天然存在的和人工合成的一些化合物，如植物性雌激素、环境激素污染物二噁英（Dioxin）、多氯联苯等，以及农业生产中使用的植物激素如生长素。环境激素对内分泌的干扰作用主要表现为对雌激素、雄激素以及甲状腺素代谢的影响，其中雌激素样作用是最主要的。环境激素在环境中虽然含量很少，但却具有很强的激素样效应，影响着人和动物的生殖、发育等过程，有些具有致癌作用。

第三节　下丘脑

扫码“学一学”

很久以来人们注意到神经系统的活动能引起垂体及某些内分泌腺的分泌发生变化。例如情绪紧张可以使妇女月经失调，紧张的考试可以使血中促肾上腺皮质激素增多。但是信息如何从神经系统传到腺垂体，引起科学家的极大兴趣。解剖学家的研究证明在下丘脑与腺垂体之间虽然没有神经纤维联系，但存在把两者联系起来的特殊门脉系统。并且进一步发现下丘脑有一些在形态上虽与一般神经元相似，但能分泌神经激素的神经内分泌细胞。通过一系列实验确定了下丘脑与腺垂体之间联系的方式，提出下丘脑的某些神经元即神经内分泌细胞起着换能器作用，把神经信息转换成激素信息。

一、下丘脑与腺垂体结构和功能的联系

垂体主要由垂体上动脉和垂体下动脉供给血液。垂体上动脉从基底动脉环发出后，进入结节部和漏斗柄，然后分支，最后在漏斗处形成毛细血管网。由正中隆起和漏斗柄的毛细血管网（第一级毛细血管）汇集为若干条小静脉，小静脉下行至腺垂体前部，再一次分成毛细血管网（第二级毛细血管），上述的小静脉即垂体门脉。第二级毛细血管网再汇合为垂体静脉，垂体静脉出腺垂体后，即汇入邻近的静脉。下丘脑的神经分泌细胞的轴突末梢与第一级毛细血管网接触，这样轴突末梢释放的神经激素就可通过毛细血管进入门脉系统内，神经激素再从第二级毛细血管网透出而作用于腺垂体分泌细胞。这样垂体门脉就达到了功能联系，完成了下丘脑－腺垂体之间激素的运送。

二、下丘脑与神经垂体的功能联系

神经垂体位于脑垂体后部，它的组成主要是下丘脑－垂体束的无髓神经纤维和由神经

胶质分化而成的神经垂体细胞。这些神经纤维由下丘脑的视上核与室旁核发出，经过漏斗进入神经垂体。神经垂体没有腺细胞，但含有丰富的毛细血管，来自下丘脑－垂体束的神经纤维末梢终止在毛细血管壁上。

经研究证明由神经垂体释放的升压素和催产素是在下丘脑合成的，下丘脑的视上核与室旁核均能产生升压素和催产素，但视上核以合成升压素为主，而室旁核以催产素为主。这两种激素都是在下丘脑先合成激素原，再裂解成激素，并与同时合成的神经垂体激素的运载蛋白形成复合物。这种复合物被包在小颗粒状的囊泡里，沿下丘脑－垂体束的无髓神经纤维的轴浆移动到神经末梢，贮存在神经垂体。在受到适宜刺激时由神经垂体释放出来透过毛细血管进入血液中。因此可以把下丘脑的视上核、室旁核和神经垂体一起看作是一个完整的分泌单位。

三、下丘脑神经内分泌细胞分泌的调节肽

在下丘脑基底部的“促垂体区”的神经元群能分泌肽类激素，经垂体门脉到达腺垂体、调节腺垂体的分泌，统称为下丘脑调节肽（图 12－15）。下丘脑调节肽共有 9 种。

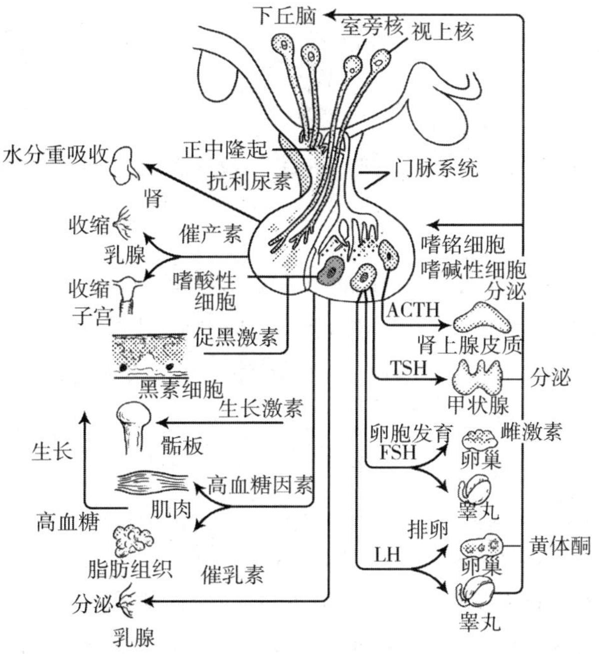

图 12－15　下丘脑与垂体的联系

1. 促甲状腺激素释放激素（TRH）　三肽，主要作用于腺垂体，促进促甲状腺激素（TSH）释放，形成下丘脑－腺垂体－甲状腺功能轴。TRH 也促进催乳素的释放，但是否参与催乳素的生理调节，尚不能肯定。

2. 促性腺激素释放激素（GnRH）　十肽，促进腺垂体合成与释放促性腺激素卵泡刺激素（FSH）和黄体生成素（LH），FSH 和 LH 促进女、男性腺各生成卵子、精子以及分泌雌、雄性激素，形成下丘脑－腺垂体－性腺功能轴。

3. 生长抑素（GHRIH 或 GIH）　十四肽，主要作用是抑制垂体生长激素（GH）的基础分泌，生长抑素还可抑制 LH、FSH、TSH、PRL 及 ACTH 的分泌以及抑制胰岛素、胰高血糖素、肾素、甲状旁腺激素以及降钙素的分泌。

4. 生长激素释放激素（GHRH） 仅仅具有促进腺垂体分泌生长素的作用，无垂体外作用。

5. 促肾上腺皮质激素释放激素（CRH） 四十一肽，其主要作用是促进腺垂体合成与释放促肾上腺皮质激素（ACTH），促进肾上腺皮质分泌肾上腺皮质激素，形成了下丘脑－腺垂体－肾上腺皮质功能轴。

6. 催乳素释放抑制因子（PIF）与催乳素释放因子（PRF） 分别可以抑制和促进腺垂体分泌催乳素。

7. 促黑素细胞激素释放因子（MRF）与释放抑制因子（MIF） 调节腺垂体分泌黑色素细胞激素。

扫码“学一学”

第四节 垂 体

垂体大致可以分为腺垂体和神经垂体两部分。

一、腺垂体分泌的激素

腺垂体中的前部占腺垂体的绝大部分，它是体内最重要的内分泌腺。腺垂体可分泌促甲状腺素（TSH，促进甲状腺分泌甲状腺激素）、促肾上腺皮质激素（ACTH，促进肾上腺皮质分泌皮质激素）、促性腺激素（GTH，促进男、女性腺分别分泌雄、雌激素和产生精子、卵细胞）、生长激素、催乳素和促黑素细胞激素（MSH）。

（一）生长激素

不同动物的生长激素（GH）的化学结构、免疫特性有较大差别。人的生长激素（hGH）是含191个氨基酸的多肽，结构与催乳素相似，故与催乳素的作用有交叉。除猴外，其他动物的GH对人类无效。利用DNA重组技术可以生产hGH供临床应用。

1. 生长激素的作用

（1）促进全身的生长发育 这是由于它一方面促进骨骼的生长，另一方面促进蛋白质合成使肌肉发达。还可促进机体内脏器官的生长发育，但对神经细胞的生长发育没有影响。动物幼年时切除垂体，动物即停止生长，如能及时补充GH尚能使其恢复生长。

相关疾病如下。①侏儒症。临床上由于垂体先天损害而缺少GH的儿童，身材矮小，但智力正常，称为侏儒症。该病患者的上、下身身长比例基本上与正常人相似。②巨人症。幼年时GH分泌量过多，则使身材发育过于高大，形成巨人症。③肢端肥大症。成年后GH分泌过多，由于成年人长骨生长停止，GH则将刺激肢端骨及面骨增生，出现肢端肥大症。此类患者的内脏器官如肝、肾等也增大。

GH促进骨质生长的机制，在GH的作用下，主要由肝产生生长介素，它经血液循环作用于软骨，加速软骨细胞蛋白质合成、增加软骨胶原组织、促进软骨细胞分裂生长，软骨骨化后即变成成骨。GH对骨骼肌细胞、肝细胞和成纤维细胞也有类似的作用，但对脑的生长、发育没有影响。

（2）参与对中间代谢和能量代谢的调节（与生长介素无关）GH可加速DNA、RNA的合成，促进蛋白质的合成。

促进脂肪分解，供应能量，因而使组织脂肪减少，特别使肢体中的脂肪减少。

对糖代谢的影响较复杂，生理水平的GH能刺激胰岛B细胞分泌胰岛素，间接加强对葡萄糖的利用。分泌过多时则抑制糖的利用，使血糖升高，由于 GH 过量会导致脂肪酸氧化增强，进而抑制糖氧化，故 GH 分泌过多会导致垂体性糖尿。

总之，生理分泌量的 GH 能促进蛋白质合成，加速脂肪分解，加强糖的合理利用，由糖提供能量转向由脂类提供能量。这些作用一方面有利于机体的生长和修复，另一方面使机体的代谢保持“青年”特点——机体蛋白质与体液丰富，而脂肪较少。

2. 生长激素分泌的调节　GH 的分泌受下丘脑 GHRH 和 GHRIH 的双重调节，血中生长介素可对 GH 分泌有负反馈调节作用。GH 的分泌还受到睡眠及血中糖和氨基酸含量等因素的影响（图 12－16）。应激时 GH 分泌也增加，运动可促进 GH 的分泌。

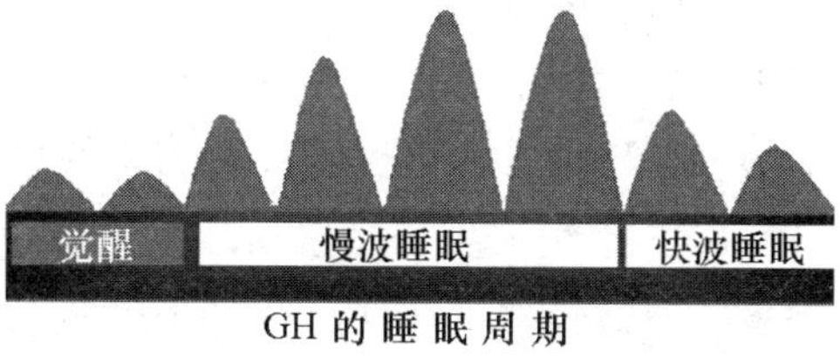

图 12－16　睡眠对生长激素的影响

3. 生长激素和重组人生长激素的临床应用

基因重组人生长激素（recombinant human growth hormone，r－hGH）具有与人体内源生长激素同等的作用，刺激骨骺端软骨细胞分化、增殖，刺激软骨基质细胞增长，刺激成骨细胞分化、增殖，引起线形生长加速及骨骼变宽；促进全身蛋白质合成，纠正手术等创伤后的负氮平衡状态，纠正重度感染及肝硬化等所致的低蛋白血症；刺激免疫球蛋白合成，刺激淋巴样组织，巨噬细胞和淋巴细胞的增殖，增强抗感染能力；刺激烧伤创面及手术切口胶原体细胞合成纤维细胞，巨噬细胞分裂增殖，加速伤口愈合；促进心肌蛋白合成，增加心肌收缩力，降低心肌耗氧量，调节脂肪代谢，降低血清胆固醇、低密度脂蛋白的水平；补充生长激素不足或缺乏，调节成人的脂肪代谢、骨代谢、心肾功能。已广泛应用与临床。

（1）对伤口愈合的影响　重组人生长激素通过间接促进细胞生长作用，提高细胞的生长速度。重组人生长激素通过作用于肝细胞膜上生长激素受体产生胰岛素样生长因子－1（IGF－1）而促进全身组织细胞的生长增殖；间接的代谢调理作用，促进蛋白质合成，减少蛋白质分解，维持氮平衡，增加脂肪分解和糖异生，提高营养物的转换率。R－hGH 在触发吞噬细胞产生超氧阴离子和细胞因子，提高调理素的活力，刺激 B 细胞产生免疫球蛋白等方面起重要的作用。研究表明，局部或全身应用重组人生长激素均可以促进伤口愈合。不仅使伤口愈合时间缩短，而且医疗费用不太昂贵，一般患者能够承担，是一种值得推荐的方法。

（2）治疗充血性心力衰竭　近年来研究显示，GH 在维持正常心血管生理功能具有重要的作用，它可以直接或间接地通过 IGF－1 而发挥作用，能调节心室的结构和功能。该药可作为辅助治疗心力衰竭的一种有效措施。

（3）治疗慢性肝病低蛋白血症和失代偿性肝硬化　慢性肝病患者，由于有效肝细胞数目减少和肝细胞代谢障碍，导致肝脏合成白蛋白的功能减退以及分解加速，常出现低蛋白血症，在临床上出现腹水，胸水，下肢浮肿等症状。传统治疗方法是输入人血白蛋白或血浆，虽然可暂时缓解，但易反复。利用 r－hGH 可以促成蛋白合成，减少分解，治疗低蛋白血症。

失代偿性肝硬化常伴有低蛋白血症，至今无特效治疗，r－hGH 能克服 GH 抵抗，改善 GH/IGF－1 轴的功能，促进白蛋白合成，并能调节免疫，适用于失代偿性肝硬化患者。

（4）生长激素联合生长抑素对重症急性胰腺炎细胞免疫的影响　急性重症胰腺炎（severe acute pancreatitis，SAP）在疾病进展过程中常伴有严重的免疫抑制，免疫抑制的直接后果是炎症失控，继而出现多器官功能障碍、衰竭、死亡。联合应用生长激素和生长抑素能抑制 SAP 的炎性细胞因子高表达及促进清蛋白合成继而改善损伤器官功能及预防多器官功能障碍综合征的发生，但两者联用后对 SAP 细胞免疫的影响还不甚明了。

（5）治疗慢性阻塞性肺疾病（chronic obstructive pulmonary disease，COPD） COPD 是慢性呼吸衰竭或慢性呼吸衰竭急性加重的常见原因，重症患者常需要机械通气及接受重症监护病房的标准支持治疗，有相当一部分患者存在对机械通气的依赖。生长激素能够显著缩短 COPD 患者的机械通气时间，使患者成功脱离机械通气，降低病死率，机制尚不明确。

（6）重组人生长激素治疗严重烧伤患者 r-hGH 能降低重度烧伤患者机体炎症介质的水平，对减轻严重烧伤后全身炎性反应综合征或多器官功能障碍综合征，提高治愈率有一定帮助。

（7）治疗重症颅脑损伤 重症颅脑损伤是一种严重的应激状态，患者出现蛋白质分解加剧，合成减少，表现为严重负氮平衡。一般常规补充葡萄糖，脂肪，但氨基酸无法在短期内完全逆转负氮平衡，研究表明，生长激素可促进创伤，营养不良患者的蛋白质合成，故认为在重症颅脑损伤患者中使用生长激素可以增强机体对营养底物的充分利用，促进蛋白质的合成，较早地纠正负氮平衡，有利于患者的创伤修复。

（二）催乳素

催乳素（PRL）是含有 199 个氨基酸的多肽，作用广泛。PRL 能促进乳腺生长发育，引起并维持乳腺泌乳。在女性青春期，乳腺的发育主要是性激素和其他激素的协同作用。妊娠时 PRL 与雌激素、绒毛膜生长素以及孕激素等进一步促进乳腺发育，使泌乳条件逐渐成熟，但并不泌乳，待分娩后，PRL 才发挥始动和维持乳腺分泌的作用。

PRL 也受下丘脑双重控制。催乳素释放因子促进其分泌；催乳素释放抑制因子抑制其分泌，后者功能占优势。婴儿吸吮母亲乳头时刺激乳头感觉神经末梢，冲动传到下丘脑促使催乳素释放因子分泌，接着引起 PRL 分泌。刺激停止后 PRL 的分泌减少或停止。这是一种典型的神经内分泌反射。应激状态下，PRL 往往与 ACTH、GH 分泌增加同时出现，应激刺激停止后，三者都逐渐恢复正常水平。PRL 在应激时的功能尚不清楚。

二、神经垂体释放的激素

（一）升压素

升压素（VP）或称抗利尿素（ADH）其生理作用及分泌调节已在本书第五章和第九章中介绍，在此不再重复。

（二）催产素

催产素（OXT）的功能如下。

1. OXT 刺激乳腺和子宫双重作用 以刺激乳腺的作用为主。婴儿吸吮乳头时通过刺激乳头感觉神经末梢，神经冲动传到下丘脑后，不仅引起 PRL 释放，还刺激室旁核和视上核引起 OXT 的分泌。OXT 作用于乳腺周围的肌上皮细胞，使其收缩促进贮存于乳腺中的乳汁排出，并能维持乳腺分泌乳汁。

2. OXT 对子宫平滑肌的作用 OXT 对不同种属的动物、未孕与已孕的子宫效果不同。未孕子宫对它不敏感，妊娠子宫对它则较敏感。雌激素能增加子宫对 OXT 的敏感性，而未孕时雌激素的作用则相反（OXT 在分娩中和产后止血的生理意义尚无定论。临床上，在产后用 OXT，使子宫强烈收缩，减少产后流血，但所用剂量已超出生理范围，属药理效应）。

第五节　甲状腺

扫码“学一学”

一、甲状腺激素的合成与代谢

甲状腺激素主要有甲状腺素［又称四碘甲酸原氨酸（T_4）］和三碘甲酸原氨酸（T_3）两种。甲状腺激素合成的原料有碘和甲状腺球蛋白，在甲状腺球蛋白的酪氨酸残基上发生碘化，并合成甲状腺激素。人每天从食物中大约摄碘 100～200μg，甲状腺含碘总量约 8000μg，占全身碘量的 90%。因此，甲状腺与碘代谢的关系极为密切。

在胚胎期 11～12 周，胎儿甲状腺开始有合成甲状腺激素的能力，到 13～14 周在胎儿垂体促甲状腺激素的刺激下，甲状腺加强激素的分泌，这对胎儿脑的发育起着关键作用，因为母体的甲状腺激素进入胎儿体内的量很少。

（一）甲状腺激素的合成过程

1. 聚碘　由肠吸收的碘，以 I^- 形式存在于血液中，从血液转运进入甲状腺上皮细胞内，必须逆着电化学梯度进行主动转运，并消耗能量。在甲状腺腺泡上皮细胞基底膜上可能存在 I^- 转运蛋白，它依赖 Na^+，K^+－ATP 酶活动提供能量来完成 I^- 的主动转运。用毒毛花苷抑制 Na^+，K^+－ATP 酶，则聚碘作用立即发生障碍。用同位素（^{131}I）示踪法可以检测甲状腺对放射性碘的摄取能力，在正常情况下有 20%～30% 的碘被甲状腺摄取，临床常用摄取放射性碘的能力来检查与判断甲状腺的功能状态。

2. 活化　摄入腺泡上皮细胞的碘离子，在过氧化酶的作用下被氧化为活化碘，活化的部位在腺泡上皮细胞顶端质膜微绒毛与腺泡腔交界处。I^- 的活化是碘得以取代酪氨酸残基上氢原子的先决条件。如先天缺乏过氧化酶，I^- 不能活化，将使甲状腺激素合成发生障碍。

3. 酪氨酸碘化与甲状腺激素的合成　通过碘化酶使甲状腺球蛋白的酪氨酸残基碘化，生成一碘酪氨酸（MIT）和二碘酪氨酸（DIT），然后缩合酶将它们缩合成 T_4（两分子的 DIT 缩合而成）或 T_3（一分子的 DIT 和一分子的 MIT 缩合而成）。因此，腺泡腔内有含四种酪氨酸残基的甲状腺球蛋白贮存。

甲状腺过氧化酶是由腺上皮细胞的核糖体生成的，它是一种含铁卟啉的蛋白质，分子量为 60000～100000，在腺上皮顶缘的微绒毛处分布最多。实验证明，甲状腺过氧化酶的活性受 TSH 的调控，大鼠摘除垂体 48 小时后，甲状腺过氧化酶活性消失，注入 TSH 后此酶活性再现。甲状腺过氧化酶的作用是促进碘活化、酪氨酸残基碘化及碘化酪氨酸的耦联等，所以，甲状腺过氧化酶在甲状腺激素的合成过程中起关键作用，抑制此酶活性的药物，如硫脲嘧啶可抑制甲状腺激素的合成，可用于治疗甲状腺功能亢进。

（二）甲状腺激素的贮存、释放、运输与代谢

1. 贮存　甲状腺激素在腺泡腔内以胶质的形式贮存，贮存的量很大，可供机体利用 50～120 天之久，因此应用抗甲状腺药物时，用药时间需要较长才能奏效。

2. 释放　甲状腺受到 TSH 刺激，通过吞饮作用将 T_4、T_3 及其他含碘化酪酸残基的甲状腺球蛋白胶质小滴吞入腺细胞内，然后溶酶体蛋白水解酶水解 T_4、T_3 及 MIT/DIT。甲状

腺分泌的激素主要是T_4，约占总量的90%以上，T_3的分泌量较少，但T_3的生物活性比T_4约大5倍。

3. 运输　T_4释放入血后，在血液中运输形式有两种：一种是与血浆蛋白结合，一种则呈游离状态，两者之间可互相转化；游离的甲状腺激素在血液中含量甚少，然而正是这些游离的激素才能进入细胞发挥作用，结合型的甲状腺激素是没有生物活性的。能与甲状腺激素结合的血浆蛋白有三种：甲状腺激素结合球蛋白（thyroxine－binding globulin，TBG）、甲状腺激素结合前白蛋白（thyroxine－binding prealbumin，TBPA）与白蛋白。它们可与T_4和T_3发生不同程度的结合。血液中T_4有99.8%是与蛋白质结合。血中T_4与TBG的结合受TBG含量与T_4含量变化的影响，TBG在血浆中的浓度为10mg/L，可以结合T_4 100～260μg。T_3与各种蛋白的亲和力小得多，主要与TBG结合，但也只有T_4结合量的3%。所以，T_3主要以游离形式存在。

4. 代谢　血浆T_4半衰期为7天，T_3半衰期为1.5天，20%的T_4与T_3在肝内降解，与葡萄糖醛酸或硫酸结合后，经胆汁排入小肠，在小肠内重吸收极少，绝大部分被小肠液进一步分解，随粪排出。其余80%的T_4在外周组织脱碘酶（5′－脱碘酶或5－脱碘酶）的作用下，产生T_3（占45%）与rT_3（占55%）。T_4脱碘变成T_3是T_3的主要来源。由于T_3的作用比T_4大5倍，所以脱碘酶的活性将影响T_4在组织内发挥作用。妊娠、饥饿、应激、代谢紊乱、肝疾病、肾功能衰竭等均会使T_4转化为rT_3增多（图12－17）。

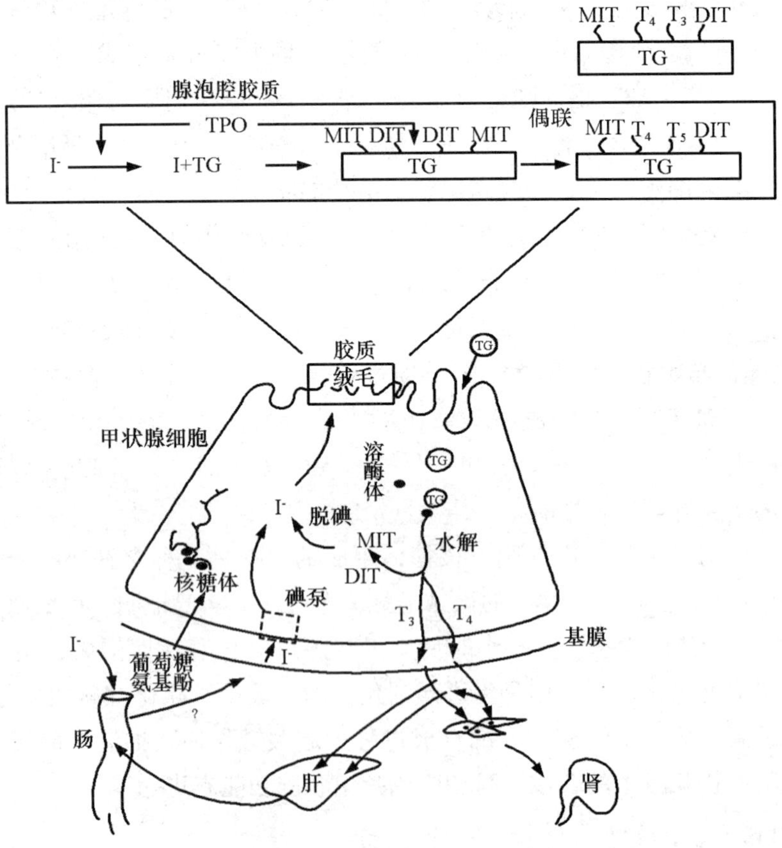

图12－17　甲状腺激素的代谢

二、甲状腺激素的生物学作用

甲状腺激素的主要作用是促进物质与能量代谢，促进生长和发育过程。机体未完全分化与已分化的组织，对甲状腺激素的反应可以不同，而成年后，不同的组织对甲状腺的敏感性也有差别。甲状腺激素除了与核受体结合，影响转录过程外，在核糖体、线粒体、以及细胞膜上也发现了它的结合位点，可能对转录后的过程、线粒体的生物氧化作用以及膜的转运功能均有影响，所以，甲状腺激素的作用机制十分复杂。

（一）对代谢的影响

1. 产热效应　甲状腺激素可提高大多数组织的耗氧率，增加产热效应。这种产热效应可能由于甲状腺激素能增加细胞膜上 Na^+-K^+泵的合成及其活力，后者是一个耗能过程。甲状腺素使基础代谢率增高，1mg 的甲状腺素可增加产热 4300kJ。甲状腺功能亢进患者的基础代谢率可增高 35% 左右；而功能低下患者的基础代谢率可降低 15% 左右。

2. 对三大营养物质代谢的作用　总的来说，在正常情况下甲状腺激素主要是促进蛋白质合成，特别是使骨、骨骼肌、肝等蛋白质合成明显增加，这对幼年时的生长、发育具有重要意义。但是甲状腺激素分泌过多，反而使蛋白质，特别是骨骼肌的蛋白质大量分解，因而消瘦无力。在糖代谢方面，甲状腺激素有促进糖的吸收，肝糖原分解的作用。同时它还能促进外周组织对糖的利用。它加速了糖和脂肪代谢，增加机体的耗氧量和产热量。

（二）促进生长发育

甲状腺激素促进生长发育作用最明显是在婴儿时期，在出生后头 4 个月内影响最大。它主要促进骨骼、脑和生殖器官的生长发育。若没有甲状腺激素，垂体的 GH 也不能发挥作用。并且，当甲状腺激素缺乏时，垂体生成和分泌 GH 也减少。所以先天性或幼年时缺乏甲状腺激素，可引起呆小病。呆小病患者的骨生长停滞而身材矮小，上、下半身的长度比例失常，上半身所占比例超过正常人。又因神经细胞树突、轴突、髓鞘以及胶质细胞生长发生障碍，所以导致脑发育不全而智力低下。他们性器官也发育不成熟。患者必须在出生后 3 个月左右即补充甲状腺激素，迟于此时期，则治疗往往无效。

（三）其他方面

1. 神经系统　甲状腺激素不但影响中枢系统的发育，对已分化成熟的神经系统活动也有作用。甲状腺功能亢进时，中枢神经系统的兴奋性增高主要表现为注意力不易集中、过敏疑虑、多愁善感、喜怒失常、烦躁不安、睡眠不好而且多梦，以及肌肉纤颤等。相反，甲状腺功能低下时，中枢神经系统兴奋性降低，出现记忆力减退，说话和行动迟缓，淡漠无情与终日思睡状态。甲状腺激素除了影响中枢神经系统活动外，也能兴奋交感神经系统，其作用机制还不十分清楚。

2. 心血管系统　甲状腺激素对心脏的活动有明显影响。T_4 与 T_3 可使心率增快，心肌收缩力增强，心输出量与心脏做功增加。甲状腺功能亢进患者心动过速，心肌可因过度耗竭而致心力衰竭。离体培养的心细胞实验表明，甲状腺激素可直接作用于心肌，T_3 能增加心肌细胞膜上 β 受体的数量，促进肾上腺素刺激心肌细胞内 cAMP 的生成。甲状腺激素促进心肌细胞肌质网释放 Ca^{2+}，从而激活与心肌收缩有关的蛋白质，增强收缩力。

3. 消化系统　甲状腺激素可增加消化管的运动和消化腺的分泌。

4. 生殖系统　甲状腺激素对维持正常的月经及泌乳也有作用。

三、甲状腺激素的分泌调节

甲状腺功能活动主要受下丘脑与腺垂体的调节。下丘脑、腺垂体和甲状腺三个水平紧密联系，组成下丘脑 - 腺垂体 - 甲状腺轴。此外，甲状腺还可进行一定程度的自身调节。

（一）下丘脑-腺垂体-甲状腺功能轴

腺垂体分泌的TSH是调节甲状腺分泌的主要激素。TSH是一种糖蛋白激素，由α和β两个亚单位组成。其生物活性主要决定于β亚单位，但只有α和β两个亚单位结合在一起时才能显出全部活性。腺垂体TSH呈脉冲式释放，每2~4小时出现一次波动，在脉冲式释放的基础上，还有日周期变化，血中TSH浓度清晨高而午后低。

TSH的作用是促进甲状腺激素有合成与释放。给予TSH最早出现的效果是甲状腺球蛋白水解与T_4、T_3的释放。TSH还能促进腺泡上皮细胞的葡萄糖氧化，尤其经己糖氧化旁路，可提供过氧化酶作用所需要的还原型辅酶Ⅱ（NADPH）。TSH的长期效应是刺激甲状腺细胞增生，腺体增大，这是由于TSH刺激腺泡上皮细胞核酸与蛋白质合成增强的结果。切除腺垂体之后，血中TSH迅速消失，甲状腺发生萎缩，甲状腺激素分泌明显减少。

在甲状腺腺泡上皮细胞存在TSH受体，TSH与其受体结合后，通过G蛋白激活腺苷酸环化酶，使cAMP生成增多，进而促进甲状腺激素的释放与合成。TSH还可通过磷脂酰肌醇系统刺激甲状腺激素的释放与合成。

有些甲状腺功能亢进患者，血中可出现一些免疫球蛋白物质，其中之一是人类刺激甲状腺免疫球蛋白（human thyroid - stimulating immunoglobulin，HTSI），其化学结构与TSH相似，它可与TSH竞争甲状腺细胞腺上的受体刺激甲状腺，这可能是引起甲状腺功能亢进的原因之一。TSH的分泌受下丘脑TRH的控制。

（二）甲状腺激素的反馈调节

T_4、T_3在血中的浓度也经常反馈调节TSH的分泌，是一种负反馈过程。这种负反馈抑制是维持甲状腺功能相对稳定的重要环节（图12-18）。血中游离的T_4与T_3浓度的升降，对腺垂体TSH的分泌起着经常性反馈调节作用。当血中游离的T_4与T_3浓度增高时，抑制TSH分泌。实验表明，甲状腺激素抑制TSH分泌的作用，是由于甲状腺激素刺激腺垂体促甲状腺激素细胞产生一种抑制性蛋白，它使TSH的合成与释放减少，并降低腺垂体对TRH的反应性。由于这种抑制作用需要通过新的蛋白质合成，所以需要几小时后方能出现效果，而且可被放线菌D与放线菌酮所阻断。T_3对腺垂体TSH分泌的抑制作用较强，血中T_4与T_3对腺垂体这种反馈作用与TRH的刺激作用，相互拮抗，相互影响，对腺垂体TSH的分泌起着决定性作用。

关于甲状腺激素对下丘脑是否有反馈调节作用，尚难有定论。

另外，有些激素也可影响腺垂体分泌TSH，如雌激素可增强腺垂体对TRH的反应，从而使TSH分泌增加，而生长素与糖皮质激素则对TSH的分泌有抑制作用。

（三）体内外刺激对甲状腺激素分泌的影响

各种体内外刺激可以通过感受器，经传入神经到中枢神经系统，促进或抑制下丘脑分泌TRH，进而再影响甲状腺的分泌。例如寒冷刺激就是通过皮肤冷感受器再经上述环节而促进甲状腺分泌。此称为开环调节，发生开环调节时负反馈调节暂时失去作用。雌激素促进甲状腺激素的分泌，而生长激素和糖皮质激素抑制其分泌。

（四）自身调节

甲状腺功能的自身调节是指在完全缺少TSH或TSH浓度基本不变的情况下，甲状腺自身对碘供应的多少而调节甲状腺激素的分泌。当食物中碘供应过多时，首先使甲状腺激素合成过程中碘的转运发生抑制，同时使合成过程也受到抑制，使甲状腺激素合成明显下降。这种过量的碘所产生的抗甲状腺聚碘作用称为Wolff - Chaikoff效应。如果碘量再增加时，

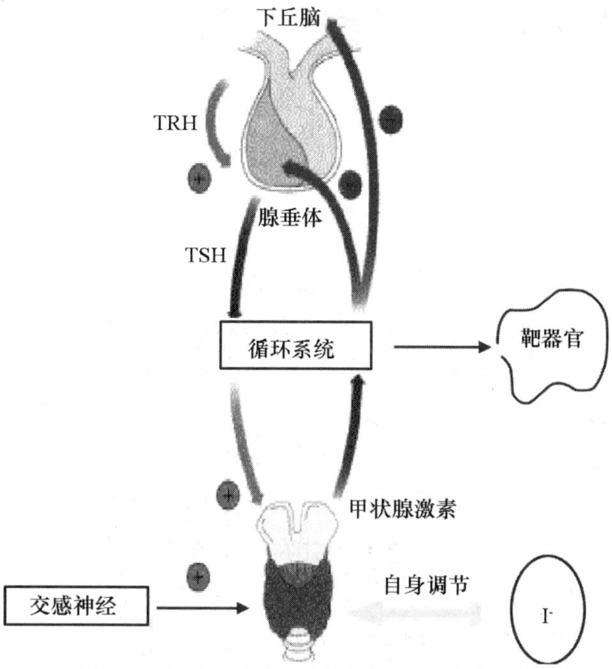

图 12－18　下丘脑－腺垂体－甲状腺功能轴

它的抗甲状腺合成激素的效应消失，使甲状腺激素的合成增加。外源碘供应不足时，碘转运机制将加强，甲状腺激素的合成和释放也增加，使甲状腺激素分泌不致过低。碘的这种作用原理尚不清楚。

（五）自主神经的作用

甲状腺腺泡受交感神经支配，电刺激交感神经可使甲状腺激素合成增加；支配甲状腺的胆碱能纤维（副交感神经）则能抑制甲状腺激素的分泌（图 12－19）。

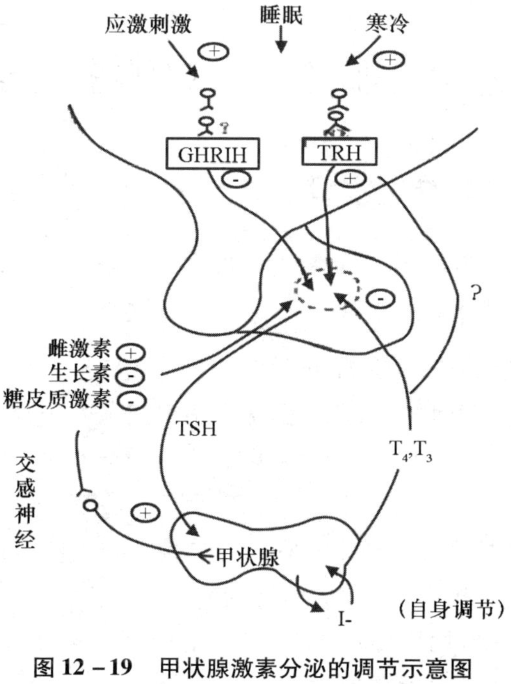

图 12－19　甲状腺激素分泌的调节示意图

+表示促进或刺激　－表示抑制

四、甲状腺功能亢进症及其治疗

甲状腺功能亢进症（甲亢）是一种自身免疫性疾病，临床表现并不限于甲状腺，而是一种多系统的综合征，由于多数患者同时有高代谢症和甲状腺肿大，故称为毒性弥漫性甲状腺肿，又称 Graves 病。

甲状腺功能亢进是由各种原因导致正常甲状腺分泌的反馈控制机制丧失，引起循环中甲状腺素异常增多而出现以全身代谢亢进为主要特征的疾病总称。甲亢的临床表现包括甲状腺肿大、性情急躁、容易激动、失眠、两手颤动、怕热、多汗、皮肤潮湿，食欲亢进但却消瘦、体重减轻、心悸、脉快有力（脉率常在每分钟 100 次以上，休息及睡眠时仍快）、脉压增大（主要由于收缩压升高）、内分泌紊乱（如月经失调）以及无力、易疲劳、出现肢体近端肌萎缩等。

甲亢最常见的治疗手段是外科治疗，甲状腺大部切除术对中度以上的甲亢仍是目前最常用而有效的疗法，手术治疗的缺点是有一定的并发症和 4% ~5% 的患者术后甲亢复发，也有少数患者术后发生甲状腺功能减退。

对于病情较轻，甲状腺轻至中度肿大的患者，或术后复发，又不适宜再次手术的患者，抗甲状腺药物应作为甲亢的首选治疗方法。常用的为硫脲类中的甲硫氧嘧啶和丙硫氧嘧啶；咪唑类中的地巴唑与卡比马唑等。

硫脲类与咪唑类的抗甲状腺药物的药理作用在于阻抑甲状腺内的过氧化物酶系统，抑制碘离子转化为新生态碘或活性碘，从而妨碍碘与酪氨酸的结合，阻抑甲状腺素的合成。丙硫氧嘧啶还可抑制外周组织中的 T_4 转化为 T_3。

抗甲状腺药物作用缓慢，不能迅速控制甲亢的多种症状，尤其是交感神经兴奋性增高的表现。因此，在治疗初期，还可联合应用 β 受体阻滞剂普萘洛尔，以控制临床症状。β 受体阻滞剂还用于术前准备和甲亢危象处理。

第六节　甲状旁腺激素、降钙素及维生素 D_3

扫码“学一学”

一、甲状旁腺激素与维生素 D_3

人体有两对甲状旁腺，分泌甲状旁腺激素（PTH）。

（一）PTH 的生物学作用

PTH 是甲状旁腺主细胞分泌的含有 84 个氨基酸的直链肽，分子量为 9000，其生物活性决定于 N 端的第 1 ~27 个氨基酸残基。在甲状旁腺主细胞内先合成一个含有 115 个氨基酸的前甲状旁腺激素原（prepro - PTH），以后脱掉 N 端二十五肽，生成九十肽的甲状旁腺激素原（pro - PTH），再脱去 6 个氨基酸，变成 PTH。

PTH 是调节血钙水平的最重要激素，它能动员骨钙入血使血钙浓度升高。其作用包括快速效应与延缓效应两个时相。

1. 快速效应　在 PTH 作用后数分钟即可发生，是将位于骨和骨细胞之间的骨液中的钙转运至血液中，骨细胞和成骨细胞在骨内形成一个膜系统，全部覆盖了骨表面和腔隙的表面，在骨质与细胞外液之间形成了一层可通透性屏障。在骨膜与骨质之间含有少量骨液，骨液中含有 Ca^{2+}。PTH 能迅速提高骨细胞膜对 Ca^{2+} 的通透性，使骨液中的钙进入细胞，进而使骨细胞膜上的钙泵活动增强，将 Ca^{2+} 转运到细胞外液中（图 12－20）。

2. 延缓效应　在 PTH 作用后 2～14 小时出现，通常在几天甚至几周后达高峰，这一效应是通过刺激破骨细胞活动增强得到的。PTH 既加强已有的破骨细胞的溶骨活动，又促进破骨细胞的生成。破骨细胞向周围骨组织伸出绒毛样突起，释放蛋白水解酶与乳酸，使骨组织溶解，钙与磷大量入血，使血钙浓度长时间升高。PTH 的两个效应相互配合，不但能对血钙急切需要做出迅速应答，而且能使血钙长时间维持在一定水平。

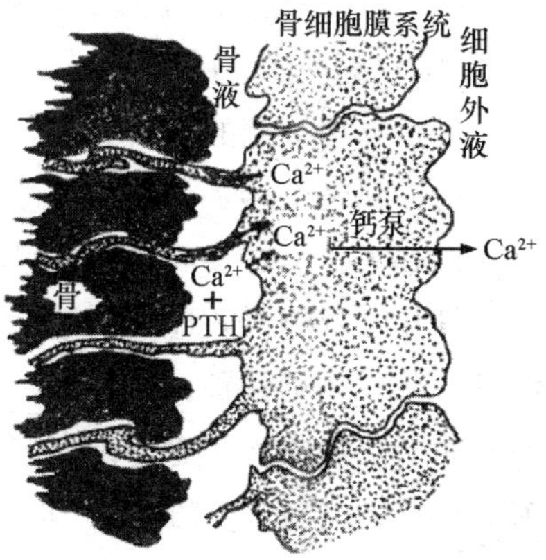

图 12－20　PTH 对骨钙转运作用示意图

PTH 还能促进远球小管对钙的重吸收，也使血钙升高，同时还抑制近球小管对磷的重吸收，使血磷降低。将动物的甲状旁腺摘除后，血钙浓度逐渐降低，而血磷含量则逐渐升高，直至动物死亡。在人类，由于外科切除甲状腺时不慎，误将甲状旁腺摘除，可引起严重的低血钙。PTH 对靶器官的作用是通过 cAMP 系统而实现的。

体内的维生素 D_3（VD_3）主要由皮肤中 7－脱氢胆固醇经日光中紫外线照射转化而来，也可从动物性食品中摄取。VD_3 无活性，它先在肝中羟化成 25－OH－VD_3，再经肾进一步羟化成 1，25－（OH）$_2$－VD_3 才具有活性。它的生理功能是促进小肠对钙、磷的吸收，以及骨钙动员和骨盐沉积双重作用。故人体补钙时需同时补充 VD_3，才有利于钙的吸收。

（二）甲状旁腺激素分泌的调节

PTH 的分泌主要受血浆钙浓度变化的调节。血钙浓度降低可直接刺激甲状旁腺细胞释放 PTH，PTH 动员骨钙入血，增强肾重吸收钙，结果使已降低了的血钙浓度迅速回升。相反，血钙浓度升高时，PTH 分泌减少。长时间的高血钙，可使甲状旁腺发生萎缩，而长时间的低血钙，则可使甲状旁腺增生。

（三）继发性甲状旁腺功能亢进的药物治疗

继发性甲状旁腺功能亢进是患者常见的并发症之一，其特征为血 PTH 升高及骨和电解质代谢紊乱，血 PTH、钙、磷的浓度异常会引起严重的骨病，还会导致软组织及血管钙化、冠心病、尿毒症小动脉钙化病，而后者是患者心血管疾病发病率及死亡率增高的主要原因。

继发性甲旁亢的治疗包括限制磷的摄入，口服磷结合剂，透析去除磷，维持适当的钙浓度，应用骨化三醇和其他维生素 D 制剂抑制 PTH 分泌，钙受体刺激剂和外科手术切除甲状旁腺等。

1. 口服磷结合剂　含铝的磷结合剂为最早使用的磷结合剂，但由于其副作用较多限制了其临床使用，所以只在其他降磷措施无效时应用。

（1）含钙的磷结合剂　近 15 年来碳酸钙和醋酸钙成为降磷的主要措施，该类药物可以有效降低血磷，直接抑制分泌，缺点是它们易被吸收，并在软组织内沉淀。

（2）不含钙和铝的磷结合剂　司维拉姆是一种由盐酸多聚丙烯胺交错形成的阳离子凝胶，与磷通过离子键和氢键结合，不被肠道吸收，能有效降低透析患者钙磷乘积和血磷水平，与含钙磷结合剂相比较少发生高血钙；近来发现正铁复合物也能有效降低血磷，且不会增加患者血钙浓度。

2. 骨化三醇和维生素 D 类似物 在 20 世纪 70 年代早期发现骨化三醇和阿法骨化醇能抑制 PTH 水平，增高血清钙，随后临床上开始应用维生素制剂来治疗甲状旁腺功能亢进症。

甲状旁腺细胞的胞质和胞核上有 VD_3 受体（VDR），当骨化三醇与 VDR 及视黄酸受体结合后，在靶基因的特殊位点上形成异源二聚体，下调 prepro－PTH 的基因转录，减少 PTH mRNA 的生成，并抑制甲状旁腺细胞的增生。

骨化三醇能有效地抑制过度分泌，但骨化三醇临床使用的最大问题在于它作用于小肠，促进小肠吸收钙和磷，可能导致血钙水平过度升高，加重高血磷，导致冠心病的发生并增加心血管疾病的死亡率，维生素 D 类似物的优点是与甲状旁腺的亲和力更高，较少增加肠道对钙和磷的吸收，维生素 D 类似物的侧链改变后与维生素 D 结合蛋白的亲和力下降，所以维生素 D 类似物清除更快，更易到达靶细胞。第一个应用于临床的维生素 D 类似物 Maxacalcitol 在日本已上市。

3. 钙受体刺激剂 是一类新型治疗甲状旁腺功能亢进症的药物，它是甲状旁腺细胞钙受体（CaRs）的变构刺激剂。这类药物通过增加 CaRs 的敏感性抑制 PTH 分泌，这类药物更符合生理过程且毒性较低，它们可以单独用于降低 PTH 或和维生素 D 联合应用。

二、降钙素

（一）降钙素生物学作用

甲状腺 C 细胞分泌降钙素。降钙素的主要作用是降低血钙和血磷。它抑制破骨细胞的活动，减弱溶骨过程，增强成骨过程，使骨组织释放的钙、磷减少，钙磷沉积增加，因而血钙与血磷含量下降。

（二）降钙素分泌调节

主要受血钙浓度的调节。当血钙浓度升高时，降钙素的分泌亦随之增加，降钙素与 PTH 对血钙的作用相反，共同调节血钙浓度的相对稳定。

降钙素与 PTH 对血钙的调节作用，有两个主要的差别：①降钙素分泌启动较快，在 1 小时内即可达到高峰，而 PTH 分泌则需几个小时；②降钙素只对血钙水平产生短期调节作用，其作用很快被有力的 PTH 作用所克服，后者对血钙浓度发挥长期调节作用，由于降钙素的作用快速而短暂，所以，对高钙饮食引起的血钙升高恢复到正常水平起着重要作用。进食可刺激降钙素的分泌。这可能与几种胃肠激素如胃泌素、促胰液素以及胰高血糖素有促进降钙素分泌的作用有关，其中以胃泌素的作用最强。

第七节　肾上腺

扫码“学一学”

肾上腺包括中央部的髓质和周围部的皮质两个部分，两者在发生、结构与功能上均不相同，实际上是两种内分泌腺。皮质是腺垂体的一个靶腺，髓质受交感神经节前纤维直接支配，相当于一个交感神经节。

一、肾上腺皮质

肾上腺皮质的组织结构可分为三层，按其细胞排列方式自外向内分为球状带、束状带和网状带。肾上腺皮质是维持生命所必需的内分泌腺（动物摘除双侧肾上腺，如不适当处理，一、二周内即可死亡。如仅切除肾上腺髓质，动物可以存活较长时间）。

肾上腺皮质激素分为三类：球状带细胞分泌盐皮质激素（mineralocorticoid），主要是醛固酮（aldosterone）；束状带细胞分泌糖皮质激素（glucocorticoid），主要是皮质醇（cortisol）；网状带细胞主要分泌糖皮质激素和少量性激素。

肾上腺皮质激素属于甾体激素，脂溶性。合成它们的原料主要来自血液中的胆固醇。在皮质细胞的线粒体内膜或内质网中所含的裂解酶与羟化酶等酶系的作用下，使胆固醇先变成孕烯酮，然后再进一步转变为各种皮质激素。由于肾上腺皮质各层细胞存在的酶系不同，所以合成的皮质激素亦不相同。

皮质醇进入血液后，75% ~80% 与血中皮质类固醇结合球蛋白（corticosteroid - binding globulin，CBG）或称为皮质激素运载蛋白结合，15% 与血浆白蛋白结合，5% ~10% 的皮质醇是游离的。结合型与游离型皮质醇可以相互转化，维持动态平衡。

（一）糖皮质激素

人体糖皮质激素以皮质醇为主，有少量皮质酮。而实验动物大鼠和小鼠肾上腺皮质则主要分泌皮质酮。

1. 糖皮质激素的生物学作用

（1）对三大营养物质代谢的影响　糖皮质激素是调节机体糖代谢的重要激素之一，它促进蛋白质分解，使较多的氨基酸进入肝，同时增强肝内糖异生酶活性，使糖异生过程大大加强。糖皮质激素有抗胰岛素作用，抑制外周组织对葡萄糖的利用，使血糖上升。

糖皮质激素对身体不同部位的脂肪作用不同，使脂肪进行重新分布，即“向心性分布”：四肢脂肪组织分解增强，而腹、面、肩及背的脂肪合成有所增加，以致呈现面圆、背厚、躯干部发胖而四肢消瘦的特殊体形——向中性肥胖（库欣综合征体征）。

（2）对水盐代谢的影响　皮质醇有较弱的贮钠排钾作用，并可增加肾小球滤过率，有利于水的排出。

（3）对血细胞的影响　糖皮质激素可使血中红细胞、血小板和中性粒细胞的数量增加，而使淋巴细胞和嗜酸性粒细胞减少。

（4）对血管反应的影响　糖皮质激素能增强血管平滑肌对儿茶酚胺的敏感性（允许作用），抑制具有血管舒张作用的前列腺素的合成，降低毛细血管的通透性，有利于维持血容量。

（5）促进胃酸和胃蛋白酶的分泌，抑制胃黏液分泌，加速胃上皮细胞脱落。破坏胃黏膜屏障，诱发或加剧胃溃疡。

（6）有提高中枢神经系统兴奋性的作用，小剂量会引起欣快感，大剂量则导致思维不能集中、烦躁和失眠。

（7）在应激反应中的作用　当机体受到各种有害刺激，如缺氧、创伤等，血中 ACTH 浓度立即增加，糖皮质激素也相应增多。能引起 ACTH 与糖皮质激素分泌增加的各种刺激称为应激刺激，而产生的反应称为应激（stress）反应。发生应激反应时机体内分泌及神经系统的主要变化包括两个方面：① 腺垂体分泌 GH、PRL、ACTH 增加，肾上腺皮质分泌糖皮质激素增加；② 交感 - 肾上腺髓质系统功能增加：肾上腺髓质分泌肾上腺素增加，交感神经兴奋。

2. 糖皮质激素分泌的调节　无论是基础分泌还是在应激状态下的分泌，都受腺垂体 ACTH 的控制。ACTH 是一个含 39 个氨基酸的多肽，其 1 ~24 位氨基酸为生物活性所必需。

ACTH 刺激糖皮质激素的分泌，也刺激束状带与网状带细胞的生长发育，关于 ACTH 的作用机制已基本清楚。在束状带与网状带细胞膜上存在 ACTH 特异性受体，在 Ca^{2+} 存在的条件下，ACTH 与膜受体结合，激活腺苷酸环化酶，通过 cAMP 激活蛋白激酶 A，蛋白激酶 A 起三项重要作用：①使核糖蛋白磷酸化，促进 mRNA 形成一种特殊蛋白质，后者使胆固醇得以进入线粒体，并经侧链裂解形成孕烯醇酮，以进一步合成糖皮质激素；②使磷酸化酶活化，促进糖原分解，产生 ATP，提供能量，另外还通过戊糖旁路产生还原型辅酶Ⅱ（NADPH），以利胆固醇的羟化过程；③使胆固醇酯活化，促进其转变为胆固醇，提供激素合成的原料。在 ACTH 促进肾上腺皮质细胞合成糖皮质激素的同时，束状带细胞膜对葡萄糖与胆固醇的转运机制增强，使较多的葡萄糖与胆固醇进入细胞内。

ACTH 的分泌呈现日夜节律波动，午夜最低，至觉醒起床前进入分泌高峰。白天维持在较低水平，入睡时再减少。由于这种节律，使糖皮质激素的分泌也出现相应的波动。这种日夜节律波动，是由下丘脑 CRH 节律性释放所决定的。ACTH 的分泌又受下丘脑的 CRH 控制，形成下丘脑 - 腺垂体 - 肾上腺皮质轴。血中糖皮质激素对 CRH、ACTH 有负反馈调节，为闭环回路。ACTH 和 CRH 之间也可能存在短环路负反馈调节。血中糖皮质激素分泌过多时，能抑制 ACTH 的分泌，或使腺垂体分泌 ACTH 的细胞对 CRH 的反应减弱，这样再降低糖皮质激素的分泌，以维持糖皮质激素在血液中含量相对稳定，以供机体的需要。

在应激反应中，中枢神经系统通过多种神经通道使下丘脑 - 腺垂体 - 肾上腺皮质功能轴活动加强，糖皮质激素分泌量急增，此时糖皮质激素的负反馈调节暂时失效，这是一种典型的开环调节，负反馈调节失效的机制不明（图 12 - 21）。

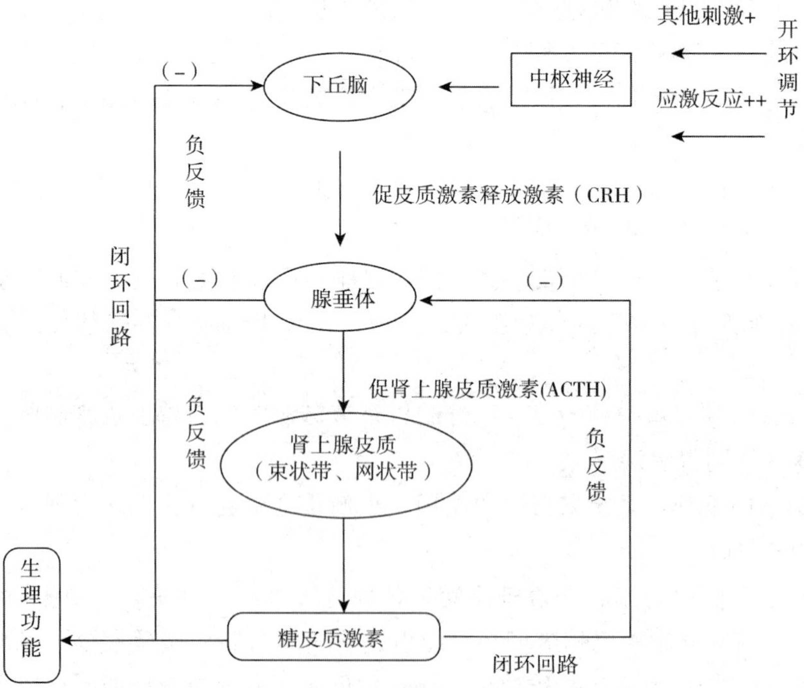

图 12 - 21　糖皮质激素分泌调节示意图

（二）肾上腺盐皮质激素

球状带分泌的盐皮质激素在人体以醛固酮为主，对水盐代谢的作用最强，其次为脱氧皮质醇。

表 12－1　几种肾上腺皮质激素对糖代谢作用的比较

激素	对糖代谢作用	保钠排钾作用
皮质醇	1.0	1.0
可的松	0.8	0.8
皮质酮	0.5	1.5
醛固酮	0.25	500
去氧皮质酮	0.01	30

表 12－1 中，数字代表皮质激素的相对效力，以皮质醇的效力为 1.0，即醛固酮的保钠排钾作用为皮质醇的 500 倍。

醛固酮是调节机体水盐代谢的重要激素，它可促进肾远曲小管及集合管重吸收钠、水和排出钾，即保钠、保水和排钾作用。当醛固酮分泌过多时，将使钠和水潴留，引起高血钠、高血压和血钾降低。相反，醛固酮缺乏时则钠与水的排出过多，血钠减少，血压降低，而尿钾排出减少，血钾升高。盐皮质激素与糖皮质激素一样，可增强血管平滑肌对儿茶酚胺的敏感性，且作用比糖皮质激素更强。关于盐皮质激素分泌的调节已在循环系统和泌尿系统叙述。

（三）性激素

肾上腺皮质分泌的性激素以雄激素为主。少量的雄激素对妇女的性行为甚为重要。雄激素分泌过量时可使女性男性化。

二、肾上腺髓质

（一）髓质激素的合成与代谢

髓质激素的合成与交感神经节后纤维合成去甲肾上腺素的过程基本一致，不同的是在嗜铬细胞胞浆中存在大量的苯乙醇胺－*N*－甲基转移酶（phenylethanolamine－*N*－methyltransferase，PNMT），可使去甲肾上腺素甲基化而成肾上腺素。合成髓质激素的原料为酪氨酸，其合成过程为：酪氨酸→多巴→多巴胺→去甲肾上腺素→肾上腺素。

肾上腺素与去甲肾上腺素一起贮存在髓质细胞的囊泡里待释放。髓质中肾上腺素与去甲肾上腺素的比例大约为 4∶1，以肾上腺素为主。因而血中肾上腺素主要来自肾上腺髓质。在体内的肾上腺素与去甲肾上腺素通过单胺氧化酶（monoamine oxidase，MAO）与儿茶酚－*O*－甲基转移酶（catechol－*O*－methyltransferase，COMT）的作用而灭活。

（二）髓质激素的生物学作用

肾上腺髓质的嗜铬细胞分泌两种激素：肾上腺素和去甲肾上腺素，以肾上腺素为主。当机体遭遇紧急情况时（恐惧、惊吓、焦虑、创伤或失血等），交感神经活动增强，髓质分泌激素急剧增加。其结果是：心跳加快加强，心输出量增加，血压升高，血流加快；内脏血管收缩，内脏器官血流量减少，肌肉血管舒张，肌肉血流量增加，为肌肉提供更多氧和营养物质；支气管舒张，气体交换阻力减少，改善氧的供应；肝糖原分解，血糖升高，营养供给增加。总之，上述一切变化都是在紧急情况下通过交感－肾上腺髓质系统发生的适应性反应，称为应急反应。引起应急反应的各种刺激也是引起应激反应的刺激。两个系统相辅相成，使机体的适应能力更为完善。

（三）髓质激素的分泌调节

内脏大神经节前胆碱能纤维兴奋，或给予乙酰胆碱均能促进肾上腺髓质合成并分泌肾上腺素和去甲肾上腺素。肾上腺素和去甲肾上腺素对肾上腺髓质都有负反馈作用。近来发现 ACTH 直接地或通过糖皮质激素间接地促进肾上腺髓质合成激素。

（四）肾上腺素能药物

1. 肾上腺素能神经递质及受体 在接受交感神经节后纤维支配的各种器官中存在着与肾上腺素、去甲肾上腺素起反应的受体，称为肾上腺素能受体。肾上腺素能受体可分为 α 及 β 两个类型。肾上腺素对 α 及 β 两型受体均起作用，而去甲肾上腺素主要对 α 型起作用。α 受体可分为 α_1 和 α_2，β 受体亦分为 β_1 和 β_2。α_1 受体兴奋时，主要表现为皮肤黏膜血管和内脏血管收缩，使外周阻力增大，血压升高。α_2 受体兴奋时，抑制去甲肾上腺素的释放，血压下降。β_1 受体兴奋时，心肌收缩力加强，心率加快，从而增加心排血量。β_2 受体兴奋时，舒张骨骼肌血管和冠状血管，松弛支气管平滑肌。

2. 肾上腺素能受体激动剂 肾上腺素能激动剂是一类能与肾上腺素能受体结合并使受体兴奋，产生肾上腺素样作用的药物，其化学结构均为胺类，故又称为拟交感胺或儿茶酚胺。

（1）α 受体激动剂

α_1 受体激动剂：可收缩周围血管，外周阻力增大，血压上升，临床用作治疗低血压和抗休克药物，有去氧肾上腺素、甲氧明。

非选择性 α 受体激动剂：酒石酸去甲肾上腺素、酒石酸间羟胺。酒石酸去甲肾上腺素主要兴奋 α 受体，具有很强的血管收缩作用，除冠脉外能使全身小动脉与小静脉都收缩，外周阻力增大，血压升高，用于抗休克或药物中毒引起的低血压，口服用于上呼吸道及消化道出血时的止血。酒石酸间羟胺升压效果比去甲肾上腺素弱，但作用持久，用于各种休克及低血压。

α_2 受体激动剂：盐酸可乐定。抑制去甲肾上腺素的释放，降低血压，作为中枢降压药，作用于中枢延髓，适用于中度高血压的长期治疗。

（2）α、β 受体激动剂 肾上腺素、麻黄碱。肾上腺素具有兴奋 α 受体和 β 受体的作用，主要用于治疗心脏骤停和过敏性休克；麻黄碱能兴奋 α 受体和 β 受体，与肾上腺素比较，麻黄碱性质稳定，口服有效，肾上腺素能激动作用弱而持久，可兴奋中枢，主要用于支气管哮喘、鼻塞及低血压。

（3）β 受体激动剂

非选择性 β 激动剂：盐酸异丙肾上腺素。易被 COMT 酶代谢，口服无效，主要用于治疗休克、心脏骤停及支气管哮喘。

β_1 受体受体激动剂：多巴胺。主要兴奋心脏 β_1 受体，能使休克患者的血压升高，常用于抗休克。

β_2 受体激动剂：沙丁胺醇、特布他林、氯丙那林、克仑特罗。硫酸沙丁胺醇选择性的激动支气管平滑肌 β_2 受体，有较强的支气管扩张作用，口服有效，作用持续时间长，用于预防支气管哮喘，哮喘型支气管炎和肺气肿患者的支气管痉挛。氯丙那林、他布他林和克仑特罗也是支气管平滑肌 β_2 受体激动剂，用作口服有效的平喘药。

3. 肾上腺素能拮抗剂 是一类能与肾上腺素能受体结合，不产生或较少产生肾上腺素样作用，却能阻断肾上腺素能神经递质或激动剂与受体结合，从而拮抗肾上腺素样作用的药物。

（1）α 受体阻断剂——降压药　肾上腺素能 α 受体兴奋时，可使皮肤黏膜及内脏血管收缩，血压升高。当 α 受体阻断剂选择性的阻断了与血管收缩有关的 α 受体时，可导致血压下降。这是因为阻断剂选择性的阻断了与血管收缩有关的 α 受体，而与血管舒张有关的 β 受体不受影响，血管舒张作用充分地表现出来，故而导致血压下降。代表性药物：盐酸酚苄明为长效的 α 受体阻断剂，使血管扩张，血流量增加，血压下降，可反射性引起心率加快。适用于高血压及周围血管痉挛性疾病。

（2）β 受体阻断剂　β 受体兴奋时，心肌收缩力加强，心率加快，从而增加心排血量（β_1）。同时舒张骨骼肌血管和冠状血管，松弛支气管平滑肌（β_2）。β 受体阻断剂是指药物可竞争性地与 β 受体结合而产生对心脏兴奋的抑制作用和支气管和血管平滑肌舒张作用的抑制。可使心肌收缩力减弱，心率减慢，心输出量减少，心肌耗氧量下降，还能延缓心房和房室结的传导。主要用于治疗心动过速型心律失常，缓解心绞痛，降低血压。

非特异性 β 受体阻断剂：对 β_1 和 β_2 受体有相同的阻断作用，作为心血管药物由于对 β_2 受体的阻滞而产生支气管痉挛和血糖上升的副作用。代表药物：盐酸普萘洛尔，主要用于治疗心动过速型心律失常，缓解心绞痛，降低血压，由于对 β_2 受体的阻滞而产生支气管痉挛和血糖上升的副作用。

选择性 β_1 受体阻滞剂：主要阻断 β_1 受体的兴奋作用，对血管及支气管的副作用较小。代表性药物：酒石酸美托洛尔、盐酸阿替洛尔，属于长效 β_1 受体阻滞剂，对心脏的 β_1 受体有高度的选择性，对血管及支气管的 β_2 受体的影响较小，临床用于各种程度的高血压、心绞痛及室性心律失常，对青光眼也有效。

第八节　胰　岛

扫码“学一学”

人类的胰岛细胞按其染色和形态学特点，分为 A、B、D 及 PP 细胞：A 细胞占胰岛细胞总数的 25%，分泌胰高血糖素（glucagon）；B 细胞约占 60%，分泌胰岛素（insulin）。D 细胞数量较少，分泌生长抑素（somatostatin）。PP 细胞很少，分泌胰多肽（pancreatic polypeptide）。每个胰岛周围有丰富的毛细血管，交感神经、副交感神经和肽能神经的末梢都直接终止于胰岛细胞。

一、胰岛素

（一）胰岛素的生物学作用

胰岛素由 51 个氨基酸残基组成，人胰岛素分子量为 6000，有 A、B 两个肽链。我国生化学家于 20 世纪 60 年代中期首先成功地合成有高度生物活性的胰岛素分子，在生物化学与内分泌学史上做出了巨大贡献。

胰岛素的主要生物学作用是调节糖、脂肪和蛋白质的代谢，是一种促进合成代谢的激素。

1. 糖代谢　胰岛素能促进全身各组织，尤其能加速肝细胞和肌细胞摄取葡萄糖，并且促进它们对葡萄糖的贮存和利用，降低血糖。肝细胞和肌细胞大量吸收葡萄糖后，将其转化为糖原贮存起来。所以胰岛素缺乏时，血中葡萄糖不能被细胞贮存和利用，从而血糖浓度升高。如超过肾糖阈（180mg/dl 血浆）时，尿中就会出现葡萄糖并伴以尿量增加，发生胰岛素依赖性糖尿病。

2. 脂肪代谢 胰岛素一方面促进肝细胞合成脂肪酸，然后运送到脂肪细胞储存；另一方面抑制脂肪分解。进入脂肪细胞的葡萄糖不仅用于合成脂肪酸，而且主要使其转化成α－磷酸甘油，并与脂肪酸形成三酰甘油贮存于脂肪细胞内。胰岛素缺乏时，不仅引起糖尿病，而且还可引起脂肪代谢紊乱，出现血脂升高，加速脂肪酸在肝内氧化，生成大量酮体，以致引起酮血症与酸中毒，进而动脉硬化，引起心、血管系统发生严重病变。

3. 蛋白质代谢 胰岛素对于蛋白质代谢也非常重要。它能促进氨基酸进入细胞，然后直接作用于核糖体，促进蛋白质的合成。它还能抑制蛋白质分解。对机体生长过程，胰岛素只有与生长素共同作用时，才能发挥明显的效应。

近年的研究表明，几乎体内所有细胞的膜上都有胰岛素受体。胰岛素受体已纯化成功，并阐明了其化学结构。胰岛素受体是由两个α亚单位和两个β亚单位构成的四聚体，α亚单位由719个氨基酸组成，完全裸露在细胞膜外，是受体结合胰岛素的主要部位。α与α亚单位、α与β亚单位之间靠二硫键结合。β亚单位由620个氨基酸残基组成，分为三个结构域：N端194个氨基酸残基伸出膜外；中间是含有23个氨基酸残基的跨膜结构域；C端伸向膜内侧为蛋白激酶结构域。胰岛素受体本身具有酪氨酸蛋白激酶活性，胰岛素与受体结合可激活该酶，使受体内的酪氨酸残基发生磷酸化，这对跨膜信息传递、调节细胞的功能起着十分重要的作用。关于胰岛素与受体结合启动的一系列反应，相当复杂，尚不十分清楚。

（二）胰岛素分泌的调节

1. 血糖的作用 血糖浓度是调节胰岛素分泌的最重要因素。血糖浓度升高时可以直接刺激B细胞，使胰岛素的分泌增加，可高达基础水平的10～20倍，使血糖浓度恢复到正常水平；血糖浓度低于正常水平时，胰岛素的分泌减少，可促进胰高血糖素分泌增加，使血糖水平上升。

2. 氨基酸和脂肪酸的作用 血液中多种氨基酸如精氨酸、赖氨酸都有刺激胰岛素分泌的作用。主要是和血糖协同作用。在血糖浓度正常时，上述作用微弱；在血糖升高时，过量的氨基酸可使高血糖引起的胰岛素分泌加倍增多。血液中脂肪酸和酮体大量增加时，也能促进胰岛素的分泌。

3. 其他激素 许多胃肠道激素以及胰高血糖素都有刺激胰岛素的分泌作用。后者还可以通过使血糖升高而间接地促进胰岛素的分泌。

4. 神经调节 支配胰岛的迷走神经兴奋时可以引起胰岛素的分泌，其受体为M受体。交感神经兴奋时，则通过α_2受体抑制胰岛素的分泌。

二、胰高血糖素

（一）胰高血糖素的生物学作用

人类胰高血糖素是由29个氨基酸组成的直链多肽，分子量为3485，它的生物学作用与胰岛素相反，是一种促进分解代谢的激素。它促进肝糖原分解和葡萄糖异生作用，使血糖明显升高。胰高血糖素通过cAMP－PK系统，激活肝细胞的磷酸化酶，加速糖原分解。糖异生增强是因为激素加速氨基酸进入肝细胞，并激活糖异生过程有关的酶系。它还能促进脂肪分解，使酮体增多。胰高血糖素产生上述代谢效应的靶器官是肝，切除肝或阻断肝血流，这些作用便消失。

另外，胰高血糖素可促进胰岛素和胰岛生长抑素的分泌。药理剂量的胰高血糖素可使心肌细胞内 cAMP 含量增加，心肌收缩增强。

（二）胰高血糖素分泌的调节

血糖浓度是调节胰高血糖素分泌的重要因素。血糖浓度降低时，胰高血糖素的分泌增加；而升高时，则分泌减少。而氨基酸的作用和血糖相反，前者升高时也促进胰高血糖素的分泌。胰岛素可以由于使血糖浓度降低而促进胰高血糖素的分泌，但胰岛素可以直接作用于邻近的 A 细胞，抑制胰高血糖素的分泌。

支配胰岛的交感神经和迷走神经对胰高血糖素分泌的作用和对胰岛素分泌的作用完全相反。即交感神经兴奋则促进其分泌；而迷走神经兴奋抑制胰高血糖素的分泌。当机体处于不同的功能状态时，血中胰岛素与胰高血糖素的摩尔比值（I/G）也是不同的。一般在隔夜空腹条件下，I/G 比值为 2.3，但当饥饿或长时间运动时，比值可降至 0.5 以下。比值变小是由于胰岛素分泌减少与胰高血糖素分泌增多所致，这有利于糖原分解和糖异生，维持血糖水平，适应心、脑对葡萄糖的需要，并有利于脂肪分解，增强脂肪酸氧化供能。相反，在摄食或糖负荷后，比值可升至 10 以上，这是由于胰岛素分泌增加而胰高血糖素分泌减少所致。在这种情况下，胰岛素的作用占优势（图 12－22）。

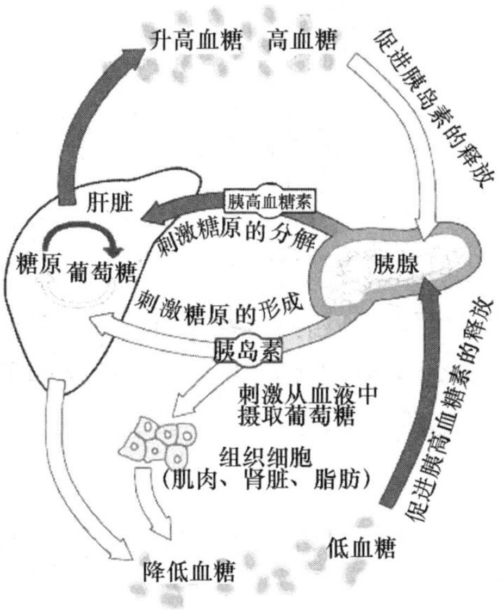

图 12－22　胰岛素和胰高血糖素对血糖的调节作用

三、糖尿病的药物治疗

在糖尿病方面，主要在对合并症的发生机制和防治方法等进行了许多较深入的探讨，认为糖化作用，多醇旁路代谢的相对增加，血栓素、前列腺素等异常改变为发生合并症的主要原因。也初步明确了这些因素所致的慢性长时程合并症是决定老年糖尿病患者预后的关键。现在提出了许多治疗方案如胰岛素泵持续皮下输入胰岛素治疗，持续使用人工胰岛素，长期大量服用双嘧达莫等，均为有希望的方向，但应进一步观察其疗效。

现阶段治疗糖尿病的药物主要有如下几类。

1. 磺脲类　磺脲类药物主要是通过刺激胰岛 B 细胞释放和分泌胰岛素而发挥作用。因此要它发挥作用，一定要有足够的胰岛 B 细胞。所以该药对 1 型和胰腺切除所致糖尿病无效。磺脲类药物同时还有增加靶细胞膜上胰岛素受体敏感性的作用。代表药物有格列苯脲、格列齐特等。

2. 双胍类　该类药物主要是一方面通过延缓葡萄糖（单糖）在肠道内的吸收；另一方面可以增加胰岛素的敏感度，促进血糖进入细胞内、促进外周组织对葡萄糖的利用，特别是加速肌肉等组织对葡萄糖的无氧酵解，产生乳酸。如果没有严重的肝、肾功能不全，影响乳酸排泄和利用；没有心、肺疾病导致机体慢性缺氧，增加乳酸产生，乳酸是不会在体内积聚，导致乳酸中毒的。代表药物为二甲双胍。

3. α-葡萄糖苷酶抑制剂 多糖和双糖到单糖的消化分解，葡萄糖苷酶是必不可少的。葡萄糖苷酶是位于人体消化道（回肠壁微绒毛）上皮细胞的一种消化酶。该类药是通过对葡萄糖苷酶的活性的抑制，使多糖和双糖到单糖的消化分解减慢，延缓了消化道对糖的吸收，从而降低了餐后血糖的升高。代表药物为阿卡波糖，商品名为拜糖平。

4. 胰岛素敏感性增强剂类 该类药物主要通过对胰岛素受体的作用，增强肌肉和脂肪组织的胰岛素的敏感性，以减少肝糖原的生成，从而达到降血糖的目的。代表药物有吡格列酮，罗格列酮等。

5. 胰岛素类 对于1型糖尿病患者，胰岛素注射是一个必要的药物治疗，目前大约有20个不同类型的胰岛素，主要是由动物内脏（猪、牛）提取的动物胰岛素或由基因工程合成的人胰岛素。

第九节　其他腺体

扫码“学一学”

一、松果体

松果体细胞是由神经细胞演变而来的，它分泌的激素主要有褪黑素和肽类激素。来自颈上交感神经节后神经末梢与松果体细胞形成突触联系，通过释放去甲肾上腺素控制松果体细胞的活动。

（一）褪黑素

1959年Lerner从牛松果体提取物中分离出一种能使青蛙皮肤褪色的物质，命名为褪黑素（melatonin），其化学结构为5-甲氧基-*N*-乙酰色胺。在松果体内羟化酶、脱羟酶、乙酰移位酶及甲基移位酶的作用下，色氨酸转变为褪黑素。

松果体褪黑素的分泌具有明显的昼夜节律变化，白天分泌减少，而黑夜分泌增加。实验证明，大鼠在持续光照下，松果体重量变轻，细胞变小，合成褪黑素的酶系活性明显降低，因而褪黑素合成减少。反之，致盲大鼠或大鼠持续在黑暗环境中，将使松果体合成褪黑素的酶系活性增强，褪黑素的合成随之增加。摘除动物的眼球或切断支配松果体的交感神经，则褪黑素分泌的昼夜节律不再出现，说明光-暗对松果体活动的影响与视觉和交感神经有关。刺激交感神经可使松果体活动增强，而β肾上腺素能受体阻断剂可阻断交感神经对松果体的刺激作用。如毁损视交叉上核，褪黑素的昼夜节律性分泌消失。所以视交叉上核被认为是控制褪黑素分泌的昼夜节律中枢，在黑暗条件下，视交叉上核即发出冲动传到颈上交感神经节，其节后纤维末梢释放去甲肾上腺素，与松果体细胞膜上的β肾上腺素能受体结合，激活腺苷酸环化酶，通过cAMP-PK系统，增强褪黑素合成酶系的活性，从而导致褪黑素合成增加，在光刺激下，视网膜的传入冲动可抑制交感神经的活动，使褪黑素合成减少。

褪黑素对下丘脑-垂体-性腺轴与下丘脑-垂体-甲状腺活动均有抑制作用。切除幼年动物的松果体，出现性早熟，性腺与甲状腺的重量增加，功能活动增强。远在一个世纪之前，人们就发出某些性早熟男孩是因松果体肿瘤所致，因此认为松果体在青春期有抗性腺功能作用。正常妇女血中褪黑素在月经周期的排卵前夕最低，随后在黄体期逐渐升高，月经来潮时达到顶峰，提示妇女月经周期的节律与松果体的节律关系密切。

褪黑素通过对内分泌系统的调节而起作用。人的一生中，褪黑素分泌的最高峰出现在6岁左右。青春期时，体内褪黑素的浓度开始下跌，随着年龄的增长，褪黑素浓度持续滑落。到了40岁的时候，体内分泌的褪黑素浓度不到20岁时的一半。一般情况下，每当夜幕降临，人体内褪黑素分泌逐渐增加，帮助睡眠。

有研究显示，适量的褪黑素能在短期内改善部分人的睡眠质量和调整人的时差反应，在过去的十几年内，中外市场上许多褪黑素产品应运而生，但由于褪黑素是一种外源性激素，专家们担心使用不当可能会带来隐患。

早在1999年11月6日，美联社报道了哈佛大学切斯勒博士在《美国医学杂志》上发表的研究结论是：健康老人体内的褪黑素含量与年轻人一样多。这样，老年人进补褪黑素促进睡眠的理论缺乏了依据。而作为"褪黑素热"的批评者，麻省理工学院的伍尔特曼虽认定其"可以改善睡眠"的功效，但他认为50岁以上的老人，每天服用的合理剂量是0.3mg，多吃效果反而要差一些，还可能导致副作用。

虽然褪黑素具有改善睡眠作用，但由于它的安全性、有效性没有得到足够的证实，美国的"褪黑素热"早在1995年降温，在日本、泰国、马来西亚，褪黑素被禁止使用，欧盟国家也没有了褪黑素的空间。

一种认同较多的说法是，褪黑素毕竟是一种激素，人体的激素水平要处于平衡才好，若过量补充，打破平衡，将会促进其他激素如生长激素等的释放，从而刺激细胞增长，不规则的细胞增长正是癌症发生的主要原因。曾有报道说，服用褪黑素的女性在绝经后再次来月经，又或者刺激已经萎缩的乳腺增生，这些都可能是癌症的前奏。法国路易斯·帕斯特大学的佩维特博士表示："褪黑素是一种激素，需要对其毒性和功效进行严格的实验和评估，从Ⅰ期临床一直做到Ⅲ期。但至今为止，这项工作仍没有开展。"

（二）肽类激素

松果体能合成GnRH、TRH及催产素等肽类激素。在多种哺乳动物（鼠、牛、羊、猪等）的松果体内GnRH比同种动物下丘脑所含的GnRH量高4～10倍。有人认为，松果体是GnRH和TRH的补充来源。

二、胸腺

胸腺能分泌多种肽类物质，如胸腺素（thymosin）、胸腺生长素（thymopoietin）等，它们能促进T细胞分化成熟。

三、前列腺素

前列腺素（prostaglandin，PG）是广泛存在于动物和人体内的一组重要的组织激素。PG的化学结构一般是具有五元环和两条侧链的二十碳不饱和脂肪酸。根据其分子结构的不同，可把PG分为A、B、D、E、F、H、I等型。

细胞膜的磷脂化在磷脂酶 A_2 的作用下，生成PG的前体——花生四烯酸。花生四烯酸在环氧化酶的催化下，形成不稳定的环内过氧化物——PGG_2，随后又转变为 PGH_2。PGH_2 在异构酶或还原酶的作用下，分别形成 PGE_2 或 $PGF_{2\alpha}$。PGG_2 与 PGH_2 又可在前列腺素合成酶的作用下，转变为前列环素（PGI_2），在血栓烷合成酶的作用下变成血栓烷 A_2（TXA_2）。另外，花生四烯酸在脂氧化酶的作用下，形成5-氢过氧酸，进而被代谢生成白三烯。

PG在体内代谢极快，除 PGI_2 外，经过肺和肝被迅速降解灭活，在血浆中的半衰期仅为 1 ~2 分钟。一般认为，PG 不属于循环激素，而是在组织局部产生和释放，并对局部功能进行调节的组织激素。

PG 的生物学作用极为广泛而复杂，几乎对机体各个系统的功能活动均有影响。例如，由血小板产生的 TXA_2，能使血小板聚集，还有能使血管收缩的作用。相反，由血管内膜产生 PHG_2，能抑制血小板聚集，并有舒张血管的作用。PGE_2 有明显的抑制胃酸分泌的作用，它可能是胃液分泌的负反馈抑制物，PGE_2 可增加肾血流量，促进排钠利尿。此外，PG 对体温调节、神经系统以及内分泌与生殖均有影响。

四、脂肪组织

（一）脂肪组织内分泌功能的发现

在过去的 20 多年，发达国家的超重/肥胖已成流行态势，与之相关的 2 型糖尿病、心血管疾病和高血压等疾病的发病率也不断攀升，人们对在其中扮演重要角色的脂肪组织的研究更为重视，并取得了突破性进展。长期以来，脂肪组织一直被视作惰性的能量储存器官，只有在饥饿等机体需要能量时，脂肪组织才变得活跃，释放能量。对脂肪组织与其他组织、器官信息交流的认识仅限于其所分泌的游离脂肪酸（FFA）可影响肝脏的糖脂代谢，以后也认识到脂肪酸的异位堆积影响骨骼肌的功能，然而这远远不能揭示脂肪组织在机体病理生理过程中所起的复杂作用。众所周知，肥胖导致胰岛素抵抗，而脂肪萎缩症患者也存在严重的胰岛素抵抗，这也促发了对脂肪组织功能的重新认识，改变了认为脂肪一无是处的观点。20 世纪 80 年代中期首先发现脂肪细胞分泌补体因子 D（adipsin），1994 年 Friedman 研究组定位克隆了肥胖基因表达产物——瘦素，发现瘦素作用于下丘脑，可减少摄食、降低体重，开启了脂肪组织内分泌功能研究的新时代。次年，Scherer 等发现新的脂肪细胞特异性蛋白——脂联素，Philipp E Scherer 博士也因其在脂肪细胞内分泌功能研究领域的卓越贡献，荣获美国糖尿病学会杰出科学成就奖。此后各种脂源性激素陆续被发现，脂肪组织作为内分泌器官的观点逐渐被接受。

（二）脂肪因子和激素

目前已发现脂肪细胞分泌的脂联素、抵抗素、乙酰化刺激蛋白（ASP）调控能量平衡，肿瘤坏死因子 α（TNF - α）、白细胞介素 6（IL - 6）、血清淀粉样蛋白 A3（SAA3）、单核细胞趋化蛋白 1（MCP - 1）等参与炎症反应，脂联素、纤溶酶原激活物抑制剂 - 1（PAI - 1）作用于血管，血管内皮生长因子（VEGF）促进血管新生，脂肪组织通过这些激素实现与机体其他组织的对话，整合内分泌、代谢和炎症信号，调控机体的能量稳态。

1. 抵抗素（resistin） 由白色脂肪组织分泌，由 114 个氨基酸组成，其氨基酸顺序中包括 N 端信号肽及一高度保守的胱氨酸残基序列。因为抵抗素可以引起胰岛素抵抗，因而得名。但是，也有研究显示，抵抗素也能减少肝脏的糖异生。因为敲除抵抗素的小鼠空腹后表现出低血糖。最近的研究发现抵抗素可以引起血管内皮细胞功能紊乱和刺激血管平滑肌细胞增殖，从而促进动脉粥样硬化的发生、发展。抵抗素基因的表达及蛋白质的分泌可被抗糖尿病药物噻唑烷二酮类（TZDs）显著抑制，可以解释 TZDs 类药物抗糖尿病作用的部分机制。

2. 瘦素 1994 年，Friedman 克隆了肥胖基因（obesity gene，ob/ob）的表达产物瘦素（leptin），从此，研究者开始重视脂肪细胞和脂肪组织的内分泌功能。瘦素是由白色脂肪组织特异产生的肽，参与机体能量平衡的调节，有减少体内脂肪组织沉积的作用，人血中的瘦素为146个氨基酸残基构成的肽，分子量为16000。瘦素的主要生物作用为降低体重，主要通过3条途径发挥作用：①作用于下丘脑弓状核，抑制食欲，减少摄食量，即控制机体由外界摄入的能量；②作用于中枢神经系统，加强交感神经系统的活动，动员体内储备能量的转化和释放；③直接作用于脂肪细胞，抑制脂肪组织中的脂类合成。因此，瘦素是调节能量稳态的激素之一。

瘦素与机体其他激素的分泌活动密切相关，互相影响，参与机体新陈代谢及多方面功能活动的调节。瘦素可通过提高ATP敏感K^+通道的活性和自主神经系统的活动，分别直接和间接地抑制胰岛素分泌。有证据表明，瘦素与生殖内分泌的活动密切相关，参与调节GnRH和促性腺激素的释放。瘦素也可能通过促进血管形成而影响肿瘤的浸润转移。

3. 脂联素（adiponectin）　是脂肪细胞表达最为丰富的激素，在血浆中有相当高的浓度，女性高于男性。脂联素是由247个氨基酸组成的蛋白质。包含有N端的信号肽序列、22个Gly－X－Y重复序列形成的胶原样序列和C端的球状结构域序列。在血液循环中，脂联素有多种存在形式，主要是全长蛋白和其形成的多聚体以及蛋白酶酶切产生的球状结构域序列。它们起相同的或不同的生理功能。研究发现，脂联素负性调节肥胖、2型糖尿病和心血管疾病。最近的研究发现，脂联素还参与心肌肥厚、保护心肌的缺血再灌注损伤等过程。脂联素敲除的小鼠具有更肥厚的心肌和更高的死亡率，机制研究发现这种现象和小鼠心肌的ERK水平上升，而AMPK水平降低。提示脂联素是通过下调心肌的ERK水平和上调AMPK水平的分子机制来防止心肌肥厚的。同时，研究表明脂联素是通过AMPK和COX－2两种信号通路来共同保护心肌，防止缺血再灌注损伤。

许多动物实验和临床研究表明，血清脂联素水平与机体的胰岛素敏感性显著正相关，因此被视作糖化血红蛋白等价物广泛应用于流行病学研究。在肥胖患者、脂肪营养障碍患者及炎症个体，血清脂联素水平降低，血清脂联素水平低的个体易患心血管疾病。脂联素是至今发现的唯一与肥胖呈负相关的脂肪细胞特异性蛋白，当肥胖患者减重后脂联素水平可升高。脂联素通过激活腺苷酸活化蛋白激酶（AMPK）促进骨骼肌脂肪酸的氧化，降低脂质在骨骼肌的堆积，改善肝脏的胰岛素抵抗，降低肝糖的生成和极低密度脂蛋白（VLDL）的合成。研究表明脂联素还可抑制血管内皮的炎症反应、血管平滑肌细胞的增殖、迁移，降低血管细胞黏附因子1（VCAM－1）和A类清道夫受体的表达，抑制巨噬细胞向泡沫细胞的转变，起抗动脉粥样硬化作用。

脂联素在血清中以低分子量六聚体和高分子量的复合体形式存在。不同的脂联素复合体生物活性有所不同。胰岛素增敏剂噻唑烷二酮类（TZD）药物可增加脂联素水平，TZD治疗db/db小鼠后，高分子量复合体水平升高；在一项为期21天的吡格列酮治疗2型糖尿病的临床研究中，吡格列酮增强胰岛素抑制肝糖生成的作用与其增加高分子量复合体脂联素的比例有关；另外在一项曲格列酮治疗肥胖型2型糖尿病患者的研究中发现，机体胰岛素敏感性的增高与脂联素的总量无关，而与其高分子量复合体的比例增高有关，这些均支持高分子量复合体是脂联素代谢作用的主要活性形式。

4. 补体D（complement D）　由脂肪组织合成并分泌，也是第一个从脂肪细胞系克隆的补体成分。无论是ob/ob、db/db小鼠，饮食诱导的肥胖大鼠，补体D浓度均显著降低，但人类肥胖患者补体D水平却升高。

5. 肿瘤坏死因子（TNF－α）　是一种分子量为25kD的膜蛋白，并以17kD大小存在于循环中。这主要是由于糖基化水平不同造成的。它主要来源于单核－巨噬细胞。TNF－α是第一个被发现的可以由脂肪细胞合成的分泌产物。在肥胖和胰岛素抵抗患者，TNF－α的血浆水平是上调的，而且血浆中可溶性的TNF－α受体水平也升高。在脂肪组织，TNF－α下调某些和脂肪细胞分化相关的转录因子水平，从而抑制脂肪细胞分化；TNF－α可能通过以下机制导致胰岛素抵抗：抑制胰岛素受体自身磷酸化而损害胰岛素信号、降低葡萄糖转运体（GLUT）－4的基因表达、降低脂蛋白脂酶的活性、刺激肝脏的脂肪分解。

6. 白介素－6（IL－6） 是另一个与肥胖和胰岛素抵抗相关的脂肪细胞因子。血浆中有约1/3的IL－6是来源于脂肪组织的。IL－6可以增加肝脏的糖异生，使血糖升高。给予小鼠IL－6可以诱导高脂血症、高血糖和胰岛素抵抗。IL－6可以减弱胰岛素受体信号，从而降低组织、器官对胰岛素的敏感性。也有研究表明IL－6可能通过升高游离脂肪酸（FFA）、促进脂质氧化、抑制脂肪组织脂蛋白脂酶活性从而导致胰岛素抵抗。另外，研究显示IL－6可以抑制脂肪细胞的分化和脂联素的分泌。但是中枢神经系统中IL－6的功能则更加复杂。肥胖患者的中枢神经系统中的水平是降低的，中枢给予IL－6则可以降低体重，表现出与外周相反的功能。

7. 纤溶酶原激活物抑制物－1（PAI－1） PAI－1是内源性纤溶系统的主要调节因子，它能降低纤溶，促进血栓形成，属于丝氨酸蛋白酶抑制剂，在肥胖患者，水平上升。比较特别的是，PAI－1与内脏脂肪组织密切相关。TZD类降糖药可以降低PAI－1的表达水平。同样给予高脂饮食，敲除PAI－1的小鼠比野生型小鼠更不容易肥胖，同时能量消耗增加。同样在敲除PAI－1的ob/ob小鼠，也不容易肥胖，而且代谢指数增加。

近几年的研究发现，脂肪组织存在着一系列的负反馈调节机制，通过分泌一系列细胞因子和激素来调节机体的多种生理、病理过程。值得指出的是这些细胞因子和激素虽然来源于脂肪组织，但是并不全是由脂肪细胞分泌的。所以目前对脂肪组织的研究逐渐形成了一个新的研究方向——脂肪生物学（adipology）。目前对脂肪组织的内分泌供能的认识已经不仅仅停留在这些细胞因子与代谢综合征的关系，还认识到它们广泛地参与到机体的许多生理活动过程，例如瘦素不仅参与调节体重、血糖等过程，同时还参与生殖、骨骼发育等十分重要的生理活动。所以脂肪细胞作为一个活跃的内分泌器官，对它的研究也开始活跃起来。

尽管对脂肪细胞功能的研究取得了重大进展，但许多方面仍有待于进一步探索。脂联素受体最近已被发现，为开展其信号转导研究提供了基础；其他脂肪因子如抵抗素、瘦素等的功能及作用机制仍需进一步阐明。脂肪组织中巨噬细胞与脂肪细胞如何对话，脂肪细胞在新生血管形成中的作用，脂肪因子与肿瘤发生、发展的关系，脂肪细胞如何通过神经系统与其他组织进行双向交流，脂肪分解的分子机制，脂肪细胞的分化及机体如何决定局部脂肪垫形成、退化，这些问题均亟待解决。

扫码“练一练”

（张小博　傅继华　赵　丽）

第十三章　生殖系统解剖与生理

第一节　生殖系统解剖

扫码“学一学”

生殖系统（genital system）由生殖器官（reproductive organ）组成，功能是繁殖后代以及形成并保持第二性征。人和高等动物的生殖器官按解剖位置和功能划分，可分为外生殖器（exterior genitalia）和内生殖器（internal genitalia）；内生殖器由生殖腺、生殖管道和附属腺组成，外生殖器则以两性交接的器官为主。男性生殖腺为睾丸，女性生殖腺为卵巢。男性附属性器官主要包括附睾、输精管、精囊、射精管、前列腺、阴茎等。女性附属性器官包括子宫、输卵管、阴道、外阴部等。

除了生殖器官不同外，成年以后，男女在身体外形上的性别差异更加显著。男性身躯高大，肌肉粗壮，喉头突出，声音低沉以及长出胡须，汗毛加重。女性皮肤细腻，骨盆变宽大，乳房隆起，声调高细。

扫码“看一看”

一、内生殖器

（一）男性内生殖器

男性内生殖器由生殖腺（睾丸）、输精管道（附睾、输精管、射精管、男性尿道）和附属腺（精囊、前列腺、尿道球腺）组成（图13－1）。

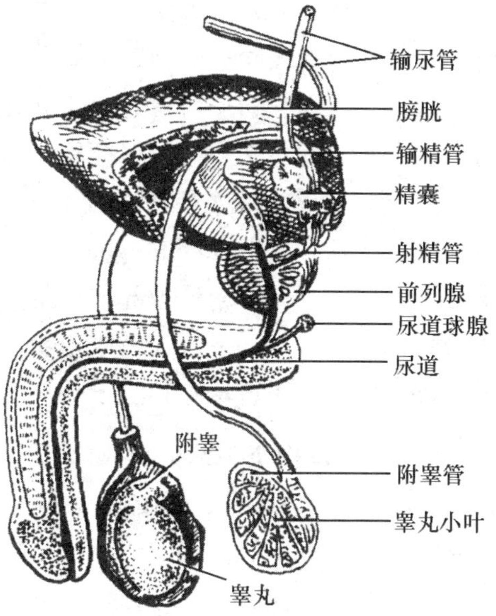

图13－1　男性生殖系统的模式图

1. 睾丸　睾丸（testis）为男性生殖腺，是产生男性生殖细胞——精子和分泌男性激素的器官。睾丸位于阴囊内。左、右各一。睾丸随着性成熟迅速生长，老年人的睾丸随着性机能的衰退而萎缩变小。睾丸是微扁的椭圆体，表面光滑，分内、外侧面，前、后缘和上、下端。前缘游离；后缘有血管、神经和淋巴管出入，并和附睾和输精管下段（睾丸部）相接触。睾丸表面有一层坚厚的纤维膜，称为白膜。白膜在睾丸后缘增厚，并凸入睾丸内形成睾丸纵隔。从纵隔发出许多睾丸小隔，呈扇形伸入睾丸实质并与白膜相连，将睾丸实质分为100～200个睾丸小叶。每个小叶内含有2～4条盘曲的精曲小管，其上皮能产生精子。小管之间的结缔组织内有分泌男性激素的间质细胞。精曲小管汇合成精直小管，进入睾丸纵隔后交织成睾丸网。从睾丸网发出12～15条睾丸输出小管，出睾丸后缘的上部进入附睾。

2. 附睾　附睾（epididymis）主要由附睾管盘曲而成。附睾呈新月形，紧贴睾丸的上端和后缘而略偏外侧。上端膨大为附睾头，中部为附睾体，下端为附睾尾。从组织结构上看，附睾管上皮是由两种细胞组成的：一种叫基细胞，其顶部离附睾管腔有一定距离，在附睾各部分，其形态没有差别，一般认为是贮备细胞；另一种叫主细胞，是维持附睾生理功能的物质基础，在各区段的主细胞形态结构差别很大，这也反映出各区段的生理功能的差异。除上皮细胞外，附睾的管壁组织结构也有规律性的变化，附睾管起始段平滑肌有自发地节律性收缩，而尾部平滑肌就没有这种特点，仅在射精一瞬间出现强烈的节律收缩。

附睾的主要功能包括：吸收功能；分泌营养物质；促使精子成熟；贮存精子；分泌功能；免疫屏障作用等。此外，附睾为结核的好发部位。

3. 输精管和射精管 输精管（deferent duct）是附睾管的直接延续，长约50cm，管径约3mm，管壁较厚，肌层较发达而管腔细小。活体触摸时，呈坚实的圆索状。起于附睾尾部，沿睾丸后缘上升入精索（输精管结扎手术常在此进行）后经腹股沟部进入腹腔，走行至膀胱后面与精囊的排泄管汇合成射精管。射精管（ejaculatory duct）长约2cm，开口于尿道前列腺部。

4. 精囊（seminal vesicle） 是一对长椭圆形的囊状腺体，长椭圆形，表面凹凸不平，位于膀胱底的后方，输精管壶腹的下外侧，左右各一，由迂曲的管道组成，其排泄管与输精管壶腹的末端汇合成射精管。精囊分泌的液体参与组成精液。

5. 前列腺和尿道球腺 前列腺（prostate）是不成对的实质性器官，大小和形状似栗子，位于膀胱下方，由腺体和平滑肌组织构成，结构坚实。其表面包有筋膜鞘，称前列腺囊，囊与前列腺之间有前列腺静脉丛。尿道贯穿于前列腺，当其肥大时，压迫尿道，导致排尿困难。前列腺的排泄管开口于尿道前列腺部，其分泌物参与组成精液，有稀释精液和利于精子活动的作用。精液包括精子及附睾、精囊、前列腺和尿道球腺的分泌液。一次射精3~6ml，含精子0.2亿~4亿个。

尿道球腺（bulbourethral gland）是一对豌豆大的球形器官，位于会阴深横肌内。腺的排泄管细长，开口于尿道球部。尿道球腺又称库伯腺，为大多数哺乳动物雄性个体开口于尿道的一种腺体，共1对，是尿道腺分化形成的。其分泌物为无色透明的黏液，是精液的组成成分之一。尿道球腺相当于雌性的前庭大腺。

（二）女性内生殖器

女性内生殖器包括生殖腺（卵巢）、输送管道（输卵管、子宫和阴道）以及附属腺（前庭大腺）组成（图13-2）。

1. 卵巢（ovary） 为女性生殖腺，是产生女性生殖细胞——卵子和分泌女性激素的器官。呈扁卵圆形，其大小约为4cm×2cm×1cm，左、右各一，位于盆腔内，贴靠小骨盆侧壁的卵巢窝（相当于髂内、外动脉的夹角处，窝底有腹膜壁层覆盖）。卵巢表面被覆一层立方或扁平上皮细胞，这些细胞即为卵泡的来源，所以称这种上皮为生殖上皮。上皮下方有一薄层结缔组织，称白膜。卵巢内部结构可以分为皮质和髓质两部分。皮质位于卵巢的周围部分，主要由卵泡和结缔组织构成；髓质位于中央，由疏松结缔组织构成，其中有许多血管、淋巴管和神经。

2. 输卵管（oviduct） 是肌性管道，输卵管位于子宫底的两侧，子宫阔韧带的上缘内，内侧端以输卵管子宫口与子宫腔相通，外侧端以输卵管腹腔口开口于腹膜腔。

输卵管是一条细长、弯曲，输送卵子的肌性管道，左右各一。由卵巢上端连于子宫底的两侧。内侧端经子宫角与宫腔相通，外侧端呈漏斗状游离于腹腔，与卵巢靠近，全长4~8cm。输卵管全长分为四部分，即：①间质部（子宫部），为位于子宫内壁的部分，管较狭小；②峡部，细直而狭窄，壁较厚，占输卵管长度的1/3，是输卵管结扎术的常选部位；③壶腹部，管腔较宽大，长5~8cm，管壁薄，往往是异位妊娠时受精卵的植入部位；④漏斗

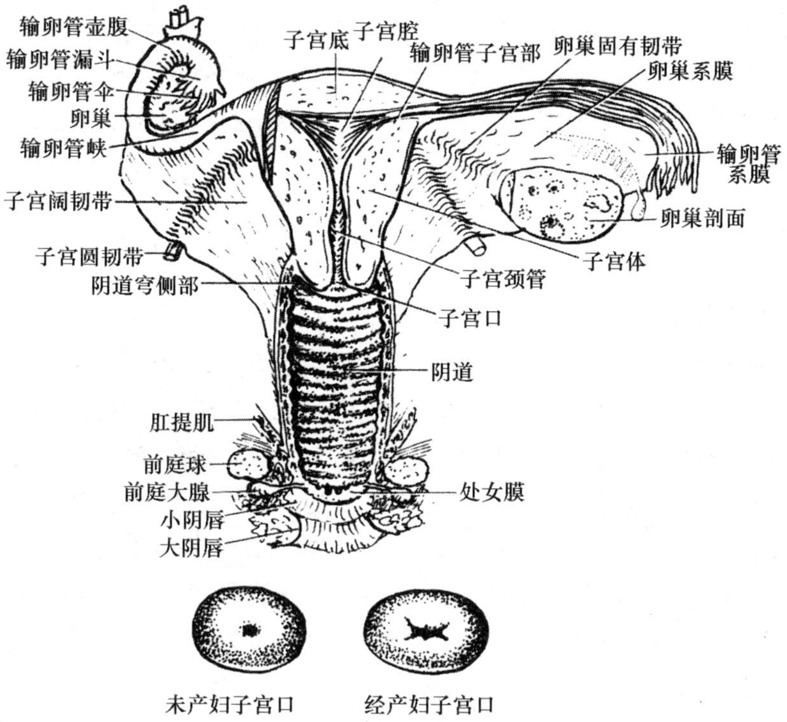

图 13－2　女性内生殖器（前面）

部，也称伞端，呈喇叭口状，边缘有许多指状突起，有捕获卵子的功能。手术时常以此作为识别输卵管的标志。输卵管由黏膜、肌肉、浆膜三层组成，是精卵结合部位。黏膜生有纤毛，纤毛朝子宫方向横向蠕动，有利于受精卵向子宫内运行。

3. 子宫（uterus）　位于盆腔中部，膀胱与直肠之间，下端接阴道，两侧有输卵管和卵巢。其位置可随膀胱与直肠的充盈程度或体位而有变化。子宫是壁厚腔小的肌性器官，胎儿在此发育生长。成人未孕子宫呈前后稍扁，倒置的梨形，可分为底、体、颈三部：子宫底为输卵管子宫口以上的部分，宽而圆凸。子宫颈为下端较窄而呈圆柱状的部分，由突入阴道的子宫颈阴道部和阴道以上的子宫颈阴道上部组成，是炎症和肿瘤的多发部位。子宫底与子宫颈之间为子宫体。子宫与输卵管相接处称子宫角。子宫体与子宫颈阴道上部的上端之间较为狭细的部分称子宫峡。非妊娠时，子宫峡不明显，长约 1cm。子宫峡随妊娠期逐渐扩展，临产时明显形成子宫下段，产科常在此处进行剖腹取胎。

子宫内的腔隙较为狭窄，可分为两部：上部在子宫体内，称子宫腔，呈底在上、前后略扁的三角形。底的两端为输卵管子宫口，尖端向下通子宫颈管。下部在子宫颈内，呈梭形，称子宫颈管。其上端通子宫腔，下口通阴道，称子宫口。

子宫壁分为内膜（黏膜）、肌层及外膜（浆膜）三层。内膜由单层柱状上皮和结缔组织（又称固有膜）组成。内膜内管状腺体称为子宫腺。固有膜中有丰富的小血管和淋巴管。肌层由纵横交错排列的平滑肌组成，有血管贯穿其中。此层尚具有很大的伸展性，如妊娠时平滑肌细胞体积增大，以适应妊娠需要。

直立时，子宫体几乎与水平面平行，子宫底伏于膀胱的后上方，子宫颈保持在坐骨棘平面以上。成人正常的子宫呈轻度前倾、前屈姿势，前倾即子宫轴与阴道轴之间呈向前开放的角度，前屈为子宫体与子宫颈之间的弯曲。子宫的正常位置主要依靠子宫各个韧带、盆膈、尿生殖膈及会阴中心腱等结构维持，这些结构受损或松弛时，可以引起子宫脱垂。

4. 阴道（vagina） 为连接子宫和外生殖器的、前后略扁的肌性管道，是排出月经和娩出胎儿的肌性管道，伸缩性很大，位于小骨盆出口的中央。平时前后壁相贴，呈裂隙状，上通子宫颈管，向下开口于阴道前庭。阴道的上端宽阔，包绕子宫颈阴道部，两者之间的环形凹陷称阴道穹。阴道后穹隆顶端即子宫直肠陷凹，是腹腔的最低位置，后穹隆部是性交后精液积聚的主要部位，并称之为阴道池，有利于精子进入子宫腔。

二、外生殖器

（一）男性外生殖器

1. 阴囊（scrotum） 为一皮肤囊袋，是腹壁的延续部，由中间的隔障分为二个囊，每个囊内有睾丸、附睾和输精管起始段。阴囊壁由皮肤、平滑肌等组成。皮肤菲薄而柔软，缺少皮下脂肪，富含汗腺和皮脂腺，呈深褐色，表面有稀疏的阴毛。平滑肌随外界温度呈反射性的舒缩，以调节阴囊内的温度，有利于精子的发育。如外界温度升高时，平滑肌舒张；而外界温度降低时则收缩。皮下为白膜，厚1～2mm，主要由平滑肌组成，并含有致密的结缔组织纤维。白膜延续于阴茎韧带和腹股沟及会阴浅筋膜。白膜收缩使阴囊的大小有很大变异。内膜在正中线向深部发出阴囊中隔将阴囊腔分为左、右两部，分别容纳两侧的睾丸、附睾及精索等（图13－3）。

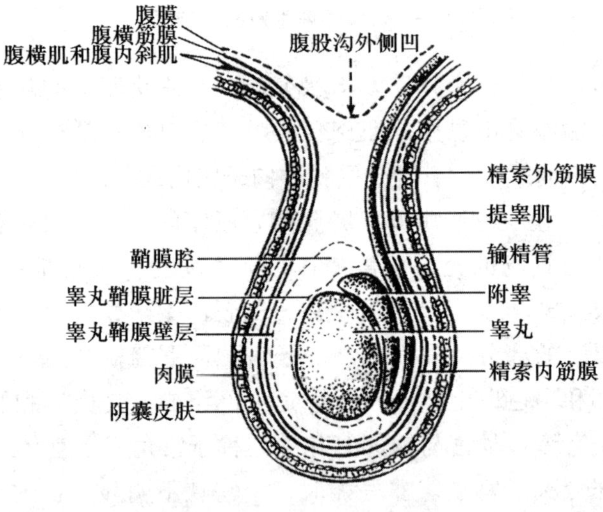

图13－3 阴囊的结构

2. 阴茎（penis） 可分为头、体、根三部分。后端为阴茎根，藏于阴囊及会阴部皮肤的深面，中部为阴茎体，呈圆柱形，悬于耻骨联合的前下方，为可动部分。前端膨大部分为阴茎头，头的尖端处有矢状位的尿道外口。头后稍细的部分为阴茎颈。

阴茎主要由两个阴茎海绵体和一个尿道海绵体构成，外面包以筋膜和皮肤。每个海绵体的外面包有一层坚厚的纤维膜，分别称为阴茎海绵体白膜和尿道海绵体白膜。海绵体内部由许多海绵体小梁和腔隙构成，腔隙实际上是与血管相通的窦隙。当这些腔隙充血时，阴茎则会变粗变硬而勃起。反之则变细变软。

阴茎的皮肤薄而柔软，富有伸展性。皮肤在阴茎颈以前呈游离状态，形成包绕阴茎头的双层环形皱襞，称阴茎包皮。在阴茎头腹侧中线上，包皮与尿道外口相连的皮肤皱襞，称包皮系带。幼儿的包皮较长，包着整个阴茎头，包皮口也小。随着年龄的增长，包皮逐渐退缩，包皮口也逐渐扩大。若包皮盖住尿道口，但能上翻露出尿道外口和阴茎头时，称为包皮过长。当包皮口过小，包皮完全包着阴茎头而不能翻开时，称为包茎（图 13－4）。

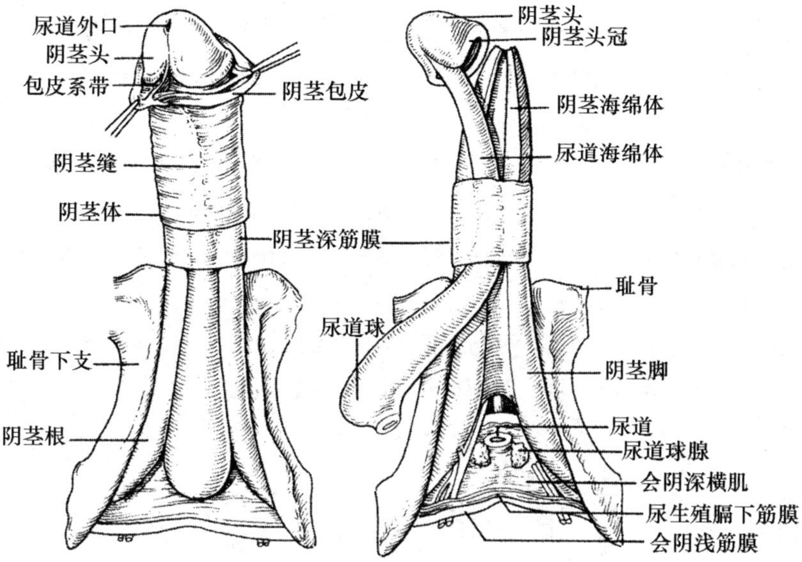

图 13－4　阴茎的外形与结构

（二）女性外生殖器

女性外生殖器又称女阴，见图 13－5。

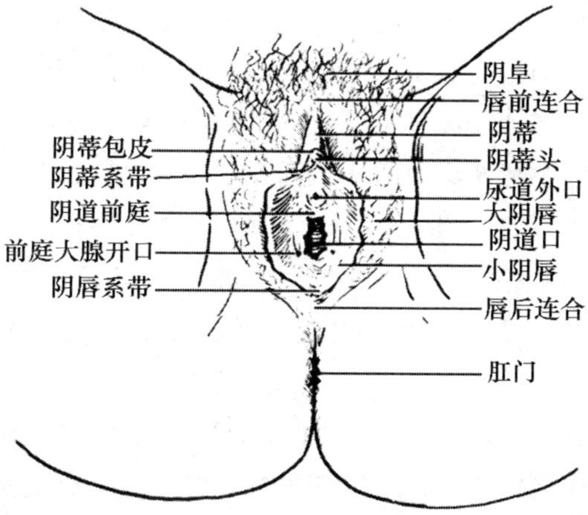

图 13－5　女性外生殖器

1. 阴阜（monsveneris）　为耻骨联合前面隆起的外阴部分，由皮肤及很厚的脂肪层所构成。阴阜下邻两侧大阴唇。青春期，阴阜皮肤上开始长出阴毛（pubis hairs），其分布呈尖端向下的三角形，阴阜皮下含丰富的脂肪组织，皮肤上有阴毛。

2. 大阴唇（labium majus pudendi）　为外阴两侧、靠近两股内侧的一对长圆形隆起的皮肤皱襞。前连阴阜，后连会阴；由阴阜起向下向后伸张开来，前面左、右大阴唇在阴阜联合成为前联合，后面的二端在阴唇系带下方会合成为阴唇后联合，后联合位于肛门前，但不如前联合明显。大阴唇外面长有阴毛。皮下为较厚的疏松脂肪组织、弹性纤维及静脉丛，受伤后易成血肿。大阴唇含有皮脂腺和汗腺。外侧面皮肤有色素沉着，上有阴毛；内侧面淡粉红色，类似黏膜，上无阴毛。

3. 小阴唇（nympha） 是一对薄的黏膜皱襞，在大阴唇的内侧，表面光滑无毛、湿润。色褐或粉红、鲜红、黑红。小阴唇的左右两侧的上端分叉相互联合，再分为两叶，其上方的皮褶称为阴蒂包皮，下方的皮褶称为阴蒂系带，阴蒂就在中间。小阴唇的下端在阴道口底下会合，与大阴唇后端融合，形成阴唇系带。小阴唇黏膜下有丰富的神经分布，故感觉敏锐。

4. 阴蒂（clitoris） 又称阴核，位于两侧小阴唇之间的顶端，是两侧大阴唇的上端会合点。它是一个圆柱状的小器官，被阴蒂包皮包绕，长约4cm。末端为一个圆头，其尖端膨大称阴蒂头。表面的皮肤，内端与一束薄的勃起组织相连接。勃起组织是一种海绵体组织（由两个能勃起的阴蒂海绵体组成，分头、体、脚三部分）。

5. 阴道前庭 阴道前庭是位于两侧小阴唇中间的裂隙，前部有尿道外口开口，后部有阴道口。阴道口有一层膜称处女膜。阴道口两侧有前庭大腺的开口，分泌液体具有滑润阴道作用。

扫码“学一学”

第二节　男性生殖

男性的主性器官是睾丸，附性器官包括附睾、输精管、精囊、射精管、前列腺和阴茎等。睾丸具有双重功能：既有生精功能，又有内分泌功能。

一、睾丸的生精功能

（一）精子的生成过程

睾丸由曲细精管和间质细胞组成。精子（spermatozoon）在曲细精管内生成，曲细精管上皮由生精细胞和支持细胞构成。生精细胞生成精子；支持细胞有支持和营养生精细胞的作用，为生精细胞的分化和发育提供相对稳定的微环境。原始的生精细胞为精原细胞，紧贴于曲细精管的基膜上，从青春期开始，精原细胞分阶段发育形成精子。在曲细精管的管壁中，各种不同发育阶段的生精细胞是顺次排列的，由基膜至管腔，分别为精原细胞、初级精母细胞、次级精母细胞、精子细胞、分化中的精子，直至发育成为成熟的精子。精子生成需要适宜的温度。阴囊内温度较腹腔内温度低2℃左右，适于精子的生成。精子是个形态特殊的细胞，分头、体、尾三部分。头部参加受精，尾部的鞭毛运动使精子具有活动能力。精子在附睾管中贮存运行需11～16天，进一步成熟，具有更强的活动能力。

（二）精子的运输和射精

精子释入生精小管管腔后，本身并没有运动的能力，而是靠小管外周类肌细胞的收缩和管腔液的移动转运至附睾内。在附睾液中含有某些激素、酶和特异的营养物质，它们有助于精子的成熟。精子在附睾中停留18小时后，即获得运动的能力，但这时精子还不能运动，因为附睾液中尚存在某种抑制其活动的因子，只有射精后，它们才真正具有自己运动的能力。正常男子每次射出精液3～6ml。每毫升精液含0.2亿～4亿个精子，少于2000万精子，不易使卵子受孕。

二、睾丸的内分泌功能

睾丸的间质细胞分泌的雄激素以睾酮为主，支持细胞主要分泌抑制素。

（一）雄激素

雄激素（androgen）是 C－19 类固醇激素，主要有睾酮（testosterone，T）、双氢睾酮（dihydrotestosterone，DHT）、脱氢异雄酮（dehydroisoandrosterone，DHIA）和雄烯二酮（androstenedione）。活性以 DHT 最强，其次为睾酮，其余的均很弱。

在间质细胞内，胆固醇经羟化、侧链裂解形成孕烯醇酮，再经 17－羟化并脱去侧链形成睾酮。睾酮在某些靶器官（如附睾和前列腺）内，被 5α－还原酶还原为双氢睾酮，再与靶细胞内的受体结合而发挥作用。睾酮也可在芳香化酶的作用下转变为雌二醇（estradiol）。

正常男性在 20～50 岁，睾丸每日约分泌 4～9mg 睾酮，有昼夜周期性波动。早晨醒来时最高，傍晚最低，但波动范围较小。血浆睾酮浓度为 (22.7 ± 4.3) nmol/L。50 岁以上随年龄增长，睾酮的分泌量逐渐减少。

血液中 98% 的睾酮与血浆蛋白结合，只有 2% 是游离的。在血浆中，一部分（30%）睾酮与性激素结合蛋白结合，而另一部分（68%）与白蛋白结合，结合状态的睾酮可以转变为游离状态，只有游离的睾酮才有生物活性。睾酮主要在肝内被灭活，以 17－氧类固醇结合型由尿排出，少量经粪便排出。

（二）睾酮的主要生理作用

（1）促进男性附性器官的发育　睾酮能刺激前列腺、阴茎、阴囊、尿道等附性器官的生长发育，并维持它们处于成熟状态。

（2）刺激男性副性征的出现　在青春期后，男性的外表开始出现一系列区别于女性的特征，称为男性副性征或第二性征。主要表现为胡须生长、嗓音低沉、喉结突出、汗腺和皮脂腺分泌增多、腹部和胸部毛发生长，骨骼粗壮，肌肉发达等，这些都是在睾酮刺激下产生并依靠它维持的。

（3）维持生精作用　睾酮自间质细胞分泌后，可经支持细胞进入曲细精管与生精细胞相应的受体结合，促进精子的生成。

（4）对代谢的影响　睾酮对人体代谢过程的影响，总的趋势是促进合成代谢：①促进蛋白质的合成，特别是肌肉及生殖器官的蛋白质合成；②睾酮参与水、电解质代谢的调节，有利于水和钠等电解质在体内的适度潴留；③促进骨骼生长与钙、磷沉积；④直接刺激骨髓，促进红细胞的生成，使体内红细胞增多。男性在青春期，由于睾酮与腺垂体分泌的生长素协同作用，会使身体出现一次显著的生长过程。

（5）维持正常的性欲。

（三）抑制素

抑制素（inhibin）是睾丸支持细胞分泌的糖蛋白激素，分子量为 31000～32000，由 α 和 β 两个亚单位组成。生理剂量的抑制素对腺垂体卵泡刺激素（follide－stimulating hor－mone，FSH）的分泌有很强的抑制作用，而对黄体生成素（luteinizing hormone，LH）的分泌却无明显的影响。此外，在性腺还存在由抑制素两个 β 亚单位组成的二聚体，称为激活素（activin），其作用与抑制素相反，可促进腺垂体 FSH 的分泌。

三、睾丸功能的调节

睾丸的生精作用和内分泌功能均受到下丘脑－垂体的调节，而睾丸分泌的激素又能反馈调节下丘脑－垂体的分泌活动，它们在功能上互相联系，互相影响，称为下丘脑－垂体－睾丸轴（hypothalamus－pitultary－testes axis）。此外，睾丸还存在复杂的局部调节（local regulation）机制。

（一）下丘脑－垂体对睾丸活动的调节

下丘脑通过释放促性腺激素释放激素（gonadotropin releasing hormone，GnRH），调控腺垂体合成、分泌 LH 和 FSH，影响睾丸的功能。LH 主要作用于间质细胞，FSH 主要作用于生精细胞和支持细胞。

1. 垂体对睾酮分泌的调控 LH 促进间质细胞合成与分泌睾酮，所以 LH 又称间质细胞刺激素（interstitial cell stimulating hormone，ICSH）。LH 与间质细胞膜上的 LH 受体结合后，激活腺苷酸环化酶，使细胞内 cAMP 增加，进而激活依赖 cAMP 的蛋白激酶，促进睾酮合成酶体系的磷酸化，加速睾酮的合成。

2. 垂体对精子生成的调控 LH 与 FSH 对生精过程都有调节作用。LH 的作用是通过睾酮实现的。大鼠实验表明，如果生精过程已经开始，只要给予适量的睾酮，生精过程便可维持；如果生精过程尚未开始，或因某种原因中断，仅有睾酮则难以使生精过程启动或恢复，该过程必须有 FSH 的作用。可见 FSH 对生精过程有始动作用，而睾酮则有维持生精的作用。FSH 与支持细胞上的 FSH 受体结合后，经 cAMP－蛋白激酶系统，促进支持细胞上蛋白质的合成，这些蛋白质中，可能有启动精子生成的成分。此外，生精过程需要曲细精管内存在高浓度的睾酮，睾酮可能刺激精原细胞的形成和精母细胞的第二次减数分裂（meiotic division），导致精子细胞的出现。

（二）睾丸激素对下丘脑－垂体的反馈调节

血中睾酮达到一定浓度后，便可作用于下丘脑和腺垂体，抑制 GnRH 和 LH 的分泌，产生负反馈调节作用，使血中睾酮稳定在一定水平。FSH 能刺激支持细胞分泌抑制素，后者对腺垂体 FSH 的分泌有负反馈（negative feedback）作用（图 13－6）。

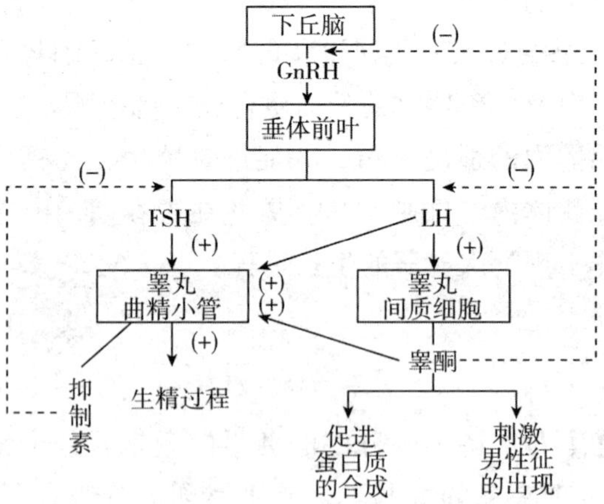

图3－6 抑制素对腺垂体 FSH 的分泌负反馈调节

（三）睾丸内的局部调节

近年的实验研究表明，在支持细胞与生精细胞之间、间质细胞与支持细胞之间，存在着错综复杂的局部调节机制。例如，FSH 可激活支持细胞内的芳香化酶，促进睾酮转变为雌二醇，它可降低腺垂体对 GnRH 的反应性，并能直接抑制间质细胞睾酮的合成。此外，睾丸可产生多种肽类、GnRH、胰岛素样生长因子及白细胞介素等，这些物质可能以旁分泌或自分泌的方式，在局部调节睾丸的功能。

扫码"学一学"

第三节　女性生殖

女性的主性器官是卵巢，副性器官包括输卵管、子宫、阴道和外生殖器等，女性生殖功能主要包括卵巢的生卵作用、内分泌功能、妊娠与分娩等。本节主要介绍卵巢的生卵功能和内分泌功能。

一、卵巢的生卵作用

（一）卵泡的发育过程

卵泡（follicle）由卵母细胞（oocyte）和卵泡细胞（follicular cell）组成。出生后，两侧卵巢中有30万~40万个原始卵泡（primordial follicle），青春期减至4万个。自青春期起，一般每月有15~20个卵泡开始生长发育，但通常只有1个卵泡发育成优势卵泡并成熟，排出其中的卵细胞，其余的卵泡退化为闭锁卵泡。

原始卵泡是由一个初级卵母细胞（primary oocyte）和包围它的单层卵泡细胞构成。随着卵泡的发育，卵母细胞逐渐增大，卵泡细胞不断增殖，由单层变为多层的颗粒细胞（granulosa cell），出现卵泡细胞腔和卵泡液，并停留在分裂前期，直到卵泡排卵前才完成第一次成熟分裂。原始卵泡经历初级卵泡（primary follicle）、次级卵泡（secondary follicle）两个发育阶段，最后才成为成熟卵泡（图13－7）。

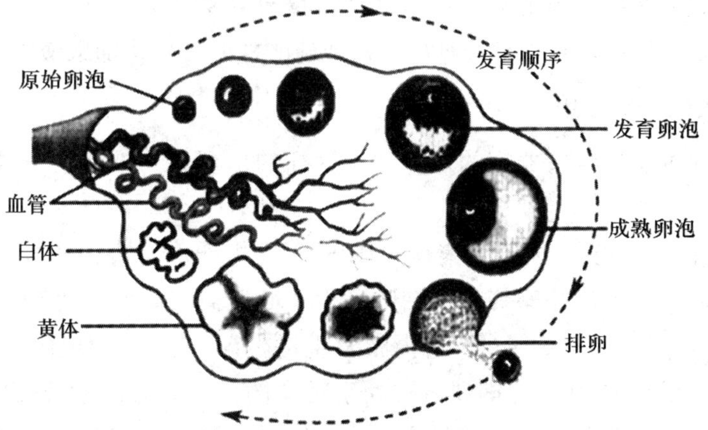

图13－7　卵泡发育示意图

（二）排卵与黄体的形成

成熟卵泡壁发生破裂，卵细胞、透明带与放射冠随同卵泡液一起排入腹腔，称排卵（ovulation）。排卵后，残余的卵泡壁内陷，血管破裂，血液进入腔内凝固，形成血体。血液被吸收后，大量新生血管长入，血体转变为一个血管丰富的内分泌细胞团，外观呈黄色，故称为黄体（corepus luteum）。在LH作用下，黄体细胞分泌大量的雌激素（estrogen，E）和孕激素（progestogen）。女子在生育年龄，卵泡的生长发育、排卵与黄体形成呈现周期性变化，每月一次，周而复始，称为卵巢周期（ovarian cycle）。

二、卵巢的内分泌功能

卵巢可以合成并分泌雌激素、孕激素和少量雄激素。雌激素有 3 种：雌二醇（estradiol，E_2）、雌酮（estrone）和雌三醇（estriol），均属于类固醇激素。其中雌二醇的分泌量最大，活性最强。雌酮的生物活性仅为雌二醇的 10%，雌三醇的活性最低。孕激素主要为黄体酮（progesterone）。另外，卵巢的颗粒细胞也能分泌抑制素。

（一）雌激素和孕激素的合成与代谢

卵巢在排卵前由卵泡分泌雌激素，在排卵后由黄体分泌孕激素和雌激素。

一般认为，卵泡的内膜细胞和颗粒细胞共同参与雌激素的合成。内膜细胞在 LH 的作用下产生雄激素（雄烯二酮），通过扩散转运至颗粒细胞，在 FSH 作用下增强颗粒细胞内芳香化酶的活动，从而把雄激素转变为雌激素。排卵后，黄体细胞合成大量的孕激素，也能分泌较多的雌激素。

在月经周期中，血中雌激素和孕激素呈周期性波动。雌激素浓度随卵泡的发育而升高，在排卵前一周左右，卵泡分泌的雌激素明显增多，血中的含量迅速上升，至排卵前一天达顶峰，旋即下降，而在黄体期的雌激素再次升高。所以，在月经周期中，雌激素浓度形成两次高峰，但黄体期的雌激素高峰较卵泡期低。血中孕激素浓度在卵泡期一直很低，排卵后随着黄体的形成和发育，在排卵后 5 ~ 10 天出现高峰，以后降低。

血中 70% 的雌二醇与血浆中的性激素结合球蛋白结合，25% 与白蛋白结合，5% 为游离型；48% 的黄体酮与血浆皮质类固醇结合球蛋白结合，50% 与白蛋白结合，2% 为游离型。雌二醇和黄体酮主要在肝中降解，雌三醇是雌二醇的主要代谢产物，而孕二醇是黄体酮的主要降解产物。这些代谢产物以葡萄糖醛酸盐或硫酸盐的形式，随尿液排出体外。

（二）雌激素的生理作用

雌激素主要促进女性生殖器官的发育和副性征的出现，并维持在正常状态，此外，它对代谢也有明显的影响。

1. 对生殖器官的作用　①雌激素可协同 FSH 促进卵泡发育，诱导排卵前 LH 峰的出现，从而促进排卵。②促使输卵管上皮细胞增生，增强输卵管的分泌和运动，有利于精子和卵子的运行。③促进子宫发育，子宫内膜发生增生期的变化，使子宫颈分泌大量清亮、稀薄的黏液，其中的黏蛋白纵行排列，有利于精子的穿行。雌激素也促进子宫肌的增生，使肌细胞内肌纤蛋白和肌动蛋白的含量增加，分娩前，雌激素能增强子宫肌的兴奋性，提高子宫肌对催产素（oxytocin）的敏感性。④使阴道黏膜细胞增生，糖原含量增加，表浅细胞角化，黏膜增厚并出现皱折。糖原分解使阴道呈酸性（pH 4 ~ 5），有利于阴道乳酸杆菌的生长，从而排斥其他微生物的繁殖，所以雌激素能增强阴道的抵抗力。

2. 对乳腺和副性征的影响　雌激素刺激乳腺（mammary gland）导管和结缔组织增生，促进乳腺发育，并使全身脂肪和毛发分布具有女性特征，例如音调较高、骨盆宽大、臀部肥厚等。

3. 对代谢的作用　雌激素对人新陈代谢的作用比较广泛，主要有：①促进蛋白质合成，特别是促进生殖器官的细胞增殖与分化，增强转录过程，加速蛋白质合成，促进生长发育；②可影响钙和磷的代谢，刺激成骨细胞的活动，加速骨骼的生长，促进骨骺的愈合，因此，在青春早期女孩的生长一般较男孩快；③雌激素可促进肾对水和钠的重吸收，增加细胞外液的量，有利于水和钠在体内保留；④可降低血胆固醇和 β 脂蛋白含量，所以雌激素是抗动脉硬化的重要因素之一。

（三）孕激素的生理作用

孕激素主要作用于子宫内膜和子宫肌，适应孕卵着床和维持妊娠。由于黄体酮受体含量受雌激素调节，所以黄体酮的绝大部分作用都必须在雌激素作用的基础上才能发挥。

1. 维持妊娠　孕激素刺激子宫内膜分泌受精卵所需要的营养物质，能降低子宫肌的传导性，使子宫肌对各种刺激的敏感性下降，从而使子宫处于安静状态，抑制母体的免疫反应，防止对胎儿排斥反应的发生。

2. 对子宫的作用　孕激素促使在雌激素作用下增生的子宫内膜进一步增厚，呈现分泌期的改变，为受精卵着床做好准备。另外，孕激素还可减少子宫颈黏液的分泌量，使黏液变稠，不利于精子的穿透，抑制输卵管节律性收缩。

3. 对乳腺的作用　在雌激素作用的基础上，孕激素主要促进乳腺腺泡的发育，并在妊娠后期为泌乳做好准备。

4. 产热作用　女性基础体温在排卵前先出现短暂降低，而在排卵后升高 0.5℃左右，并在黄体期一直维持在此水平。临床上常将这一基础体温的双相变化，作为判断排卵的标志之一。女性在绝经（menopause）或卵巢切除后，这种双相的体温变化消失，如果注射孕激素则可引起基础体温升高，因此认为基础体温的升高与孕激素作用于下丘脑体温调节中枢有关。

（四）雄激素的生理作用

女子体内有少量的雄激素（androgen），是由卵泡内膜细胞和肾上腺皮质网状带细胞产生。适量的雄激素配合雌激素可刺激阴毛及腋毛的生长，并能增强女子的性欲，维持性快感。女子雄激素过多时，可引起男性化与多毛症。

三、卵巢功能的调节

（一）下丘脑 - 垂体对卵巢活动的调节

卵巢功能也受下丘脑 - 垂体调节，三者具有密切的功能联系，形成了下丘脑 - 腺垂体 - 卵巢轴。下丘脑正中隆起释放的 GnRH 呈脉冲式分泌，通过三磷酸肌醇（IP_3）和二酰甘油（DG）调节腺垂体 FSH 和 LH 的分泌，并在月经周期中呈现周期性变化。FSH 是卵泡生长发育的始动激素，颗粒细胞和内分泌细胞均有 FSH 受体。FSH 可促进这些细胞的有丝分裂，使细胞数目增加，促使卵泡发育成熟，同时也能增加颗粒细胞芳香化酶活性，促进雌激素的生成和分泌。FSH 还能使颗粒细胞上出现 LH 受体，与 LH 结合后可使颗粒细胞的形态及激素分泌能力向黄体细胞转化，形成黄体。排卵前 LH 分泌峰能诱发成熟卵泡排卵，排卵后 LH 又可维持黄体细胞持续分泌黄体酮。

（二）卵巢激素对下丘脑 - 腺垂体的反馈作用

下丘脑及腺垂体均存在雌、孕激素的受体。雌、孕激素可反馈性地调节下丘脑和垂体激素的分泌。雌激素对下丘脑和垂体激素分泌既有负反馈作用又有正反馈作用，其作用性质与血浆中雌激素的浓度有关。小剂量的雌激素抑制下丘脑 GnRH 的释放；在排卵前一天左右，由于卵泡产生大量雌激素，血中雌激素水平达到顶峰，可促进 GnRH 的释放，引起排卵前 LH 和 FSH 释放，以血中 LH 浓度增加最明显，形成 LH 峰（图 13 - 8）。雌激素这种促进 LH 大量分泌的作用，称为雌激素的正反馈效应，而孕激素则抑制上述正反馈作用。在月经周期的大部分时间内，卵巢甾体激素可反馈抑制促性腺激素的分泌。故当卵巢切除或卵巢功能低下及绝经后，体内性激素水平下降，而 LH 和 FSH 水平则明显升高。

四、月经周期

（一）月经周期的概念

女性自青春期起，在卵巢激素的作用下，除妊娠外，每月一次子宫内膜发生周期性脱落、出血，这种周期性经阴道流血的现象称为月经（menstruation）。女性在生育年龄，卵泡的生长发育、排卵与黄体形成呈现周期性变化，这种现象称为生殖周期（或性周期）。因此，女性的生殖周期称为月经周期（menstrual cycle）。月经周期的长短因人而异，成年妇女平均为 28 天，在 20～40 天范围内均属正常。但每个女性自身的月经周期是相对稳定的。通常，我国女性成长到 12～14 岁左右出现第一次月经，称为初潮。初潮后的一段时间内，月经周期可能不规律，一般 1～2 年后逐渐规律起来。50 岁左右，月经停止，称为绝经（menopause）。

（二）月经周期中卵巢和子宫内膜的变化

月经周期中卵巢和子宫内膜都出现一系列形态和功能的变化。根据子宫内膜的变化，可将月经周期分为三期。

1. 增殖期 从上次月经停止之日起到卵巢排卵之日止，相当于月经周期的第 5～14 天（一般以月经开始的第 1 天算为月经周期的第 1 天），历时约 10 天，这段时间称为增殖期（proliferative phase），亦称卵泡期或排卵前期。本期的主要特点是子宫内膜显著地增殖。此期内，卵巢中的卵泡处于发育和成熟阶段，并不断分泌雌激素。雌激素促使月经后的子宫内膜修复增殖，其中的血管、腺体增生，但腺体尚不分泌。此期末卵巢中有一个卵泡发育成熟并排卵（图 13－8）。

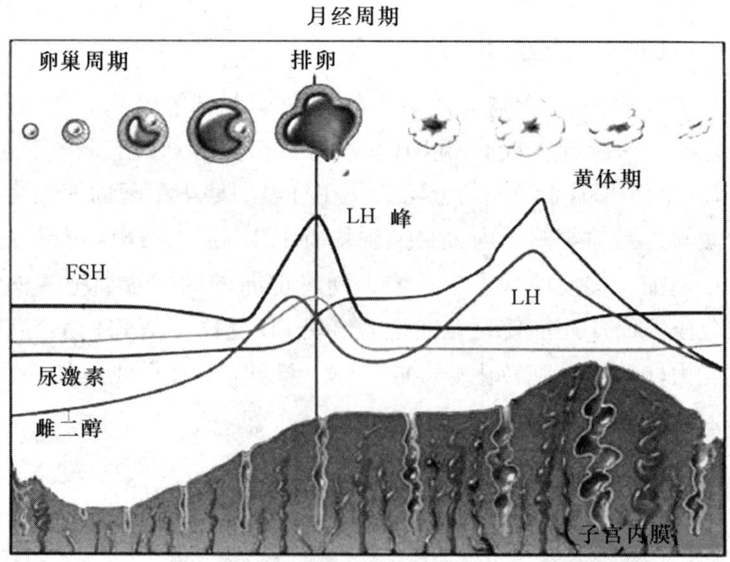

图 13－8 月经周期中激素含量变化示意图

2. 分泌期　从排卵日起到月经到来日止，相当于月经周期的第15～28天，历时13～14天，这段时间称为分泌期（secretory phase），亦称黄体期或排卵后期。本期的主要特点是子宫内膜的腺体出现分泌现象。在此期内，排卵后的残留卵泡细胞增殖形成黄体，分泌雌激素和大量孕激素。这两种激素，特别是孕激素能促使子宫内膜进一步增生变厚，血管扩张充血，腺体增大，腺细胞的胞质出现许多颗粒，内膜呈现高度分泌状态（图13－8）。子宫内膜变得松软并富含营养物质，子宫平滑肌相对静止，为胚泡着床和发育做好准备。

3. 月经期　从月经开始至出血停止，相当于月经周期的第1～4天，历时4～5天，称为月经期（menstrual phase）。本期的主要特点是子宫内膜脱落、阴道流血。在此期内，由于排出的卵子未受精，黄体于排卵后8～10天开始退化、萎缩，孕激素、雌激素分泌迅速减少。子宫内膜由于失去了雌、孕激素的支持，使子宫内膜血管痉挛，导致内膜缺血、坏死、脱落和出血，即月经来潮。

月经期出血量50～100ml，月经血呈暗红色，除血液外，还有子宫内膜的碎片、宫颈黏液及脱落的阴道上皮细胞。因子宫内膜组织中含有丰富的纤溶酶原激活物，使经血中的纤溶酶原被激活成纤溶酶，降解纤维蛋白，故月经血不凝固。月经期内，子宫内膜脱落形成的创面容易感染，应注意保持外阴清洁，并避免剧烈运动。

如果排出的卵子受精，月经黄体则不退化而生长发育形成妊娠黄体，继续分泌孕激素和雌激素，子宫内膜继续增厚形成蜕膜，月经不再来潮，月经周期停止，进入妊娠状态。直至分娩以后，月经周期再逐渐恢复。

（三）月经周期的形成机制

1. 增殖期的形成　青春期前，下丘脑、腺垂体发育尚未成熟，GnRH分泌很少，腺垂体FSH、LH分泌极少，不足以引起卵巢和子宫内膜的周期性变化。随着青春期的到来，下丘脑发育成熟，下丘脑分泌的GnRH增多，使腺垂体分泌FSH和LH也增多，FSH促使卵泡生长发育成熟。并与LH配合，使卵泡分泌雌激素。在雌激素作用下子宫内膜发生增殖期的变化。在增殖期末，约相当于排卵前一天左右，雌激素在血中的浓度达到高峰，通过正反馈作用使GnRH分泌进一步增加，进而使FSH和LH分泌增加，尤其以LH分泌增加更为明显，形成1月高峰。在高浓度LH的作用下，引起已发育成熟的卵泡破裂排卵。

2. 分泌期和月经期的形成　卵泡排卵后，在LH作用下，其残余部分形成月经黄体，继续分泌雌激素和大量孕激素。这两种激素，特别是孕激素，使子宫内膜发生分泌期变化。随着黄体的不断增加，雌激素和孕激素的分泌也不断增加，到排卵后的8～10天血中的浓度达到高水平，通过负反馈作用使下丘脑和腺垂体受到抑制，导致GnRH、FSH和LH分泌减少。由于LH的减少，黄体开始退化、萎缩，故而雌激素和孕激素分泌减少。子宫内膜由于失去了这两种激素的支持，便脱落、出血，引起月经期的变化。随着血中雌激素、孕激素浓度的降低，对下丘脑、腺垂体的抑制作用解除，卵巢中的卵泡又在FSH和LH的共同作用下生长发育。新的月经周期便又开始。妇女到50岁左右，卵巢功能退化，对腺垂体促性腺激素的反应性降低。卵泡停止发育，雌激素、孕激素分泌减少，子宫内膜不再呈现周期性变化，月经停止，进入绝经期（menopause）。

在月经周期的形成过程中，子宫内膜的周期性变化是卵巢分泌的激素引起的。其中，增殖期的变化是雌激素的作用所致，分泌期的变化是雌激素和孕激素共同作用的结果，月经期的出现是由于子宫内膜失去雌激素和孕激素的支持所致。月经周期是较容易受社会和心理因素影响并对身体健康状况较敏感的一种生理过程。强烈的精神刺激，急剧的环境变化以及体内其他系统的严重疾病，都引起月经失调。

扫码“学一学”

第四节　妊娠与避孕

一、妊娠

妊娠（pregnancy）是指在母体内胚胎的形成及胎儿的生长发育过程。包括受精、着床、妊娠的维持、胎儿的生长发育及分娩。卵子受精是妊娠的开始，胎儿及其附属物从母体排出是妊娠的终止。妊娠全过程平均约38周，是一个非常复杂、变化极为协调的生理过程。

（一）受精

精子射出后经阴道、子宫颈、子宫腔才能到达输卵管。精子和卵子在输卵管壶腹部相遇。精子穿入卵细胞使二者互相融合，称受精（fertilization）。

1. 精子的运行　射入阴道的精子在女性生殖道内运行的过程较为复杂，需要穿过子宫颈管和子宫腔，并沿输卵管运行相当长的一段距离，才能到达受精部位。精液射入阴道后穹隆后，很快（约1分钟）就变成胶胨样物质，使精液不易流出体外，并暂时保护精子免受酸性阴道液的破坏。月经周期中期在雌激素的作用下，宫颈黏液清亮、稀薄，其中的黏液蛋白纵行排列成行，有利于精子的穿行。而黄体期在孕激素的作用下，宫颈黏液变得黏稠，黏液蛋白卷曲，交织成网，使精子难于通过。精子运行的动力一方面依靠其自身尾部鞭毛的摆动，另一方面需借助于女性生殖道平滑肌的运动和输卵管纤毛的摆动。一次射精虽能排出数以亿计的精子，但是，阴道内的精子绝大部分被阴道内的酶杀伤失去活力，存活的精子随后又遇到宫颈黏液的拦截，故最后能到达受精部位的只有15～50个精子，到达的时间在性交后30～90分钟。精子在女性生殖道内的受精能力大约只能保持48小时。

2. 精子获能　人类和大多数哺乳动物，精子必须在雌性生殖道内停留一段时间，方能获得使卵子受精的能力，称为精子获能（capacitation）。精子经过在附睾的发育，已经具备了受精能力，但在附睾与精浆中存在去获能因子，它与精子结合后，妨碍精子和卵子的识别，阻止顶体反应的发生。当精子进入雌性生殖道后，去获能因子可被去除，从而使精子恢复受精的能力。获能的主要场所是子宫，其次是输卵管。

3. 受精过程　卵子由卵泡排出后，很快被输卵管摄取，依靠输卵管平滑肌的蠕动和上皮细胞纤毛的摆动将卵子运送到受精部位。精子与卵子在女性生殖道中保持受精能力的时间很短，精子为1～2天，卵子仅为6～24小时。精子与卵子在输卵管壶腹部相遇后尚不能立即结合，精子的顶体外膜与头部的细胞膜首先融合，继之破裂，形成许多小孔，释放出顶体酶，以溶解卵子外周的放射冠及透明带，这一过程称为顶体反应（acrosome reaction）。顶体反应中释放出的酶，可协助精子进入卵细胞。当精子进入卵细胞后，激发卵母细胞中的颗粒释放，释放物与透明带反应，封锁透明带，使其他的精子难以再进入。因此，到达受精部位的精子虽然有数个，但一般只有一个精子能与卵子结合（图13－9）。

（二）着床

着床（implantation）是胚泡植入子宫内膜的过程，也称为植入，经过定位、黏着、穿透3个阶段。受精卵在移动至子宫腔的途中，继续进行细胞分裂。大约在排卵后第4天抵达子宫腔，此时，受精卵已经形成胚泡。进入宫腔后的胚泡，开始时处于游离状态，大约

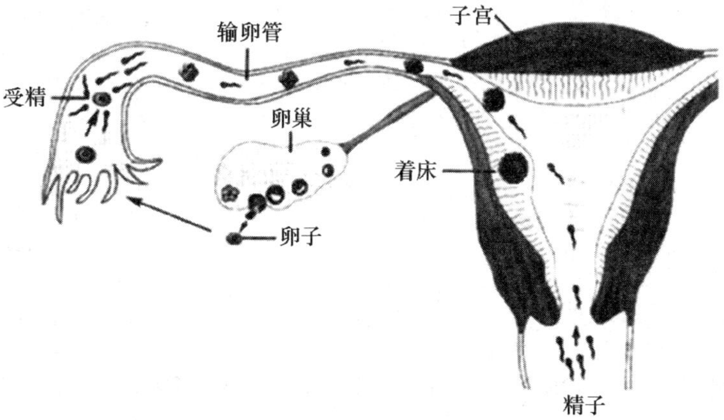

图 13－9　排卵、受精与着床示意图

在排卵后第 8 天，胚泡吸附在子宫内膜上，通过与子宫内膜的相互作用而逐渐进入子宫内膜，于排卵后 10～18 天，胚泡完全被植入子宫内膜中。着床必须具备的条件有：①透明带必须消失；②胚泡的滋养层细胞迅速增殖分化，形成合体滋养层细胞；③胚泡与子宫内膜必须同步发育并相互配合；④体内必须有足够的孕激素，并在雌激素的配合下，使子宫出现一个极短的敏感期，才能接受胚泡着床。成功着床的关键在于胚泡与子宫内膜的同步发育。

（三）妊娠的维持及激素调节

正常妊娠的维持有赖于垂体、卵巢和胎盘（placenta）分泌的各种激素的相互配合。受精和着床之前，在腺垂体 FSH 和 LH 的控制下，卵巢黄体分泌大量的孕激素和雌激素，导致子宫内膜发生分泌期的变化，以适应妊娠的需要。如果受孕，在受精后的第 6 天左右，胚泡滋养层细胞便开始分泌人绒毛膜促性腺激素（human chorionic gonadotropin，hCG），以后逐渐增多，刺激卵巢的月经黄体变为妊娠黄体，继续分泌孕激素和雌激素。胎盘形成后，即成为妊娠期一个重要的内分泌器官，它能分泌大量的蛋白质激素、肽类激素和类固醇激素，以适应妊娠的需要和促进胎儿的生长发育。胎盘所分泌的激素主要包括四种，即人绒毛膜促性腺激素（hCG）、人绒毛膜生长素（human chorionic somatomammotropin，hCS）、孕激素和雌激素。

1. 人绒毛膜促性腺激素　hCG 是由胎盘绒毛组织的合体滋养层细胞分泌的一种糖蛋白激素，受精后第 8～10 天就出现在母体血中，随后其浓度迅速升高，至妊娠 8～10 周左右达顶峰，然后又迅速下降，在妊娠 20 周左右降至较低水平，并一直维持至分娩（图 13－10）。如无胎盘残留，于产后 4 天血中 hCG 消失。在妊娠过程，尿中 hCG 含量的动态变化与血液相似。因为 hCG 在妊娠早期即出现，所以检测母体血中或尿中的 hCG 可作为诊断早孕的准确指标。

hCG 的生理作用主要有：①在妊娠早期刺激母体的月经黄体转变为妊娠黄体，并使其继续分泌大量雌激素和孕激素，以维持妊娠过程的顺利进行；②抑制淋巴细胞的活力，防止母体对胎儿产生排斥反应，具有“安胎”的效用。

2. 人绒毛膜生长素　hCS 是由胎盘合体滋养层细胞分泌的一种单链多肽，含 191 个氨基酸残基，其中 96% 与人生长素相同，因此具有生长素样的作用，可调节母体与胎儿的糖、脂肪与蛋白质代谢，促进胎儿生长。妊娠第 6 周母体血中可测出 hCS，以后稳步增多，到第

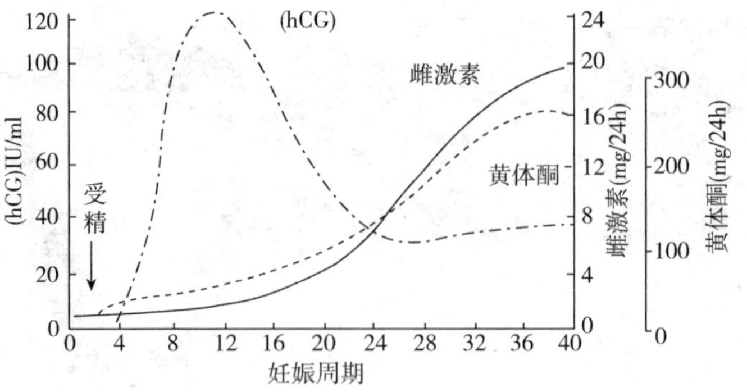

图 13－10　妊娠期人绒毛膜促性腺激素、雌激素和黄体酮分泌的变化

12 周左右开始维持在高水平，直至分娩。

3. 雌激素和孕激素　胎盘与卵巢的黄体一样，能够分泌雌激素和孕激素。在妊娠两个月左右，人绒毛膜促性腺激素的分泌达到高峰，以后开始减少，妊娠黄体逐渐萎缩，由妊娠黄体分泌的雌激素和孕激素也减少。此时胎盘所分泌的雌激素和孕激素逐渐增加，接替妊娠黄体的功能以维持妊娠，直至分娩（图 13－8）。在整个妊娠期内，孕妇血液中雌激素和孕激素都保持在高水平，对下丘脑－腺垂体系统起着负反馈作用，因此，卵巢内没有卵泡发育、成熟和排卵，故妊娠期不来月经。

胎盘所分泌的雌激素中，主要成分为雌三醇，其前体大部分来自胎儿。所以雌三醇是胎儿和胎盘共同参与合成的。如果在妊娠期间胎儿死于子宫内，孕妇的血液和尿液中雌三醇会突然减少，因此，检测孕妇血液或尿液中雌三醇的含量有助于了解胎儿的存活状态。妊娠期间雌激素的主要作用：①促进母体子宫、乳腺的生长；②松弛骨盆韧带；③调节母体与胎儿的代谢。黄体酮的主要作用：①维持子宫内膜蜕膜化，为早期胚胎提供营养物质；②减弱子宫收缩，保持妊娠子宫的安静；③促进乳腺腺泡发育，为授乳做好准备。

（四）分娩与授乳

分娩（parturition）是指成熟的胎儿及其附属物从子宫娩出体外的过程。子宫的节律性收缩是将胎儿及其附属物从子宫逼出的主要力量。临产发动的机制尚不清楚，催产素、雌激素及前列腺素是调节子宫肌肉收缩的重要因素。另外，在妊娠妇女的血中可出现一种称为松弛素（relaxin）的肽类激素。它主要由卵巢的妊娠黄体分泌，但在子宫蜕膜与胎盘也能产生。松弛素的主要作用是使妊娠妇女骨盆韧带松弛，胶原纤维疏松，子宫颈松软，以利于分娩的进行。

妊娠后，由于催乳素（prolactin，PRL）、雌激素、孕激素分泌增加，使乳腺导管进一步增生分支，并促进腺泡增生发育，但并不泌乳。因为此时母体血中雌激素、孕激素浓度过高，抑制催乳素的泌乳作用。分娩后，由于胎盘的娩出，雌激素和孕激素的浓度大大降低，对催乳素的抑制作用解除，乳腺开始泌乳。在哺乳过程中，婴儿吸吮乳头，引起排乳反射（milk ejection reflex），促使乳汁排出。

由哺乳引起的高浓度催乳素，对促性腺激素的分泌具有抑制作用。因此，在哺乳期间可出现月经暂停，一般为 4～6 个月，它能起到自然调节生育间隔的作用。但其中也有部分妇女，在激素作用下，卵泡又开始发育并排卵，此时也可能不出现月经，但仍有受孕的可能，这种现象在计划生育工作中应予以注意。

（五）社会和心理因素对妊娠的影响

社会和心理因素对妊娠的影响是多方面的，包括对妊娠的发生、发展、母体的健康和胎儿的发育等。

1. 对妊娠发生的影响　长期忧虑、抑郁或恐惧，可以造成不孕，这种情况的不孕一般是可逆的，当不利的精神因素解除后，可恢复受孕能力。

2. 对妊娠过程的影响　良好的心境，融洽的周围环境，可使妊娠的全过程顺利进行；恶劣的社会环境如战争、动乱和自然灾害等以及紧张、恐惧的心理状态，可影响胚胎的发育，甚至出现流产。

3. 对胎儿发育的影响　社会和心理因素不但可以影响孕妇本人，而且还可影响胎儿的生长发育。调查发现，在妊娠期间，情绪良好的妇女所生的孩子，与情绪不佳的妇女所生的孩子相比，无论在精神上还是在躯体上都是前者优于后者。良好的社会和家庭环境，健康的心理状态，有利于妊娠过程的顺利发展，也有利于胎儿的发育；不良的社会和心理因素则会引起相反的结果。

二、避孕

避孕（contraception）是指采用一定的方法使妇女暂不受孕。理想的避孕方法应该安全可靠、简便易行。一般通过控制以下环节来达到避孕的目的：①抑制精子或卵子的生成；②阻止精子与卵子相遇；③使女性生殖道内的环境不利于精子的生存和活动；④使子宫内的环境不适于胚泡的着床与生长等。例如，目前应用的女性全身性避孕药，为人工合成的高效能的性激素，包括雌激素（如炔雌醇、炔雌醚等）和孕激素（如炔诺酮等）。当应用这些药物后，体内雌激素和孕激素的浓度明显升高。通过负反馈作用抑制下丘脑－腺垂体－卵巢轴的功能，从而抑制排卵；孕激素还可减少子宫颈黏液的分泌量，使黏稠度增加，不利于精子的通过。再如，将避孕环放置在宫腔内，造成不利于胚泡着床和生存的环境，以达到避孕的目的。男性常用的避孕方法是使用安全套，除能达到避孕目的外，尚能预防性病的传播。

扫码“练一练”

（傅建华）

参考文献

[1] 张永昌，何世洪．人体结构学．北京：中国医药科技出版社，2013.

[2] 盖一峰，胡小和．人体结构学．2 版．北京：中国医药科技出版社，2012.

[3] 曲永松，刘斌．正常人体结构学．北京：中国医药科技出版社，2013.

[4] 唐四元．生理学．北京：人民卫生出版社，2006.

[5] 翟中和，王喜忠，丁明孝．细胞生物学．3 版．北京：高等教育出版社，2007.

[6] 柏树令，应大君．系统解剖学．8 版．北京：人民卫生出版社，2013.

[7] 辛华．细胞生物学实验．北京：科学出版社，2001．

[8] 余从年．医学细胞生物学导论．北京：科学出版社，2000.

[9] 岳利民，崔慧先．人体解剖生理学．5 版．北京：人民卫生出版社，2007.

[10] 曹颖林．人体解剖生理学．北京：中国医药科技出版社，2006.

[11] 徐峰．人体解剖生理学实验．北京：中国医药科技出版社，2008.

[12] 姚泰．生理学．6 版．北京：人民卫生出版社，2005.

[13] 高秀来，张茂先．人体解剖与生理学．2 版．北京：科学出版社，2002.

[14] 叶任高，陆再英．内科学．6 版．北京：人民卫生出版社，2004.

[15] 叶维建，范真．人体解剖．北京：人民卫生出版社，2012.

[16] 史铀，张雨生．人体解剖学与组织胚胎学．西安：第四军医大学出版社，2013.

[17] 刘文庆，吴国平．系统解剖学与组织胚胎学．2 版．北京：人民卫生出版社，2012.

[18] 张光主．基础医学概论．北京：高等教育出版社，2006.

[19] 顾晓松，胡兴宇．系统解剖学．北京：人民卫生出版社，2005.

[20] 刘文庆．人体解剖学．北京：人民卫生出版社，2004.

[21] 程田志．人体解剖学．西安：第四军医大学出版社，2006.

[22] 饶立兵，董占奎，澎湃．人体解剖学．北京：北京大学医学出版社，2011.

[23] 杜安．E. 海恩斯．最新神经解剖图谱．南京：江苏科学技术出版社，2002.

[24] 窦肇华，吴建清．人体解剖学与组织胚胎学．北京：人民卫生出版社，2013.

[25] 孙开来．人体发育与遗传学．北京：科学出版社，2004.

[26] 李正，王慧真，吉士俊．先天畸形学．北京：人民卫生出版社，2002.

[27] 牛建昭．组织学与胚胎学．北京：人民卫生出版社，2002.

[28] 徐静．组织学与胚胎学．北京：人民卫生出版社，2011.